NA SAÚDE E NA DOENÇA

Olavo Amaral

Na saúde e na doença
A medicina entre a ciência e a vida real

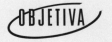

Copyright © 2025 by Olavo Amaral
Publicado em acordo com MTS agência

Grafia atualizada segundo o Acordo Ortográfico da Língua Portuguesa de 1990, que entrou em vigor no Brasil em 2009.

Capa
Mateus Valadares

Assistência editorial
Joaci Furtado

Preparação
Fábio Fujita

Checagem
Érico Melo

Revisão
Luís Eduardo Gonçalves
Adriana Bairrada

Dados Internacionais de Catalogação na Publicação (CIP)
(Câmara Brasileira do Livro, SP, Brasil)

Amaral, Olavo
  Na saúde e na doença : A medicina entre a ciência e a vida real / Olavo Amaral. — 1ª ed. — Rio de Janeiro : Objetiva, 2025.

  ISBN 978-85-390-0835-3

  1. Ciência 2. Ensaios 3. Medicina 4. Reportagens 5. Saúde I. Título.

24-241315   CDD-610

Índice para catálogo sistemático:
1. Medicina   610

Cibele Maria Dias — Bibliotecária — CRB-8/9427

Todos os direitos desta edição reservados à
EDITORA SCHWARCZ S.A.
Praça Floriano, 19, sala 3001 — Cinelândia
20031-050 — Rio de Janeiro — RJ
Telefone: (21) 3993-7510
www.companhiadasletras.com.br
www.blogdacompanhia.com.br
facebook.com/editoraobjetiva
instagram.com/editora_objetiva
x.com/edobjetiva

*para Pati, Pedro, Caio e Ana,
por compartilharem minha espaçonave acolchoada*

Sumário

Prefácio 9

1. Novembro cinza 13
2. Meu cérebro e eu 62
3. n = 1 135
4. Cientistas sonham com cloroquinas elétricas? 195

Agradecimentos 303
Notas 305

Prefácio

Quando recebi um e-mail com a proposta de escrever este livro em 2015, a oferta parecia boa demais para rejeitar. Não porque eu sempre tivesse sonhado em escrever sobre medicina, mas porque eu tinha acabado de terminar um livro de ficção e não sabia o que fazer com ele. Nessas horas, quando a maior editora do país escreve para você pedindo um livro, não há outra resposta senão "claro, eu escrevo esse aí e vocês publicam este aqui".

Em poucas semanas, eu tinha um projeto pronto para um livro que se chamaria *Na saúde e na doença*. Baseado em relatos em primeira pessoa, ele exploraria a maneira como a ciência e o mercado interagem — e entram em conflito — para definir as fronteiras entre saúde e doença no mundo real. Usando temas como campanhas de prevenção, transtornos psiquiátricos e medicina personalizada, tentaria demonstrar que o diagnóstico médico é menos científico do que costuma aparentar. E o mais importante, seria um projeto que eu conseguiria terminar até o final de 2016.

A parte que escondi de todo mundo — inclusive de mim mesmo — é que meu plano de como fazer isso era pura teoria. Minha única credencial como jornalista de saúde — ou seja lá o que estavam me contratando para ser — era um artigo que escrevera alguns meses antes, meio que por brincadeira. A pauta tinha sido ir a um congresso médico, comer todos os lanches grátis, pegar todos os brindes de laboratório, assistir a todas as palestras patrocinadas e escrever sobre a experiência. Após um mês ou dois de trabalho, ela receberia o título "Intoxicado de ofertas" e seria publicada como matéria de capa da revista *piauí*.[1]

O sucesso da ideia, porém, se deveu mais ao meu fetiche por bocas-livres do que ao meu talento como jornalista. No fundo, tinha sido um projeto fácil, já que a publicidade por definição esconde mal seus segredos. O que congressos médicos patrocinados têm de caricato — e de errado — salta aos olhos de qualquer um, e eles só têm potencial para virar matéria de revista porque não estão acessíveis ao público em geral. Meu maior mérito na história não era ser um investigador astuto, e sim carregar no bolso uma carteirinha do Conselho Regional de Medicina que eu não usava havia vários anos.

Em retrospecto, nada garantia que minha sorte de principiante iria se manter. E como só se aprende errando, eu quebraria a cara feio com meu cálculo ingênuo de que terminaria em um ano. Já de início descobri que falar de diagnóstico psiquiátrico, como tentei fazer em "Meu cérebro e eu", era bem mais complicado do que eu tinha antevisto. Depois de mudar de rumo muitas vezes e fazer dezenas de contatos e entrevistas que não seriam aproveitados, abandonei o tema para acompanhar a campanha anual de prevenção do câncer de próstata no mês de novembro. A tarefa se revelou mais fácil do que a primeira, mais por sorte do que por mérito. Sem muito planejamento, bigodes ambulantes, militantes da saúde pública e enfermeiras aposentadas foram cruzando o meu caminho inesperadamente e construindo a história sem que eu precisasse intervir.

Uma versão enxugada do ensaio seria publicada em 2017, também na *piauí*, já com o título "Novembro cinza".[2] Dito isso, eu passaria a maior parte do ano em função de outras coisas — incluindo lançar o *Dicionário de línguas imaginárias*, livro de ficção que me fizera entrar neste projeto.[3] Com isso, só conseguiria terminar "Meu cérebro e eu" no início de 2018. E só viria a trabalhar no último capítulo em 2019, com uma ideia vaga de falar sobre medicina personalizada e empoderamento do paciente. Com um pouco mais de bagagem nas costas, fiz um teste genético comercial, explorei o ecossistema das start-ups de saúde e acabei de novo num ponto bem distante do que tinha pensado em "n = 1".

Em março de 2020, eu tinha um livro pronto e, com alívio, o enviei para meus editores. Uma semana depois, o planeta inteiro se fechou por conta do SARS-CoV-2, e quaisquer planos de lançamento foram pro espaço. Passados alguns meses, quando voltou a haver clima para falar de literatura, um livro sobre medicina escrito antes da pandemia parecia anacrônico. Por conta disso, me propus a escrever um capítulo adicional: a história de ascensão e queda da hidroxicloroquina parecia simples de contar, até porque eu a vinha acompanhando em primeira pessoa. Mas ninguém na época seria capaz de prever a resiliência feroz da bandeira do "tratamento precoce", que racharia a medicina brasileira ao longo dos dois anos que se seguiram.

Por conta disso, fui empilhando dezenas de páginas de notas sobre o tema, sabendo que escrever sobre ele enquanto a covid-19 pautasse as manchetes seria mirar num alvo móvel. Só me permiti começar no final de 2021, quando a vacinação já tinha posto o tratamento em segundo plano e o substituído como a polêmica da vez. Mas "Cientistas sonham com cloroquinas elétricas?" só ganharia um ponto-final com as eleições de 2022 — e não é coincidência que eu tenha parado pela primeira vez para trabalhar neste prefácio no mesmo dia em que Jair Bolsonaro dava entrada em um condomínio na Flórida. Ainda assim, editar o livro para adicionar referências e deixá-lo num tamanho viável acabou ocupando os anos de 2023 e 2024, o que faz com que todos os ensaios já pertençam ao passado.

Juntar textos escritos ao longo de muito tempo é um desafio, e traz consigo escolhas difíceis. Tentar atualizá-los para refletir de forma fiel o estado atual do conhecimento seria uma tarefa hercúlea — e, como Sísifo, eu terminaria o trabalho apenas para encontrar o livro desatualizado outra vez. Escrever sobre ciência — ou sobre o mercado de start-ups — é assumir o risco de que o que se coloca no papel pode envelhecer rápido. Quando você estiver lendo, isso já terá acontecido em alguns pontos — como em certas ponderações sobre inteligência artificial feitas em "n = 1". Mas inserir ideias moldadas pelo presente na boca do narrador do passado daria a ele uma vantagem indevida. Por conta disso, optei por manter os ensaios em seu formato original, usando notas para atualizar fatos, estatísticas e evidências, bem como para indicar eventos importantes ocorridos entre a escrita do texto e sua revisão. Mas é certo que devo ter deixado algo passar, e dar conta do que venha a acontecer depois da publicação está além do meu alcance.

Em seu percurso, o livro é atravessado por eventos da vida do país, do impeachment de Dilma à terceira eleição de Lula. De forma menos aparente, mas talvez mais importante, ele também é atravessado pela minha vida pessoal. A ex-namorada que aparecia na primeira página de "Intoxicado de ofertas", o texto que saiu na *piauí* em 2015, é hoje minha mulher e mãe dos meus filhos, depois de um hiato longo entre uma coisa e outra. Alguns dos entrevistados se tornaram meus amigos ou colegas, e ler o que escrevi sobre minhas primeiras interações com eles me deixa um pouco constrangido. Mas a mudança mais significativa entre o início do projeto e seu final foi ter passado a enxergar a doença pelo lado do paciente — menos por minha causa do que por conta de entes queridos que se foram. Quando comecei, eu era o improvável sujeito que, aos 35 anos, tinha os dois pais e os quatro avós vivos, sem nunca ter precisado de verdade da medicina. De lá pra cá, o tempo corroeu essa sorte, e os temas sobre os quais o livro trata hoje me soam menos divertidos do que urgentes.

Por conta disso, a responsabilidade de escrever sobre eles também cresceu. Para tentar estar à altura, fiz o esforço de me manter tão aberto quanto possível às diferentes vozes, opiniões e ideias que se cruzam no livro, sem as quais ele não existiria. Tentei conversar diretamente com os personagens citados sempre que possível, por entender que isso me força a ser mais justo com eles. Ainda assim, sei que não existe neutralidade possível ao encaixar as vozes no texto, e que nunca conseguirei representar todas elas de forma isenta. Também fiz o meu melhor para me manter atualizado em relação aos temas tratados e transparente sobre as inevitáveis lacunas no meu conhecimento.

Desse percurso extenso e por vezes angustiante, levo dois aprendizados fundamentais. Um é o método que desenvolvi para me aproximar dos temas, e a forma particular de epistemologia que tive que construir para isso. Ao longo do livro, estive sempre em uma posição intermediária entre o especialista e o leigo, aprendendo sobre temas que não domino completamente. Fiz isso me apoiando numa mistura de minha formação acadêmica com experiências vividas no mundo real, que se combinam de maneiras não muito óbvias. Observar minhas heurísticas durante o processo mudou minha perspectiva do que significa ser um bom cientista — ou um bom médico. A fronteira entre uma ciência imperfeita e a realidade que a transcende, afinal, é onde profissionais de saúde operam o tempo todo, tendo como única opção atuar como mediadores no conflito.

A segunda coisa que levo é uma consciência aguda do quanto formar opinião sobre qualquer coisa é incrivelmente complicado. Depois de anos de estudo, sigo incapaz de fazer uma recomendação sobre tratamento de covid-19 na qual tenha muita confiança, ou de decidir se farei um exame de próstata quando chegar aos cinquenta anos. Isso me faz contemplar com um misto de preocupação e pavor um mundo em que a maioria das pessoas tem opiniões absolutamente convictas sobre os mesmos temas, sem ter se aprofundado por mais do que cinco minutos sobre eles. Desarmar essa armadilha de certezas, construída pela psicologia de grupo e potenciada pelas redes sociais, me parece uma prioridade não só do livro, mas da humanidade neste início de século XXI.

A consequência natural dessas duas construções é que hoje, nove anos depois de ter começado, consigo enxergar que fazer bom jornalismo, tanto quanto fazer boa medicina, é bem mais difícil do que eu pensava no início do processo. Meu respeito por essas duas atividades só cresceu no período, e me sinto aquém de exercer qualquer uma delas tão bem quanto gostaria. Ainda assim, por conta desse percurso improvável, me apresento aqui como um híbrido canhestro de ambas as coisas.

Mas essa é a tarefa que me toca, e por mais que as dúvidas existam, em algum momento é preciso formar opiniões e lançá-las ao mundo. Espero que as minhas não sejam das piores e que, mesmo que não transmitam certezas, contribuam para estimular debates que me parecem necessários. Uma das poucas coisas de que me convenci nesse percurso é o quanto a palavra escrita contribuiu para termos chegado até aqui enquanto espécie, e o quanto relegá-la a um segundo plano nos coloca em risco. Publicar este livro, de certa forma, é meu modo de tomar partido pelo menos nessa questão.

1. Novembro cinza

(2016-2017)

OS FIOS DO BIGODE

São onze da manhã de uma terça-feira de novembro de 2016, e André Di Paulo se prepara para entrar em cena. Do lado de fora da academia Bio Ritmo, no terraço do Conjunto Nacional, tradicional marco arquitetônico de São Paulo, ele tira de um enorme saco plástico um bigode preto com mais de dois metros de envergadura. A fantasia o cobre da cabeça à cintura, deixando à mostra apenas as pernas, que parecem pequenas e frágeis sob as dimensões colossais do bigode.

O personagem ingressa no café da academia, do qual emana um agradável cheiro de queijo coalho. À frente dele, Itaciara Monteiro, funcionária do Instituto Lado a Lado pela Vida, abre caminho e distribui panfletos. Os clientes e funcionários do café tomam um susto com a intromissão e alguém pergunta: "Que bicho é esse?". Mas alguém logo exclama: "É o Novembro Azul!". Em segundos, um homem com pinta de gerente aparece e chama a equipe de funcionários para uma foto com o mascote, com os equipamentos de musculação como pano de fundo.

Com dificuldade de passar pelas portas devido à sua envergadura, o bigode segue caminho pela academia, cujos aparelhos se encontram em sua maior parte vazios, nessa hora ingrata para a malhação entre as classes trabalhadoras. Ele sobe nas esteiras de corrida e finge utilizar alguns dos aparelhos para as pernas, já que André não dispõe dos braços enquanto veste a fantasia. Em volta dele, Monteiro e as funcionárias da academia documentam a cena com seus celulares, em fotos que, em poucas horas, estarão na página oficial do Novembro Azul no Facebook.

Terminada a intervenção, a equipe volta ao hall do Conjunto Nacional, cuja localização, na esquina da avenida Paulista com a rua Augusta, é uma via de passagem para inúmeros paulistanos. Ali, uma exposição de cartazes com rostos bonitos e famílias felizes informa aos transeuntes que "o câncer de próstata é uma doença silenciosa, que não apresenta sintomas na fase inicial", e que "o exame e o diagnóstico precoce aumentam em 90% as chances de cura". Ao lado deles, uma moça entrega folhetos. Aos homens que se detêm, a mensagem é explícita: "Acima de 45 ou cinquenta anos precisa fazer exame, tá?". A informação é ecoada nos folhetos, que deixam claro que, "na ausência de sintomas, homens a partir dos cinquenta anos, ou dos 45, se houver histórico familiar ou raça negra, devem ir anualmente ao urologista para realizar o exame retal e fazer o exame de PSA no sangue".

Em meio à movimentação, um repórter da TV Assembleia entrevista a jornalista Marlene Oliveira, presidente do Lado a Lado pela Vida. Ela discorre sobre o trabalho da entidade, mencionando palestras em empresas e ações de rua. Comenta também que "os homens se identificam com o bigode, isso aproxima eles da campanha", aparentemente alheia aos sustos dos passantes ao serem abordados pelo mascote, que dança como uma assombração atrás dela. Cercado de ameaçadores pelos faciais — ao meu lado, a vitrine da Livraria Cultura exibe um cartaz da HQ *A gigantesca barba do mal*, de Stephen Collins —, eu me permito discordar.

POLÊMICA EM PEQUENÓPOLIS

Discordar do Novembro Azul, porém, não é trivial. Em 2015, o secretário da Saúde do Rio Grande do Sul, João Gabbardo Reis, declarou em entrevista na rádio de maior audiência no estado que a Secretaria não recomendava que fossem feitos exames de próstata para todos os homens a partir de certa idade.[1] Sua argumentação, taxativa, era de que "os trabalhos científicos atualmente demonstram que não existe nenhuma vantagem de as pessoas fazerem exames dessa forma". A declaração foi recebida pelos entrevistadores com surpresa: "Mas o que o senhor está dizendo contraria a crença popular!". E, apesar dos mais de dez minutos de explicações do secretário aos jornalistas, no dia seguinte a mídia chiou, acusando Gabbardo de prestar um desserviço à população.

Num dos exemplos mais caricatos da polêmica, o jornal *Zero Hora* incluiu a declaração do secretário na seção "É isso mesmo?", na qual se consultam especialistas sobre a veracidade de certas afirmações. Ao responderem à pergunta "o exame de próstata é desnecessário?", três urologistas foram unânimes em concluir que o secretário estava equivocado. "Existem estudos bem-feitos, com populações grandes, principalmente da Europa, que mostram que políticas de rastreamento do câncer de próstata estão associadas a uma diminuição de até 20% dos óbitos pela doença no futuro [...]. Esperar um homem sentir algo para fazer os exames é tirar dele a chance de cura", declarou Lucas Nogueira, então coordenador do Departamento de Uro-Oncologia da Sociedade Brasileira de Urologia. O jornal concluía a reportagem com o slogan de um polegar apontando para baixo e o carimbo de "Não procede".[2]

Um ano depois, a situação não parece muito diferente. No prédio da Assembleia Legislativa do Rio Grande do Sul, um outdoor gigantesco informa: "O exame é rápido. A tranquilidade é para toda a vida. Procure seu posto de saúde e faça o exame de próstata". No Tribunal de Justiça do Estado do Rio Grande do Sul, uma fita azul pende do alto do prédio até o chão. Gabbardo, porém, resiste em sua posição — fazendo jus às suas credenciais de médico pediatra e ultramaratonista. Ele me recebe numa tarde tranquila antes de um feriadão em seu gabinete, um espaço amplo no kafkiano prédio público que aloja a Secretaria da Saúde, servindo café enquanto comenta o episódio do ano anterior.

"Foi um incômodo pessoal que me levou a me manifestar. Eu sabia do que estava acontecendo, que havia entidades com posições contrárias ao rastreamento do câncer de próstata", conta ele. "E eu estava sendo chamado para dar testemunho sobre uma coisa com a qual eu não concordava." A declaração de Gabbardo pode ter sido uma novidade em 2015 na provinciana Porto Alegre, minha cidade natal, carinhosamente chamada por alguns de "Pequenópolis" ou "Petit Poá". No entanto, ela refletia uma situação que já se repetira ao redor do mundo nas duas décadas precedentes. Em 2002, dois médicos que haviam questionado a eficácia do rastreamento do câncer de próstata no *San Francisco Chronicle* sofreram uma campanha de difamação por e-mail, sendo acusados de "geriatricidas".[3] Em 2003, o diretor do Conselho de Câncer da Austrália, Alan Coates, havia sido chamado de "apóstata" e acusado de "vandalismo de políticas públicas" por políticos locais após tomar posição semelhante.[4] Gabbardo era apenas uma adição tardia à lista de mártires de uma causa notoriamente impopular — o que talvez evidencie que o Rio Grande do Sul é mais periférico do que a maioria dos gaúchos gosta de imaginar.

"No início as pessoas não entenderam e acharam que eu estava completamente equivocado", diz ele. "Faz dez anos que se faz uma coisa todos os anos com todo mundo reforçando — mídia, opinião pública, médicos, todo mundo. E aí de repente o secretário da Saúde chega e diz o contrário." Ainda assim, ele parece otimista com o resultado da polêmica. "Eu não acho que tenha saído prejudicado nessa discussão. Depois disso, [a imprensa e alguns médicos] perceberam que a Secretaria não estava fazendo um discurso político para agradar, e por mais inicialmente absurda que nossa posição parecesse, ela estava baseada em evidências científicas." Curiosamente, cartazes do Novembro Azul e os urologistas que criticaram Gabbardo também citam números e evidências para defender sua posição. Para entender por que eles chegam a conclusões tão diferentes, é preciso fazer um pequeno desvio rumo ao hemisfério Norte e penetrar no mundo complicado, imperfeito e cheio de incertezas da ciência médica.

UM FENÔMENO DE MERCADO

Descoberto no início dos anos 1970, o antígeno prostático específico — ou PSA (de *prostate-specific antigen*), para os íntimos — é uma proteína produzida por células da próstata, cujos níveis podem ser detectados por um simples exame de sangue. Ainda que vários pesquisadores disputem a primazia de ter identificado a proteína, o primeiro a nomeá-la como PSA foi Richard Ablin, pesquisador da Universidade do Arizona. No final daquela década, ela seria purificada por pesquisadores do Instituto Roswell Park, liderados por Tsann Ming Chu, e proposta como marcador sanguíneo do câncer de próstata.[5] Ablin viria mais tarde a deserdar sua prole, publicando em 2014 um livro com o título nada sutil de *The Great Prostate Hoax* [A grande farsa da próstata].[6] É impossível dizer o quanto a posição de Ablin se deve ao ressentimento: nos anos 1980, a patente do exame foi obtida por Chu e logo vendida para a Hybritech, empresa de biotecnologia capaz de fabricar os kits para realizá-lo.

O raciocínio por trás do uso do PSA para o diagnóstico do câncer era simples — sendo uma proteína produzida por células da próstata em quantidade muito maior do que em outras células do corpo, elevações de seu nível sanguíneo costumam estar associadas a doenças do órgão —, seja porque ele aumenta de volume, seja porque suas células morrem e liberam a proteína no sangue. Nem todos esses casos são cânceres: o aumento benigno da próstata, que ocorre na maior parte dos homens maduros, a inflamação ou mesmo a massagem da glândula podem causar aumentos parecidos. Ainda assim, níveis elevados da proteína se correlacionam com o risco de câncer — quanto maior o nível de PSA, maior a probabilidade de um tumor, ainda que não seja possível estabelecer um ponto de corte que permita o diagnóstico apenas com base no exame de sangue.

A falta de especificidade do exame não era um problema para a aplicação para a qual ele foi originalmente aprovado em 1986 nos Estados Unidos: o acompanhamento de pacientes em tratamento para câncer de próstata. Em homens que retiraram a glândula, os níveis da proteína no sangue tendem a aproximar-se do zero; assim, qualquer elevação do PSA pode ser interpretada como sinal de recorrência. Além disso, pacientes com tumores disseminados pelo corpo em geral apresentam níveis de PSA tão altos que é possível dizer, sem grandes dúvidas, que a proteína é produzida pelo tumor, fazendo do exame uma excelente ferramenta para monitorar a doença.

Tal indicação, porém, apresentava um potencial de mercado restrito — na época, cerca de 0,1% da população norte-americana era diagnosticada com câncer de próstata a cada ano. A perspectiva de aplicação do teste mudou radicalmente, no entanto, quando, entre o final dos anos 1980 e o início dos 1990, se descobriu que o PSA era capaz de medir o risco de câncer de próstata em homens assintomáticos.[7] A ferramenta estava longe de ser perfeita: utilizando-se o valor de 4 ng/ml como ponto de corte, o exame é positivo em

20% dos pacientes com câncer de próstata e em 50% dos que têm tumores agressivos, mas também em 6% dos homens sem câncer. Com um valor de 2,5 ng/ml, o exame é positivo em 40% dos cânceres de próstata — e em 67% dos agressivos —, mas também em 19% dos indivíduos normais.[8] É impossível, assim, estabelecer um ponto de corte que detecte a maior parte dos cânceres sem incorrer em biópsias desnecessárias.

Isso não diminuiu o entusiasmo dos pesquisadores com a possibilidade de usar o PSA para o rastreamento do câncer de próstata — a detecção da doença em homens assintomáticos a partir de certa idade. O raciocínio fazia sentido: esse câncer é uma doença grave e comum, que em 1990 matava quase 100 mil homens a cada ano nos Estados Unidos;[9] no Brasil, o número atual de óbitos estimado pelo Instituto Nacional de Câncer, o Inca, é 13 mil.[10] Seria notável dispor de um exame, mesmo que imperfeito, capaz de detectar esses cânceres precocemente e diminuir essas mortes. A medicina tinha precedentes históricos de sucesso no diagnóstico precoce do câncer: a queda marcante na mortalidade por câncer de colo de útero após a instituição do exame de Papanicolau,[11] bem como reduções mais modestas na mortalidade por câncer de mama com a mamografia[12] e por tumores de cólon com a pesquisa de sangue oculto nas fezes e a colonoscopia.[13] Se um simples exame de sangue pudesse fazer o mesmo para o câncer de próstata, as consequências seriam revolucionárias.

Os primeiros estudos para a detecção do câncer de próstata começaram a aparecer numa época em que o PSA ainda não estava licenciado nos Estados Unidos para esse fim; além disso, não tinham seguimento a longo prazo para demonstrar que seu uso era capaz de diminuir a mortalidade pela doença. Isso não impediu que já em 1989 se realizasse nos Estados Unidos a primeira Prostate Cancer Awareness Week [Semana de Conscientização sobre o Câncer de Próstata], financiada pela gigante farmacêutica Schering-Plough — que já havia lançado seu próprio kit para detecção do PSA, além de trabalhar no desenvolvimento do Eulexin (flutamida), que seria aprovado para o tratamento do câncer de próstata avançado em 1996. Com um polpudo investimento em publicidade, a campanha visava aumentar a percepção pública sobre a doença, contando com celebridades como o general Norman Schwarzkopf, herói da primeira Guerra do Golfo. Por uma semana, diversos centros dos Estados Unidos ofereceram de graça o teste de PSA e o toque retal. O evento foi repetido nos anos subsequentes, com crescimento expressivo: o número de homens que se submeteram ao exame durante a semana aumentaria de 150 mil em 1990 para cerca de 700 mil em 1996.[14]

Com uma blitz de divulgação e cada vez mais trabalhos publicados sobre o tema, a realização periódica do PSA para o diagnóstico do câncer de próstata tornou-se prática comum nos Estados Unidos. Pouco importava que o uso para esse fim ainda não fosse aprovado pela Food and Drug Administration (FDA), agência responsável por regulamentar testes diagnósticos e medicamentos no país — como o teste já estava no mercado, nada impedia que médicos o usassem para isso. A aprovação oficial só ocorreria em 1994, sob a liderança de William Catalona, urologista norte-americano que se tornara o grande paladino da causa, tendo liderado parte da pesquisa inicial sobre o tema. Coincidência ou não, as pesquisas de Catalona eram financiadas pela Hybritech, detentora da patente sobre o exame.

Na sessão que levou à aprovação do exame, descrita no livro de Richard Ablin, Catalona rebate a falta de evidência concreta de redução nas mortes por câncer de próstata pelo uso do PSA com argumentos pungentes: "A maior parte dos oponentes do rastreamento com PSA são pessoas que não tratam pacientes com câncer de próstata. [...] Tendo trabalhado com pacientes com câncer de próstata há vinte anos, eu vi a agonia [...] e sempre me incomoda ver alguém dizer que [o exame] não vale a pena quando eles nunca viram um paciente morrer". Quando questionado se o PSA aumentaria a sobrevida dos pacientes, ele responde: "Eu sei no meu coração qual é a resposta, que nós curaremos mais pacientes com câncer de próstata, mas se for forçado a providenciar evidência, eu não posso fazê-lo". E, por fim, o golpe de mestre contra a hesitação dos avaliadores: "Esses são questionamentos legítimos, e eu realmente não quero diminuí-los. Nós estamos aqui há oito horas — e cem homens morreram de câncer de próstata nesse meio-tempo".

Apesar das críticas veementes de especialistas presentes na sessão — que chegaram a chamar os argumentos de Catalona de "pejorativos" —, o teste foi aprovado pela FDA para uso diagnóstico, abrindo a porteira para tornar o rastreamento do câncer de próstata uma rotina. Já em 1992, a Sociedade Americana de Câncer (ACS) recomendava o PSA anual a partir dos cinquenta anos, bem como o toque retal a partir dos quarenta. A recomendação seria posteriormente seguida pela Associação Urológica Americana (AUA) e pela maior parte das sociedades médicas no mundo. No final da primeira década do século XXI, mais de um terço dos homens norte-americanos acima dos cinquenta anos relatava ter feito um exame de PSA no ano anterior.[15] E mesmo no Canadá, país cujo sistema de saúde público nunca recomendou oficialmente a prática, quase metade dos homens na mesma faixa etária já havia feito o exame em 2001, a maior parte deles no último ano.[16]

No Brasil, não seria diferente: quando cheguei à faculdade de medicina nos anos 1990, o rastreamento já era prática institucionalizada. Boa parte dos pacientes nos ambulatórios de urologia em que trabalhei como estagiário era recrutada nas "semanas da próstata" — mutirões em que as portas do hospital se abriam para receber homens acima dos cinquenta anos que vinham atrás do exame. Em aulas sobre o tema, o PSA era chamado de "o melhor marcador tumoral da história da medicina". E a importância do "exame de próstata" — aqui no Brasil, muito mais associado ao toque retal do que ao PSA — logo se estabeleceu no imaginário popular e se tornou assunto rotineiro de piadas de boteco.

Para júbilo geral, a maior parte dos cânceres detectados pelo exame parecia ser curável: a taxa de sobrevivência relativa em cinco anos do câncer de próstata (estatística que avalia a porcentagem de pessoas vivas com a doença depois desse período, quando comparada a uma população da mesma idade sem a doença) saltou de 75,7% em 1985 para 99,8% em 2004 nos Estados Unidos;[17] e as taxas de sobrevivência em quinze anos cresceram para além de 80%. Como os cartazes da campanha Novembro Azul nos ensinam, o câncer de próstata é curável em mais de 90% dos casos quando detectado na fase inicial, mas não depois de se espalhar pelo corpo. Com isso, a estratégia de detectá-lo o quanto antes parecia fazer todo sentido.

Foi então que, em 2009, o inesperado aconteceu.

O CÂNCER NOSSO DE CADA DIA

Dentre os cânceres comuns, o de próstata é um dos que crescem mais vagarosamente, e mesmo pacientes com tumores avançados podem viver por mais de uma década com a doença. Assim, qualquer redução de mortalidade pelo diagnóstico precoce só poderia ser observada depois de muitos anos, e os estudos para avaliar o benefício do rastreamento teriam que durar pelo menos uma década. Além disso, seria preciso recrutar uma quantidade gigantesca de pacientes para isso — como apenas 3% da população masculina morre por câncer de próstata, validar estatisticamente uma redução na mortalidade exigiria acompanhar dezenas de milhares de indivíduos.

Para complicar a situação, não bastaria simplesmente comparar a mortalidade por câncer de próstata antes e depois do início do uso do PSA. Apesar do número de mortes por 100 mil habitantes pela doença nos Estados Unidos desde a época em que o PSA foi introduzido até os dias atuais ter caído pela metade,[18] nada impede que isso decorra de avanços no tratamento da doença, que de fato aconteceram nesse período. Tampouco bastaria comparar indivíduos que realizavam o PSA por iniciativa própria com aqueles que não o faziam, já que uma diferença de mortalidade poderia estar atrelada ao fato de homens que procuram o "check-up da próstata" serem indivíduos que cuidam mais da saúde de modo geral. Como estabelecido há décadas pela ciência médica, a questão teria de ser decidida por um ensaio clínico randomizado: um estudo em que voluntários são recrutados e aleatoriamente divididos em dois grupos, com apenas um deles recebendo uma intervenção: no caso, exames de PSA periódicos.

Desde a década de 1990, dois experimentos gigantescos do tipo vinham sendo realizados. O primeiro deles, o European Randomized Study of Screening for Prostate Cancer (ERSPC), recrutaria 182 160 sujeitos de cinquenta a 74 anos em sete países da Europa, aleatoriamente divididos entre um grupo que, ao longo de nove anos, realizaria o exame a cada quatro anos, e outro que não o faria.[19] O segundo, o Prostate, Lung, Colorectal and Ovary Screening Trial (PLCO), recrutaria 76 693 homens nos Estados Unidos para dividi-los entre um grupo que realizaria exames de PSA e toque retal anualmente por seis anos e outro ao qual o exame não seria oferecido de forma sistemática.[20] Esperava-se assim estabelecer definitivamente o benefício do teste, e foi com estardalhaço que, em março de 2009, os estudos foram publicados lado a lado no *New England Journal of Medicine*, a revista médica mais prestigiosa do mundo.

Os resultados, porém, foram um balde de água fria. No PLCO, a mortalidade por câncer de próstata foi 13% *maior* no grupo designado para realizar o exame — ainda que essa diferença, muito pequena, não atingisse significância estatística, indicando que ambos os grupos estavam em "empate técnico" quando consideradas as margens de erro. Já no ERSPC, um benefício do rastreamento foi observado, com uma redução de 20% na mortalidade por câncer de próstata no grupo submetido ao exame depois de nove anos. Tal benefício era estatisticamente significativo, mas discreto, considerando-se o número de indivíduos que haviam passado pelo rastreamento — e, sobretudo, o número de homens tratados. O trabalho estimava que, para impedir um homem de morrer por câncer de próstata, era necessário fazer exames em mais de mil outros, realizar cerca de 150 biópsias de próstata (um exame doloroso em que fragmentos da próstata são retirados com agulhas através do reto) e fazer 48 diagnósticos de câncer (a maior parte dos quais seria tratada através de cirurgia ou radioterapia).

O esforço para salvar vidas pode parecer válido, mas para cada homem salvo pelo exame, outros 47 haviam recebido o diagnóstico de câncer sem se beneficiar disso durante o período do estudo — seja porque o diagnóstico precoce não tinha levado à cura, seja porque eles não morreriam da doença mesmo sem tratamento. Destes, 40% tinham sido tratados com a remoção da próstata e 30% com radioterapia, procedimentos com complicações significativas. A cirurgia para a retirada do câncer, por exemplo, pode acarretar problemas de ereção em cerca de 20% a 80% dos pacientes,[21] e de incontinência urinária em cerca de 5% a 30%[22] — com as frequências variando conforme a idade do paciente, o tipo da cirurgia e a fonte das estatísticas. Isso significa que, para cada homem com a vida salva, inúmeros haviam sido diagnosticados com câncer em vão e sofrido complicações decorrentes do tratamento — uma balança que, embora apontasse uma redução de mortalidade, tornava o PSA uma faca de dois gumes.

Os entusiastas do exame, em sua maioria urologistas, olharam os dados com perplexidade: depois de anos examinando e tratando pacientes com taxas de cura acima de 90%, como era possível que ele não tivesse grande impacto? Para entender isso, é necessário considerar algo contraintuitivo no imaginário popular: o fato de que o câncer não é invariavelmente uma doença fatal quando não tratada, e que em alguns casos ele pode conviver em paz por décadas com seu hospedeiro.

A existência de tumores de próstata com comportamento pouco ou nada agressivo não era uma novidade. Ao longo dos anos, estudos de autópsia em homens falecidos por causas não relacionadas à próstata já haviam documentado que, ao se fatiar o órgão e examinar suas células num microscópio, não era incomum encontrar tumores que jamais haviam incomodado seu portador. A frequência desses cânceres dependia da idade, indo de cerca de 30% em homens de trinta a 39 anos a mais de 80% em homens entre setenta e 79 anos.[23] Na faixa etária em que o exame de PSA costuma ser realizado com maior frequência (entre cinquenta e 69 anos), mais da metade dos homens possui um câncer de próstata, se a glândula for analisada com o devido cuidado durante a autópsia — algo que naturalmente não tem como ser feito num indivíduo vivo, em que apenas alguns fragmentos dela serão analisados após uma biópsia.

Como apenas cerca de 3% das mortes na população masculina decorre do câncer de próstata, a conclusão inevitável é que a maioria desses tumores, ainda que tenham características típicas de câncer quando examinados ao microscópio, nunca chegará a matar o indivíduo — e frequentemente nem sequer lhe causará problemas. É muito mais provável que um indivíduo morra *com* câncer de próstata do que *por causa* dele. Isso leva à conclusão de que, para a maior parte dos homens, o diagnóstico de um câncer assintomático gerará um fenômeno conhecido como "sobrediagnóstico", definido por H. Gilbert Welch no livro *Overdiagnosed: Making People Sick in the Pursuit of Health* [Sobrediagnosticado: Adoecendo as pessoas em busca da saúde] como "o diagnóstico de condições que nunca causarão sintomas ou morte".[24] Um diagnóstico desse tipo não só não trará benefícios ao paciente, como poderá lhe trazer prejuízos importantes. No caso do câncer, o mero diagnóstico da doença já tem um impacto tremendo. Além disso, o tratamento traz riscos reais: embora a mortalidade por cirurgia de próstata seja muito rara, complicações como impotência sexual e incontinência urinária são comuns. Quando advindas do tratamento de algo que nunca traria problemas ao paciente, elas constituem o que é chamado de "iatrogenia" — casos em que as tentativas de cura se mostram mais danosas do que a doença em si.

A julgar pelas estatísticas, é provável que inúmeros dos indivíduos "curados" pela detecção precoce do câncer de próstata sejam, na verdade, vítimas do sobrediagnóstico: pacientes com tumores pouco agressivos, que nunca viriam a se manifestar se um médico não tivesse procurado por ele com o exame de PSA. Isso também ajuda a explicar por que as taxas de cura do câncer de próstata tratado precocemente são tão altas: os resultados dos ensaios clínicos mostram que a maior parte desses tumores não causaria a morte do paciente mesmo quando não tratados. Um estudo americano que seguiu 367 pacientes diagnosticados precocemente que não foram submetidos a uma intervenção imediata mostrou que, após quase vinte anos de acompanhamento, apenas 11% deles havia morrido por causa da doença, e a maioria nunca havia apresentado sintomas dela.[25]

Nos números sobre a taxa de cura, o sobrediagnóstico ainda se soma a um fenômeno conhecido como "viés de antecipação". Como mesmo os cânceres de próstata que virão a causar sintomas demoram muito a fazê-lo, detectá-los via PSA faz com que eles sejam diagnosticados mais cedo. Dessa forma, mesmo quando o tratamento não é efetivo, o tempo de sobrevivência pós-diagnóstico acaba aumentando — não porque o paciente viva mais, mas porque o tumor foi encontrado mais cedo. Com isso, as taxas de sobrevivência em cinco anos tradicionalmente usadas para expressar a "curabilidade" do câncer sempre parecerão melhorar com o rastreamento, mesmo quando ele não oferece benefício algum — o que faz com que elas constituam uma estatística tremendamente enganosa.

É claro que nem todos os tumores detectados pelo PSA são tratados em vão — é provável que, em alguns pacientes, o ideal de detectar o câncer antes que ele se manifeste e possibilitar a cura realmente se concretize. O grande problema é que é impossível diferenciar com certeza quem se beneficiará do tratamento de quem só experimentará malefícios — ainda que algumas pistas, como o aspecto microscópico do tumor, possam sugerir uma coisa ou outra. O máximo que se pode fazer é estimar os riscos através de dados populacionais como os do ERSPC — e estes sugerem que o número de pacientes prejudicados pelo rastreamento é maior do que o de beneficiados, embora se possa argumentar que o impacto positivo de uma vida salva seja maior do que o impacto negativo das complicações.

A publicação do ERSPC e do PLCO fez com que a maioria das sociedades médicas no mundo retrocedesse em suas recomendações sobre a realização do PSA, num processo que gerou polêmicas importantes. Dentre elas, a posição mais impactante foi a da United States Preventive Services Task Force (USPSTF), agência governamental dos Estados Unidos encarregada de indicar exames preventivos. Ao contrário de outras entidades, a USPSTF nunca havia se manifestado a favor do rastreamento, julgando que não havia evidência suficiente para fazê-lo antes de 2009. Em 2012, passou a recomendar ativamente que os homens *não* realizassem o exame de próstata, com o argumento de que este causava mais malefícios do que benefícios.[26]

Outras entidades médicas foram mais cautelosas em recomendar o abandono da prática, mas também deram um passo atrás. Em 2013, a AUA mudaria suas recomendações para aconselhar que homens entre 55 e 69 anos fossem informados por seus médicos sobre os riscos e benefícios do exame de próstata para optarem por realizá-lo ou não — uma recomendação denominada na literatura médica de "decisão compartilhada".[27] No Brasil, o Inca recomendaria em 2008 que não fossem feitos programas de rastreamento para o câncer de próstata, e que homens que procurassem um serviço de saúde para realizá-lo fossem informados dos riscos e benefícios da prática — uma postura que, mais tarde, seria ratificada pelo Ministério da Saúde.[28] Por fim, praticamente todas as instituições se posicionam hoje contra o rastreamento depois dos setenta anos, já que, a partir dessa idade, uma parcela enorme de homens possui câncer de próstata, mas a maioria desses tumores não terá tempo de causar sintomas, dada a expectativa de vida dos pacientes.

Ainda que o tema siga polêmico, com novas evidências surgindo constantemente[29] de forma a mudar posições a seu respeito,[30] um observador atento à literatura científica seria forçado a concluir que o rastreamento do câncer de próstata é uma questão controversa que deveria ser no mínimo encarada com cautela. Um observador atento ao mundo real, por outro lado, há de concluir que ele nem sempre segue o que é preconizado pela literatura médica.

AGENDE SEUS EXAMES

Caminhando pela avenida Paulista, a onipresença do Novembro Azul logo se faz sentir. Nem cinco minutos depois de pisar na rua, encontro o primeiro outdoor eletrônico da campanha, cortesia do Hospital Alemão Oswaldo Cruz. Não é difícil entender a visibilidade da campanha por aqui: num raio de quinhentos metros da Paulista, conto oito hospitais no Google Maps, um parque hospitalar que faz da região o epicentro da saúde privada no Brasil.

Meu destino hoje é a Beneficência Portuguesa, onde uma palestra sobre câncer de próstata dá início a um ciclo de bate-papos dedicado à saúde do homem. Na recepção do hospital, um cartaz enorme com o slogan "Bigode também pode: todos devem se cuidar" está montado em frente a um ambiente informal com banquinhos azuis, em que uma menina simpática distribui folhetos do Novembro Azul. Mais à frente, outro cartaz informa que "O diagnóstico precoce é essencial para a prevenção do câncer de próstata. Quanto mais cedo for detectado, maiores são as chances de cura". E logo abaixo: "Agende seus exames preventivos", fornecendo um número de telefone.

Faltando cinco minutos para o evento começar, sete pessoas estão sentadas nos banquinhos azuis, das quais seis são mulheres. O número é quase igual ao de funcionários que trabalham no evento: a menina que distribui folhetos, dois sujeitos que operam o som, a moça que coordena a produção e a fotógrafa. Enquanto aguardo a palestra, ganho uma sacola azul com um folheto e um bloquinho. A menina que distribui os brindes cola em meu peito um adesivo com o slogan da campanha, que não tenho coragem de recusar. A seguir, outro funcionário me oferece um fone de ouvido, num esforço quase exagerado de mostrar-se solícito, já que estou sentado a dois metros da cadeira do palestrante.

Quem está encarregado de ocupá-la hoje é o urologista Celso Heitor de Freitas Jr., do corpo clínico do hospital. Ao chegar, ele cumprimenta dois jovens que se sentaram há pouco nos banquinhos, perguntando se eles "são da casa" — dada a audiência baixa, aparentemente os próprios funcionários do hospital estão na plateia para engrossar o público. Com isso, a palestra começa com uma audiência de nove pessoas, ainda que alguns curiosos que passam na recepção fiquem algum tempo observando, em pé. A pessoa mais atenta é a mulher ao meu lado, que toma notas obsessivas num bloquinho semelhante ao que ganhei, mas com o logotipo da campanha Outubro Rosa. Ao que tudo indica, uma cliente fiel.

Freitas Jr. começa a palestra dizendo que "a campanha tem um valor imenso", porque os homens dificilmente procuram o urologista por conta própria — geralmente são levados pelas esposas. Menciona os dados do Inca que mostram o quão comum é o câncer de próstata entre homens, para logo passar à estatística clássica de que, quando diagnosticado precocemente, ele tem taxa de cura de mais de 90%. Depois disso, explica que o PSA é um "simples exame de sangue" e que o toque retal é um exame desconfortável, mas indolor e rápido, que dura entre cinco e dez segundos.

A mensagem sobre o rastreamento é clara: "O homem tem que fazer o toque retal e a coleta do PSA para a prevenção do câncer de próstata", diz Freitas Jr. "Quando começar? A partir dos cinquenta anos de idade, quando o homem não tem nenhuma dificuldade para urinar e quando não tem nenhum familiar direto com câncer de próstata." Depois, fala sobre fatores de risco e prevenção do câncer, sobre a qual confessa que sabemos pouco. Termina dizendo que "nosso trunfo é o diagnóstico precoce [...]. Se a pessoa chega tarde e temos que controlar a doença sem poder curá-la, é muito triste".

Enquanto quatro funcionários tiram fotos, a moça que coordena a atividade pega o microfone para tentar estimular o bate-papo, já que o resto da plateia parece reticente. Ela pede que o médico fale sobre os fatores de risco e pergunta se o câncer de próstata pode se espalhar para outros lugares do corpo. Freitas Jr. responde que 90% dos pacientes que chegam ao consultório com sintomas do câncer já têm a doença espalhada e incurável, mas que, na maioria dos casos, o diagnóstico é feito antes, ainda que isso dependa do acesso ao sistema de saúde. Diz ainda que a maior parte dos sintomas urinários não decorre do câncer, mas que o homem deve procurar o urologista de qualquer forma, porque "uma doença vem atrás da outra", e infecções urinárias de repetição podem predispor o paciente ao aparecimento de um tumor.

Alguém pergunta se a cirurgia é recomendada em todos os casos, e Freitas Jr. responde que nos casos avançados ela não vale a pena pelos efeitos colaterais, mas que nos casos iniciais é o tratamento que dá ao paciente a maior chance de sobreviver. Também menciona que, para tumores de baixo risco, abordagens menos radicais podem ser indicadas. Ao final da palestra, o médico traz à tona a questão da impotência pós-tratamento, mas diz que a cirurgia e a radioterapia passaram de índices de 80% a 100% de impotência para aproximadamente 20% — uma estimativa otimista, considerando-se as estatísticas existentes na literatura[31] — e lembrando que os efeitos colaterais são tratáveis. Por fim, alguém pergunta sobre as chances de recidiva. Ele responde: "Quando é descoberto bem no início, a gente pega o tumor em uma fase em que ele não é tão agressivo. Se isso se confirmar, a chance dessa doença voltar não passa de 10%. E mesmo esses a gente ainda pode conseguir curar depois".

Quando peço para conversar com Freitas Jr. ao fim da palestra, ele se mostra atencioso e a par da polêmica em relação ao rastreamento. Mais do que isso, apresenta várias reservas em relação à prática. "Hoje não temos evidências contundentes de que o rastreamento populacional valha a pena. Teríamos que tratar muita gente para evitar uma morte, e essas pessoas seriam vítimas de um sobretratamento." Também admite possuir "uma preocupação com não tratar demais, assim como os epidemiologistas, até porque isso pode quebrar um sistema de saúde, como ocorreu nos Estados Unidos". Por outro lado, reconforta-o que pacientes com doença mínima podem hoje ser acompanhados sem tratamento imediato — a chamada "vigilância ativa" —, pois antes disso sentia que tratava algumas pessoas antes do necessário. Por fim, o médico assinala que, salvo pacientes com fatores de risco, quem se beneficia hoje do rastreamento, segundo as diretrizes da AUA e da Associação Europeia de Urologistas (EAU), é a população de 55 a setenta anos. "Então acho que, cada vez mais dentro da nossa rotina de informação, vamos começar a estimular a prevenção com idade de início e idade de fim", mencionando que recebe pacientes de oitenta anos no consultório querendo fazer o exame.

Visto que essas restrições não foram mencionadas em nenhum momento da palestra, pergunto a Freitas Jr. se os octogenários em busca do exame não seriam um efeito colateral de campanhas de massa como o Novembro Azul. Ele discorda. "As campanhas são fundamentais, porque os nossos números de câncer de próstata ainda são subnotificados. E, na era pós-PSA, houve uma redução do número de mortes por câncer de próstata, apesar de termos aumentado a frequência de doença indolente." Indago se a campanha não simplifica demais uma questão controversa, mas ele responde que levantar esse tipo de polêmica talvez confundisse mais a cabeça das pessoas, já cheia de mitos a respeito do tema. Termino pedindo informações sobre o ciclo de bate-papos, e ele sugere que eu fale com Shirley, a produtora. Mas quando a abordo, ela diz que só faz a organização: "Quem define o conteúdo do evento e entra em contato comigo é o departamento de marketing".

A FITA AZUL

Marketing é uma das primeiras palavras que vêm à cabeça ao visitar o Instituto Lado a Lado pela Vida, que organiza o Novembro Azul. Em sua sede, num sobrado no Jardim Paulista, em São Paulo, espalham-se na mesa da sala de espera livros da campanha

Arte de Viver — com poemas e pinturas de pacientes psiquiátricos — produzidos pelo instituto em parceria com o laboratório Janssen-Cilag, fabricante dos antipsicóticos Haldol, Risperdal e Invega. Nas estantes, livros sobre saúde dividem espaço com folhetos e troféus conquistados em prêmios de sustentabilidade. Placas nas paredes informam a missão da entidade ("Levar ao cidadão conhecimento sobre a sua saúde, de forma a conscientizá-lo sobre a importância da prevenção, acolhimento, inclusão social, quebra de paradigmas e preconceitos"),[32] enquanto um enorme calendário indica os eventos organizados por ela em novembro. No banheiro, um chuveiro improvisado como depósito está abarrotado de flyers e bigodes.

A onipresente Marlene Oliveira, presidente do instituto, é quem me recebe. Jornalista de formação, ela trabalha há anos organizando eventos através da empresa RV+, responsável por diversos congressos médicos de grande porte no Brasil. No início dos anos 2000, um de seus clientes era Eric Wroclawski, ex-presidente da Sociedade Brasileira de Urologia, que faleceria de câncer de próstata em 2009, aos 56 anos. Antes de morrer, ele lhe deixou uma missão. "Na fase final da doença dele, o dr. Eric virou pra mim e falou: 'Marlene, você faz tantas coisas interessantes aí na área médica. Convivendo agora com a doença, eu sinto que faltam pessoas pra falar sobre a saúde do homem'", conta ela. Wroclawski sugeriu a Oliveira que fizesse algo para informar o público e delineou os eixos do projeto que ela viria a levar adiante.

A jornalista começou com um site para falar sobre saúde masculina, construído com material obtido junto aos inúmeros médicos que conhecia através de sua atividade profissional. A iniciativa deu certo e a fez criar o Instituto Lado a Lado pela Vida, uma organização da sociedade civil de interesse público cujo propósito é "levar informações de qualidade para as pessoas e focar na prevenção". A partir daí, surgiram empresas atrás de conteúdo que pudessem disponibilizar para colaboradores e funcionários, o que levou Oliveira a desenvolver uma campanha relacionada ao câncer de próstata.

Inicialmente, ela foi ao Congresso Americano de Urologia e falou com representantes do Movember, campanha originada na Austrália que, para conscientizar os homens sobre questões de saúde e angariar fundos para pesquisa, os incita a cultivar bigodes no mês de novembro.[33] "Mas aqui no Brasil você não tem a cultura da doação, né? Tentamos fazer algo parecido em 2008, 2009, e não conseguimos. Íamos nas empresas, e o pessoal tirava sarro. O brasileiro se negou a deixar o bigode crescer", conta Oliveira. Ocorreu-lhe então se espelhar no Outubro Rosa, campanha de prevenção do câncer de mama, para criar o Novembro Azul. "Ele não é internacional como as pessoas dizem. Internacional é o Movember; o Novembro Azul foi criado por nós, é um movimento brasileiro. Então acho que a gente tem que se orgulhar disso." Diferentemente do Movember, o Novembro Azul tomaria como bandeira a detecção precoce. Na tradição da Prostate Cancer Awareness Week, o carro-chefe da campanha seria convocar homens a procurarem um médico para realizar o rastreamento do câncer de próstata, com ênfase em desfazer o preconceito contra o exame de toque retal.

A partir da criação do Novembro Azul em 2012, empresas e pessoas físicas aderiram à iniciativa através de doações financeiras e serviços. Oliveira conta que em 2016, a Federação das Indústrias do Estado de São Paulo (Fiesp) rodou quase um milhão de folhetos em sua gráfica para a campanha. Já os médicos do comitê científico do instituto disponibilizam horas de trabalho para palestras e entrevistas, bem como para escrever e revisar o material de divulgação. Oliveira conta que o Novembro Azul arrecada cerca de 2 milhões de reais por ano,[34] que são gastos na campanha e ajudam a sustentar a entidade. Ressalta, no entanto, que seu sustento pessoal vem exclusivamente de seu trabalho como organizadora de eventos. "No instituto eu atuo 100% como doação. O que a gente arrecada é para manter a estrutura e as pessoas."

O site do Novembro Azul lista como parceiros institucionais a Sociedade Brasileira de Urologia (SBU), a Sociedade Brasileira de Oncologia Clínica (SBOC), a Sociedade Brasileira de Medicina Nuclear (SBMN) e a Associação Brasileira de Estomaterapia (Sobest). Como parceiros mantenedores, figuram as farmacêuticas Astellas, Janssen, Bayer, Eurofarma e Abbott, além das concessionárias de rodovias CCR Via Oeste e CCR Dutra e a marca de roupas Dudalina. Ainda aparecem diversos parceiros estratégicos, que incluem a Confederação Brasileira de Futebol, a Universidade de Brasília e o site do médico Drauzio Varella.[35] Além da informação institucional, o site da campanha reúne materiais didáticos sobre questões relacionadas à saúde do homem em diversas idades — geralmente com foco na prevenção do câncer de próstata, mas também abordando assuntos como doenças sexualmente transmissíveis e enfermidades cardiovasculares.

Ainda mais eficientes do que o site são as mídias sociais do Lado a Lado pela Vida — o Facebook do Novembro Azul conta com mais de 120 mil curtidas[36] e publica inúmeras postagens diárias, que alternam informações sobre saúde com notícias sobre os eventos realizados pelo instituto ao longo do mês. A divulgação da campanha pelas vias tradicionais não fica atrás, e Oliveira menciona que este ano chegou ao astronômico número de quase 4 milhões de folhetos produzidos. Para manter a blitz de divulgação, com ações presenciais em escolas, clubes, praças, empresas e espaços públicos, o instituto conta com uma equipe fixa que inclui jornalistas e assessores de imprensa. Além disso, contrata serviços como os de André Di Paulo, que, além de desenhar e interpretar o mascote da campanha, contrata outros atores através de sua própria empresa para atuar nas ações. Segundo Oliveira, o conteúdo sobre saúde do instituto é todo elaborado pelo comitê científico. O site enumera 45 profissionais, retratados em fotos sorridentes, que formam uma equipe nada desprezível de nomes de boa reputação em suas especialidades: entre os doze urologistas, incluem-se o atual presidente da SBU, Archimedes Nardozza, e o ex-presidente Aguinaldo Nardi.[37]

Quando abordo a controvérsia acerca do rastreamento — e o fato de as orientações da campanha irem contra as recomendações atuais de instituições como o Inca e o Ministério da Saúde —, Oliveira é rápida em dizer que o instituto segue as diretrizes da SBU. O posicionamento oficial da sociedade em seu próprio site, porém, é mais ponderado do que o material de campanha, afirmando que "homens acima de cinquenta anos devem procurar um médico e o rastreamento deve ser realizado após 'ampla discussão de riscos e potenciais benefícios'". Questionada sobre a discrepância, ela responde que são as sociedades parceiras que elaboram as recomendações, revisam o material usado e aprovam a campanha. "Isso é o papel da sociedade médica, nós aqui levamos a informação. Porque se a orientação for outra a gente vai mudar." E quando argumento que há sociedades médicas com outra orientação, ela alega que tentou conversar com a Sociedade Brasileira de Medicina de Família e Comunidade (SBMFC) para entender sua posição, mas não conseguiu contato.

Faço o meu melhor para tentar explicar a lógica por trás do posicionamento contrário, falando do sobrediagnóstico e dos efeitos colaterais do tratamento, mas minhas palavras não surtem muito efeito. "E aí o que é que você faz, se o homem não tem informação sobre cuidar da sua saúde? E quando ele vai para o sistema de saúde, ele chega numa fase avançada do câncer de próstata." Procuro esclarecer que a diminuição da mortalidade com o rastreamento é pequena, e que a prática pode levar a malefícios significativos associados ao excesso de tratamento, mas o argumento é ignorado. "O que nós não vamos aceitar é a quantidade de homens que estão morrendo por negligência. Não posso deixar homens morrerem. O que eu vou fazer? Ficar aqui com a bandeirinha do MST falando que sou contra?", diz Oliveira, ecoando o discurso emocional de William Catalona à FDA mais de duas décadas antes.

Pouco afeito a misturar o sentimento de urgência a questões complexas, explico que talvez nesse momento a gente não saiba tão bem o que fazer. Mas ela retruca: "Tenho certeza de que a campanha está ajudando a fazer com que o homem vá ao médico, coisa que ele não fazia. Isso pra mim é mérito. E não tem sociedade nenhuma, nem de urologia ou oncologia, que tire isso de nós. Isso é nosso". E quando menciono que entidades em outros países também assumem posturas diferentes, ela contrapõe: "Mas não tem o *task force* lá nos Estados Unidos, que está sendo revisto? Com a história do Ben Stiller, que veio a público falar do seu câncer, parece que está havendo várias discussões por lá".

O EXAME QUE SALVOU MINHA VIDA

O ator norte-americano Ben Stiller, que estrelou comédias como *Quem vai ficar com Mary?* e *Uma noite no museu*, parece um personagem improvável nessa história.

Mas quando entro no site da SBU no início de novembro, é com uma foto dele que me deparo, junto à manchete: "Ator Ben Stiller defende exames de detecção do câncer de próstata". Ao clicar na notícia,[38] fico sabendo que em outubro de 2016, o ator, então com cinquenta anos, revelou ter sido diagnosticado com câncer de próstata dois anos antes. O texto é taxativo: "Segundo Stiller, graças à realização precoce do exame PSA, ao qual era submetido periodicamente desde os 46 anos a pedido do seu urologista, ele foi diagnosticado precocemente e ficou curado da doença".

A notícia ainda menciona que "o comediante decidiu falar para alertar outros homens sobre a importância do exame, que não é recomendado pelo USPSTF. Segundo o ator, se ele seguisse a indicação do órgão americano sobre profilaxia em saúde, ele nunca teria feito o teste, não saberia que tinha câncer e poderia ficar tarde demais para tratá-lo com sucesso". E termina dizendo que "a Sociedade Brasileira de Urologia recomenda aos homens a partir dos cinquenta anos procurar o urologista para uma avaliação individualizada. Aqueles que possuem histórico na família ou são da raça negra devem procurar o especialista a partir dos 45 anos". Ressalta ainda que "nada impede, entretanto, que homens que não pertençam a grupos de risco discutam com seus médicos a possibilidade de iniciar a avaliação rotineira antes dos cinquenta anos".

Clicando nos links, chego ao texto original de Ben Stiller, intitulado "O teste de câncer de próstata que salvou a minha vida",[39] no qual ele conta sobre o processo que levou ao diagnóstico. Tudo começou com um teste de PSA solicitado por um clínico geral (e não por um urologista, como diz a página da SBU). Numa sequência típica, o resultado levou a uma nova dosagem, que levou a uma ressonância magnética, que levou a uma biópsia de próstata, que levou ao diagnóstico de câncer, que levou à cirurgia para a retirada da glândula. Ao refletir sobre a importância do PSA, o ator não tem muitas dúvidas: "Se meu médico tivesse esperado até os cinquenta, como a American Cancer Society recomenda, eu não saberia que tinha um tumor crescendo até dois anos depois que fui tratado. Se ele tivesse seguido as diretrizes do USPSTF, eu *nunca* seria testado e não saberia que tinha câncer até que fosse tarde demais para tratá-lo com sucesso". Stiller diz que foi isso que o fez vir a público falar sobre a doença, para conscientizar pacientes e médicos sobre a possibilidade de realizar exames periódicos a partir dos quarenta anos.

Os números mostram, porém, que a lógica do raciocínio de Stiller é incerta. Ele pode estar certo a respeito de ter sua vida salva pelo exame, mas também pode ser um dos inúmeros casos de sobrediagnóstico do câncer de próstata. Se Stiller estiver nesse grupo — ao que tudo indica, mais numeroso do que o dos que têm suas vidas salvas —, tudo o que teria ganho com o exame seria a "montanha-russa maluca" (em suas próprias palavras) de um diagnóstico de câncer e os efeitos colaterais da cirurgia, como as mudanças em sua vida sexual, relatadas em entrevista ao radialista Howard Stern: "O sexo leva tempo para voltar. A cirurgia muda a experiência do que é um orgasmo. É ótimo, mas é simplesmente diferente".[40]

O caso ilustra bem um aspecto peculiar da medicina — e da existência humana como um todo. Num paciente individual, é impossível saber se a detecção de um tumor foi benéfica, mesmo após um tratamento bem-sucedido. Se o indivíduo foi diagnosticado, tratado e o câncer não retornou, é sempre possível que ele nunca fosse se manifestar. Já em um paciente que não realizou o exame de PSA e acabou morrendo de câncer, tampouco há como saber se isso teria sido impedido pelo diagnóstico precoce. O máximo que se pode fazer é estimar esses riscos através de dados populacionais como os do ERSPC — que sugerem que mais pacientes são prejudicados do que beneficiados pelo diagnóstico.

Por mais que Stiller demonstre estar a par da polêmica, não parece passar por sua cabeça que sua vida pode não ter sido salva pela cirurgia. Seres humanos são excelentes em estabelecer causalidade entre fatos, e melhores ainda em equacionar "câncer" com "morte iminente". Se Stiller teve um tumor detectado, tratou-se e não apresentou recidiva, a conclusão óbvia é de que sua vida foi salva pelo exame. E mesmo uma avalanche de dados não parece ser capaz de mudar isso na cabeça de pacientes. Uma pesquisa norte-americana entre pacientes tratados para o câncer de próstata mostrou que 86% deles acreditavam que homens acima de cinquenta anos deveriam realizar exames de PSA anuais, e que apenas 11% haviam se arrependido de ter feito isso — uma porcentagem que não mostrava correlação com o conhecimento sobre as recomendações do USPSTF.[41] Talvez isso seja apenas esperado — depois de feito o tratamento, há poucas vantagens em questioná-lo e pensar que os transtornos decorrentes podem ter sido em vão. Mais reconfortante é crer que se teve a vida salva e transformar um processo sofrido numa razão para se alegrar.

O arrependimento por *não* fazer um exame, porém, parece mais comum. Num contundente ensaio publicado no *Journal of the American Medical Association* (*JAMA*) em 2004,[42] o médico norte-americano Daniel Merenstein conta como, durante a residência médica, discutiu os riscos e benefícios de um teste de PSA com um paciente de 53 anos, que preferiu não o fazer. Poucos meses depois, o paciente faria o exame por solicitação de outro médico e seria diagnosticado com um câncer de próstata incurável, o que o levou a processar o programa de residência de Merenstein. No início do julgamento, o médico estava confiante — ele havia registrado a discussão sobre o exame no prontuário do paciente, sua conduta tinha o respaldo da maior parte das entidades médicas, e os dados existentes sugeriam que o paciente não teria sido curado mesmo com a solicitação do PSA. Ainda assim, a impressão de que *algo poderia ter sido feito* foi suficiente não só para motivar o processo, mas para convencer o júri. O programa de residência de Merenstein foi condenado a pagar uma multa de 1 milhão de dólares, mesmo que, a rigor, ele tivesse seguido as recomendações científicas. Com um tom pessimista, ele encerra o artigo dizendo que "não tem certeza de que gostaria de praticar medicina de novo".[43]

A decisão do júri pode ir na contramão da ciência, mas sua origem é compreensível: não é difícil entender que um homem com um câncer incurável se pergunte se poderia tê-lo evitado e procure os culpados por isso não ter acontecido. E a lógica ecoada por Marlene Oliveira e William Catalona, de que "enquanto não fizermos nada, homens vão morrer de câncer de próstata", torna qualquer inação culpada — mesmo quando não é certo que haja algo a fazer. No fundo, a convicção do júri sobre a culpa de Merenstein é a imagem em espelho da convicção da cura de Ben Stiller. Ambas provavelmente ilusórias, mas naturais: pacientes e jurados são humanos, afinal, habituados a buscar relações de causa e efeito. Tão humanos, aliás, quanto aqueles que sentam do outro lado da mesa do consultório.

AS VIDAS QUE SALVAMOS

Alfredo Canalini, professor de Urologia da Universidade do Estado do Rio de Janeiro (Uerj) e tesoureiro da SBU, me recebe num dia movimentado em seu consultório no bairro carioca do Jardim Botânico. Minha missão ali é entender o posicionamento da SBU sobre o rastreamento do câncer de próstata. Historicamente, a sociedade tem apoiado a prática e, de acordo com Marlene Oliveira, é responsável pelo conteúdo do Novembro Azul. Por outro lado, sua nota oficial sobre o rastreamento do câncer de próstata,[44] publicada no site da SBU ao lado da notícia sobre Ben Stiller, é ambígua e difícil de compreender.

O texto começa dizendo que "o rastreamento universal de toda [a] população masculina (sem considerar idade, raça e história familiar) não parece ser a melhor abordagem" — mesmo que ninguém jamais tenha proposto algo semelhante. Logo depois, chama de equivocada a decisão do USPSTF de contraindicar o exame, mencionando que isso levou a um aumento na porcentagem de tumores diagnosticados em estágios mais tardios nos Estados Unidos[45] — ainda que isso, por si só, não signifique que o *número* deles tenha aumentado. Por fim, diz que "homens a partir de cinquenta anos devem procurar um profissional especializado para avaliação individualizada" e que "o rastreamento deverá ser realizado após ampla discussão de riscos e potenciais benefícios", o que inicialmente me pareceu um passo rumo à postura de "decisão compartilhada" advogada pela AUA. Ainda assim, Ronaldo Damião, colega de Canalini na Uerj e ex-presidente da SBU, havia me assegurado alguns dias antes que a sociedade seguia recomendando o rastreamento. "A maioria das diretrizes no mundo recomenda fazer o exame de PSA. A única sociedade que propõe a discussão com o paciente é a americana. E o texto da SBU não diz que é para fazer isso", afirmou ele.

Para desfazer a dúvida, contatei o presidente da entidade, o paulista Archimedes Nardozza, que, por proximidade geográfica, me indicou Canalini para esclarecê-la. Em seu consultório, ele me explica que a SBU, de fato, segue recomendando que todos os homens procurem um urologista para rastrear o câncer de próstata. Quando pergunto sobre as razões, dada a evidência disponível, ele me dá o exemplo de um homem diagnosticado aos 42 anos — segundo ele, o mais jovem em que fez o diagnóstico —, que acabou sendo operado e curado da doença. "Esse paciente iria morrer de câncer de próstata." E quando argumento que é impossível sabê-lo — já que, uma vez tratado, nunca saberemos se aquele câncer teria significado clínico, ele discorda. "Não, ele iria morrer. Porque com 42 anos o câncer de próstata tem significado clínico."

É possível que ele esteja certo. Mas também é possível que não esteja. Independentemente disso, exemplos como os de Ben Stiller e Canalini mostram que é difícil abordar a questão de modo racional — seja com pacientes, seja com médicos. "Pode perguntar aos urologistas do Inca se eles mesmos não fazem exame de PSA. É claro que fazem", já me havia dito Damião, ao me ouvir mencionar a posição contrária da instituição. Nesse sentido, a maior parte dos urologistas parece coerente com sua posição, inclusive enquanto paciente: "Eu faço check-up anual e PSA", afirma Canalini. Ele não está sozinho em sua opinião: em 2006, 95% de uma amostra de urologistas americanos com mais de cinquenta anos relatava já ter feito o teste.[46] Em um levantamento de artigos na mídia brasileira entre 2006 e 2016, 88% dos depoimentos de urologistas expressavam posições favoráveis ao rastreamento. Como esses médicos costumam ser os mais procurados para falar sobre o tema, isso fazia com que mais de 70% desses artigos apresentassem posicionamentos favoráveis à prática.[47]

É possível que a impressão psicológica causada pelo contato com pacientes com câncer de próstata avançado desempenhe papel importante nessa opinião. Numa discussão na lista de e-mails de minha turma de faculdade sobre a posição do USPSTF, um dos argumentos de uma colega urologista para questioná-la era justamente a falta de contato com os pacientes: "Não sei se já tiveste a oportunidade de acompanhar algum caso de câncer de próstata avançado, mas posso te garantir que o sofrimento é muito grande devido à dor ou à retenção urinária [...]. É realmente muito triste ver um paciente em tal estado". Apesar de crescer lentamente na maior parte das ocorrências, o avanço do câncer em casos incuráveis pode ser inclemente. Localmente, a doença leva à obstrução urinária, podendo culminar em insuficiência renal. Ao espalhar-se pelo corpo, tem uma predileção pelos ossos, podendo levar a dores crônicas de difícil controle e a fraturas.

Algumas semanas antes, eu estivera no ambulatório de urologia do Hospital de Clínicas de Porto Alegre e acabei demovido do posto de observador para auxiliar o médico-residente a trocar sondas vesicais e bolsas de coleta de pacientes com câncer de próstata avançado. Um deles, trazido pela irmã, contou que, já com sintomas, havia apresentado um PSA alterado dois anos antes, mas que havia "ouvido os amigos no centro da cidade" e não tinha procurado ajuda. Com isso, só foi se tratar depois de o tumor obstruir os dois ureteres e levá-lo à insuficiência renal. Outro paciente, acompanhado pela mulher e pela filha, tratava uma fístula entre a bexiga e o reto, consequente a uma cirurgia complicada pelo avanço da doença. Ao conversar com eles, é difícil não se entristecer com a situação. Tal sentimento não é suficiente para defender o rastreamento do câncer de próstata: não se pode assumir que os pacientes teriam sido salvos das complicações caso tivessem feito o exame de PSA mais cedo. Ainda assim, é quase impossível não pensar que gostaríamos de ter feito algo antes para evitar aquilo.

Dito isso, também existem argumentos racionais em favor do rastreamento — e uma leitura otimista da literatura diria que eles têm crescido nos últimos anos. Com o aumento da "vigilância ativa" ou "espera vigilante" — o monitoramento de tumores de baixo risco sem necessidade de tratamento imediato —, o impacto negativo do tratamento sobre a qualidade de vida tem sido evitado, ou pelo menos retardado, em muitos pacientes. A estratégia não é desprovida de riscos — estudos mostram que, após dez anos, a incidência de metástases é maior com ela do que com a cirurgia imediata[48] e que, depois de vinte anos, mais pacientes acabam morrendo por câncer de próstata.[49] Mas ela proporciona uma qualidade de vida maior logo após o diagnóstico, e é uma alternativa para pacientes com tumores de baixo risco — ainda que uma fração significativa acabe sendo tratada posteriormente devido a sinais de progressão da doença. Por conta disso, a porcentagem de casos de câncer de próstata submetidos à vigilância ativa pulou de 14% para 40% nos Estados Unidos entre 2009 e 2013,[50] ainda que não seja possível dizer se isso também ocorreu no Brasil.[51]

Exames como a ressonância magnética de próstata também têm ajudado a selecionar casos de PSA elevado com maior risco e, com isso, diminuir a frequência de biópsias desnecessárias.[52] Ainda que o exame, de custo relativamente alto, seja pouco difundido no sistema público brasileiro, ele tem se tornado uma realidade dentro da saúde privada. A busca de novos marcadores sanguíneos com desempenho melhor do que o PSA na diferenciação de tumores agressivos dos de baixo risco também é intensa, mas, por ora, ainda não há um substituto óbvio.

Além disso, a evidência de diminuição de mortalidade com o rastreamento do câncer de próstata tem se fortalecido à medida que o tempo de acompanhamento dos pacientes nos ensaios clínicos aumenta. Na época de sua publicação inicial em 2009, o ERSPC mostrava uma redução de mortalidade de 20%, com 48 homens tratados para cada vida salva depois de nove anos. Já uma atualização do estudo em 2014 mostra que a redução de mortalidade depois de treze anos aumentou para 27% — fato que comprova que, dado o crescimento vagaroso do câncer de próstata, os benefícios do rastreamento podem demorar a aparecer.[53] Além disso, devido ao aumento no número de casos de câncer de próstata com a idade, o número de homens a serem tratados para cada vida salva diminuiu para 27.[54]

Mais significativas ainda foram as dúvidas lançadas sobre os dados do PLCO, o ensaio clínico norte-americano que não demonstrou qualquer benefício do rastreamento na taxa de mortalidade por câncer de próstata. Uma reanálise mostrou que, dentre os homens no grupo controle — aquele que não foi submetido ao rastreamento sistemático —, quase 90% haviam realizado pelo menos um teste de PSA ao longo do estudo.[55] O motivo é simples: a testagem de PSA já se tornara tão rotineira nos Estados Unidos na época que era quase impossível um homem atravessar os seis anos de seguimento sem que algum médico acabasse pedindo o exame em uma consulta desvinculada do estudo. Dessa forma, os dois grupos não se diferenciaram tanto um do outro, pois quase todos os homens acabaram fazendo exames de PSA.[56] O fato ilustra bem a dificuldade de testar uma intervenção médica depois de ela ter se tornado corriqueira, que se estende a outras práticas consagradas na medicina.

Talvez o maior indicativo de que o pêndulo da evidência científica voltou a se mover em direção ao rastreamento[57] seja o fato de que o USPSTF, que em 2012 havia recomendado a não realização do exame, colocaria o tema em consulta pública em abril de 2017, aproximando sua posição daquela da AUA — ou seja, a de que homens entre 55 e 69 anos deveriam ser informados sobre os benefícios e riscos da prática para tomarem suas decisões individualmente.[58] Assim, autoridades governamentais e sociedades médicas, pelo menos nos Estados Unidos, parecem voltar a falar a mesma língua — e a convergir na postura de que não se pode afirmar o que é melhor sem a ajuda do paciente.

A dificuldade de pesar riscos e benefícios decorre da natureza distinta de ambos, o que faz com que a matemática não seja suficiente para equacioná-los. É melhor aumentar sensivelmente suas chances de desenvolver impotência sexual ou incontinência urinária num futuro próximo para diminuir as de desenvolver câncer de próstata fatal num futuro distante? Por mais que a ciência avance, é impossível responder a essa pergunta objetivamente — apenas os próprios pacientes podem pesar os riscos e benefícios de acordo com seus próprios valores. O que não impede, porém, que de todos os lados haja alguém opinando por eles. "É claro que a decisão é compartilhada", concorda Canalini. "Mas a sugestão da SBU é de que os homens façam o exame se quiserem, pois ele salva vidas."

ATÉ A PÁGINA DOIS

Nos cartazes espalhados no hall do Conjunto Nacional pelo Instituto Lado a Lado pela Vida, as opiniões estão longe de ser ambíguas. Junto com os inevitáveis bordões de que o câncer de próstata não apresenta sintomas na fase inicial e de que "o exame e o diagnóstico precoce aumentam em 90% as taxas de cura", o preconceito sobre o exame de próstata é o alvo principal. Um dos cartazes diz que "87% dos homens afirmam que o preconceito atrapalha na prevenção", enquanto outro diz que "o exame é feito apenas uma vez por ano e leva menos de quinze segundos". A mensagem "O preconceito e a falta de informação podem tirar isso de você" está estampada sobre a foto de um casal de velhinhos se abraçando. Por fim, escrita embaixo de um espelho, a frase "Veja aqui quem pode contribuir com essa mudança" faz um chamado missionário para que todos se juntem à campanha.

Enquanto o bigode do Novembro Azul dança do outro lado do hall, o urologista Renato Falci Jr. chega para falar com a TV Assembleia. O médico recebe um briefing da assessora de imprensa do Lado a Lado, que lhe mostra a pesquisa encomendada pelo instituto sobre a frequência da ida do homem ao médico. Ele lê o material com atenção, enquanto ao seu lado o representante da academia Bio Ritmo dá seu depoimento para a página do Novembro Azul, afirmando que a prática de exercício físico libera catecolaminas, que dão prazer e previnem o câncer, e que a recuperação deste é melhor em quem já se exercitou.

Em seguida, o urologista conversa com a repórter, declarando que não se pode esperar o surgimento de sintomas do câncer de próstata para ir ao médico. E adiciona: "Na verdade, a campanha é para as mulheres, pois são elas que acabam convencendo os homens a procurar atendimento". Quando perguntado sobre a idade para fazê-lo, o urologista diz que a partir de quarenta anos é bom procurar um médico. Por fim, adiciona que o toque retal dura em média três segundos, não dói, e que o homem tem que "parar de frescura". "Ele tem que ser homem e responsável; afinal, geralmente é o chefe da família."

Enquanto ele fala, uma senhora com aparência vivaz aborda o pessoal do Lado a Lado pela Vida. Ela se apresenta como Élide Soul, jornalista e coordenadora da ONG Éli de Bem com a Vida, que mantém um blog com informações sobre saúde[59] e um programa de entrevistas no YouTube. Soul está ali para tentar estabelecer uma parceria: o instituto tem interesse nela para atingir o ABC Paulista, no qual a jornalista há vários anos desenvolve ações relacionadas à campanha Outubro Rosa. Ao mesmo tempo, ela quer ajuda da entidade para obter material e informações sobre o Novembro Azul, que frequentemente são solicitadas em suas atividades.

Os motivos para a presença de Soul no Conjunto Nacional nessa manhã em particular, no entanto, vão além dos interesses profissionais. Ela está acompanhada por seu primo, que vem sentindo dificuldade para urinar nos últimos tempos. Informada de que haveria um urologista no evento, Soul trouxe o parente a fim de tentar obter um encaminhamento para realizar o exame de próstata na rede pública. Ela espera até que Falci Jr. termine a entrevista e então o apresenta ao primo. O plano, porém, não corre como esperado.

Quando Soul menciona que seu primo tem tido dificuldade em encontrar um urologista na Unidade Básica de Saúde, Renato responde: "Pois é, na saúde pública isso não funciona muito bem mesmo". Ela pede uma orientação de como proceder, mas ele diz que não trabalha na rede pública e, "honestamente, nunca precisou usar". Ao ver que o médico não parece poder ajudá-la, Soul evidencia sua insatisfação: "Mas então a campanha está mais nos banners do que na ação em si. Assim ela está direcionada pra quem tem convênio. Como jornalista, fica a dica de que tem que ser mais abrangente". Ao que o médico responde: "Pois é, mas talvez seja importante para as pessoas perceberem que a saúde pública tem problemas".

Quando abordo Soul, ela fala profusamente sobre o próprio trabalho. Depois de tratar um câncer de mama com cirurgia e quimioterapia, ela montou uma ONG para articular ações relacionadas ao Outubro Rosa. No celular, mostra fotos de uma ação promovida num shopping de Santo André. "Mas lá a gente tinha caminhos para orientar as pessoas a conseguirem uma mamografia, aqui a campanha vai só até a página dois. Isso eu não quero. Aí é só pra tirar fotos", diz ela, fazendo alusão à assessora de imprensa do Lado a Lado, que fotografa obsessivamente o evento. "Ela está preocupada em postar coisas enquanto tem um paciente de verdade aqui, e eles não podem fazer nada por ele." Ela continua: "Lá em Santo André, a gente consegue apoio dos empresários locais e articula cuidados de graça ou a preço de custo com os profissionais. Não é porque a gente está na avenida Paulista que a gente vai achar que todo mundo tem plano de saúde. E não adianta dizer pra ir no AME [ambulatório médico de especialidades], porque isso todo mundo sabe. Tem que explicar como faz. Aqui o médico dá panfleto, bota terno e gravata e fica de braços cruzados. Isso me deixa revoltada".

Quando termino de falar com Soul, o urologista e Marlene Oliveira sumiram de vista. Cansado do evento, me despeço e saio sem acompanhar o encerramento, em que balões azuis serão soltos sobre a avenida Paulista. Enquanto deixo o Conjunto Nacional, uma banda de jazz toca na calçada a introdução de "Three Little Birds", em cuja letra Bob Marley diz ao mundo: "Não se preocupe com nada, porque cada pequena coisa estará bem" — um contraponto interessante à mensagem do Novembro Azul. Dito isso, ele morreria quatro anos depois de gravar a música, devido a um melanoma originado no dedão do pé. Jamais saberemos se ele poderia estar vivo caso tivesse se preocupado mais cedo com a ferida que vinha e voltava havia alguns anos.[60] A dúvida, porém, não impede a banda de seguir tocando, com o chapéu à sua frente.

A CORRIDA DO OURO

No site da Med-Rio,[61] empresa especializada em check-ups baseada em Botafogo e na Barra da Tijuca, vistas da baía de Guanabara se sobrepõem a mensagens que estimulam o internauta a agendar seus exames. Um vídeo[62] informa que a empresa é líder nacional em medicina preventiva e já realizou mais de 100 mil check-ups em executivos brasileiros.[63] O programa, com duração de cinco horas, inclui nada menos que doze avaliações médicas completas. Depois da coleta dos exames, o vídeo promete um café da manhã ou lanche da tarde preparado pelo chef Roland Villard. Surge então no vídeo o diretor da clínica, Gilberto Ururahy, dizendo que "melhor que curar é prevenir". Em meio a um quilométrico rol de exames, está o PSA, que o site recomenda a partir dos quarenta anos.

Do outro lado da cidade, no Carioca Shopping da Vila da Penha, o mesmo exame aparece no cardápio da Policlínica Granato, especializada em consultas e exames a preços populares. Em suas ações no Novembro Azul, realizadas no shopping e no parque Madureira, a clínica oferece dosagens gratuitas do antígeno. "Não podemos esquecer que, na interpretação do resultado, é preciso considerar idade, história clínica, volume prostático e uso de medicação. Por essa razão, é imprescindível que um urologista seja consultado regularmente", explica Paulo Granato, médico e CEO da empresa — que, previsivelmente, também agenda consultas com especialistas. A clínica Dr. Emerson, com diversas filiais na Baixada Fluminense, é ainda mais incisiva. Com a mensagem de que "o exame de próstata salva vidas, inclusive a sua!", ela anuncia que "os exames de PSA Total e Livre estão com um SUPERDESCONTO: de R$ 100,00 por R$ 49,90. OS DOIS EXAMES PELA METADE DO PREÇO!".

E se o Novembro Azul já não respeita fronteiras de classe, por que se importar com as de espécie? Em reportagem intitulada "Campanha do Novembro Azul também é válida para cães e gatos",[64] o médico veterinário Tiago Ladeiro de Almeida explica que "o mais importante, como no ser humano, é a prevenção, levando o animal rotineiramente ao médico veterinário para exames que poderão identificar precocemente uma afecção em desenvolvimento. Quanto mais cedo o diagnóstico, melhores as chances de tratamento". Não importa que a doença seja incomum em cães, correspondendo a 0,67% dos cânceres caninos.[65] Tampouco que, se estudos com quase 200 mil pacientes não resolveram a controvérsia do rastreamento em humanos, a convicção de que valha a pena fazê-lo num chihuahua pareça no mínimo estranha.

Não é segredo que o diagnóstico precoce do câncer de próstata movimenta um mercado enorme — do qual o próprio teste de PSA representa apenas uma fração. Não por acaso, as primeiras campanhas de diagnóstico precoce do câncer de próstata nos Estados Unidos foram iniciadas pela indústria farmacêutica, num padrão repetido pelo Novembro Azul: no site da campanha, constam como parceiros mantenedores os laboratórios Astellas (fabricante do Xtandi), Janssen (fabricante do Zytiga), Bayer (fabricante do Xofigo), Eurofarma (fabricante do genérico bicalutamida) e Abbott (que desenvolve a droga experimental atrasentan). Todos os medicamentos, previsivelmente, são empregados no tratamento do câncer de próstata avançado.

Um observador ingênuo poderia pensar que elas estariam fazendo um desserviço a seus lucros — afinal, o diagnóstico precoce não deveria prevenir o desenvolvimento do câncer avançado? Esse, porém, não é necessariamente o caso. A diminuição na fração dos casos incuráveis, afinal, é compensada pelo aumento estratosférico no número total de diagnósticos de câncer de próstata. A introdução do teste de PSA no mercado norte-americano fez com que o número anual de novos casos dobrasse, indo de cerca de cem a cada 100 mil habitantes em meados dos anos 1980 para mais de duzentos no início dos 1990. E ainda que esse número tenha diminuído depois de alguns anos, provavelmente devido ao esgotamento dos casos de câncer de próstata assintomáticos por conta do rastreamento, ele se estabilizou ao longo da primeira década do século XXI em taxas 60% a 70% maiores do que as dos anos 1970, e só viria a retornar aos patamares dos anos 1980 depois das novas recomendações do USPSTF em 2012.[66]

Com isso, a diminuição na porcentagem de tumores diagnosticados em estágio avançado parece dever-se mais ao aumento de casos diagnosticados precocemente — dos quais vários nunca se manifestariam — do que por uma diminuição nos casos avançados, cujo número tem permanecido relativamente estável.[67] E mesmo que a longo prazo alguns casos de tumores avançados sejam prevenidos, isso não necessariamente levará a um menor uso de medicamentos. Na verdade, parte dos cânceres curáveis por radioterapia é inicialmente tratada com bloqueadores hormonais; além disso, como alguns cânceres avançados serão diagnosticados mais cedo, o tratamento (que costuma se estender pela vida inteira) acabará perdurando por mais tempo. Com isso, é provável que o engajamento dos laboratórios nas campanhas de rastreamento não seja mera filantropia.

A indústria farmacêutica, porém, fica com apenas uma parte dos lucros trazidos pelo rastreamento. Nos últimos anos, os avanços no tratamento cirúrgico do câncer de próstata foram capitaneados pela introdução da cirurgia robótica — em que o cirurgião maneja, à distância, braços mecânicos que retiram a próstata do paciente. Tal técnica, que pode reduzir alguns dos riscos da cirurgia,[68] tem um preço — no caso, cerca de 2 milhões de dólares por um equipamento de última geração da Intuitive Surgical, que domina o mercado da cirurgia robótica.[69] O relatório para investidores informa que a companhia já havia instalado 3919 dos seus sistemas ao redor do mundo, dos quais 23 no Brasil, com faturamento total de 2,7 bilhões de dólares em 2016.[70]

Quanto do sucesso pode ser atribuído ao rastreamento? O número de prostatectomias anuais realizadas nos Estados Unidos, que era de 34 mil no final dos anos 1980, saltou para 104 mil entre 1992 e 1993 com a introdução do PSA no mercado. Em 2010, ele era de 138 mil — com cerca de dois terços delas sendo realizadas por cirurgia robótica.[71] E mesmo que no Brasil o uso da técnica ainda seja restrito pelos custos,[72] é possível que um padrão semelhante seja seguido num futuro próximo. Os lucros com o câncer de próstata ainda são partilhados por outros agentes, como os centros de radioterapia. Nos Estados Unidos, a adoção da radioterapia com feixes de prótons levou à construção de centros de mais de 200 milhões de dólares, sustentados, em larga escala, pelo fluxo regular de pacientes com câncer de próstata, mesmo que a perspectiva de que ela ofereça resultados melhores do que a radioterapia tradicional ainda seja questionável.[73]

E engana-se quem acredita que o mercado movimentado pelo câncer de próstata se esgota após a cura da doença. Num dos exemplos mais improváveis da extensão do negócio, a Kimberly-Clark, gigante de produtos de higiene pessoal, lançou em 2009 a "Depend Campaign to End Prostate Cancer", usando depoimentos do ex-quarterback Jim Kelly para promover a conscientização sobre o rastreamento. O que a empresa tem a ver com a doença? A resposta é "forros e fraldas geriátricas": a marca Depend é líder de mercado nessa área. É interessante notar que casos de incontinência não costumam ser relacionados ao câncer em si — que geralmente obstrui a passagem da urina —, e sim ao seu tratamento, já que aproximadamente 16% dos pacientes apresentarão o sintoma como efeito colateral da cirurgia[74] — o que faz com que a empresa lucre com os malefícios do exame de PSA mais do que com suas vantagens.

É provável, porém, que nenhuma classe tenha lucrado mais com a cultura do rastreamento do que os urologistas. O Novembro Azul martela incessantemente que o homem não tem o hábito de visitar seu médico, ao contrário da mulher, que costuma realizar visitas anuais ao ginecologista — hábito, aliás, associado aos exames preventivos para o câncer de colo do útero. A consolidação do exame de próstata como rito anual, assim, traz embutida a possibilidade de que todo homem deveria ter o "seu urologista" — com consequências de mercado nada desprezíveis. "No consultório normal de um urologista, sem incluir as urgências, pelo menos 50% do movimento passa pelo rastreamento", diz Brasil Silva Neto, professor de urologia da Universidade Federal do Rio Grande do Sul (UFRGS) e defensor da decisão compartilhada como alternativa ao imperativo do exame atual.

Mas o movimento de consultório que o PSA proporciona é só o estopim do conflito de interesses dos urologistas com o câncer de próstata. Caso o exame seja positivo, geralmente eles mesmos realizarão uma biópsia. Caso esta seja positiva e indique-se a prostatectomia, também serão eles os responsáveis pela cirurgia. E se esta acarretar complicações como impotência sexual ou incontinência urinária, será o próprio urologista quem irá tratá-las com novas cirurgias ou medicamentos. Num modelo em que a medicina é remunerada por serviços prestados — como é o caso da saúde privada no

Brasil e na maior parte do mundo —, os proventos do médico acabam dependendo não do bem-estar do paciente ao final do processo, e sim do número e da complexidade dos procedimentos realizados.

Racionalmente analisada, a situação parece paradoxal — no entanto, ela é corriqueira em boa parte da medicina. Cardiologistas recomendam stents coronarianos que eles mesmos implantarão, ortopedistas indicam próteses que eles mesmos colocarão, ginecologistas decidem sobre cirurgias que eles mesmos realizarão. E mesmo quando não há procedimentos a serem realizados, o simples fato de pedir mais exames costuma fazer com que o paciente acabe consultando mais. Isso significa que, em termos mercadológicos, nada é tão pouco lucrativo quanto dizer a um paciente que está tudo bem. "É difícil ganhar dinheiro com o consultório sendo um médico honesto. Você acaba mandando muita gente embora. O que funciona é assustar o paciente, e 90% dos médicos fazem isso", opina Gustavo Gusso, ex-presidente da SBMFC.

Honestidade, porém, não é um conceito simples, e seria ingênuo atribuir o apoio maciço dos urologistas às campanhas de rastreamento a uma conspiração para amealhar mercado. A maior parte deles parece acreditar no benefício da prática — e, como vimos, existem argumentos razoáveis para sustentá-la. Além disso, perceber seus pacientes como curados — mesmo que seja impossível distinguir a cura do sobrediagnóstico — causa uma sensação poderosa, e talvez seja apenas humano que profissionais acreditem na eficácia do que fazem. Num estudo no final da década de 1980, 79% de uma amostra de urologistas norte-americanos relatou que, se diagnosticados com um câncer de próstata localizado, prefeririam tratá-lo com uma prostatectomia. No mesmo estudo, 92% dos radioterapistas entrevistados disseram que, na mesma situação, optariam pela radioterapia.[75]

Mas mesmo que a convicção dos urologistas seja real, o conflito de interesses da classe com o rastreamento também é. Isso torna impossível traçar uma linha divisória entre a apreciação racional da evidência científica e a convicção motivada por fatores inconscientes, que incluem tanto o desejo legítimo de ajudar quanto as perspectivas de lucro ao fazê-lo. E seria injusto atribuir aos urologistas a culpa da situação, que é apenas um caso particular do conflito de interesses da medicina baseada em serviços, que há séculos tem a doença como seu mecenas. E se é a extensão da doença que determina os lucros ao detectá-la e tratá-la, é inevitável que o capitalismo, com sua obsessão insaciável em fazer a economia girar, acabe por maximizá-la para melhor se alimentar.

MAIS MEDICINA, MENOS SAÚDE?

Na abertura da Conferência Mundial da WONCA, associação internacional de médicos de família, a audiência de mais de mil pessoas em uma enorme sala do Riocentro recebe o ministro da Saúde, Ricardo Barros, com uma vaia colossal. Aparentemente sem coragem de enfrentar a plateia, ele permanece sentado sem se manifestar no microfone, sob gritos de "golpista!", "fora, Temer!" e "SUS sim, PEC não!" — em referência à proposta de emenda constitucional do Teto de Gastos, na época tramitando no Congresso. A cena é pitoresca o suficiente para que os congressistas estrangeiros filmem com seus celulares enquanto perguntam o que está acontecendo. Mas ela não chega a surpreender: no Brasil e na maior parte do mundo, a medicina de família, com sua ênfase na atenção primária, costuma representar a "esquerda" do espectro médico e enxergar a saúde privada com desconfiança.

Talvez por conta disso, é frequente no congresso a opinião de que os excessos da medicina preventiva podem eventualmente fazer mais mal do que bem, e de que os pacientes devem ser protegidos deles. Tal posição, chamada de "prevenção quaternária" — ou P4 para os íntimos —, designa "ações tomadas para proteger pacientes ou populações sob risco de supermedicalização e protegê-los de intervenções médicas invasivas". O conceito, cunhado pelo belga Marc Jamoulle, aparece no título de pelo menos quatro mesas do congresso, que abordam excessos de diagnóstico, riscos da polifarmácia e, naturalmente, excessos no rastreamento de doenças, com foco particular nos cânceres de mama e de próstata.

Se a P4 algum dia se tornasse uma religião, o médico espanhol Juan Gérvas, que perambula pelos corredores entre selfies, sessões de autógrafos e discursos inflamados, seria um de seus líderes espirituais. Em meio a uma sala lotada, sem projetor de slides e ostentando uma indefectível gravata-borboleta, Gérvas despeja sua oratória contra os excessos da medicina como uma avalanche. "As estatísticas dos Estados Unidos mostram que quanto mais especialistas há em uma região geográfica, maior é a mortalidade", afirma. "Quanto mais médicos de família, menos mortalidade. Só por estarem em algum lugar, vocês já estão salvando vidas!", afirma ele, extraindo risadas da plateia.

Um dos tópicos preferidos de Gérvas é a defesa dos pacientes contra os excessos da medicina preventiva. Algumas das pérolas que escreveu nesse sentido são o artigo "Não meçam o colesterol! Sejam felizes!"[76] e o livro *São e salvo: E livre de intervenções médicas desnecessárias*,[77] em parceria com sua mulher, a também médica Mercedes Pérez Fernández, uma senhora simpática com mechas coloridas no cabelo grisalho. Mesmo antes do início do congresso, Gérvas já criava polêmica: no elevador do hotel Grand Mercure, que hospeda os palestrantes, um cartaz da campanha Outubro Rosa dizia: "Previna-se! Faça o autoexame das mamas". Sobre ele, um comentário escrito a mão retrucava: "*aumenta cirugías, no disminuye muertes*" [aumenta cirurgias, não diminui mortes] — sem que ninguém tivesse dúvida em relação ao seu autor. "*Tío!* Daqui a pouco vão querer que eu faça o autoexame de próstata!", exclama ele, com o indicador entre as pernas para demonstrar o conceito.

A palestra de Gérvas dura espetaculares três horas e meia, nas quais a plateia permanece em peso na sala. "Quando nasci caí num caldeirão com anfetaminas", brinca, ao se referir à própria energia. Sabendo das próprias capacidades, ele não hesita em exercê-las para criticar o modelo de livre mercado da medicina privada. Dentre suas críticas, a questão do rastreamento ocupa um lugar de destaque. "O diagnóstico precoce por si só não tem nenhuma vantagem e não identifica bons médicos", afirma. "Um bom médico faz diagnósticos oportunos, que é quando fazem mais bem do que mal."

Nem toda a plateia entende o assunto da mesma maneira, e uma médica peruana, cuja mãe, segundo seu relato, foi curada de um câncer de mama quando ela tinha nove anos, pergunta: "Mas se não fizermos autoexame ou mamografia, o que temos para oferecer?". Ao que ele responde: "Milhões de mulheres vivem se sentindo salvas pelo câncer. Isso é violência simbólica! Sua mãe está viva *apesar* de tirarem sua mama". E continua: "Os exemplos pessoais não servem de nada nesse caso. Se você fosse minha paciente, talvez lhe pedisse uma mamografia. Mas não posso recomendar isso para todo mundo. Seria uma canalhice!".

Uma das teorias mais instigantes de Gérvas consiste na ideia de que, "quando o capitalismo fracassa, a saúde melhora". Para sustentar a hipótese, menciona análises econômicas nos Estados Unidos[78] e na Espanha[79] que mostram que maiores taxas de desemprego estão associadas a diminuições de mortalidade — ainda que a maior parte dessa redução esteja relacionada a acidentes, especialmente de trânsito. Mesmo que a literatura sobre o tema seja controversa — e mostre que indicadores de saúde mental como o número de suicídios pioram durante os períodos de crise —, a mensagem de Gérvas é clara: mais dinheiro, mais pujança econômica e mais médicos não necessariamente se refletem em mais saúde — e podem inclusive afetá-la negativamente.

Uma evidência robusta desse fenômeno é o sistema de saúde norte-americano —de longe o mais caro do planeta, com gastos de 3,2 trilhões de dólares, ou 17,3% do PIB do país em 2015.[80] Ainda assim, o país ocupa um modesto 24º lugar numa análise recente baseada nos objetivos de desenvolvimento sustentável em saúde da Organização das Nações Unidas (ONU).[81] Comparações diretas de indicadores de saúde norte-americanos com os de outros países igualmente desenvolvidos, como o Reino Unido, o Canadá e a Suécia, frequentemente põem os Estados Unidos em último lugar,[82] mesmo que os gastos desses países com seus sistemas de saúde predominantemente públicos sejam bem menores — variando entre 9% e 12% dos seus PIBs.[83]

No livro *Overtreated: Why Too Much Medicine Is Making Us Sicker and Poorer* [Supertratados: Por que o excesso de medicina está nos deixando mais doentes e pobres], a jornalista Shannon Brownlee sustenta que o estímulo econômico por "mais medicina" tem prejudicado a saúde dos Estados Unidos. Suas conclusões se escoram em análises do Dartmouth College, que mostram que o investimento financeiro e o número de médicos e hospitais correlacionam-se pouco com indicadores de saúde. Na verdade, alguns levantamentos mostram que a mortalidade por certas causas é maior em estados com gastos mais vultosos em saúde.[84] Além disso, ao comparar a frequência de intervenções como cateterizações e cirurgias cardíacas, cirurgias de coluna ou mesmo internações na UTI, a frequência delas parece ser largamente determinada pelo número de médicos realizando tais procedimentos e pela infraestrutura disponível — sugerindo que, mais do que responder a uma demanda, a existência de certos serviços médicos acaba criando-a.

O fenômeno pode parecer contraditório, mas é uma consequência previsível de sistemas de saúde cujos agentes — médicos, hospitais, laboratórios, fabricantes de tecnologias etc. — são remunerados não pela qualidade, mas pela quantidade de serviços que oferecem. Também é natural que, para todos esses agentes, a percepção de que o sistema "funciona" seja proporcional ao *quanto* de cuidado efetivamente é dispensado, mais do que à sua efetividade — uma percepção provavelmente compartilhada pelos pacientes, para quem a impressão de estar sendo cuidado costuma ser maior quando se faz algo do que quando se opta por não fazê-lo.

O público da WONCA, porém, não parece comprar a ideia. Em frente ao estande da Unimed, patrocinador-ouro do evento, dezenas de estudantes de medicina e jovens médicos protestam contra a presença da gigante da saúde suplementar. "Se você paga, não deveria, a APS [atenção primária à saúde] não é mercadoria", gritam eles. A seguir, reúnem-se sob a escadaria do Riocentro, em uma coreografia em que saltam e cantam refrões tais como "MFC é pra lutar" e "o SUS é do povão". No meio do protesto, um sujeito vestido com uma camiseta de Star Wars filma tudo com um pau de selfie, e eu não consigo deixar de pensar que, como estratégia de luta, o protesto parece ingênuo, e bem menos competente em termos de marketing do que o inimigo que tenta enfrentar.

AS MELHORES INTENÇÕES

No final de outubro de 2016, dois traficantes foram presos no subúrbio de Fazenda Coutos, em Salvador, com sete embalagens plásticas de cocaína rosa. Ao serem questionados pela polícia sobre a cor da droga, afirmaram que usaram o corante em referência à campanha Outubro Rosa, de conscientização ao câncer de mama.[85] Não fica claro se eles diziam a verdade ou se, feito Walter White com sua metanfetamina azul em *Breaking Bad*, tentavam estabelecer um nicho de mercado. Não é impossível, porém, que estivessem falando sério.

O crescimento dos "meses coloridos" no imaginário popular fez deles um alvo fácil de apropriação mercadológica por atores inesperados. O mote do Novembro Azul é usado por planos de saúde, barbearias e academias, mas também por companhias aéreas, lojas de bicicletas e fabricantes de computadores. Como comenta André Luiz da Silva, professor da PUCRS e membro do grupo de trabalho brasileiro sobre prevenção quaternária, "o Outubro Rosa e o Novembro Azul têm algo de consumismo natalino".

O fenômeno não surpreende: dado o status do câncer como o "imperador de todos os males", nas palavras do escritor Siddhartha Mukherjee,[86] e o consenso de que é melhor prevenir do que remediar, a ideia de "alertar para a prevenção" tem um apelo óbvio, o que facilita a adesão de indivíduos, empresas ou governos à campanha. O valor de imagem e a satisfação moral de associar-se à causa reúnem figuras díspares como o músico Lenine, o estilista Alexandre Herchcovitch, o humorista Marcelo Madureira, o ator Kadu Moliterno e os jogadores de futebol Jadson, Alan Kardec e Paulo Henrique Ganso no canal do YouTube do Novembro Azul. Não parece haver nada de mal em prevenir, afinal — muito menos em apoiar uma campanha de conscientização.

A reputação moral das campanhas abre as portas, assim, para uma onda de publicidade travestida de boas intenções — e a linha entre a sinceridade e o oportunismo, como de hábito, é tênue. O documentário *Pink Ribbons, Inc.*[87] descreve o crescimento das campanhas ostentando o laço rosa nos Estados Unidos — indicativo da contribuição de parte dos lucros das vendas de um produto para pesquisa em câncer — com o objetivo de ganho de imagem. Mesmo que a quantidade de dinheiro doada para a pesquisa seja por vezes menor do que aquela gasta com a campanha, o poder do lacinho rosa é capaz de vestir a publicidade de boas intenções, num processo que o documentário chama de "lavagem rosa" (*pink laundering*) nos casos de companhias que utilizam produtos químicos e poluentes com potencial cancerígeno.

A situação não é diferente nas campanhas de prevenção, que mobilizam um mercado nada desprezível. Luís Pisco, representante português na WONCA, traz um exemplo pitoresco: com a foto de uma enorme arena esportiva em Lisboa, o cartaz do Check-Up Expo de Saúde e Bem-Estar oferece um "check-up para toda a família", com "mais de vinte rastreios gratuitos em várias especialidades" para aqueles que pagarem o ingresso individual, ao custo de seis euros.[88] Já o "passe família" de um dia permite que a família inteira participe do feirão por quinze euros. E ainda há o "passe hipocondríaco", que permite frequentar o evento por quatro dias inteiros por apenas vinte euros. Os preços podem parecer baixos para que o evento se pague, mas o relatório comercial apresentado por Pisco informa que a edição de 2015 teve mais de quarenta minutos de televisão, com audiência estimada de 4,5 milhões de pessoas e um retorno midiático de mais de um milhão de euros. Isso justifica o investimento das cerca de 48 entidades envolvidas como apoiadores, que incluem associações de pacientes, laboratórios farmacêuticos, lojas de equipamentos médicos e clínicas oncológicas.

No caso do Novembro Azul, o marketing ganha uma camada adicional de boas intenções ao abordar o preconceito associado ao toque retal. Em tempos em que a luta contra a homofobia possui um status positivo para boa parte da sociedade, a ideia de que os homens estejam "deixando de se prevenir" por conta de um preconceito machista parece ainda mais trágica. Isso talvez explique por que o Novembro Azul brasileiro aborda tanto o toque retal — com slogans como "Câncer de próstata: a gente precisa tocar nesse assunto", "Drible o preconceito" e "Um toque pela vida" — mesmo que a literatura científica esteja muito mais focada no PSA, com o exame físico representando um método acessório, cujo impacto sobre a mortalidade é ainda menos conhecido. Mas para quem está na campanha pelo valor de imagem, associar-se às causas certas no imaginário popular é mais importante do que estar baseado em evidências.

E é claro que o interesse na integridade moral transmitida pela campanha não se restringe ao mercado. Na tarde de 25 de novembro, eu adentro a Câmara Municipal do Rio de Janeiro, onde o vereador João Mendes de Jesus, do PRB, promove um debate sobre o Novembro Azul. Bispo da Igreja Universal, o político de 63 anos ganhou notoriedade na imprensa por promover o "Almoço com Deus", pequeno culto no auditório da Câmara, e por empregar membros da igreja como assessores.[89] Além de presidir a Comissão do Idoso, Jesus tem um motivo especial para seu interesse na campanha: seu pai teve um diagnóstico precoce de câncer de próstata e, segundo ele, venceu a doença graças a isso. Quando chego ao auditório, ele fala aos repórteres da TV Câmara sobre a resistência do homem em ir ao médico: "O fundamental é a publicidade, para que o homem não deixe de fazer seus exames anualmente". Atrás dele, senhoras oferecem biscoitos na entrada do auditório em meio a balões azuis, enquanto distribuem folhetos e lacinhos da mesma cor. "Nós nos viramos pra trazer gente aqui pra dentro", diz Renata Ribeiro, secretária da Comissão do Idoso.

A sessão começa com Mendes de Jesus falando para cerca de quarenta pessoas, em sua maior parte funcionários da própria Câmara, jornalistas e assessores. Atrás dele, a tela exibe um logotipo do Novembro Azul produzido pelo Lado a Lado pela Vida. Logo depois de um "graças a Deus", ele afirma que "todos nós sabemos que o problema principal da prevenção do câncer de próstata é o próprio homem, que não procura o médico para realizar seus exames pelo menos uma vez ao ano, por preconceitos que deveriam ter sido há muito superados, especialmente em relação ao toque retal". Em seguida, passa a palavra à psicóloga Simone Saint'Just, que fala das consequências psicológicas da doença e da importância do atendimento especializado. Como o vereador, ela enquadra o preconceito como inimigo: "O sujeito diz: 'Eu não sou maluco, não vou procurar um psicólogo'". E, talvez para agradar seu anfitrião, termina mencionando que "a fé também é muito importante".

Na sequência, a palavra é passada para Irineu Rubinstein, urologista e professor titular da Universidade Federal do Estado do Rio de Janeiro (Unirio). Surpreendentemente, ele começa afirmando que "ninguém deve procurar saber se tem um câncer ou não" e citando a alta prevalência de cânceres indolentes, os exames falsamente negativos e os efeitos colaterais do tratamento. "O profissional é quem deve dizer quem deve e quem não deve fazer o rastreamento", conclui. Dito isso, menos de cinco minutos depois, ele contradiz a si mesmo ao recomendar "avaliação após 45 anos, caso se tenha história familiar, e avaliação anual após cinquenta anos para todo mundo, com toque retal, PSA total e suas frações, e ultrassonografia com biópsia, se necessário". Então envereda por detalhes sobre a biópsia e o tratamento, mostrando um aparelho da Intuitive Surgical e afirmando que "o resultado da cirurgia robótica é extraordinário". Depois da palestra de Rubinstein, o médico Fernando Ferry, assumindo a palavra como diretor do Hospital Gaffrée e Guinle, pede ajuda ao vereador para "comprar essa máquina para o professor Irineu operar", levantando aplausos da plateia. Rindo, ele pergunta quanto ela custa: "Dois milhões, três milhões?". Quando Rubinstein responde que o aparelho é ainda mais caro, ele exclama, em tom de brincadeira: "Ah, mas a Prefeitura é rica!".[90]

O tema da mesa pode ser a saúde do homem, mas parece claro que cada um dos profissionais tenta puxar a brasa para a sua sardinha: Rubinstein conclui dizendo que "minha mensagem final é para os médicos irem aos urologistas; às mulheres, para que levem os seus maridos aos urologistas; e para os urologistas, que treinem para poder atendê-los". Já Saint'Just termina dizendo que "os sentimentos vão se acumulando e acumulando, e as células vão se multiplicando", e lembra da importância de procurar um psicólogo. Quando João Mendes de Jesus encerra a sessão, seus assessores distribuem folhetos produzidos pelo laboratório AstraZeneca, que mencionam que o diagnóstico precoce só é possível através da realização de exames periódicos de toque retal e PSA.

Quando abordo Rubinstein para tentar esclarecer suas afirmações aparentemente contraditórias, ele aponta para os slides dizendo, visivelmente irritado, que "está tudo ali" e me orienta a procurá-lo no Hospital Gaffrée e Guinle, mas sem marcar horário ou deixar um contato. Já Renata Ribeiro, a dinâmica secretária da Comissão do Idoso, lamenta não ter conseguido trazer mais gente: "As pessoas ainda têm medo desta casa". Ao questioná-la sobre a escolha dos palestrantes, mencionando que não havia ninguém com posição contrária ao rastreamento, ela diz que, "no ano passado, o representante do Inca veio aqui e pôs tudo por terra, dizendo que não era pra fazer. Depois disso, um dos presentes na plateia botou o dedo na cara dele, contando que um médico disse que não precisava fazer o exame, e, por conta disso, ele ficou sem os dois testículos".

Mais tarde, eu descobriria que o dedo na cara havia sido apontado para Arn Migowski, epidemiologista ligado aos programas nacionais de detecção precoce de câncer do Inca. Quando encontro Migowski algumas semanas depois, ele conta que a sessão foi desconfortável, pois suas ideias eram contrárias às dos demais médicos presentes. Menciona que muita gente na plateia não entendeu, e que um senhor se levantou, declarando que, aos oitenta anos, fazia o exame orgulhosamente a cada seis meses". Já o vereador, diplomático, lhe agradeceu pelas revelações surpreendentes, mas, a julgar pelo evento deste ano, não chegou a reconsiderar sua posição.

Tal situação parece ser corriqueira para Migowski, acostumado a defender as posições conservadoras do Ministério da Saúde sobre o rastreamento dos cânceres de mama e de próstata. "A campanha é uma coisa que dá muita visibilidade política. E muitas vezes o político é pautado externamente, tem um lobby natural, e acaba querendo produzir algo que tenha uma visibilidade positiva, até por achar que está fazendo um bem." E adiciona: "Os governos gostam de falar que fizemos tantas mamografias, tantos exames de próstata... Sempre que eu dou uma entrevista sobre esse tema, eles querem falar que houve um aumento de mamografias. Para a sociedade soa muito positiva a realização desses exames, então é uma coisa boa de se falar".

COISAS BOAS DE SE FALAR

Enquanto João Mendes de Jesus comanda a sessão pública sobre o Novembro Azul na Câmara Municipal, uma fila de quase sessenta homens aguarda a realização do exame de próstata em "consultórios" improvisados em um ônibus estacionado a alguns metros dali, na Cinelândia. A ação faz parte da Semana da Saúde, promovida pela Secretaria de Estado de Saúde do Rio de Janeiro, que inclui também ações educativas e exames de pressão e glicemia. Como me explicaria mais tarde Ronaldo Damião, professor de urologia da Uerj e coordenador do evento, "a ideia inicial era fazer palestras explicando o que é saúde do homem. Eu fiz umas quinze por dia, cheguei a ficar rouco", conta. "Aí surgiu a ideia de fazer o PSA e o exame de próstata, eles arrumaram o ônibus, e a gente arrumou o PSA no nosso laboratório aqui na Uerj. Mas nós não esperávamos tanta gente." Damião conta que a expectativa era fazer, no máximo, quatrocentos exames ao longo dos três dias do evento. Ao final, foram 1555.

Os homens na fila carregam folhetos que, previsivelmente, informam que o tratamento precoce da doença só é possível através da realização de exames periódicos de toque retal e de PSA. Uma vez realizado o exame, as amostras de sangue são mandadas para a Policlínica Piquet Carneiro, e os pacientes devem ligar em até trinta dias para saber o resultado. A partir daí, aqueles com resultados alterados serão chamados para investigação e eventual tratamento. "A segunda fase é responsabilidade nossa", explica Damião. "Se houver um número muito grande de pacientes, a gente já combinou de encaminhar para outros hospitais, e acho que vai precisar", comenta. Quando pergunto se ele faria esse tipo de ação de novo, ele responde: "Não sei, a gente tem que discutir sobre isso. É uma responsabilidade muito grande: se você começa a diagnosticar mais gente do que pode tratar, como é que vai fazer?".

A conta de Damião faz sentido e leva a outra pergunta ainda mais complicada: se os mil pacientes a mais que apareceram na Cinelândia são capazes de esgotar a capacidade de atendimento na rede pública do Rio de Janeiro, o que aconteceria se a população inteira do estado — que no censo de 2010 contava com 1 332 871 homens entre cinquenta e 69 anos — resolvesse seguir a orientação do Novembro Azul? "Os números são astronômicos", explica Arn Migowski. "A gente avaliou o tamanho da demanda que seria criada pelo rastreamento alguns anos atrás, mas isso acabou ficando esquecido. E temos até medo de divulgar, porque ficaria parecendo que somos contrários a ele por motivos econômicos, o que não é o caso", diz ele, explicando que o entendimento do Inca é de que as evidências indicam que o rastreamento para o câncer de próstata traz mais riscos do que benefícios, de forma que uma discussão de custo-benefício sequer faz sentido.

Defensores do rastreamento, porém, têm uma visão diferente: quando menciono a Alfredo Canalini que vários órgãos públicos se opõem ao rastreamento, ele argumenta que eles possuem um conflito de interesses com a redução de custos — o que não deixa de ser verdade, embora a preocupação com custos seja natural para um gestor. Ainda assim, mesmo os mais ferrenhos opositores ao rastreamento do câncer de próstata relutam em trazer à mesa a questão econômica como argumento. Nas reuniões sobre prevenção quaternária na WONCA, a redução de custos é invariavelmente apresentada como um benefício colateral, e não como o objetivo primário do movimento. Mesmo assim, como explica Rodrigo Olmos, professor da USP e um dos coordenadores brasileiros do Choosing Wisely, movimento internacional para ajudar pacientes a tomarem decisões em saúde, "para os planos de saúde a ideia da prevenção quaternária é interessante e provavelmente vai acabar sendo usada por eles para fins lucrativos".

A relutância em associar motivações econômicas ao debate escamoteia uma verdade desconfortável, mas inevitável, na definição de políticas de saúde: a de que vidas humanas têm um preço. Tal constatação é mais óbvia para um gestor, que terá que decidir sobre os méritos de diferentes ações em saúde, optando pelas de melhor custo-efetividade — e, no processo, abandonando outras que poderiam salvar vidas, mas para as quais não há recursos suficientes. A verdade, no entanto, é que quase todos os dias nós mesmos precificamos a vida sem perceber, ao optar por gastar dinheiro ou não em ações que podem diminuir os riscos de uma fatalidade. Ainda que a maior parte das pessoas diga que sua própria vida não tem preço, não temos problemas em caminhar numa rua escura para não gastar com o táxi, em economizar adquirindo um carro menos seguro ou em comprar alimentos menos saudáveis por serem mais baratos — mesmo que, em teoria, todas essas atitudes sejam capazes de diminuir discretamente nossas chances de estarmos vivos daqui a alguns dias, anos ou décadas.

Tais situações exemplificam um fenômeno bem conhecido dos economistas: apesar de os seres humanos se sentirem capazes de sacrificar qualquer coisa para evitar a morte, eles se sentem confortáveis em estipular um preço a pagar por uma pequena redução no risco de ela ocorrer. Tal fato é utilizado há décadas para calcular o que se denomina "valor estatístico da vida", baseado no quanto indivíduos dizem estar dispostos a gastar, por exemplo, por discretas melhorias na qualidade do ar que trariam uma diminuição conhecida em seu risco de morte. Com base nesse tipo de experimento, tem se tentado estipular o valor estatístico de uma vida na opinião do público em geral em diversos países. Em São Paulo, um estudo realizado em 2009 sugere que ele esteja entre 770 mil e 1,3 milhão de dólares — ou entre 61 mil e 159 mil por ano de vida.[91] O próprio estudo, porém, admite que tal número pode estar distorcido pela dificuldade em compreender as probabilidades envolvidas — ou pela tendência de certas pessoas a dizer "sim" para qualquer pergunta dos examinadores.

Ainda que tais estudos possam ser criticados, em particular pelo fato de seres humanos serem pouco proficientes em quantificar riscos, diversos países adotam diretrizes oficiais do valor de uma vida dentro de seus sistemas de saúde, de forma a avaliar o custo-benefício de diferentes intervenções. A Austrália ajustou o seu para 4,2 milhões de dólares australianos (ou 182 mil por ano de vida) em 2014,[92] enquanto o Departamento de Transportes dos Estados Unidos estima-o em 9,6 milhões de dólares.[93] Historicamente, planos de saúde norte-americanos usaram o valor de 50 mil dólares por ano como parâmetro do que deveriam ser obrigados a pagar, mas estudos mais recentes sugerem que um número mais razoável gira em torno de 130 mil dólares.[94] Já no sistema de saúde brasileiro, definido na Constituição com base nos princípios de integralidade, universalidade e equidade, tais definições não parecem tão claras — e abrem as portas para que o acesso a qualquer medida de saúde possa ser solicitada, e geralmente obtida, por via judicial.[95]

O custo de uma vida salva pelo rastreamento do câncer de próstata é difícil de calcular: qualquer estimativa de custo depende de modelos econômicos complicados que precisam atribuir valores quantitativos não só a anos de vida, mas também a diminuições em sua qualidade, como as decorrentes dos efeitos colaterais de um tratamento. Baseado nos dados do ERSPC, um estudo holandês estimou que cada ano de vida ajustado pela qualidade (*quality-adjusted life year* ou QALY, medida frequente nesse tipo de análise) ganho com o rastreamento a cada dois anos numa faixa etária entre os 55 e os 69 custaria cerca de 120 mil dólares.[96] Dito isso, pequenos ajustes nos pesos relativos dos diferentes benefícios e malefícios podem facilmente fazer com que os riscos superem os benefícios, tornando o modelo bastante sensível às suposições de seus autores.

Mesmo acreditando nas expectativas otimistas, é difícil compreender por que, no epicentro de uma brutal crise financeira que levou a demissões de médicos e fechamentos de hospitais, o estado do Rio de Janeiro resolveu levantar a bandeira do Novembro Azul e arcar com seus custos. Atrás de explicações, dirijo-me algumas semanas depois ao moderno prédio da Secretaria de Saúde, na Gávea, bairro nobre do Rio de Janeiro, para conversar com o secretário e ortopedista Luiz Antonio Teixeira. Como bom político, ele me recebe de forma simpática, mas é evidente que não é uma manhã fácil para ele. Em dado momento, ao atender o celular durante a entrevista, a primeira coisa que fala ao interlocutor, num tom de fúria controlada, é: "O país tá falindo, não sou só eu".

"A gente tinha que fazer algum tipo de ação para o Novembro Azul, que faz parte do calendário nacional", explica Teixeira, embora o "calendário" seja ditado pelo Instituto Lado a Lado pela Vida, e não por qualquer ação governamental. "São campanhas institucionais que envolvem a todos, e a Secretaria teve uma oportunidade de fazer uma ação que não despendia recursos, coisa que a gente não tem hoje." Quando pergunto o que quer dizer com isso, ele explica: "Todos os médicos são da Uerj e ficaram ali de graça. O PSA foi feito pelo Piquet Carneiro, que é financiado pelo SUS. O ônibus era do Hospital São Francisco". Naturalmente, o argumento de que o evento "não teve custo para a Secretaria" naufraga diante do fato de que os pacientes serão atendidos por serviços de saúde do estado — mais especificamente pelo ambulatório de saúde do homem da Uerj, "talvez hoje o melhor programa do estado para o tratamento do câncer de próstata", segundo Teixeira.

O apoio da Uerj parece ser um fator importante na decisão de promover a ação. "As pessoas que estão trabalhando com a gente são profissionais supermotivados, fazendo um bom trabalho, e me apresentaram a proposta de fazer uma ação dentro do Novembro Azul. Eu achei positivo por dois motivos: para prestigiá-los e porque acho que foi feita com responsabilidade." Mas ele mesmo confessa que houve polêmica dentro da Secretaria, cuja área técnica trabalha na linha do Ministério da Saúde. "A menina da atenção básica quase morreu: 'Pelo amor de Deus, vamos suspender isso', ela me disse." Do lado da Uerj, Ronaldo Damião diz que a iniciativa partiu da Secretaria. "A ideia de fazer o exame de PSA foi uma decisão conjunta. É claro que se eu não quisesse eu não faria. Mas partiu da necessidade de a Secretaria oferecer alguma coisa a mais do que as palestras sobre saúde do homem se o paciente quisesse."

Na prática, a autoria da ideia é irrelevante: ambas as partes respondem às expectativas da opinião pública, a despeito do fato de o estado não ser capaz de lidar com a demanda criada por suas recomendações: com quase 1,5 milhão de candidatos ao rastreamento, seguir a cartilha do Novembro Azul à risca significaria, pelos números do ERSPC, algo em torno de 20 mil biópsias de próstata e 5 mil diagnósticos de câncer adicionais por ano, além de dezenas de milhares de consultas. Para se ter uma ideia da dimensão disso, o estado do Rio de Janeiro registrou apenas 1331 prostatectomias pelo SUS em 2016.[97]

As contas, no entanto, não são o que move a política. Mesmo que o Ministério da Saúde seja contrário ao rastreamento, secretarias de Saúde pelo Brasil afora têm autonomia para decidir onde investir seus recursos. E dada a visibilidade positiva do Novembro Azul, não é surpresa que governos estaduais e prefeituras, de Sapucaia do Sul (RS)[98] a

Espigão do Oeste (RO),[99] se juntem à campanha. O que vem depois conta pouco — até porque várias das prefeituras simplesmente encaminharão seus pacientes com exames alterados para serviços de referência em cidades maiores. Mesmo o Ministério da Saúde não parece imune à controvérsia: no início de novembro, seu site chegou a exibir brevemente um flyer colorido falando sobre um "check-up do homem" que incluía não apenas o teste de PSA, mas a ultrassonografia de próstata. "A gente não sabe exatamente quem botou isso no ar", conta Arn Migowski. "São muitas pessoas pensando ao mesmo tempo lá, e isso escapou. Mas a gente viu no dia e conseguiu derrubar do site logo."

Em meio às controvérsias, a reclamação sobre a falta de uma política mais clara do Ministério é das poucas coisas que unem os secretários de Saúde do Rio de Janeiro e do Rio Grande do Sul. "O Ministério da Saúde não tem um protocolo claro", diz Luiz Antônio Teixeira. "Ele poderia colocar de forma clara o que vai pagar. Por exemplo, só pagar o PSA acima de quarenta anos. Entre quarenta e cinquenta, algum médico tem que apontar qual é o motivo da indicação. Dos cinquenta para frente, só pagar ultrassonografia com biópsia a partir de um certo critério. Quando ele deixa opcional, leva a uma situação em que o gestor local não pode usar um protocolo mais excludente." Já João Gabbardo é mais incisivo: "Você acha que o Ministério da Saúde se posiciona firmemente em relação a isso? O Inca vem colocando sua posição em relação ao câncer de próstata, mas acho que falta coragem ao Ministério de enfrentar as resistências que poderia ter. Tá lá o ministro que é um deputado, e o cara tá muito mais preocupado em saber se a repercussão de uma ação dessas é positiva ou negativa". Dado o entusiasmo da população por ações preventivas, o cálculo não parece difícil de fazer.

PROCURE SEU MÉDICO

No dia 1º de novembro de 2016, a Secretaria da Saúde do Rio Grande do Sul divulgou em sua página uma nota conjunta sobre o Novembro Azul, assinada com a seccional gaúcha da SBU, o TelessaúdeRS (serviço de telemedicina da Universidade Federal do Rio Grande do Sul) e o Hospital de Clínicas de Porto Alegre (HCPA), também vinculado à UFRGS.[100] O texto destaca alguns aspectos relacionados à controvérsia sobre o tema:

> Não há evidências científicas que justifiquem o rastreamento do câncer de próstata na população masculina em geral; homens negros ou com histórico de câncer de próstata na família, a partir dos 45 anos, devem procurar sua unidade de saúde ou seu médico e discutir seu caso individualmente e decidir em conjunto a melhor alternativa. Todos os homens, com mais de cinquenta anos, devem procurar seu médico e decidir com ele sobre a necessidade ou não do rastreamento. Essa é uma decisão que compete exclusivamente ao paciente e seu médico.

Todos os homens que apresentem sintomas urinários, independentemente da idade, devem procurar o seu médico imediatamente.

Na prática, a busca de consenso entre urologistas e médicos de família já vinha sendo ensaiada havia algum tempo no HCPA. Em 2015, a instituição — juntamente com o TelessaúdeRS — já viera à tona em defesa do secretário João Gabbardo, quando este foi atacado por suas declarações na mídia. Como me explicaria o urologista Milton Berger, que foi meu professor na UFRGS na época em que mutirões de fim de semana eram organizados para realizar exames de PSA e toque retal, "já faz vários anos que nos demos conta de que estávamos tratando muita gente que talvez não precisasse ser tratada". Com isso, as tradicionais "Semanas da Próstata" foram interrompidas em 2011, quando, segundo Berger, "a gente concluiu que o que vinha fazendo talvez não fosse o melhor caminho".

A novidade, porém, foi a adesão da seccional gaúcha da SBU — com uma posição distinta daquela articulada pelos representantes da entidade nacional em minhas entrevistas anteriores. Mas a presidente da seção regional, Nancy Denicol, afirma não ter feito nada fora do planejado. "A SBU este ano realizou uma reunião com todos os presidentes seccionais para fazer com que todo mundo tivesse um comportamento mais uniforme. Isso gerou uma nota oficial no site que vai para o lado da decisão compartilhada. Então em momento algum eu me senti fora do que a SBU estava propondo", diz Denicol. "Nossa ideia é que todos os homens de cinquenta anos devem se consultar com seu médico — seja ele um clínico, um cardiologista ou urologista — e cuidar da sua saúde. O que inclui avaliar a próstata em decisão compartilhada sobre a realização do exame", diz Nancy. Ainda assim, sua explicação parece distante do conceito de "decisão compartilhada" expresso por seu colega Alfredo Canalini, que dias antes me dissera que "é claro que a decisão é compartilhada, ninguém vai forçar um paciente a fazer o exame. Mas a gente recomenda fazer".

Curiosamente, o ponto de convergência em torno do qual o consenso foi costurado é que os homens acima de cinquenta anos deveriam "procurar seu médico". Nenhum dos envolvidos na história, entretanto — médicos de família, urologistas ou o secretário da Saúde —, chega a oferecer evidências para justificar a recomendação — até que ponto, afinal, temos convicção de que consultar um médico regularmente faz bem à saúde?

É com essa pergunta na cabeça que, em fevereiro de 2017, eu caminho os três quilômetros que separam os bairros de Stoke Newington e Canonbury, no nordeste de Londres, numa manhã gelada e úmida de fevereiro. Ao parar numa lanchonete turca para o café da manhã, folheio os tabloides sobre a mesa e leio que o financiamento do National Health Service — o todo-poderoso sistema de saúde britânico, que emprega cerca de 1,7 milhão de pessoas — voltou aos níveis dos anos 1950 sob o atual governo do Partido Conservador.[101] Algumas páginas adiante, um homem com câncer de mama fala sobre sua mastectomia dupla, declarando que "homens não se dão conta de que é possível ter câncer de mama, mas check-ups regulares são vitais". Pelo visto, a evangelização da medicina preventiva não reconhece fronteiras.

Minha missão é encontrar Iona Heath, ex-presidente do Royal College of General Practitioners (associação britânica que congrega os médicos de família do país) e uma das grandes críticas dos excessos da medicalização nas últimas duas décadas. Eu pretendia entrevistá-la na conferência da WONCA, mas como ela esqueceu o horário que tínhamos marcado — o que levou seu rigor britânico a me dirigir profusas desculpas constrangidas —, ela aceitou receber-me em sua casa no Reino Unido, por onde acabei passando alguns meses depois. Já com mais de setenta anos e aposentada desde 2010, Heath me oferece uma poltrona confortável e um café, embora o aquecimento do ambiente já me faça feliz, dado o frio da manhã lá fora. Sobre as mesas, livros de poesia e história dividem espaço com edições do *Guardian* e manuais de tricô.

Eu inicio a conversa perguntando por que os excessos da medicina preventiva acontecem mesmo num país com um dos sistemas de saúde pública mais consolidados e abrangentes do mundo, que em tese deveria estar protegido do mercado. Heath responde sem meias-palavras: "Nosso governo acha que as pessoas gostam de fazer check-ups regulares, então a cada eleição eles trazem isso de volta. Mas sempre haverá recursos limitados, e nós deveríamos priorizar as pessoas que estão doentes. É uma perda de tempo ficar atendendo pessoas que estão perfeitamente bem e não deveriam estar falando sobre sua saúde, e sim usando-a para alguma coisa". Quando pergunto por que isso acontece, a primeira razão alegada é o medo. "Usamos medidas biométricas e exames para assustar as pessoas. Números têm um poder extraordinário: é muito mais fácil assustar alguém com um valor de colesterol ou de PSA do que com o fumo, por mais que o risco do fumo seja bem maior. Mas você sabe que a sua avó fumou um maço por dia e ainda está viva com noventa anos, então você consegue calibrar o risco. Por outro lado, ninguém sabe quanto é o colesterol dela, então ele ganha o status de um número mágico."

Mas se a medicina preventiva é de fato capaz de reduzir o medo nas pessoas, ela não estaria fazendo um bem a elas? Heath refuta o argumento com o exemplo da ultrassonografia obstétrica. "Para os 95% de mulheres que tiverem um resultado normal, fazer o exame terá sido ótimo. Mas, para os outros 5%, a experiência vai ser devastadora. Para podermos ter a satisfação de confortar quem está bem, estamos nos permitindo fazer mal a uma minoria, que ficará paralisada de medo por causa de alguma anormalidade que frequentemente não significa nada." Eu concordo, mas comento que os saudáveis são mais numerosos do que os doentes — e que se 95% das pessoas estiverem felizes com algo, isso é suficiente para ganhar uma eleição, até porque os outros 5% talvez não estejam em condições de votar. Ao que ela responde: "Isso é uma visão extremamente cínica para alguém da sua idade".

Ao ser questionada sobre o valor de visitas regulares ao médico, Heath é taxativa em sua resposta: *"Shocking!"*, exclama com seu sotaque britânico. "Há inúmeros estudos que mostram que visitas periódicas não fazem diferença, exceto por gastar o tempo do médico e do paciente, e o dinheiro que poderia ser usado com os doentes." Para provar seu ponto, ela vai até à estante e apanha um livro da médica de família escocesa Margareth McCartney,[102] uma das principais críticas do sistema de check-ups regulares introduzido pelo governo britânico a partir de 2009. O ceticismo se baseia na pouca evidência de que ele sirva para algo: uma análise de 2014 mostrou que, apesar de providenciar intervenções teoricamente efetivas em prevenir doenças como hipertensão, doença coronariana e diabetes, a iniciativa não obteve sucesso em modificar a prevalência delas.[103] Ainda assim, o programa segue ativo, talvez porque, como diria Heath, "os políticos adoram essas coisas".

Ao se analisar friamente a evidência científica, Heath parece ter razão. Os estudos que investigam o efeito de visitas médicas regulares sobre a saúde são relativamente consistentes em não observar benefícios objetivos. Uma revisão de catorze estudos realizados em diferentes países — com intervenções distintas, mas que incluíam uma ou mais visitas médicas para aconselhamento, exame físico e testes laboratoriais de rotina em adultos assintomáticos — mostrou que em nenhum deles foi observada uma redução na mortalidade depois de alguns anos com a intervenção.[104] Enquanto alguns dos estudos observaram aumentos no número de diagnósticos e no uso de medicamentos, dois deles mostraram uma maior sensação de saúde relatada pelos pacientes — ainda que seja possível que isso decorra meramente da impressão de estar sendo bem cuidado. De todo modo, o fato é citado por defensores das visitas médicas regulares como um argumento favorável a elas: se a prática é capaz de fazer as pessoas se sentirem cuidadas e favorece a relação médico-paciente, seria correto descartá-la como inútil?[105]

Por mais que tal discussão seja válida, a ineficácia das visitas médicas regulares em modificar desfechos objetivos como a mortalidade parece um achado sólido. O tipo de revisão feita pelo estudo — chamado de "metanálise" e envolvendo a junção de resultados de inúmeros experimentos individuais — é tido como o grau de evidência mais alto na ciência médica e foi realizado pela Cochrane — rede internacional de pesquisadores dedicada a esse tipo de revisão. A mesma rede, em 2013, tomou posição desfavorável em relação ao rastreamento do câncer de próstata, concluindo que "a combinação dos dados atualmente disponíveis não demonstra que os exames de rastreamento de câncer de próstata reduzam de forma significativa a mortalidade por câncer ou a mortalidade em geral".[106] No que tange à mamografia, apesar de encontrar evidência de diminuição de mortalidade, a revisão da Cochrane concluiu que cerca de 2 mil mulheres teriam que ser rastreadas com mamografia por dez anos para impedir uma morte — um número ainda mais desanimador do que o sugerido para o câncer de próstata pelo ERSPC.[107] Chefiando tanto a revisão sobre mamografia quanto aquela sobre os exames de rotina, estava o líder da filial dinamarquesa da instituição, Peter Gøtzsche, uma controversa celebridade da prevenção quaternária.

INDIGNAÇÃO, EVIDÊNCIA E VIÉS

De acordo com Richard Smith, ex-editor do *British Medical Journal* e autor do prefácio da obra mais conhecida de Peter Gøtzsche, *Medicamentos mortais e crime organizado: Como a indústria farmacêutica corrompeu a assistência médica*,[108] o dinamarquês é "o garoto que não apenas conseguiu enxergar que o imperador estava sem roupas, mas que também o anunciou". Já o segundo prefaciador do livro, Drummond Rennie, ex-editor do *JAMA*, descreve Gøtzsche como um adepto da "indignação baseada em evidências". Ambas as descrições parecem tímidas diante da leitura das mais de trezentas páginas do livro, em que ele denuncia o "desrespeito moralmente repugnante por vidas humanas" da indústria farmacêutica, cujo modelo de negócios descreve como "crime organizado". Quando pergunto a Gøtzsche na conferência da WONCA se a sua agressividade não poderia alienar algumas pessoas das causas que defende, ele responde: "Mas como você poderia não ser agressivo contra a indústria farmacêutica? Eles são uns bastardos. Matam pessoas como criminosos de guerra", com uma veemência que contrasta com a aparência tranquila de um senhor nórdico de bermudas.

Pense-se o que quiser das hipérboles, Gøtzsche fala da indústria com conhecimento de causa — ele trabalhou no grupo farmacêutico Astra por quase uma década, primeiro como representante de vendas, depois como gerente de produtos, e por fim como gerente do departamento responsável por ensaios clínicos. Durante esse tempo, estudou medicina e, uma vez formado, deixou o negócio para se dedicar a desmascarar as estratégias dos laboratórios para "travestir marketing como ciência". Em seus livros e palestras, parece orgulhar-se do posto de enfant terrible, e conta com gosto como, numa palestra na Sociedade Dinamarquesa de Reumatologia, levou todos os laboratórios patrocinadores a abandonarem o evento depois de bombardeá-los com acusações de ter vendido heroína ilegalmente, viciar intencionalmente pessoas em benzodiazepínicos, bloquear acesso a dados de estudos clínicos e mentir sobre efeitos colaterais de remédios. Por conta da veemência, Gøtzsche chega à conferência com status de superestrela — ainda que, ao contrário de Juan Gérvas, sua presença desperte mais temor do que simpatia.

Já o lado "baseado em evidências" da indignação de Gøtzsche vem de seu trabalho científico como cofundador da Cochrane e diretor de sua filial nórdica em Copenhague. Ao longo dos anos, ele construiu sua reputação desenvolvendo ferramentas para revisões sistemáticas da literatura científica e utilizando-as para avaliar intervenções de rastreamento, em particular a mamografia. A conclusão de Gøtzsche — descrita no livro *Mammography Screening: Truth, Lies, and Controversy* [Rastreamento por mamografia: Verdades, mentiras e controvérsia],[109] é de que o exame não salva vidas nem mamas. "Sou um fã de peitos, eles deveriam permanecer em seu lugar. Esqueçam essa história de rastreamento", comenta ele. Seu argumento é de que, apesar da realização periódica da mamografia levar, em média, a uma redução na mortalidade por câncer de mama, esse benefício é pequeno nos estudos mais bem controlados e provavelmente superado pelos danos decorrentes do sobrediagnóstico e do tratamento — já que, segundo ele, a radioterapia poderia levar ao aumento na incidência de câncer de pulmão e doença coronariana.[110]

Gøtzsche é inegavelmente hábil com dados — e os métodos que desenvolveu buscam providenciar a maior isenção possível na avaliação deles. Dito isso, ao vê-lo em ação na palestra plenária da conferência da WONCA, é quase impossível deixar de pensar que seu ativismo, ainda que embasado em evidências, é proficiente em selecionar as que impressionarão a plateia mais facilmente, sacrificando a neutralidade em prol da oratória. Ao se referir à ritalina, chama-a de "speed" sob prescrição, referindo-se ao nome popular das anfetaminas no mercado ilegal. Ao mencionar antidepressivos, chama-os ironicamente de "pílulas de felicidade", um termo que nem o mais otimista dos psiquiatras se atreveria a empregar. Também é prolífico em usar exemplos de casos individuais, como o de um amigo seu, psiquiatra, que tira psicotrópicos de seus pacientes sem que eles piorem, e os de pacientes que lhe escrevem por ter parado com seus medicamentos depois de ler seus livros, sem se importar com o fato de que o uso de tais evidências anedóticas jamais seria aceito dentro das revisões sistemáticas da Cochrane, que dão preferência a estudos rigorosamente controlados.[111]

A mesma seleção de evidências é patente nos argumentos de Juan Gérvas, que é capaz de juntar resultados de estudos clínicos, análises econômicas e tratados filosóficos com maestria, mas sempre a fim de reforçar sua própria visão de medicina — e talvez de mundo, já que suas críticas acabam recaindo não só sobre os médicos, mas também sobre o sistema capitalista em geral. Falar para multidões, no fim das contas, requer um engajamento e uma convicção que combinam mal com as incertezas do processo científico, e mesmo os melhores cientistas acabarão forçados a optar entre isenção e eloquência em algum momento.

É interessante perceber que o expediente de seleção de informações é semelhante do lado contrário do debate. Quase todos os urologistas com quem falei — mesmo aqueles com visões mais conservadoras em relação ao rastreamento — são ávidos em citar um estudo sueco realizado em Gotemburgo que mostrou uma redução de 44% na mortalidade de câncer de próstata[112] — uma diminuição quase duas vezes maior do que a mostrada no ERSPC, no qual ele estava incluído. Os números são reais, mas mencioná-los em isolamento omite o fato de que esse foi, de longe, o melhor resultado dentro do consórcio europeu — no qual só dois dos sete países envolvidos observaram redução na mortalidade com o rastreamento. Tal êxito pode estar atrelado a uma metodologia mais bem conduzida, mas também pode ter sido fortuito — dentre inúmeros estudos, sempre haverá alguns que apresentarão resultados particularmente positivos por força do acaso.

Os argumentos de ambos os lados, em última análise, ilustram o mesmo fenômeno: o fato de que a ciência da qual dispomos é incapaz de controlar os vieses de quem a utiliza para defender suas visões. Dados controversos quase sempre existem para qualquer assunto que se possa discutir — tanto na medicina quanto fora dela. Com isso, o resultado de uma discussão, por mais que se baseie em evidências, é inevitavelmente influenciado pela escolha dos dados que serão apresentados, que por sua vez costuma depender das opiniões prévias daqueles que os apresentam.

Inúmeros estudos na área da psicologia embasam essa visão. Num experimento clássico, pessoas que apoiavam ou combatiam a pena de morte, diante de argumentos favoráveis e contrários à sua opinião, se tornaram ainda mais polarizadas — em larga medida, por considerarem os dados que reforçavam suas posições como mais convincentes.[113] Em outro, participantes foram expostos a fatos científicos favoráveis ou contrários à sua própria opinião sobre o casamento entre pessoas do mesmo sexo. Quando expostos a fatos que reforçavam sua visão, eles os consideravam importantes. Mas se os fatos os contradiziam, expressavam a visão de que o tema seria uma questão de opinião moral, e que evidências científicas tinham importância secundária.[114]

Com isso, é apenas esperado que o Instituto Lado a Lado pela Vida e os urologistas sigam citando as taxas de cura do câncer de próstata depois do diagnóstico precoce, sem mencionar o quanto elas devem ao sobrediagnóstico. Enquanto isso, entusiastas da prevenção quaternária continuarão citando os resultados negativos do rastreamento sobre a mortalidade por câncer de próstata, sem levar em conta senões como o vazamento dos controles do PLCO. E, como todas as outras, a batalha pelo imaginário popular não será vencida através de argumentos complexos, e sim por postagens criativas na arena das redes sociais. Nessa esfera, comparar o marketing profissional do Lado a Lado pela Vida — cujo perfil orgulhosamente ostenta a marca de "96 milhões de pessoas impactadas" (pouco menos da metade da população brasileira, ainda que a origem da conta não seja mencionada) — com os esforços dispersos dos membros do GT de prevenção quaternária — cuja página na rede social conta com 2526 curtidas,[115] cerca de cinquenta vezes menos do que as do Novembro Azul[116] — chega a parecer covardia.

Em meio ao massacre de mídia, porém, uma postagem em meu Facebook parece oferecer certo alento à resistência. Nela, a médica e cantora mineira Júlia Rocha posta sua poética visão de um futuro baseado em evidências e livre das garras da medicalização:[117]

Imagina nós dois
Velhinhos
Você diz que precisa ir no posto fazer exame de próstata
Eu digo: não tem evidência de redução da mortalidade
Tem risco de sobrediagnóstico e sequelas como incontinência urinária e impotência sexual
Você decide não fazer. Eu te apoio.
A gente transa ♥

O SOLO FÉRTIL

No ensaio "Doença como metáfora", de 1978,[118] Susan Sontag descreve como o câncer ganhou ao longo da História a conotação de um "predador invencível e maligno", associado quase invariavelmente à letalidade. Herdando a aura de maldição associada à tuberculose no século XIX, a palavra "câncer" passou a ser usada como metáfora para os piores males e foi tabu por boa parte do século XX. Não por acaso, a linguagem em torno do tratamento é carregada de alusões bélicas. Há décadas fala-se em "guerra contra o câncer", pacientes com a doença "lutam" contra ela, e os que sobrevivem são os que a "venceram". Artigos recentes, aliás, sugerem que essa guerra vem sendo travada cada vez mais como os conflitos norte-americanos no Oriente Médio — nos quais, sendo impossível eliminar o "inimigo", a meta passa a ser contê-lo a longo prazo para minimizar danos.[119]

"Todos os seres humanos têm ou terão câncer. Ter um câncer é o normal", afirma Juan Gérvas, com base nos já mencionados estudos de autópsia que demonstram que a maioria dos homens apresentará um tumor de próstata ao longo da vida. Dito isso, é quase impossível passar esse conceito ao público. A metáfora do inimigo invisível está arraigada e, para a maior parte das pessoas — inclusive para os médicos, quando o assunto é o próprio corpo —, a convivência pacífica com ele é difícil de suportar. Geralmente, a máxima que vale é a de que "tumor bom é tumor morto". Seria ingênuo, portanto, atribuir os excessos cometidos em nome do rastreamento apenas a interesses econômicos. No fundo, o viés em prol da medicina preventiva não vem apenas dos médicos ou da indústria, mas também dos pacientes.

Alguns estudos na década de 1980 analisaram o efeito da prescrição de exames e da realização de check-ups na percepção de bem-estar dos indivíduos. Em geral, pacientes encaminhados a um exame diagnóstico expressam significativo desejo de realizá-lo, seja para "entender de uma vez por todas o que está errado", seja para descartar a presença de uma doença séria.[120] Uma pesquisa promovida por um plano de saúde norte-americano mostrou que pacientes cujo médico não havia pedido exames, prescrito tratamentos ou os enviado a um especialista estavam mais inclinados a trocar de profissional.[121] Coincidência ou não, o mero pedido de um exame pode promover um efeito terapêutico: num estudo envolvendo pacientes com dores no peito, aqueles que haviam passado por um eletrocardiograma e uma dosagem de enzimas cardíacas para descartar infarto voltaram mais rápido às atividades usuais e apresentaram menos limitações três semanas depois, além de relatarem se sentir mais bem cuidados a partir de sua visita ao serviço de saúde.[122]

"Exames são como mágica. Mágica investida de ciência, aliás, o que torna seu poder maior", filosofa Iona Heath. "Trabalhamos em um solo fértil de medo existencial. Todos tememos o desastre, e isso está pronto para ser explorado." E é razoável pensar que esse medo seja o motor mais poderoso da roda que faz girar a economia do câncer de próstata. "Desde o início dos tempos se sabe que, se você fizer as pessoas terem medo de alguma coisa, você pode vender algo a elas", diz Heath. "Mas, no passado, isso era o domínio de charlatães isolados. Agora o negócio funciona em escala corporativa." No fundo, a saúde é só mais uma instância numa economia que movimenta vendas de alarmes, pistolas, seguros, cercas elétricas e carros blindados, cuja efetividade carece ainda mais de evidência do que o exame de PSA. A evidência, no entanto, é acessória em relação ao que importa ao consumidor — a sensação, fundamentada ou não, de estar protegido das intempéries da vida.

Aos olhos de um cético, o apelo da prevenção não difere tanto daquele que move as grandes religiões que, cada qual a seu modo, fornecem soluções para lidar com a incerteza e dar ordem à aleatoriedade do mundo. A ideia de que somos responsáveis por nossa saúde — e de que, se cuidarmos dela bem o suficiente, seremos recompensados no futuro — está imbuída de uma boa dose da abnegação cristã e da promessa da salvação aos que cumprirem os rituais. Mais do que isso, a "ética protestante" da prevenção tem ganhado, ao longo das últimas décadas, o status de dever moral. No dia em que encontro Heath em Londres, o *Daily Mirror* estampa os resultados de uma pesquisa com a população britânica para saber se "pessoas que não se cuidam", como fumantes, alcoólatras e obesos, têm direito de ser atendidos no sistema de saúde, com o "sim" ganhando por uma magra margem de 1%. O resultado causa horror em Heath: "É imoral sugerir que temos tanto controle sabendo o que sabemos sobre estresse, abuso na infância e outras coisas que tornam pessoas propensas a vícios", diz ela.

Tendo estudado medicina sob os olhos frios da estatística, não posso discordar da ideia de que as nossas possibilidades de controlar o destino são limitadas. Ao mesmo tempo, porém, isso me enche de dúvidas sobre a coisa certa a fazer com tal conhecimento. Ao conversar com os defensores do Novembro Azul — desde pacientes curados do câncer depois de um exame de PSA até indivíduos engajados na campanha —, nunca soube até que ponto tinha direito de questionar suas convicções. Uma dúvida não tão diferente, no fundo, das que me ocorrem ao argumentar com pessoas que creem em um poder superior. É mais reconfortante para um paciente operado por câncer de próstata crer que sua vida foi salva pela medicina do que pensar que sua impotência sexual se deve a um exame desnecessário. E, ao me ver frente a frente com a situação, dizer o contrário parece tão canhestro quanto pregar o ateísmo numa igreja.

Ao mesmo tempo, talvez seja mais cômodo se sentir protegido pelas receitas de prevenção da medicina do que se saber sujeito à aleatoriedade cruel da existência, em que boa parte das doenças ocorrerá independentemente do que façamos. Heath, porém, tem outra opinião: "A história recente da medicina tem provado o que acontece quando você tenta ter mais certezas do que pode. Essas certezas vêm com um preço, e ele é alto. Alto para os doentes, alto para os que têm exames falsos-positivos, mas também para todos nós, pela confiança que perdemos em nós mesmos. Não saber o que vai acontecer amanhã é ótimo — como nos mostra a história de Fausto, que trocou tudo para saber quando iria morrer, o que é algo terrível. Graças a Deus nós não sabemos disso", afirma, orgulhando-se de nunca ter feito uma mamografia em mais de setenta anos de vida.

Ao ouvi-la falar, tendo a simpatizar com sua visão — a incerteza também me parece bela, sobretudo na sala de uma casa aquecida em Londres, em que duas pessoas com tempo de filosofar conversam sobre a vida. Ao mesmo tempo, porém, sei que nós dois temos sorte. E que há de ser mais complicado explicar a beleza de um futuro incerto aos 3 mil refugiados sírios cujo acolhimento o governo britânico acaba de negar. E a razão pela qual posições como a de Heath são raras talvez seja a mesma pela qual os ateus constituem pouco mais de 2% da população do mundo e se concentram nas nações mais afluentes. No fim das contas, ser capaz de aceitar a aleatoriedade da existência é um privilégio de poucos. E os motivos que fazem com que alguns de nós o recebam são, como os de tantos outros privilégios, tão injustos quanto a própria vida.

VÓ DADÁ, GUERREIRA

Quando saio da palestra sobre câncer de próstata na Beneficência Portuguesa, tiro o adesivo do "Bigode também pode" colado no meu peito e subo a rua Maestro Cardim em direção à avenida Paulista. Perto dali, tenho meus próprios compromissos de saúde à tarde, acompanhando meu pai como paciente oncológico no Hospital Sírio-Libanês. Ao meu redor, a cidade de São Paulo se espalha gigantesca e inapreensível para todos os lados, tal qual a vida, a sorte ou o câncer.

Em meio a outdoors do Novembro Azul, músicos de rua passam chapéus, anunciantes entregam filipetas e artesãos com dreadlocks vendem miçangas. O sujeito de bata e touquinha da Jamaica não possui evidências científicas de que o artesanato que vende prolonga ou melhora a vida de alguém. Mesmo assim, não há nenhum entusiasta da prevenção quaternária contestando seu direito de vendê-las. Pelo contrário, todos nos acomodamos dentro de um sistema que gira em torno de produzir necessidades, mais do que satisfazê-las.

Enquanto reflito sobre isso, sou surpreendido por uma senhora de jaleco branco com um estetoscópio, que me aborda dizendo: "Pressão?". Passo rápido por ela, assustado com a intromissão, para só então entender o que ela faz ali. Como uma versão mambembe do Novembro Azul, ela tenta vender uma medida de pressão arterial aos passantes, que se afastam sem lhe dar atenção. Assim como a campanha, ela é seletiva com o público-alvo: ao ver um morador de rua, desvia e deixa que ele sente no meio-fio e apanhe no chão uma edição da revista *Ser Médico*, do Cremesp. Com isso, ficamos eu, o morador de rua, a senhora de avental e um saxofonista que toca "My Heart Will Go On", do filme *Titanic*, cada qual imerso em sua atividade, num improvável encontro sob o vão do Masp.

Depois de cinco minutos, nos quais a senhora de avental não consegue medir a pressão de ninguém e acaba comprando um amendoim de um vendedor que se junta a nós, tomo coragem para abordá-la. Ela novamente se oferece para medir minha pressão, dizendo que além disso vai me orientar e encaminhar. Antes que eu consiga perguntar o que ela quer dizer, ela já está enrolando o esfigmomanômetro em meu braço, dizendo que me liberará se eu estiver bem, ou chamará o socorro ou a polícia se eu não estiver.

Enquanto o aparelho aperta minhas artérias, deixando minha mão dormente, pergunto-lhe como ela foi parar ali. Ela conta que é técnica em enfermagem aposentada e trabalha para ajudar a bancar a faculdade de medicina da filha em São Carlos, mostrando um boleto bancário de mais de 6 mil reais como prova. Se ela de fato paga a conta com essa atividade, é um feito e tanto. Mas dentro de uma história repleta de verdades questionáveis, eu me permito desconfiar. Ao terminar, ela diz que as pessoas costumam contribuir com dez reais. Quando argumento que está caro, ela retruca: "Ah, então pode ser seis ou sete". Ofereço cinco, que ela apanha sem pestanejar, para logo depois dizer que a pressão está ótima, doze por sete.

Ao meu argumento de que cinco reais ainda é um valor alto, ela replica que, de acordo com o site do Conselho Regional de Enfermagem, a medição deveria custar treze, e que ela só cobra dez porque é autônoma. Quando digo que sou médico, ela pergunta: "E você não cobra a consulta, por acaso?". "Na verdade, não", respondo. Mas cobro pela história que estou tentando contar — a qual tampouco tenho como provar que vai melhorar a vida de alguém. Explico sobre o livro que estou escrevendo, mas ela não parece querer dizer muito mais, e pede que eu não cite seu nome. "Pode me identificar como Vó Dadá, guerreira." Pergunto onde ela trabalhava quando estava na ativa. Ela responde: "Na Beneficência Portuguesa".

2. Meu cérebro e eu

(2016-2018)

A EPIFANIA

"Eu pensava que não conseguia porque era um burrinho", diz um deles. "Minha mãe falou que a gente [...] vai ter que ir pra algum outro lugar, porque aqui no Rio de Janeiro não tem mais nenhuma escola que te aceite", conta outro. "Chegou uma hora que eu falei: 'Nossa, eu desisto!'", desabafa uma mãe. Os depoimentos se sucedem, vindos de vozes diferentes. "Minha vida hoje é uma sucessão de erros." "Eu estava numa depressão bem profunda." "Usei droga pra caramba, bebi pra caramba, fiz um monte de merda." "Eu me sinto uma promessa não cumprida." "Eu tinha vontade de pedir o divórcio de mim." "Pra mim não tinha luz no fim do túnel."

E então a luz aparece.

"Quando tomei pela primeira vez a medicação e percebi que aquele barulho na minha cabeça, aquele ninho de gralhas, tinha calado, eu falei: 'Meu Deus, cadê minha vida que tava aqui?'", conta o comerciante Ivan Monticelli. A psicóloga Iane Kestelman repete, emocionada, o que um familiar seu lhe disse: "Tudo o que as pessoas diziam que eu era não era o que eu era, era o que eu tinha. Porque o que eu sou é algo muito maior do que isso".

Os entrevistados são veementes não só sobre os benefícios do tratamento, mas também sobre a importância de encontrarem pessoas com os mesmos problemas: "Na primeira reunião de grupo que eu fui, vi que tinha pessoas iguais a mim. Isso me deu uma energia tão grande", diz o jornalista Bruno Nasser. "A sensação é de que encontrei uma família, porque eu tinha a sensação de que era de outro planeta", completa a produtora Paty Musasci.

As cenas acima fazem parte do vídeo "Histórias reais",[1] estampado na home page do site da Associação Brasileira do Déficit de Atenção (ABDA).[2] Dito isso, elas são apenas mais uma instância de uma história que parece se repetir no tempo e no espaço.

Numa matéria de 2017 do jornal espanhol *El País* intitulada "Por causa do TDAH, passei 28 anos me achando desastrada",[3] a arquiteta R. Rubio conta suas desventuras cotidianas, como errar o aeroporto de origem de seus voos, perder cartões de crédito e celulares, sair sem as chaves e esquecer aniversários. Diz que sua vida foi uma sucessão de oportunidades perdidas ("para não falar de namorados") e que a ansiedade, a frustração e o menosprezo começavam a afetar sua saúde. Foi então que, por meio de uma amiga psicóloga, ela descobriu testemunhos de pessoas com problemas semelhantes e concluiu que o que acontecia com ela tinha nome — no caso, o transtorno de déficit de atenção e hiperatividade. A partir daí, pôde olhar retroativamente para suas memórias de infância, "ligar os pontos" e se dar conta de que tudo vinha da mesma raiz. "Poderíamos dizer que meu cérebro tem alguns problemas estruturais", comenta ela, dizendo que a medicação lhe proporcionou paz interior e a possibilidade de controlar seus impulsos sem "ser uma supernova em contínua explosão". Confessa que o transtorno ainda a atrapalha, mas afirma que "o dragão perde a força quando é nomeado", e que conta sua história para que mais gente não demore tanto para se entender.

Trinta anos antes, na *New York Times Magazine*,[4] o fotógrafo e editor Frank Wolkenberg narrava de forma semelhante seus "fracassos aparentemente inexplicáveis", "desnecessários" e "indesculpáveis", que chegaram ao ponto de o fazer pensar em suicídio. Ele também descobriria que a causa subjacente ao seu senso de fracasso e frustração era o TDAH, o qual apenas recentemente começava a ser reconhecido em adultos. No artigo, Wolkenberg explica que o transtorno tem origem genética e provavelmente representa uma falha química no sistema cerebral que regula a atenção. E termina relatando como, no primeiro dia em que foi medicado, parou para ver o céu entre as folhas de uma árvore e pensou que "pela primeira vez era capaz de olhar algo sem a sensação de ter que parar com isso e seguir adiante".[5]

Nos trinta anos entre um artigo e outro, muita coisa mudou. De um diagnóstico praticamente restrito à infância nos anos 1980, o TDAH em adultos passou a ser amplamente reconhecido. Celebridades como a ginasta Simone Biles,[6] o nadador Michael Phelps[7] e o chef de cozinha Jamie Oliver[8] vieram a público contar histórias semelhantes às de seus colegas menos famosos. Sites da internet listam entre os prováveis afetados pelo transtorno figuras históricas como Albert Einstein, Galileu Galilei, Wolfgang Amadeus Mozart e Leonardo da Vinci[9] — ainda que seja difícil entender como se chegou a tal conclusão. E ainda que o TDAH tenha passado de uma síndrome de nome obscuro ao vocabulário cotidiano de boa parte do mundo, a epifania do diagnóstico não parece ter perdido a força.

Curioso para saber se minha vida não poderia melhorar da mesma forma, entro no site da Attention Deficit Disorder Association (ADDA), versão norte-americana da ABDA.[10] Lá, respondo com o máximo de sinceridade possível a seis perguntas simples, tais como "com que frequência você tem problemas em terminar os detalhes finais de um projeto?" e "com que frequência você mexe ou contorce as mãos e pés quando tem que sentar por um tempo longo?". O resultado vem logo a seguir: com treze pontos, estou na faixa em que "o TDAH pode ser provável".

A CONSPIRAÇÃO

Em 2011, cerca de 570 mil pessoas nos Estados Unidos fizeram o mesmo teste que eu, estimuladas por um vídeo publicitário estrelando o cantor Adam Levine, da banda Maroon 5, uma das muitas celebridades que têm vindo a público falar sobre o TDAH.[11] O vídeo, patrocinado pelas associações norte-americanas de pacientes ADDA e Chadd (Children and Adults with Attention-Deficit/Hyperactivy Disorder), além do laboratório farmacêutico Shire, mostra o cantor falando sobre suas dificuldades e como elas foram superadas com o tratamento médico. A seguir, ele estimula os espectadores a procurarem um site contendo as mesmas seis perguntas que respondi.[12]

No ano seguinte, o site Medical Marketing & Media, dedicado à publicidade médica, daria o prêmio de "melhor campanha publicitária televisiva" ao comercial.[13] Jurados do concurso elogiaram o "bom uso da personalidade" do cantor, mencionando que o vídeo ultrapassara 44 milhões de visualizações, com centenas de milhares de pessoas fazendo o teste. De acordo com o *New York Times*, que investigou a história e entrevistou norte-americanos pelo telefone com as mesmas perguntas, quase metade dos respondentes (49%) recebeu resultado de possível TDAH. E 16%, como eu, receberam o resultado de que o TDAH poderia ser provável.[14]

"É uma doença criada para ganhar dinheiro", afirma Cida Moysés, professora de pediatria da Unicamp, conversando comigo sobre a validade do diagnóstico em seu apartamento em Campinas. Moysés foi presidente do Fórum sobre Medicalização da Educação e da Sociedade, que em 2010 publicou um manifesto afirmando que a medicalização é "o processo que transforma, artificialmente, questões não médicas em problemas médicos. Problemas de diferentes ordens são apresentados como 'doenças', 'transtornos', 'distúrbios' que escamoteiam as grandes questões políticas, sociais, culturais, afetivas que afligem a vida das pessoas".[15] O manifesto foi encampado pelo Conselho Federal de Psicologia (CFP), que em 2012 lançaria a campanha "Não à medicalização da vida", voltada a combater a proliferação do diagnóstico de TDAH nas escolas.[16]

No foco da campanha, estavam números contundentes sobre o uso do metilfenidato — mais conhecido como ritalina, um de seus nomes comerciais. A quantidade de comprimidos do fármaco dispensada para o tratamento da doença pelo sistema público de saúde em São Paulo subiu de 43 320 em 2005 para 1 156 016 em 2011. Já a Agência Pernambucana de Vigilância Sanitária relata um aumento de 1973% em seu uso entre 2003 e 2013. Dados obtidos a partir de estatísticas fornecidas pelo Brasil ao International Narcotics Control Board, entidade da ONU responsável pelo monitoramento de substâncias controladas, sugerem que o aumento no consumo do metilfenidato no país entre 2003 e 2012 foi de 775%.[17] Independentemente dos motivos, as estatísticas deixavam claro que alguma coisa de peculiar estava acontecendo no início do século XXI.

"Na época da minha residência em psiquiatria infantil, nos anos 1990, o TDAH não era muito levado a sério, muitas vezes não era nem discutido", conta Rossano Cabral Lima, psiquiatra infantil e professor do Instituto de Medicina Social da Uerj. "Mas na virada para os anos 2000 eu comecei a perceber uma demanda maior sobre o diagnóstico entre colegas da psiquiatria e da psicologia", diz ele, contando que também passou a notar maior presença do tema nos programas de congressos. Dentro do seu consultório, Rossano diz que passou a receber cada vez mais gente chegando com um diagnóstico preliminar já na ponta da língua, seja por conta da escola, seja por entendimento dos próprios pais. "É claro que o TDAH também estava mais presente na mídia na época, e que isso tudo está misturado", conclui.

Estaríamos diante de um aumento de proporções epidêmicas na prevalência da doença ou apenas reconhecíamos algo que não era percebido antes? As versões divergem, e em 2012 a Associação Brasileira de Psiquiatria (ABP) e a ABDA rechaçariam taxativamente as afirmativas do CFP em uma carta de esclarecimento: "A afirmação de que o TDAH 'não existe', e de que os medicamentos aprovados [...] para o tratamento desse transtorno são 'perigosos' e tornam as crianças 'obedientes' é, na melhor das hipóteses, expressão pública de ignorância em relação ao tema [...]. Na pior das hipóteses, configura crime porque veicula informações erradas sobre tema de saúde pública", diz a carta.[18]

O psiquiatra Antônio Geraldo da Silva, presidente da ABP na época, afirmava que o consumo de medicamentos estava abaixo da quantidade de portadores do TDAH. Segundo ele, os 5% da população brasileira com o transtorno demandariam aproximadamente 10 milhões de caixas de remédios por mês — muito além dos 2 milhões relatados pelo CFP.[19] O dado é ecoado pela literatura acadêmica: mesmo com base em uma estimativa conservadora de prevalência do diagnóstico, artigos científicos sugerem que apenas 16% a 20% dos indivíduos afetados estariam sendo tratados no país.[20] O custo estimado dos mais de 250 mil pacientes sem tratamento, contando apenas as repetições escolares e os atendimentos de emergência que poderiam ser evitados, seria próximo de 1,8 bilhão de dólares por ano.[21] Nessa versão da história, o aumento no tratamento decorreria do reconhecimento crescente de uma doença subdiagnosticada. "Praticamente não se fazia diagnóstico em psiquiatria infantil até pouco tempo atrás no Brasil. É muito recente", explica Guilherme Polanczyk, professor da USP, meu colega de faculdade e autor de um influente levantamento sobre a prevalência do TDAH ao redor do mundo.

A mídia seria rápida em repercutir a controvérsia — na prática, a versão tardia de uma polêmica que ocorrera de forma semelhante nos Estados Unidos nas duas décadas precedentes. Em 1994, a revista *Time* levantara estatísticas de que 3,5 milhões de crianças teriam TDAH no país e se questionara se os números eram "reais".[22] Em 1995, um documentário da rede PBS sugeria que a epidemia, "afetando primariamente meninos brancos de classe média", era em larga medida resultado de relações financeiras entre os fabricantes de medicamento e os grupos de suporte à doença.[23] Da mesma forma, em resposta ao aumento no consumo no Brasil, matérias na TV e na mídia impressa, com títulos como "A droga da obediência",[24] dariam voz a opiniões de críticos como Cida Moysés. "Pode até ser que existam algumas poucas pessoas com uma doença neurológica que comprometeria a aprendizagem", disse ela em entrevista à GloboNews. "Mas falar em 10% ou 20% da população é assustador."

O CÉREBRO DOENTE

Para decidir como me posicionar nesse campo conflagrado, meu primeiro passo é voltar para o local onde me formei médico, o Hospital de Clínicas de Porto Alegre. Visto como uma ilha de excelência em atendimento e pesquisa clínica no país, a instituição me receberia para que eu pudesse acompanhar, na condição de observador, como o diagnóstico psiquiátrico é feito na prática. Um passeio pelos ambulatórios do Serviço de Psiquiatria me faz pensar que vim ao lugar certo: uma gestão disciplinada separa as consultas entre programas de atendimento e pesquisa voltados para diagnósticos específicos, batizados com siglas como ProdESQ (Programa de Esquizofrenia e Demências), ProTAHBI (Programa de Atendimento dos Transtornos do Humor Bipolar), ProTHUM (Programa de Transtornos de Humor), ProTAN (Programa de Transtornos de Ansiedade) e ProDAH (Programa de Transtornos de Déficit de Atenção e Hiperatividade).

À frente do ProDAH está Luis Augusto Rohde, psiquiatra infantil, professor da UFRGS e principal nome associado à pesquisa em TDAH no Brasil. Rohde é notório por ser o único brasileiro presente na força-tarefa que definiu os critérios diagnósticos da doença no DSM-5, manual diagnóstico da Associação Psiquiátrica Americana (APA) que orienta o trabalho de psiquiatras e pesquisadores ao redor do mundo; por conta disso, foi descrito pela *Folha de S.Paulo* como "o psiquiatra mais influente do Brasil".[25] No epicentro da controvérsia sobre o TDAH, ele é frequentemente chamado para opinar sobre a epidemia de diagnósticos.

Numa palestra intitulada "Mitos e verdades sobre o TDAH",[26] ele afirma, com base em dados do seu grupo de pesquisa,[27] que não há aumento da frequência dos sintomas do TDAH, e sim de seu diagnóstico. "Os fanáticos do diagnóstico dizem que isso se deve a um aumento do reconhecimento da doença. Aqueles contrários a ele dizem que se deve a uma pressão da indústria farmacêutica para vender remédio. Provavelmente as duas coisas estão presentes, somadas à pressão da sociedade por desempenho, foco e execução." Ainda assim, ele é taxativo sobre a validade do diagnóstico: "O TDAH existe e sempre existiu. [...] O transtorno tem claramente uma base biológica, e o que nós temos que discutir é onde botar o ponto de corte, a partir de quando nós vamos intervir".

Já o site da ABDA, na qual Rohde é listado como vice-presidente do Conselho Científico,[28] é menos afeito a sutilezas e contradições. Em sua seção de perguntas, a resposta à questão "não existe controvérsia sobre a existência do TDAH?" é "não, nenhuma".[29] Para a pergunta "por que algumas pessoas insistem que o TDAH não existe?", a página enumera razões que vão da inocência e da falta de formação científica à má-fé. No primeiro caso, existem "profissionais que nunca publicaram qualquer pesquisa demonstrando o que eles afirmam categoricamente e não fazem parte de nenhum grupo científico". No segundo, há aqueles que pretendem vender alguma forma de tratamento diferente do que é usualmente preconizado. Em comum, ambos têm a mesma característica: "Apesar de terem uma 'aparência' de cientistas ou pesquisadores, jamais publicaram nada que comprovasse o que dizem".

O raciocínio é levado adiante no livro *No mundo da lua*,[30] manual sobre TDAH escrito por Paulo Mattos, psiquiatra e professor da UFRJ, que é editado e vendido pela ABDA. "No Brasil e no mundo não faltam matérias em que 'especialistas' afirmam que o TDAH é uma 'doença inventada'", diz o livro, recomendando ao leitor que

> procure saber quem é o tal "especialista", muitas vezes um profissional que simplesmente viu a oportunidade de "aparecer" falando de modo a criar polêmica. Consulte os bancos de dados de pesquisa científica [...] disponíveis na internet: quantos artigos científicos ele já escreveu? De quantas pesquisas científicas ele já participou? Nenhuma?

Mais adiante, o livro afirma ainda que

> existem profissionais (não médicos, em geral) que insistem em dizer que inúmeros transtornos se devem a causas psicológicas e que, portanto, devem ser tratados com psicoterapia.

Mesmo quando toda a neurociência evoluiu a ponto de já poder identificar áreas cerebrais que não estão funcionando direito e fotografar (!) essas alterações para que todos possam evidenciar os resultados das pesquisas, ainda tem gente insistindo que este ou aquele transtorno é "emocional".

Argumentos semelhantes são feitos há décadas pelos defensores da existência do TDAH: em entrevista para a *Time* em 1994, o psiquiatra Edward Hallowell afirma que dizer que o TDAH não existe "é como dizer que a terra é plana. Esses dias acabaram. Hoje temos exames do cérebro, estudos genéticos e estudos em gêmeos que mostram que ele é um transtorno neurobiológico altamente hereditário, e não uma condição inventada".[31]

Uma edição de 2013 do programa *Bem Estar*, da Rede Globo, é igualmente direta.[32] Logo na chamada do programa, o apresentador diz que o TDAH "é um problema *do cérebro*, e não uma distração comum. É um problema sério". Na sequência, a pediatra Ana Escobar, da USP, aparece diante de uma animação (produzida pela Universidade de Harvard, segundo indica a legenda) que mostra neurônios em funcionamento e conta que os indivíduos com TDAH não têm quantidade suficiente de neurotransmissores para manter as conexões entre os neurônios, o que faz com que eles se desconectem e a pessoa perca o foco.

Em comum entre as narrativas, está a ideia de que estudos científicos provam a existência do transtorno e sua base biológica. R. Rubio diz que seu cérebro tem "problemas estruturais". Frank Wolkenberg menciona estudos usando "técnicas sofisticadas de neuroimagem" que, em breve, possibilitarão localizar o transtorno. O site da ABDA menciona que "portadores de TDAH têm alterações na região frontal e em suas conexões com o resto do cérebro". E como uma imagem vale mais do que mil palavras, uma foto no Facebook da associação mostra um hemisfério cerebral com os dizeres: "Este é o seu cérebro". Ao lado dele, abaixo de uma explosão de tintas multicoloridas, lê-se: "Este é o seu cérebro com TDAH".[33]

Em *No mundo da lua*, Paulo Mattos argumenta que isso não deveria nos surpreender:

As pessoas têm uma enorme dificuldade em aceitar a existência de doenças acometendo o comportamento. Doenças do sistema nervoso então, nem pensar... Quanto mais em crianças! Aliás, sempre tive uma curiosidade: como é possível alguém admitir existirem inúmeras doenças "orgânicas" no corpo (diabetes, hepatite, asma, câncer, hipertensão etc.), porém nenhuma delas do pescoço para cima? Só temos doenças psicológicas do pescoço para cima?

Na mesma linha, em um artigo intitulado "Disorders without Borders? The Expanding Scope of Psychiatric Practice" [Transtornos sem fronteiras? O escopo em expansão da prática psiquiátrica], o sociólogo inglês Nikolas Rose se questiona:

Não ficaríamos surpresos se metade de nós, em nossas vidas, sofrêssemos com uma doença física — de fato, ficaríamos surpresos se esse não fosse o caso. Além disso, gostaríamos de disponibilizar serviços de saúde a todos e ficaríamos escandalizados se só um quarto dessas condições fossem tratadas. No entanto, ficamos perturbados com a mesma percepção da prevalência de doenças mentais. Por quê?[34]

A estatística citada por Rose não é mera força de expressão: levantamentos epidemiológicos nos Estados Unidos de fato sugerem que mais da metade da população, ao longo da vida, desenvolverá algum tipo de transtorno mental.[35] A explicação para o incômodo descrito por ele, porém, está longe de ser óbvia. Cida Moysés tem sua opinião: "Quando falamos em porcentagens altas em saúde, é em coisas como desnutrição, verminose, que são problemas sociais. Quando a gente fala de doenças biológicas, as frequências são um para 100 mil, um para 1 milhão. Mas se 40% de uma população tiver uma doença, alguma coisa está errada". O interessante é que mesmo os defensores do diagnóstico não são imunes ao incômodo. Como diz Luis Augusto Rohde: "Costumo brincar que nem em dermatologia a gente tem uma prevalência de 40% ou 50% de diagnósticos como nesses grandes estudos de prevalência em saúde mental. Então tem alguma coisa que não fecha".

TEMPOS CONTURBADOS E LUGARES INSANOS

Em 1969, o psicólogo norte-americano David Rosenhan iniciou um dos experimentos mais fascinantes — ou simplesmente tresloucados — da história da ciência. Junto com outros oito voluntários, resolveu transformar-se em um "pseudopaciente" e procurar um hospital psiquiátrico com a falsa queixa de estar ouvindo vozes. O plano de Rosenhan e seus companheiros consistia em, depois de serem internados, comportar-se da forma mais normal possível — inclusive anunciando que as vozes haviam desaparecido —, de forma a investigar se os psiquiatras seriam capazes de perceber que eles não estavam doentes. O resultado do estudo, publicado na prestigiosa revista Science em 1973,[36] foi que os voluntários de Rosenhan permaneceram internados entre sete e 52 dias, e que — apesar de boa parte de seus colegas de internação ter manifestado suspeitas sobre eles ("Você não é louco! Você é um jornalista ou um professor checando o hospital") —, nenhuma das equipes médicas percebeu o embuste. Todos os participantes só tiveram alta depois de adotar o discurso de que "estavam doentes, mas melhores" e levar consigo um diagnóstico de esquizofrenia ou transtorno bipolar em remissão.

Antes mesmo de serem publicados, os achados foram divulgados no meio psiquiátrico, causando considerável desconforto. Isso levou a equipe de um hospital acadêmico a questionar o estudo, realizado em doze hospitais diferentes, e alegar que tais erros não ocorreriam em sua instituição. Ao saber disso, Rosenhan desafiou-os a identificarem novos pseudopacientes, que ele mandaria ao hospital ao longo dos três meses seguintes. De 193 pacientes que se apresentaram à emergência do hospital com queixas psiquiátricas no período, 41 foram diagnosticados por pelo menos um dos membros da equipe como pseudopacientes, e 23 foram considerados suspeitos por um psiquiatra. Mais tarde, Rosenhan afirmaria que jamais havia enviado voluntário algum, o que significava que os indivíduos tidos como falsários eram todos pacientes legítimos.

Investigações mais recentes têm lançado dúvidas sobre a veracidade do relato de Rosenhan, sugerindo que ele tenha inventado boa parte da história[37] — após uma extensa investigação dos arquivos do psicólogo, a jornalista Susannah Calahan só conseguiria identificar um dos pseudopacientes, além do próprio Rosenhan.[38] As acusações de fraude, porém, só emergiriam muitas décadas depois, quando o impacto do estudo já estava consolidado no mundo da psiquiatria.[39] Até porque, falando a verdade ou não, Rosenhan não estava sozinho em sua demonstração da inconsistência do diagnóstico psiquiátrico da época. Em 1974, um estudo comparou a avaliação de pacientes internados em hospitais de Nova York e Londres por meio de gravações em vídeo de entrevistas com oito pacientes.[40] Enquanto os profissionais americanos decidiram pelo diagnóstico de esquizofrenia em sete dos oito casos, seus colegas ingleses chegaram à mesma conclusão para apenas três pacientes, e para os cinco outros preferiram diagnósticos como transtornos afetivos, em especial o transtorno bipolar (na época conhecido como psicose maníaco-depressiva).

Tais demonstrações ajudariam a dar combustível a um crescente movimento antipsiquiátrico nos anos 1960 e 1970, capitaneado por uma mistura heterogênea de expoentes das ciências humanas, ativistas de direitos humanos, artistas e psiquiatras heterodoxos, como o psiquiatra húngaro-americano Thomas Szasz, autor de *The Myth of Mental Illness* [O mito da doença mental].[41] A ideia da psiquiatria como falácia criada para enquadrar indivíduos que desviavam das normas sociais não era nova e datava de inúmeros escritos anteriores, como os comentários de Antonin Artaud, nos anos 1940, sobre o suicídio de Van Gogh.[42] Especialmente a partir da obra de Michel Foucault e da contracultura da década de 1960, ela cresceria em popularidade até ganhar o status de ativismo. No filme *Um estranho no ninho*, de Miloš Forman (baseado no livro de Ken Kesey, de 1962), Jack Nicholson interpreta um criminoso que se interna num hospital psiquiátrico para fugir da prisão, tenta incitar uma rebelião dos pacientes e acaba lobotomizado. Os cinco Oscars concedidos ao filme em 1976 seriam a prova de que as críticas ao sistema psiquiátrico haviam chegado ao mainstream.

A visão da psiquiatria como invenção das instituições capitalistas para normatizar a diferença, que persiste até hoje no imaginário coletivo de parte da população, pode parecer romântica ou mesmo insultante para quem tenha tido contato com o sofrimento mental grave. Afinal, é difícil negar que o "cérebro possa ficar doente", que a psicopatologia exista e que algo sobre o cuidado das pessoas que sofrem com isso tenha sido aprendido ao longo de alguns séculos. Ainda assim, é inegável que a ciência psiquiátrica dos anos 1970 parecia pouco consistente para se contrapor a tais acusações. Com isso, a meta de dar ao diagnóstico a aura da respeitabilidade se tornava uma questão urgente para quem atuava na saúde mental.

A necessidade de validação da psiquiatria norte-americana nos anos 1970 também passava por uma questão pragmática. A especialidade crescera no século XX a partir de referenciais não necessariamente convergentes. O primeiro deles era a psiquiatria médica, especialidade que nascera nos manicômios franceses com Philippe Pinel no século XVIII, ganhara suas bases teóricas com Emil Kraepelin e outros psiquiatras alemães no século XIX e se fortalecera a partir da descoberta dos antipsicóticos e antidepressivos nos anos 1950. O segundo era a psicanálise criada por Freud e seus sucessores, que ao longo da primeira metade do século XX se tornaria dominante em vários países e se multiplicaria numa miríade de linhas teóricas. Com essa multiplicidade de referenciais, a psiquiatria norte-americana era uma mistura complexa de paradigmas, em que o que constituía uma doença mental, em vez de um sofrimento cotidiano, era assunto de concordância mínima. E com dezenas de linhas terapêuticas diferentes e pouca ideia sobre suas indicações, a consequência óbvia foi que os planos de saúde começaram a reduzir sua cobertura na área de saúde mental.[43] Afinal, se ninguém sabia o que era uma doença mental — ou se isso sequer existia —, por que eles haveriam de pagar pelo seu tratamento?

A questão de como estabelecer a linha entre sanidade e loucura não era nova, como sabe qualquer pessoa que tenha lido *O alienista*, de Machado de Assis, um clássico ficcional do século XIX sobre o tema. A primeira tentativa de quantificar a prevalência da doença mental nos Estados Unidos foi feita por Thomas Salmon, que em 1918 lançara, através da Associação Médico-Psicológica Americana, o *Manual estatístico para o uso das instituições para os insanos*[44] — título exemplar para a crítica foucaultiana da organização da loucura como premissa da psiquiatria. Naquele tempo, a especialidade ainda se dedicava basicamente aos tipos de doença mental grave vistos nos asilos. Com o avanço da psicanálise — que na Europa e nos Estados Unidos se fortaleceu após a Segunda Guerra Mundial —, a psiquiatria se expandiu para além do manicômio, e tal nomenclatura se tornou pouco prática para as neuroses do dia a dia. Para dar conta de seu novo espectro de atuação, a APA publicaria em 1952 o seu *Manual diagnóstico e estatístico de transtornos mentais*, que ficaria mais conhecido pela sigla DSM.[45]

Em sua primeira versão — e na segunda, lançada em 1968 —,[46] o DSM manteria a psicanálise como referencial, com categorias como "neurose histérica" (perda psicogênica involuntária em que sintomas começam e terminam subitamente em situações emocionalmente carregadas, simbolizando conflitos subjacentes) e "reação de ajustamento da infância" (uma reação de luto associada com a separação da mãe do paciente, manifestada por ataques de choro, perda de apetite ou afastamento social severo). E ainda que o lado médico da psiquiatria também se fizesse presente, com onze tipos de esquizofrenia, a visão freudiana da doença mental como reação a conflitos internos ou externos permanecia clara. Isso, porém, levava a uma situação desconfortável: num mundo em que ninguém é livre de conflitos, praticamente qualquer pessoa poderia buscar tratamento — algo com que muitos psicanalistas concordariam, mas que constituía o apocalipse para os seguros de saúde.

Os seguros não eram os únicos insatisfeitos com as primeiras versões do DSM: o nascente movimento gay norte-americano tampouco simpatizava com o fato de a homossexualidade ter sido posta no topo da lista dos desvios sexuais no DSM-II, juntamente com fetichismo, pedofilia, transvestismo, exibicionismo, voyeurismo, sadismo, masoquismo e "outros".[47] Para uma comunidade cada vez mais organizada, a ideia de que sua sexualidade fosse classificada como doença mental era simplesmente ofensiva. Numa situação inversa, veteranos do Vietnã que voltavam para casa com sintomas de ansiedade, pesadelos e flashbacks não encontravam no livro um diagnóstico para chamar de seu, já que a categoria "reação a um estresse grosseiro", presente no DSM-I (lançado pouco depois da Segunda Guerra Mundial), tinha desaparecido da segunda edição.[48] Com isso, a missão de escrever a terceira versão do manual, para além da ciência, requereria habilidade política para conciliar diferenças e validar o diagnóstico psiquiátrico aos olhos da população e das seguradoras.

O desafio caberia a uma força-tarefa chefiada por Robert Spitzer, professor de psiquiatria da Columbia University e considerado por muitos como um visionário que daria um novo norte à especialidade. Trabalhando com um grupo na Universidade de Washington, Spitzer tinha desenvolvido critérios objetivos baseados em sintomas para o diagnóstico de 21 categorias de transtornos mentais, os Research Diagnostic Criteria, e mostrado que eles eram razoavelmente confiáveis, ou seja, que diferentes psiquiatras tendiam a concordar com as categorias atribuídas aos pacientes ao utilizá-los.[49] O simples fato de serem confiáveis não bastava para tornar os critérios válidos — ou seja, para provar que eles capturavam doenças reais e poderiam prever algo útil sobre seu prognóstico ou tratamento. Mesmo assim, eles serviriam como base para a elaboração do DSM-III em 1980, que viria a se tornar o ponto de virada da psiquiatria norte-americana.

Contendo 265 diagnósticos, o DSM-III anunciava, já de início, seu caráter "ateórico": a definição dos transtornos mentais era baseada em sintomas objetivos, sem que fosse necessário postular uma causa para eles.[50] Tal abordagem era radicalmente oposta à tradição psicanalítica e remetia à escola de Emil Kraepelin. Célebre por ter descrito a diferenciação entre "demência precoce" (depois rebatizada de esquizofrenia) e "insanidade maníaco-depressiva" (que viria a dar origem à depressão e ao transtorno bipolar), o psiquiatra alemão alertara em sua obra que um clínico não deveria se perder na interpretação poética dos processos mentais. Levando a orientação ao pé da letra, o texto do DSM-III lembrava mais uma receita de bolo do que o linguajar denso e cheio de metáforas da psicanálise. Como um exemplo, o transtorno de déficit de atenção com hiperatividade (que finalmente ganhava seu nome atual, depois de ser descrito ao longo do século XX por nomenclaturas como "lesão cerebral mínima", "disfunção cerebral mínima" e "reação hipercinética da infância") passava a ser definido da seguinte forma:[51]

A. Desatenção. Pelo menos três dos seguintes critérios: (1) frequentemente não termina coisas que começa, (2) frequentemente não parece ouvir, (3) facilmente se distrai, (4) tem dificuldade de concentrar-se em tarefas escolares ou outras que necessitem de atenção, (5) tem dificuldade de manter-se em uma atividade lúdica.
B. Impulsividade. Pelo menos três dos seguintes critérios: (1) frequentemente age antes de pensar, (2) muda excessivamente de uma atividade para outra, (3) tem dificuldade de organizar trabalhos (não por dificuldades cognitivas), (4) precisa de muita supervisão, (5) frequentemente chama a atenção na aula, (6) tem dificuldade de esperar sua vez em jogos ou situações de grupo.
C. Hiperatividade. Pelo menos dois dos seguintes critérios: (1) corre ou escala coisas excessivamente, (2) tem dificuldade de sentar-se parado ou se mexe excessivamente, (3) tem dificuldade de ficar sentado, (4) move-se excessivamente no sono, (5) está sempre andando ou age como se fosse "movido por um motor".
D. Começa antes dos sete anos.
E. Dura pelo menos seis meses.
F. Não se deve a esquizofrenia, transtorno afetivo ou retardo mental severo ou profundo.

Para uma profissão que se orgulhava de sondar os mistérios da alma humana, tais descrições talvez soassem empobrecidas, e é possível que Freud — considerado pelo crítico literário Harold Bloom "o maior escritor moderno"[52] — tenha se revirado na tumba ao ouvi-las. No entanto, é inegável que isso dava ao manual um ar mais científico e objetivo — como o próprio Spitzer certa vez diria, "se você abre o DSM-III, parece que eles sabem de alguma coisa".[53] Para uma especialidade que parecia perdida em sua própria complexidade, a clareza dos critérios do DSM foi uma novidade bem-vinda, que logo seria imitada pela Classificação Internacional de Doenças (CID), da Organização Mundial da Saúde (OMS), e passaria a nortear a psiquiatria ao redor do mundo.

Na prática, o manual não continha nenhum conhecimento novo: suas receitas de bolo eram apenas tentativas de tornar mais simples, objetivos e consensuais os diagnósticos estabelecidos pela psiquiatria da época. A instituição de uma linguagem comum, porém, mostrou-se um avanço: "Quando eu vou apresentar um trabalho sobre déficit de atenção na Alemanha ou no Japão e digo que estou usando os critérios da CID ou do DSM, as pessoas conseguem imaginar o perfil do paciente que faz parte desses estudos", exemplifica Luis Augusto Rohde. A ideia é ecoada por seu contemporâneo Flávio Kapczinski, também professor da UFRGS. "A partir da entrada no DSM-III, a psiquiatria convergiu para o fato de que ela precisava ter uma linguagem comum", conta ele. "Naquela época, começou a se consolidar internacionalmente a ideia de que, se não falássemos a mesma língua, não teríamos uma ciência." Nas falas, fica claro que o impacto do DSM-III pode ser entendido menos pelos avanços que o manual trouxe do que pelos que ele possibilitou, tornando possível selecionar pacientes mais homogêneos para a realização de pesquisas, incluindo testes de novos medicamentos, estudos de marcadores biológicos e levantamentos epidemiológicos.

"A gente chegou ao que temos hoje graças ao DSM", diz Guilherme Polanczyk, cuja entrada no meio médico se deu num período em que o manual já era chamado de "bíblia da psiquiatria". "Se as pessoas têm algum respeito pela psiquiatria é porque existe um diagnóstico razoavelmente confiável que possibilitou que a gente saiba algumas coisas." Ele mesmo se confessa surpreso pelos critérios do DSM funcionarem: "Conseguimos aprender o que se passa no nosso cérebro em alguma medida — é óbvio que com uma margem de erro grande. Mas o que acontece conosco é tão complexo que é surpreendente que uma descrição de sintomas consiga dizer que uma pessoa vai melhorar com um ou outro medicamento".

Os avanços não passariam desapercebidos pela opinião pública, que a partir dos anos 1980 reverberaria a ideia de que a psiquiatria passava por uma revolução. Ao longo das duas últimas décadas do século XX, a mídia anunciaria que a psiquiatria "estava na fronteira de transformar-se em uma ciência exata, precisa e quantificável como a genética molecular", como afirmado pelo *The Evening Sun* em 1984.[54] Implícita nesse processo estava a aproximação com o resto da medicina: no mesmo ano, o livro *The Broken Brain* [O cérebro quebrado], de Nancy Andreasen, anunciava que "as grandes doenças psiquiátricas são doenças. Elas deveriam ser consideradas doenças médicas como diabetes, doenças cardíacas ou câncer".[55] A história da revolução psiquiátrica seria anunciada aos quatro ventos pela APA, que treinaria seus membros para passar a mensagem em sua comunicação com a mídia. Com isso, manchetes de jornais, anúncios de televisão e o público em geral finalmente passavam a perceber a psiquiatria como uma especialidade médica de fato, com um futuro promissor que em breve se concretizaria.

MINICÉREBROS E PEIXES AUTISTAS

Com um par de óculos e um terno impecável, Thomas Insel adentra a arena do TEDx Caltech declarando que a ciência salva vidas.[56] Em frente a um gráfico com inúmeras retas diagonais que apontam para baixo, o cientista norte-americano fala dos impactos da medicina sobre a mortalidade de doenças como leucemia, cardiopatias, aids e acidentes vasculares cerebrais nas últimas décadas. Desses sucessos, Insel passa para a linha horizontal da mortalidade por suicídio, praticamente inalterada nos Estados Unidos no mesmo período. Noventa por cento dos suicídios, segundo ele, estão relacionados a transtornos mentais, que afetam uma em cada cinco pessoas. A má notícia, porém, logo dá lugar à promessa de que isso está prestes a mudar. Ele argumenta que devemos deixar de considerar esses transtornos como "mentais" ou "comportamentais" e repensá-los como "transtornos do cérebro". "Isso não é reducionismo — o cérebro é complexo e nem de perto unidimensional ou reducionista", diz ele. Para provar seu ponto, ele mostra imagens cerebrais capazes de detectar alterações sutis antes que as pessoas apresentem sintomas psicóticos, reiterando o bordão de "detecção precoce, intervenção precoce".

Insel ganhou notoriedade na neurociência básica estudando o arganaz-do-campo e o arganaz-da-montanha, duas espécies de roedores vagamente aparentados aos camundongos. Apesar de semelhantes, as espécies se diferenciam pelo comportamento sexual: enquanto o arganaz-do-campo forma casais estáveis que costumam durar a vida inteira, o que lhe rende citações elogiosas em sites cristãos,[57] seu primo da montanha é promíscuo como a maior parte dos mamíferos. Por mais de duas décadas, Insel se propôs a estudar os mecanismos que determinam a monogamia no arganaz-do-campo — que incluem receptores de dopamina no cérebro e genes para hormônios como ocitocina e vasopressina.[58] E ainda que a história seja mais complexa do que costuma ser contada — dada a oportunidade, sabe-se que o roedor não tem grandes escrúpulos em trair seus parceiros[59] —, Insel e seu colega Larry Young são amplamente reconhecidos por seus avanços no conhecimento sobre a biologia do apego.

Mesmo assim, foi uma surpresa quando, em 2002, Insel foi nomeado para o posto de diretor do Instituto Nacional de Saúde Mental (NIMH) dos Estados Unidos: apesar de psiquiatra, ele não trabalhava com seres humanos havia mais de uma década. Sua nomeação, assim, marcava o auge da virada biológica que se anunciava na psiquiatria havia anos. Em um artigo de 1998, o também psiquiatra-convertido-em-cientista-básico Eric Kandel — que ganharia o Nobel dois anos depois por suas pesquisas sobre memória na *Aplysia californica*, enorme lesma marinha que pode pesar até sete quilos — argumentava que a psiquiatria precisava de um "novo arcabouço intelectual", e que futuros psiquiatras necessitariam de maior conhecimento da estrutura e do funcionamento do cérebro.[60]

Insel levaria a lógica ainda mais longe: em artigo de 2005 intitulado "Psychiatry as a Clinical Neuroscience Discipline" [A psiquiatria como uma disciplina de neurociência clínica], ele diria que

> o reconhecimento de que transtornos mentais são doenças do cérebro sugere que os psiquiatras do futuro terão de ser educados como cientistas do cérebro. De fato, psiquiatras e neurologistas podem ser considerados 'neurocientistas clínicos', aplicando os insights revolucionários da neurociência para cuidar daqueles com transtornos do cérebro.[61]

A ideia era respaldada pelas opiniões de um amplo corpo de cientistas: em 2011, a revista *Science* publicaria um artigo intitulado "The Future of Psychiatric Research: Genomes and Neural Circuits" [O futuro da pesquisa psiquiátrica: Genomas e circuitos neurais], assinado por uma lista de grandes nomes da psiquiatria e da ciência básica, que além de Kandel incluía outros vencedores do Nobel, como o biólogo molecular Sydney Brenner e o geneticista James Watson.[62] Com uma imagem de feixes coloridos no cérebro obtida por ressonância magnética no centro da página, o artigo defende que a integração das ferramentas da genômica e da neurociência é necessária para revelar as causas das doenças psiquiátricas e sugerir estratégias para seu tratamento e prevenção. Num mundo que começava a discutir a quinta atualização do DSM, projetada para 2013, o futuro parecia se aproximar a pleno vapor, se é que já não havia chegado. Não por acaso, Insel deixaria o NIMH para ir trabalhar no Google em 2015, e em 2017 sairia da empresa para fundar sua própria start-up, a Mindstrong, dedicada a detectar e tratar transtornos mentais a partir de dados de smartphones.[63]

A impressão de que o futuro já chegou é partilhada por quem visita o laboratório de pesquisa em células-tronco do Instituto D'Or de Pesquisa e Ensino. Financiado com um misto de recursos públicos e proventos da maior rede privada de hospitais do país, o laboratório é capitaneado por Stevens Rehen, professor da UFRJ, e foi responsável pela demonstração causal dos efeitos do vírus zika sobre o desenvolvimento cerebral.[64] Vestido com touca, propés, avental e luvas, salto um banquinho improvisado como barreira na sala de descontaminação e entro no laboratório de cultivo celular, em que meia dúzia de pessoas trabalham com pipetas ao som de "Rape Me", do Nirvana, que toca numa caixinha de som Bose de última geração. Quatro capelas estéreis para a manipulação das culturas dividem espaço com um robô para análises automatizadas de amostras biológicas e diversas estufas, em que são cultivadas as linhagens de células neurais do laboratório.

Minha ex-colega Lisiane Porciúncula, professora do Departamento de Bioquímica da UFRGS, é quem me serve de guia. Ela tira da estufa uma placa de cultivo em que boiam no meio de cultura os organoides cerebrais ou "minicérebros", pequenos órgãos rudimentares gerados a partir de células-tronco neurais, que por sua vez são produzidas pelo tratamento de amostras de pele humana com vírus contendo fatores de crescimento celular.[65] Com dezoito dias de vida, os organoides parecem pequenos farelos, o que me decepciona um pouco — quando ouvi falar em "minicérebros", confesso que tinha fantasiado algo maior. Em seguida, porém, Lisiane apanha alguns organoides de noventa dias, limite da idade em que são mantidos em cultura. Nessa placa, vários deles já apresentam estrutura rudimentar, ainda que com estranhas bolhas cheias de material gelatinoso. "A gente não sabe bem o que é isso", diz Lisiane, "mas outros laboratórios do exterior têm encontrado a mesma coisa."

Depois do tour geral, ela chega à linhagem de cérebros com TDAH, que é o motivo da minha visita. Os organoides cerebrais são gerados a partir da pele de pacientes selecionados por Paulo Mattos, autor de *No mundo da lua* e pesquisador do Instituto — e, segundo Porciúncula, correspondem a casos clássicos do transtorno. A ideia do projeto é compará-los com minicérebros vindos das células de um grupo controle saudável — indivíduos sem patologia psiquiátrica conhecida. Ainda que Lisiane trabalhe há quase um ano no projeto, até agora ela só tem duas linhagens derivadas de pacientes, já que o processo de geração das células-tronco neurais leva meses para ser concluído. Uma delas, conta a pesquisadora, parece se desenvolver mais lentamente do que as linhagens controle, o que estaria de acordo com teorias de que a maturação cerebral demora mais para ocorrer em crianças com TDAH. A outra linhagem, no entanto, não apresenta grandes diferenças, o que a leva a inferir que ainda não é possível chegar a conclusões definitivas.[66]

Porciúncula não trabalhou sempre com TDAH — sua tese de doutorado analisava os efeitos neuroprotetores de moléculas pertencentes à classe das purinas, como a adenosina. Mais tarde, passou a se dedicar aos efeitos cerebrais e comportamentais da cafeína, um modulador dos receptores dessas substâncias. À medida que se interessava pelos efeitos da cafeína no desenvolvimento de ratos, começou a se perguntar como eles ocorriam em ratos espontaneamente hipertensos (SHR) — uma cepa de roedores originalmente desenvolvida nos anos 1960 para o estudo da pressão arterial. Nas últimas duas décadas, mais e mais cientistas têm se interessado pelo animal — que apresenta maior atividade motora e comportamentos compatíveis com impulsividade e atenção diminuída em relação a outras cepas de ratos — como um possível modelo animal do TDAH.[67]

"Para estudar comportamento em ratos, a gente tem esse modelo, que dentro das limitações dos modelos animais é o que melhor preenche critérios de validade. Mas o desenvolvimento do cérebro do rato não tem nada a ver com o do humano", diz Porciúncula, explicando por que resolveu passar um ano sabático no Rio de Janeiro para aprender a cultivar os minicérebros. "A gente tem que juntar as limitações dos modelos para eles se complementarem." Por trás do interesse científico de Porciúncula no TDAH se esconde uma motivação pessoal — o filho dela foi diagnosticado com o transtorno aos cinco anos, tratando-se desde então: "Ele é altamente responsivo à medicação", conta ela. "Foi como tirar os sintomas com a mão."

Histórias pessoais à parte, o interesse pela biologia dos transtornos psiquiátricos é compartilhado por inúmeros neurocientistas — em parte porque a perspectiva de aplicação de suas descobertas em pacientes é estratégica na luta por financiamento e crescimento acadêmico. A pressão para aplicação mais direta dos resultados de pesquisa básica tem sido uma tendência clara na ciência mundial desde os anos 1990 — num movimento em direção ao que passou a ser denominado de "pesquisa translacional". A ênfase na aplicabilidade das pesquisas influencia cientistas cada vez mais cedo: como comenta Roberta Andrejew, aluna de mestrado no departamento de Porciúncula, isso é cobrado já em seleções de pós-graduação. "As bancas perguntam se o teu modelo tem 'translacionalidade' e o que as pessoas ganharão com ele", diz ela.

A tendência eventualmente leva a exageros: num exemplo clássico, a manchete sobre uma apresentação de pesquisadores da Universidade da Califórnia em Los Angeles (UCLA) anunciava que um experimento havia "implicado um gene da linguagem no autismo".[68] Pouco importava que o experimento tivesse sido conduzido em larvas de peixe-zebra — o popular "paulistinha" dos aquários de água doce —, organismo evidentemente incapaz de falar, no qual também seria bastante difícil diagnosticar autismo. "Peixes controle sacodem a cauda brevemente quando estimulados, mas os mutantes de CNTNAP2 [um gene implicado em alguns problemas específicos de linguagem] batem suas caudas por muito mais tempo", dizia a matéria com ufanismo. Eu mesmo não passei impune pela febre: os primeiros pedidos de verba para pesquisa de minha carreira falavam em "propor técnicas efetivas e específicas de manipulação de memórias com potencial para a sua aplicação translacional em transtornos de ansiedade", mesmo que eu estudasse aspectos básicos da biologia da memória em camundongos, o que hoje me causa certo constrangimento.

Por trás disso tudo, no entanto, há uma motivação óbvia, que transparece enquanto observo as neuroesferas, células-tronco neurais e minicérebros "portadores" de déficit de atenção ao microscópio. A atenção dos psiquiatras ao cérebro tornou o que fazemos massivamente mais importante aos olhos do público, e é apenas esperado que ela contamine nossos próprios olhares. Em meio aos cientistas de jaleco que trabalham concentrados nas capelas esterilizadas ao meu redor, não é difícil entender por quê. Sem que nenhum de nós tenha de dizer nada, a parafernália tecnológica que nos circunda já faz com que, como diria Robert Spitzer, qualquer um que observe a cena tenha a impressão de que nós sabemos de alguma coisa.

O CÉREBRO ONIPRESENTE

No S.I.N.A.P.S.E. (acrônimo para Simpósio de Neurociências Aplicadas e Pesquisa Experimental), em Passo Fundo, no norte gaúcho, Osmar Terra parece levar a receita a sério. Em sua palestra, o ministro do Desenvolvimento Social e Agrário,[69] deputado federal e ex-secretário da Saúde do Rio Grande do Sul se estende em uma longa arenga sobre os riscos de desprezar a evidência científica em políticas públicas. Terra conta a história de Trofim Lysenko, o biólogo russo que convencera Stálin de que era possível transformar o trigo de inverno no trigo de primavera. Com suas teorias, que acabariam por revelar-se incorretas, Lysenko seria um dos responsáveis por crises de fome que matariam milhões na União Soviética. Terra lembra a história como um exemplo dos efeitos trágicos da intervenção política na ciência — não surpreendentemente, Lysenko era próximo de Stálin, cujo regime contribuiu ativamente para a supressão de ideias contrárias às do biólogo na comunidade científica soviética.

A alfinetada no governo stalinista e em seu aparelhamento do Estado não é acidental — o deputado do MDB é um político conservador que, em suas passagens pela Secretaria da Saúde, ficou conhecido por sua oposição frontal a iniciativas de flexibilização ou descriminalização das drogas. Dito isso, as credenciais que trazem Terra ao S.I.N.A.P.S.E. são, pelo menos em teoria, científicas: o deputado é psiquiatra e, em 2009, defendeu um mestrado em neurociências na PUCRS, revisando um conjunto de estudos anteriores que haviam tentado estabelecer correlatos do comportamento violento com resultados de exames de neuroimagem.[70] Isso não basta, porém, para que ele perca sua aura de político — Terra chegou ao simpósio cercado de um séquito de engravatados, ao que tudo indica composto de lideranças locais atrás de alguma benesse ministerial.

Terra segue sua digressão com uma enxurrada de imagens de neurônios e animações que descrevem de forma bastante primária como se formam as conexões cerebrais. Citando Eric Kandel, ele explica que "o detalhamento da formação da rede de neurônios no cérebro é dependente de interações específicas com o meio ambiente. A influência do ambiente no cérebro muda com a idade, e profundos efeitos ocorrem no período inicial da fase pós-natal". Ele sustenta sua tese mostrando vídeos de bebês interagindo com as mães, gansos seguindo seres humanos e documentários abordando os trabalhos do psicólogo canadense Richard Tremblay sobre a origem da violência em crianças. Tudo isso serve de escada para a apresentação do Programa Criança Feliz, do ministério ocupado por Terra,[71] que busca orientar os pais de crianças de zero a seis anos, oferecendo instrumentos para estimular o desenvolvimento cognitivo, emocional e psicossocial por meio de visitas domiciliares de profissionais da saúde. Ele menciona que o programa foi construído com base no Marco Legal da Primeira Infância, baseado em evidências científicas, e que foi "uma das poucas leis aprovadas por unanimidade na Câmara e no Senado em tempo recorde".

Depois de toda a ênfase na importância da evidência, imagino que Terra vá arrematar a palestra com dados sobre a eficácia do programa. Afinal, uma coisa é acreditar que o estímulo na primeira infância é fundamental para o desenvolvimento das crianças — uma conjectura que poderia ser feita sem neurociência alguma. Outra, bem diferente, é afirmar que visitas domiciliares de orientação podem facilitar esse processo. A palestra de Terra, no entanto, acaba sem esclarecimento algum, e meu braço levantado indicando a intenção de fazer uma pergunta é ignorado pelo mediador da palestra, que prefere dar a palavra a um bajulador na primeira fila que indaga se a apresentação está disponível em vídeo. Logo depois, a seção é encerrada, e Terra bate em retirada, levando consigo seu cortejo e me deixando a ver navios — ou neurônios. Atrás de mim, alguém comenta: "Mas tu viu a corja? Ele trouxe catorze caras aqui pra dentro", acrescentando que a comitiva do deputado, apesar de não inscrita no simpósio, não hesitou em atacar sem dó a mesa do *coffee break*.[72]

Numa outra mesa a quatro estados de distância, num chorinho no bairro da Glória, no Rio de Janeiro, minha amiga Luiza Ugarte, doutoranda em neuroeconomia, se queixa do excesso de atenção que a senhora que lhe aluga o apartamento tem lhe demandado. "Ela chegou em casa ontem e perguntou: 'Olha só, você que é neurocientista, me dá uma ajuda aqui. Eu tinha que marcar uma entrevista de emprego, e eles tinham vagas às duas, às três e às cinco da tarde. Eu marquei às cinco. Você acha que eu tomei a decisão certa?'". Minha amiga não teve resposta neurocientífica à altura — ou não teve confiança para confessá-la. Mais importante do que a resposta, porém, é a existência da pergunta.

Como comenta Benilton Bezerra Jr., psicanalista e professor do Instituto de Medicina Social da Uerj, "houve um momento em que a psicanálise explicava tudo, e psicanalistas eram chamados para emitir opinião sobre os mais diversos assuntos. Hoje, é raro você encontrar colunas de psicanalistas no jornal. Por outro lado, um neurocientista pode opinar sobre qualquer aspecto da experiência humana, e isso parece cada vez mais normal aos ouvidos das pessoas". Bezerra, estudioso do processo da expansão do discurso neurocientífico na sociedade, brinca que a proliferação do aparecimento de disciplinas como neuroeducação, neuroética, neuroeconomia, neuroarte e neuroestética geralmente reflete o avanço do "neuro-oportunismo".

O termo não parece ter ganhado força em português — de acordo com o Google, a única pessoa a usá-lo na internet fui eu mesmo, num editorial sobre jornalismo científico há um par de anos.[73] Por outro lado, o *Urban Dictionary* inclui um verbete para o termo "*neurofication*", definido como "o ato de engrandecer artificialmente qualquer área de atividade científica ou não científica com o mistério, a legitimidade e a nobreza da neurociência, simplesmente adicionando o prefixo 'neuro-' a um termo qualquer".[74] Estratégia, aliás, que é sustentada por evidência científica: em estudo de 2008 intitulado "O fascínio sedutor das explicações da neurociência", psicólogos da Universidade Yale demonstraram que a adição de jargão neurocientífico à explicação de um fenômeno psicológico aumentava a confiança das pessoas nela, e que o efeito era especialmente significativo no caso de explicações ruins.[75] Uma replicação dos resultados por outros pesquisadores em 2015 mostraria que o poder de convencimento de argumentos da neurociência era maior do que aqueles relacionados à psicologia, às ciências sociais ou a outras ciências naturais,[76] confirmando a impressão de Bezerra.

A tendência ao uso do "neurojargão" no cotidiano tem se transformado em piada interna para neurocientistas: blogs com nomes como Neuroskeptic,[77] The Neurocritic[78] e Neurobollocks[79] se dedicam a apresentar exemplos irônicos de aplicações estapafúrdias da neurociência, como neurobusiness, neuroioga, neurodietas e cursos para colher o poder da neuroplasticidade. Juntando-se aos neuro-oportunismos mais óbvios estão inúmeras matérias questionáveis na mídia leiga que descrevem a "base cerebral" de todo o tipo de fenômeno psicológico, indo da fé em Deus ao apego a telefones celulares. Neuroskeptic — um neurocientista inglês que mantém sua identidade em segredo — chama isso de "neurociência vulgar": uma prática que, em vez de tornar os conceitos de neurociência compreensíveis em linguagem cotidiana, disfarça conceitos cotidianos com a linguagem da neurociência, dando-lhes um ar mais científico.

O bioeticista Eric Racine explica isso por um fenômeno batizado de "neurorrealismo": a ideia de que uma explicação baseada no cérebro tende a dar a um fato uma aura de maior realidade, mesmo quando esse fato já é obviamente verdadeiro aos olhos do senso comum.[80] Para exemplificar a tese, Racine cita manchetes de jornais norte-americanos como "Gordura realmente traz prazer"[81] ou "Você ama seu iPhone. Literalmente",[82] descrevendo resultados de experimentos de neuroimagem que "comprovam" conceitos óbvios: afinal, ninguém precisa de uma ressonância magnética para mostrar que determinada experiência é prazerosa ou desagradável. Na mesma linha, um artigo de 2012 da revista *New Statesman* intitulado "Seu cérebro na pseudociência: O avanço das neurobobagens populares"[83] definiria a nova onda de obras de divulgação científica sobre neurociência, como as dos autores Malcolm Gladwell e Jonah Lehrer,[84] como "livros de autoajuda vestidos de avental".

Também vestindo um avental, a pediatra Ana Escobar está diante de duas caixinhas com neurônios desenhados, na continuação do programa *Bem Estar* sobre o TDAH em 2013. "Para que a nossa atenção foque e a gente preste atenção em todas as coisas, os neurônios precisam estar conectados. Para a conexão desses neurônios, a gente tem o que chamamos de neurotransmissores, que promovem a conexão", explica Ana. "Então uma ordem vai passando de um neurônio para o outro, e com isso a gente vai vivendo. As crianças que têm o déficit de atenção têm uma conexão só assim, uma conexão frágil, porque esses neurotransmissores desaparecem rapidamente", diz ela enquanto liga as caixas com os neurônios com uma única fita amarela. "Quando a gente toma o remédio e faz o tratamento, aumenta a quantidade de neurotransmissores, e consequentemente a conexão entre os neurônios", prossegue, amarrando os neurônios com mais duas fitas amarelas. "Com isso, as crianças e os adultos conseguem focar, prestar atenção na aula, prestar atenção na lição e fazer as atividades normais que têm de fazer."

Talvez sem saber, Escobar ecoa o roteiro de um célebre comercial da farmacêutica Pfizer em 2001.[85] A animação em preto e branco mostra uma simpática bolinha triste com uma nuvem de chuva sobre si, que "se sente sozinha e não gosta mais das coisas que um dia gostou". A narração explica que esses são sintomas da depressão, uma condição médica séria que afeta mais de 20 milhões de norte-americanos. A seguir, vemos imagens de dois neurônios esquematizados, um dos quais manda neurotransmissores para o outro. "Ainda que as causas não sejam conhecidas, a depressão pode estar relacionada a um desequilíbrio de químicos naturais entre neurônios no cérebro. O Zoloft funciona para consertar esse desequilíbrio", diz a narração, enquanto os tais químicos fluem mais rapidamente. "Você não precisa se sentir assim", segue o comercial, cortando de volta para a bolinha simpática, que agora está feliz e passa a seguir um passarinho azul.

O DESEQUILÍBRIO QUÍMICO

A ideia de que a depressão decorre de um desequilíbrio em sistemas de neurotransmissores do cérebro não é recente e costuma ser atribuída ao psiquiatra norte-americano Joseph Schildkraut no distante ano de 1965.[86] Com base nos efeitos de drogas que potenciavam ou depletavam os estoques de noradrenalina no sangue, Schildkraut propunha que algumas depressões, se não todas, estariam associadas a uma deficiência relativa ou absoluta desse neurotransmissor. A hipótese se expandiria e viria a abarcar não só a noradrenalina, mas outros neurotransmissores do grupo das monoaminas, como a dopamina e a serotonina. Esta última se tornaria mais importante aos olhos de médicos e pesquisadores depois da constatação de que os ditos antidepressivos de segunda geração, como a sertralina (Zoloft) e a fluoxetina (Prozac), eram inibidores da recaptação de serotonina, por interferirem nos mecanismos que retiram o neurotransmissor das sinapses.

Dos anos 1960 para cá, inúmeras pesquisas foram feitas tentando comprovar a ligação entre deficiências no sistema serotonérgico e depressão, com metodologias que vão de medidas de metabólitos da serotonina no sangue e líquido cefalorraquidiano a exames de neuroimagem utilizando moléculas radioativas que se ligam a seus receptores. Os resultados, no entanto, jamais confirmaram a hipótese: a maior parte dos estudos ao longo de cinco décadas tem falhado em demonstrar diferenças importantes entre os níveis de serotonina de pacientes com depressão e controles. Com isso, a literatura científica tem relegado a ideia de que a deficiência num neurotransmissor específico possa explicar a depressão ao balde das boas teorias que não deram certo. Como colocaria em

2005 o influente psiquiatra norte-americano Kenneth Kendler, membro dos grupos de trabalho sobre transtornos de humor das últimas três edições do DSM, "nós procuramos por explicações neuroquímicas grandes e simples para transtornos psiquiátricos e não as encontramos".[87]

Apesar disso, a ideia de que a depressão é causada pela falta de determinados neurotransmissores é ubíqua no discurso de psiquiatras na mídia. Uma notícia veiculada no site da ABP em 2013 nos explica que "a depressão é uma síndrome que engloba desde a deficiência no nível de alguns neurotransmissores — serotonina, noradrenalina e dopamina — até alterações em níveis hormonais". Por volta da mesma época, o site UOL Saúde declarava que a depressão se manifesta quando há alteração na comunicação entre as células cerebrais — os neurônios — causando um desequilíbrio químico-fisiológico. No caso da depressão, a serotonina e a noradrenalina estariam envolvidas "em todos os processos responsáveis pelos sintomas da doença". De forma similar, a *Veja* online explicava que, "do ponto de vista químico, o desequilíbrio nos níveis de serotonina e noradrenalina está na origem dos quadros depressivos".[88]

Em nenhum lugar a visão do "desequilíbrio químico" parece ser tão prevalente, porém, quanto nos anúncios de psicofármacos, cuja veiculação pública é permitida nos Estados Unidos, ao contrário do que ocorre no Brasil. "Quando você está deprimido clinicamente, uma coisa que pode acontecer é a queda dos níveis de serotonina", diz um anúncio do Prozac. "Em pessoas com depressão e ansiedade, existe um desequilíbrio de serotonina", diz outro, do Lexapro.[89] Por trás disso, está implícita a ideia de que a doença tem uma causa conhecida, com tratamentos específicos. A estratégia segue a receita descrita pelo publicitário farmacêutico Vince Parry em um artigo nada sutil chamado "The Art of Branding a Condition" [A arte de vender uma condição], publicada na revista *Medical Marketing & Media*.[90] De acordo com Parry, as explicações para um diagnóstico deveriam focar em "uma única história, com uma estrutura de chave-fechadura, ou problema-solução". Dando suporte a essa visão, a ideia de que a melhor compreensão biológica dos transtornos psiquiátricos teria levado a tratamentos mais específicos é instrumental.

Um exame histórico, no entanto, mostra que nada poderia estar tão longe da verdade. Os grandes grupos de psicofármacos atualmente usados foram descobertos de forma relativamente fortuita, numa série de eventos concentrados entre os anos 1950 e 1970.[91] Inicialmente, estudos dos efeitos anestésicos de substâncias como a prometazina e a clorpromazina levariam psiquiatras a testá-las em pacientes psicóticos, com uma redução rápida e dramática de sintomas como alucinações, o que deu origem aos primeiros "neurolépticos", que depois viriam a ser chamados de antipsicóticos. Na mesma época, o estudo de substâncias sintetizadas como relaxantes musculares daria origem a tranquilizantes como o meprobamato e aos benzodiazepínicos. Os primeiros antidepressivos seriam desenhados a partir de agentes antituberculosos como a iproniazida, aparentemente capazes de "energizar" pacientes em sanatórios. A ritalina e outros estimulantes derivaram das anfetaminas, drogas conhecidas desde o século XIX, e já eram usados para a hiperatividade desde a década de 1950. Por fim, um dos elementos mais simples da tabela periódica, o lítio, se mostrou efetivo para tratar episódios maníacos e entraria em uso corrente na psiquiatria nos anos 1960 e 1970.

Todos esses avanços ocorreram antes do DSM-III e do boom da psiquiatria biológica, numa época em que a neurociência ainda engatinhava, e vários dos neurotransmissores afetados pelas drogas nem sequer eram conhecidos. Contraintuitivamente, foi a descoberta dos medicamentos que levou às teorias do "desequilíbrio químico" — como a do excesso de dopamina na esquizofrenia, a da ausência de dopamina no TDAH e a da escassez de monoaminas na depressão —, e não o contrário. Essas teorias, porém, se mostrariam insuficientes para capturar a complexa fisiopatologia das doenças mentais. Como escreve o jornalista Robert Whitaker em *Anatomia de uma epidemia*, ácida crítica à psiquiatria norte-americana,

> não houve nenhum avanço científico inovador que levasse à introdução [dos] medicamentos psiquiátricos da primeira geração. Em vez disso, cientistas que estudavam compostos a serem utilizados como anestésicos e como pílulas mágicas para doenças infecciosas tropeçaram em diversos agentes que tinham efeitos colaterais inéditos. Depois, no curso dos trinta anos seguintes, os pesquisadores determinaram que essas drogas funcionavam mediante a perturbação do funcionamento normal de vias neuronais do cérebro. [...] Em vez de corrigir desequilíbrios químicos cerebrais, os fármacos os *criavam*.[92]

De lá para cá, as teorias sobre a origem das doenças mentais desenvolvidas a partir do boom da psiquiatria biológica contribuiriam pouco para o desenvolvimento de novos fármacos — que, com raríssimas exceções, seguem sendo variações sobre os mecanismos de seus antecessores. Como resume Valentim Gentil Filho, professor titular de psiquiatria da USP: "Não existe medicamento melhor do que imipramina para depressão. Não existe medicamento melhor na prevenção de transtorno bipolar do que o lítio. Não existe medicamento mais eficaz na fase aguda de uma crise psicótica, apesar dos seus efeitos colaterais, do que o haloperidol. Não existe antipsicótico melhor para sintomas negativos do que a clozapina. Não existe medicamento melhor para crises de ansiedade do que diazepam e suas variantes. E por que deveria haver? Não existe nenhum medicamento melhor para tratar sífilis do que penicilina". Em comum entre os psicofármacos descritos por Valentim está o fato de que chegaram ao mercado entre as décadas de 1950 e 1970.

Outra expectativa constante ao longo da "revolução da psiquiatria biológica" era a de que o método de classificação empregado pelo DSM — a definição de diagnósticos baseados em sintomas — logo seria substituído por exames objetivos. Como anunciava o *Washington Post* em 2016,

> um pequeno mas crescente número de clínicos e pesquisadores tem rejeitado protocolos diagnósticos nos quais profissionais de saúde mental têm se baseado por anos — catalogando sintomas como tristeza, fadiga e perda de apetite — para focar-se em encontrar pistas biológicas associadas a esses sintomas em um exame de sangue, uma imagem do cérebro ou uma amostra de saliva. Esses são os biomarcadores, medidas concretas da doença mental, que muitos pensam que trarão a saúde mental para o século XXI.[93]

Como atestam os experimentos de David Rosenhan, o complexo de inferioridade da psiquiatria em relação ao resto da medicina pela ausência de "provas" para seus diagnósticos não era novo. E era apenas natural que, com a crescente pesquisa sobre a biologia dos transtornos mentais, houvesse esperança de que a psiquiatria seguiria o mesmo caminho da medicina, em que o diagnóstico baseado em sintomas foi complementado ou substituído por uma miríade de exames.

Tal esperança estimulou milhares de estudos científicos nas últimas décadas que, utilizando imagens do cérebro, exames de sangue, análises genéticas e outros artifícios, tentaram estabelecer diferenças biológicas entre pacientes com determinados transtornos e controles saudáveis. Tais artigos geraram um corpo impressionante de conhecimento sobre essas diferenças — em geral discretas e observáveis apenas entre médias populacionais, com ampla sobreposição entre os indivíduos.[94] Quando o lançamento do DSM-5 foi anunciado para a segunda década do século XXI, a expectativa era de que esse conhecimento pudesse ser usado para incorporar métodos diagnósticos objetivos. No curso da elaboração do manual, porém, ficaria claro que, apesar das centenas de testes propostos, nenhum deles possuía acurácia suficiente como critério diagnóstico. E com uma honrosa exceção que comprova a regra — a incorporação dos baixos níveis do hormônio hipocretina no líquido cerebrorraquidiano no diagnóstico da narcolepsia —, a receita de bolo do DSM-5 permaneceria praticamente intocada pela biologia.[95]

Somado a tudo isso está o fato de que quase toda a ciência psiquiátrica nas últimas décadas foi construída por estudos de pacientes definidos pelos critérios dos DSMs — o que faz com que a determinação do melhor tratamento seja, na prática, baseada nos sintomas. "Nossas evidências são embasadas nisso, porque a escolha farmacológica veio de um ensaio clínico que usou aquele critério", explica o psiquiatra e professor da UFRGS Giovanni Salum, cuja formação inclui estadias de pós-doutorado no National Institute of Mental Health nos Estados Unidos para se aprofundar no estudo de exames de imagem do cérebro. "A neurociência me abriu a mente, e é necessária para fazer pesquisa. Mas, como clínico, para tratar as pessoas, a coisa que mais me interessa é o diagnóstico sintomático, porque é isso que tem implicações no tratamento que eu vou escolher." Seu colega Guilherme Polanczyk concorda: "Existe um risco muito grande em abandonar o diagnóstico, porque aí nada é específico e cada um passa a ter a sua própria arte para tratar o sintoma mexendo em tal sistema neurotransmissor".

A preocupação ecoada por Salum e Polanczyk não é trivial: na prática, ambos transmitem a ideia contraintuitiva de que praticar uma psiquiatria "baseada na neurociência", por ora, é uma postura menos científica do que se ater aos sintomas. Apesar das sucessivas revoluções biológicas alardeadas pela psiquiatria a partir dos anos 1980, o impacto das descobertas sobre o cérebro na essência da profissão até agora foi mínimo: os grandes grupos de fármacos são os mesmos dos anos 1970 e, como já vimos, derivaram mais do acaso do que da compreensão dos mecanismos das doenças mentais. Para o diagnóstico, a especialidade segue sem contar com exames objetivos, e marcadores biológicos permanecem como uma esperança elusiva. Isso não impede, porém, que o debate público sobre os transtornos conte uma história bem diferente.

NA PONTA DO NEURÔNIO

Entre 2014 e 2015, jornais como a *Folha de S.Paulo*[96] e o inglês *The Telegraph*[97] começaram a noticiar o aparecimento de uma experiência sui generis na psiquiatria contemporânea — os "campos de reabilitação" chineses para viciados em internet. Construídos a partir da abordagem desenvolvida num hospital militar de Beijing por Tao Ran, psiquiatra e coronel do Exército de Libertação do Povo Chinês, o controverso regime de desintoxicação para os "viciados", geralmente internados à força pelos pais, inclui exercícios forçados ao estilo militar, somados a medicamentos, sessões de psicoterapia de grupo e aulas sobre como lidar com a dependência. Em fotos divulgadas pelos jornais, adolescentes vestindo uniformes camuflados correm e fazem flexões, enquanto outros têm fios e eletrodos colados à cabeça para medir a atividade cerebral.

O "vício em internet" foi declarado formalmente uma condição clínica na China em 2008. De acordo com Tao Ran, ele leva a problemas semelhantes àqueles derivados do consumo de heroína. "O metabolismo de glicose e oxigênio [no cérebro dos usuários] caiu entre 8% e 13%, o que significa que esses jovens passaram a ter 'cérebros de jogos'", diz ele. "Muitas partes de seus cérebros ficaram disfuncionais." As alterações mais evidentes, segundo o psiquiatra, seriam encontradas nos lobos frontal e parietal, responsáveis por decisões, planejamento e lógica. Na entrada dos pacientes no serviço de Ran, um exame de eletroencefalografia verifica "se falta sangue ou oxigênio no cérebro ou se ele está fatigado" e, segundo a equipe médica, pode captar indícios de depressão.

Do outro lado do mundo, em 2013, uma manchete do jornal *O Globo* fazia coro, anunciando que "estudos recentes apontam que as mudanças causadas no cérebro pelo abuso na utilização da web são similares aos efeitos de drogas químicas, como o álcool e a cocaína".[98] "A dependência pela tecnologia é comportamental, as outras são químicas, mas ela causa o mesmo desgaste na ponta do neurônio que as drogas", explicaria ao jornal o psicólogo Cristiano Nabuco de Abreu, coordenador do Grupo de Estudos sobre Adições Tecnológicas do Instituto de Psiquiatria do Hospital das Clínicas da USP. Por trás da atenção da mídia à dependência de tecnologias — tema que explodiria no Brasil com o avanço das redes sociais e dos smartphones — estava uma questão que já reverberava na literatura psiquiátrica havia alguns anos. Com uma quantidade crescente de pessoas apresentando problemas em sua vida pessoal devido ao uso excessivo das tecnologias, a condição mereceria ser enquadrada como um diagnóstico?

A primeira proposta de oficializar a dependência de internet como transtorno mental foi feita pela psicóloga norte-americana Kimberly Young, que fundaria em 1995 o Centro para a Recuperação de Dependência de Internet em Bradford, na Pensilvânia. Em 1998, ela propôs uma série de critérios e um questionário para medir a gravidade da condição.[99] O conceito, porém, logo ficaria ultrapassado pelo crescimento da rede e por sua inserção em inúmeras áreas do cotidiano. "Todo mundo hoje preencheria critérios de dependência pelo questionário daquela época", comenta Daniel Spritzer, coordenador do Grupo de Estudos de Adição a Tecnologias (Geat), um coletivo informal de profissionais de saúde mental que se dedica a estudar o tema em Porto Alegre.[100] Outro problema dos estudos iniciais sobre o assunto, de acordo com Spritzer, é que eles não levavam em conta o que os sujeitos de fato faziam na internet. "Os critérios misturavam quem jogava muito com quem ficava muito no mIRC[101] e quem olhava pornografia, e avaliavam essas pessoas da mesma maneira", explica ele.[102]

Talvez por isso a atenção dos pesquisadores em psiquiatria foi gradualmente se voltando para campos mais restritos, em particular a dependência de jogos eletrônicos. Em 2013, o DSM-5 alocaria o "transtorno do jogo pela internet" em sua seção de condições merecendo mais estudo para a próxima edição, com critérios inspirados na dependência de jogos de azar — a única dependência comportamental com status de transtorno mental no manual. Já a OMS incluiria a dependência de video game como diagnóstico oficial na 11ª edição da Classificação Internacional de Doenças (CID-11),[103] lançada em 2018, com três critérios obrigatórios: perda de controle sobre a atividade de jogar, aumento da prioridade dos jogos em detrimento de outros interesses e continuação ou aumento do tempo jogando apesar da ocorrência de consequências negativas.

A definição de critérios chancelados pelo DSM e pela CID-11, por sua vez, levou à explosão de pesquisas sobre o tema, boa parte das quais se voltaria para o cérebro dos dependentes — o que não passaria desapercebido pela mídia leiga. Dos artigos a respeito do tema encontrados na imprensa brasileira entre 2011 e 2017, cerca de um terço mencionava algum fato sobre o cérebro de jogadores compulsivos — como as semelhanças já citadas com o cérebro de dependentes químicos, a sensibilidade aumentada do cérebro adolescente ao vício devido à sua imaturidade e a liberação de dopamina em resposta ao uso de jogos eletrônicos.[104] Num trecho particularmente didático, o jornal gaúcho *Zero Hora* incluiria em uma matéria o seguinte texto, acompanhado de um "game ilustrativo":

PLAYER 1: DOPAMINA
Neurotransmissor dos mais importantes, a dopamina é sintetizada dentro do sistema mesolímbico, conhecido também como circuito de recompensa. Sua liberação se dá quando estimulada por situações prazerosas, como fazer sexo, comer chocolate, fumar ou vencer o Dr. Robotnik sem perder nenhuma argolinha dourada. Desde o final dos anos 1990, sabe-se que uma boa partida de videogame chafurda o cérebro em dopamina. A lógica é a seguinte: quanto mais você joga, melhor você joga. Quanto melhor você joga, mais você vence. Quanto mais você vence, mais feliz você fica. E quanto mais feliz você fica, mais dopamina é liberada. TACA-LE [sic] PAU NESSA DOPAMINA, ENTÃO, CÉREBRO![105]

A evidência científica para os fatos descritos, entretanto, é bem menos sólida do que a mídia faz parecer. A ideia de que video games liberam dopamina vem de um artigo de 1998 da revista *Nature* que, tentando reproduzir experimentos realizados com macacos, fez voluntários jogarem um video game não comercial em troca de dinheiro, a fim de demonstrar a possibilidade de detectar a liberação do neurotransmissor por tomografia de emissão de pósitrons (PET).[106] De lá para cá, efeitos semelhantes foram vistos em decorrência de tarefas como operações aritméticas e testes de memória,[107] mostrando que a liberação de dopamina está longe de garantir que algo seja viciante. Quanto às similaridades das alterações cerebrais com aquelas observadas em usuários de drogas, elas são ainda mais questionáveis. Além das ditas "alterações" se basearem em diferenças tênues entre grupos de pacientes e controles em exames experimentais, as discrepâncias em relação aos achados com drogas costumam ser mais notórias do que as semelhanças.[108] Mas isso não impede que os autores dos estudos quase sempre ressaltem as similaridades, como se fosse aquilo que eles estavam procurando desde o começo.

"A questão cerebral da história ainda é muito usada pra fazer alarde, e algumas pessoas são mais alarmistas", comenta Daniel Spritzer. "Também tem um viés da imprensa, que vende mais jornais e revistas, e ganha mais cliques, se coloca uma manchete mais escabrosa." Aos olhos de um neurocientista, as discretas diferenças entre jogadores e não jogadores estão longe de constituir algo "escabroso"; pelo contrário, parecem variações prováveis de encontrar em qualquer comparação entre grupos diferentes de seres humanos — seja por seus hábitos, preferências ou tendências de personalidade. Dentro do debate público, porém, a presença da biologia parece ter o efeito de transformar o uso excessivo de video games — situação que a maior parte das pessoas encaixaria na esfera dos problemas cotidianos — em algo com uma relevância maior. Afinal, se alguém demonstra que o cérebro está afetado, qualquer condição humana parece mais propensa a ganhar o status de uma doença verdadeira.

Um exemplo prístino do fenômeno pode ser encontrado no trabalho do sociólogo britânico Simon Cohn, que no final da década de 2000 entrevistou pacientes psiquiátricos e cientistas envolvidos com pesquisas de neuroimagem.[109] Já nas conversas com os pesquisadores, ele descreve um sentimento de que diferenças entre os exames de pacientes e controles poderiam mostrar que "a doença é realmente biológica" — um exemplo óbvio de neurorrealismo, já que ninguém argumentaria que um problema num organismo vivo poderia *não* ser biológico, a não ser que aventasse uma mente imaterial que flutua no éter. As declarações dos pacientes, contudo, são ainda mais reveladoras. Mesmo que os exames do estudo fossem meras ferramentas de pesquisa — tentativas de encontrar diferenças entre grupos de controles e pacientes, sem qualquer valor diagnóstico próprio —, a interpretação dos voluntários é de que havia algo muito mais significativo contido neles. "O exame é importante porque mostra o que esteve errado comigo todos esses anos... você não precisa ouvir descrições nem nada, você pode ver diante dos seus olhos", diria um deles. Outro arremataria: "Eu não posso dizer o quão importante isso é. Todos esses anos, e agora eles podem simplesmente provar. Eu tenho certeza de que isso fará uma diferença enorme. Eu já me sinto diferente. Quase como novo".

MENTIRAS NOBRES

Em *The Book of Woe* [O livro do sofrimento], um relato fascinante sobre o processo de construção do DSM-5,[110] o terapeuta Gary Greenberg relata uma conversa peculiar com Allen Frances, psiquiatra norte-americano que chefiara o grupo de trabalho da quarta edição do manual. Frances se tornou célebre nos últimos anos por assumir o papel de mais notório crítico do DSM-5, acusando o novo manual de expandir indevidamente as fronteiras do diagnóstico — o título de seu livro mais recente, *Voltando ao normal: Como o excesso de diagnósticos e a medicalização da vida estão acabando com a nossa sanidade e o que pode ser feito para retomarmos o controle*,[111] é autoexplicativo. Apesar das críticas à quinta edição do manual, Allen Frances nunca deixou de defender a importância do diagnóstico psiquiátrico. Dito isso, na conversa com Greenberg em sua casa na Califórnia, ele deixaria escapar uma declaração inesperada: "Não existe definição de um transtorno mental". E em resposta ao comentário de Greenberg de que isso não o havia impedido de incluir uma no DSM-IV, responderia: "E ela é *bullshit*. Você não tem como definir isso".

Seis anos depois, em uma reunião clínica do Serviço de Psiquiatria do HCPA, acompanho a discussão de um caso de depressão grave, cuja apresentação por parte dos médicos-residentes começa com uma imagem de dois atores encenando *Esperando Godot*, de Samuel Beckett. Entre discussões sobre melancolia, antidepressivos, exames de imagem e escalas de avaliação neurológica, alguém pergunta se os apresentadores têm uma noção clara de como a paciente era vinte anos antes. Ao que o arguto Maurício Kunz, professor do departamento, responde ironicamente: "Mas isso é uma reunião de psiquiatria, a gente não tem noção clara de nada". Entre as risadas da plateia, alguém lança um: "Pô, não conta isso pros estudantes". Pouco depois, Kunz parece lembrar da minha presença na sala e me pergunta: "Tu não tava filmando isso, né?".

A reação de Kunz ao me notar ali ecoa a de Allen Frances, que criticaria Greenberg depois de seu comentário ter ido parar num artigo na revista *Wired*.[112] O argumento de Frances contra Greenberg era de que ele "relutava em expor o aparato do Mágico de Oz, porque não gostaria que pacientes que precisam de ajuda ficassem desiludidos e parassem de tomar seus medicamentos", o que o levaria a concluir, citando a *República*, de Platão, que "a verdade geralmente é o melhor, mas, por vezes, podemos precisar de uma mentira nobre". A hesitação em compartilhar a fragilidade do diagnóstico não é exclusividade de Frances. "Eu adoraria poder discutir isso com os pacientes, mas na maioria dos contextos isso só vai piorar as coisas", concorda Elisa Brietzke, professora da Unifesp. O desconforto é compreensível: parece estranho que um psiquiatra — especialmente aquele que encabeçou um esforço hercúleo de anos para chegar a definições precisas de transtornos mentais — assuma que a definição não existe, e que a tentativa de estabelecê-la é *bullshit*. Tentar negar esse fato, porém, é uma postura ainda mais canhestra.

Voltemos uma vez mais ao programa *Bem Estar* sobre TDAH. Depois de conversar com o psiquiatra e colunista do *Estadão* Daniel de Barros, o apresentador diz que é importante perceber a diferença entre uma criança levada e outra com déficit de atenção. A seguir, põe o médico em frente a duas lousas contendo desenhos de uma criança e de elementos de sua rotina: uma bola, um passarinho, um copo d'água, uma privada e sua lição de casa. Na da esquerda, o título "Criança levada"; na da direita, "Criança com déficit de atenção". O jornalista diz que a criança tem um objetivo, que é chegar à lição de casa, e pede que o psiquiatra descreva o que acontece com a trajetória da "criança levada", que ele representa graficamente com um pincel atômico, ao encontrar distrações no caminho. "Viu a bola", diz o jornalista. "Para um pouquinho", diz Barros. "Mas lembra da lição." "Escutou o passarinho", diz o jornalista. "Dá uma desviada, mas lembra da lição", responde o médico. Depois de tomar água e ir ao banheiro, a criança chega à lição, mas Barros logo pontua que é normal que ela ouça o passarinho cantar e se distraia. O apresentador diz que ela pode voltar para brincar um pouco e traz o traço de volta à bola, mas acaba retornando à lição. "A gente tem que lembrar que criança é dispersa por natureza", afirma Barros.

Na sequência, o jornalista leva o psiquiatra para o quadro da "Criança com Déficit de Atenção", dizendo que agora o comportamento é diferente. A trajetória descrita por Daniel é a mesma. "Ela pode até chegar à lição, passa um pouquinho pela bola, um pouquinho pelo passarinho, e chega. Só que ela volta, dispersa. E aí fica dando voltas, dispersa. [...] Mas ela lembra da lição. E, às vezes, ela chega. Mas com mais facilidade ela se distrai." O jornalista faz o melhor para tentar realçar as diferenças, fazendo voltas malucas com o pincel atômico em torno da bola e do passarinho. Mas é impossível não notar que a única diferença entre os dois trajetos está na intensidade das voltas.

A inexistência de fronteiras bem definidas entre o TDAH e a normalidade não é segredo para quem trabalha na área — o transtorno é amplamente visto por especialistas como "dimensional", ou seja, como o ponto mais extremo de um espectro de sintomas que existem em diversos graus na população em geral. "No consultório, a gente acaba atendendo de forma dimensional. Esses quadradinhos do DSM não existem", admite Eugenio Grevet, que coordena o setor de adultos do Programa de Transtornos de Déficit de Atenção e Hiperatividade do HCPA. Luis Augusto Rohde, que coordena o setor de crianças e adolescentes, concorda: "O ponto de corte do diagnóstico se estabelece porque é uma tradição médica, e o médico se sente compelido a chegar a uma decisão 'tem ou não tem' que, na verdade, se reflete em 'intervir ou não'. Ter um ponto de corte torna mais confortável essa decisão médica dicotômica de definir a questão do tratamento". Rohde ainda acrescenta que o desafio é encontrar o ponto a partir do qual existe prejuízo funcional — o que, no caso do TDAH, pode ser observado em estudos populacionais norte-americanos e escandinavos que mostram que indivíduos com o diagnóstico têm mais propensão a prejuízos escolares,[113] criminalidade[114] e mortalidade por acidentes.[115]

Dito isso, o próprio Rohde concede que a percepção do prejuízo é subjetiva. "Pegue o exemplo de um paciente que trabalha no mercado financeiro e não tem nenhum sintoma de desatenção em sua história pregressa, mas que tem que controlar seis monitores de mercado ao mesmo tempo, com as bolsas do Japão, de Hong Kong, da Alemanha, de Londres e de Nova York", sugere ele. "Algumas vezes ele vai perder algum detalhe, e com isso alguns milhões de dólares, e me dizer que isso não acontece com os outros caras que estão lá. Eu normalmente acho que isso não configura uma situação em que eu tenha que intervir. Mas entendo que ele tenha um prejuízo com isso, e que alguns milhões de dólares sejam importantes para a empresa dele. Eu não consigo ver isso como uma doença que eu tenha que tratar, mas minha avaliação é discutível. E como essa definição de prejuízo é discutível, fica fácil alargar os limites da doença psiquiátrica."

Um exemplo interessante do conceito é a questão do luto pela perda de uma pessoa próxima. O sofrimento com tal situação é um processo universal, que ninguém classificaria como anormal. Por conta disso, as definições de "episódio depressivo maior" da terceira e da quarta edição do DSM excluíam explicitamente pacientes que sofriam de "luto não complicado", uma reação normal que, de acordo com a versão revisada do DSM-III em 1987, poderia durar até dois meses. A partir desse período, o mesmo conjunto de sintomas passava a configurar um episódio depressivo. Não havia nenhuma evidência científica, porém, que sustentasse o tempo arbitrário de dois meses; com isso, o período de exclusão do luto no DSM-5 foi reduzido para duas semanas, o que causou revolta entre os críticos do manual. Como argumenta a campanha "Não à medicalização da vida" do CFP, "nessa métrica, chega-se ao cúmulo de estabelecer que é possível chorar a morte de uma pessoa querida por quinze dias, mais do que isso seria indicativo de um quadro depressivo passível de medicação".

A resistência contra a acepção de um luto recente como quadro depressivo é natural — de certa forma, ela parece confirmar as acusações de que o manual está patologizando a vida cotidiana. No entanto, a não inclusão do luto dentro do espectro das condições tratáveis por um psiquiatra também traz complicações. Afinal, se um profissional é procurado por alguém em situação de luto — e se os tratamentos que ele pode oferecer são capazes de oferecer algum conforto —, seria correto afirmar que aquilo está fora do seu domínio? Como comentava o psiquiatra inglês Aubrey Lewis já nos anos 1960,

> a impaciência e talvez a credulidade da opinião pública requerem que o psiquiatra trate pessoas que não estão doentes e dê conselhos sobre problemas que não são médicos. [...] Em matérias relacionadas a mau comportamento em crianças, seleção vocacional, problemas conjugais, crime e muitas outras tribulações, o psiquiatra, por vezes, assume responsabilidades, ou recebe responsabilidades, para além do escopo de suas funções médicas. [...] Não há outro ramo da medicina que tenha tanta dificuldade em dizer "não"; e que tão frequentemente leve a culpa ao dizer "sim".[116]

Mesmo a fala de Lewis, porém, ainda traz incutida a distinção entre problemas que "são" ou "não são" médicos; a distinção, entretanto, é arbitrária. A própria definição de saúde da OMS como "completo bem-estar físico, mental e social, e não simplesmente ausência de doença ou enfermidade",[117] abre caminho para que qualquer problema humano possa ser considerado uma questão de saúde e faz com que todos estejamos "doentes" — afinal, nenhum de nós cumpriria as condições de bem-estar completo contidas no conceito. E ainda que o DSM tente, à sua maneira frágil, delimitar o espectro dos problemas de saúde mental, na prática esse espectro é construído por demandas que não respeitam os manuais. Como costuma dizer Marcelo Fleck, coordenador do Programa de Transtornos de Humor do HCPA, boa parte da clientela do seu ambulatório são casos de "depressão leve e vida grave" — pessoas com situações de vida complexas que, ainda que não caibam nos critérios do DSM, geram sofrimento real que nem sempre é classificável por diagnósticos.

"O DSM é como uma receita de bolo de caixinha: para quem não sabe cozinhar, aquilo é útil. Mas é uma imagem distorcida do que é uma boa psiquiatria", diz Eugenio Grevet. Dito isso, ele mesmo concede que formar um bom psiquiatra é um processo lento, que demora "uns bons quinze anos". Outros profissionais talvez contestem a duração, mas é inegável que o processo envolve, entre outras coisas, acostumar-se com a dualidade do conceito de "doença". Como escreve a antropóloga norte-americana Tanya Luhrmann em *Of Two Minds* [De duas mentes], uma etnografia da psiquiatria dos Estados Unidos nos anos 1990:

> Psiquiatras são herdeiros do dualismo cartesiano que é uma característica tão marcada de nossa paisagem espiritual e moral. Por vezes, eles falam de sofrimento mental como se falassem em doença cardíaca [...]. Isso é geralmente chamado de psiquiatria "biomédica", uma abordagem para a doença mental que a trata como uma doença do corpo, comparável a outras doenças físicas. Outras vezes, no entanto, psiquiatras falam sobre sofrimento como algo muito mais complicado, que envolve o tipo de pessoa que você é.[118]

A distinção entre um tipo de sofrimento e outro, porém, está na maneira de descrevê-lo — já que, do ponto de vista do paciente, a experiência é sempre sentida na primeira pessoa.

Curiosamente, não só psiquiatras como também pacientes são capazes de transitar entre as duas visões sem perceber contradição. Conversando com uma amiga sobre o livro que estou escrevendo, pergunto a ela sobre a época em que, tendo acabado de brigar com o namorado, mal se dispunha a sair do quarto, circundada por caixinhas de tranquilizantes e antidepressivos. "Tomei alguns remédios quando estava me sentindo muito bizarra", diz ela. Quando pergunto se ela tem ou teve uma doença, ela diz que não. "Tenho propensões a momentos depressivos. Mas eu tinha acabado um namoro, perdido a casa em que eu morava e ficado sem trabalho, então meio que me desesperei." A ausência da percepção de doença, no entanto, não a impediu de aceitar a ideia de fazer um tratamento cuja indicação, ao menos na mente do psiquiatra, deve ter passado por um diagnóstico nos moldes do DSM.

Isso tudo explicita uma verdade óbvia, mas escamoteada no discurso público da psiquiatria. Por mais que a mídia use duas lousas para diferenciar a "criança levada" da "criança com déficit de atenção", que a ABDA argumente que "não há nenhuma controvérsia sobre a existência do TDAH" e que estudos científicos mostrem diferenças entre os cérebros de portadores do transtorno e de outros indivíduos, a existência de uma fronteira entre o "psicológico" e o "biológico", ou entre a "situação de vida" e a "doença", é uma ficção. Salvo para místicos dualistas que acreditem numa alma etérea e desvinculada do corpo, a ideia de que um problema humano poderia não ter um correlato biológico é um disparate. Em contrapartida, a ideia de que uma doença "biológica" da mente possa passar ao largo da situação de vida e da interpretação psicológica do paciente é igualmente absurda. Como colocou Allen Frances, a separação é *bullshit*, e a expectativa de que a neurociência poderia resolver o problema tem deixado a psiquiatria, como Vladimir e Estragon, esperando eternamente o dia em que Godot chegará com seus marcadores biológicos e fotografias do cérebro.

Ainda assim, psiquiatras são continuamente chamados para atuar nesse campo de transição e têm de fazer escolhas sobre que nome dar às coisas. "Há casos em que eu acho que dar um diagnóstico para o paciente ajuda, e outros em que atrapalha", diz Giovanni Salum. "A personalidade é uma soma das nossas habilidades, e a doença psiquiátrica não é diferente: o quanto a pessoa consegue regular as emoções, o quanto ela consegue ter habilidades sociais e se comunicar com os outros... Então, em geral, o que eu falo para os pacientes não é esse pensamento do diagnóstico enquanto coisa, mas que todo mundo tem dificuldades, e algumas pessoas têm mais dificuldades do que outras em algumas coisas." Mas ele mesmo abre exceções, mencionando que o diagnóstico pode ser útil em condições como o transtorno bipolar, em que determinados pacientes têm de ser convencidos a manter a medicação mesmo quando já se sentem bem, de forma a prevenir recaídas.

Outros são ainda mais céticos em relação ao diagnóstico: em *The Book of Woe*, Gary Greenberg dá o relato de Paul Fink, ex-presidente da APA, sobre como o manual ajudava em sua prática: "Eu estava vendo uma paciente havia dois meses, e minha secretária perguntou: 'Qual é o diagnóstico?'. Eu não tinha realmente formulado um diagnóstico, então comecei a pensar: 'Quais são os sintomas?', 'O que ela faz?', 'Como ela se comporta?'. Eu a diagnostiquei com transtorno obsessivo-compulsivo". Quando Greenberg pergunta se isso mudou a maneira como ele tratava a paciente, o psiquiatra diz que não. Qual seria o valor do diagnóstico para Fink, então? "Eu fui pago", responde ele. No Brasil, a visão é ecoada por Valentim Gentil Filho: "O DSM é para diagnóstico estatístico, classificação de seguros, planejamento de política de saúde. Diagnóstico psiquiátrico é mais do que só classificação. Quando os botânicos não têm o que fazer, eles classificam alguma coisa, e os psiquiatras também".

Contudo, por mais que chamar algo de "doença" possa ser uma questão de opção, as consequências da escolha não são triviais. Em *Ouvindo o Prozac* — um best-seller dos anos 1990 sobre como o avanço da psicofarmacologia poderia borrar nossas visões de saúde e doença —, o psiquiatra norte-americano Peter Kramer descreve uma série de pacientes com sintomas leves de personalidade que, apesar de não preencherem critérios para um diagnóstico, tinham suas vidas mudadas pela medicação.[119]

> Grandes números de pacientes que visitam médicos com problemas psicológicos não são "diagnosticáveis". Torná-los diagnosticáveis significaria expandir o esquema atual, e dizer que mais pessoas têm doenças mentais. Se nós queremos ou não mudar nossa visão de doença mental e tomar a resposta à medicação como um critério para decidir isso são questões interessantes, com argumentos humanos tanto a favor como contra essa expansão.

Outros têm uma opinião menos ambígua sobre a questão: "Uma coisa é eu dizer: 'Isso aqui é um remédio que vai te deixar acordado'", diz Cida Moysés, comentando o uso da ritalina em adultos. "Outra coisa é dizer: 'Isso aqui vai tratar seu transtorno mental'. Uma coisa é um adulto que toma ritalina para fazer uma prova. Outra coisa é dar isso rotineiramente para uma criança que sai com carimbo de doente e que introjeta a sua incapacidade." Giovanni Salum é mais ponderado: "Eu acho que tem gente que fica muito bem com a ideia do diagnóstico, mas, pra outros, ele acaba justificando o fato de ela não ter motivação para fazer alguma coisa". Juliana Pimenta, psiquiatra infantil do Instituto de Psiquiatria da UFRJ, concorda. "O diagnóstico pode ser muito esclarecedor para a família, no sentido de ajudar os pais a lidar com a criança. Mas para a criança pode ser muito ruim", mencionando que ele pode se tornar um rótulo que restringe possibilidades em vez de ampliá-las.

Independentemente de como se pensa a questão, ela tem impacto na vida das pessoas, como atestado pelos pacientes estudados por Simon Cohn e suas fotos do cérebro, ou pelos relatos dos pacientes com TDAH que "descobrem" o porquê de seus sofrimentos. Apesar do estigma associado ao carimbo de doença, é inegável que ele também pode servir para que seus recipientes organizem suas narrativas pessoais. A ideia de que o diagnóstico é uma explicação para os sintomas é uma ficção circular — já que, na prática, ele é apenas um nome definido pelos próprios sintomas. "Os pais às vezes ficam com a ideia de que a criança se comporta daquela maneira porque ela tem TDAH, mas na verdade ela tem TDAH porque se comporta daquela maneira", explica Guilherme Polanczyk. Ou, como coloca Rossano Lima: "As pessoas se apropriam dos diagnósticos não como as descrições do que elas na verdade são, mas como explicações. O discurso é 'ele descobriu que é assim porque tem TDAH', mas, na verdade, é o contrário". Ficção ou não, porém, o diagnóstico não estrutura apenas o raciocínio dos pacientes. Pois ao abrir a literatura científica para embasar suas decisões, todo psiquiatra acabará se deparando com um universo de evidências quase que inteiramente moldado por ele.

A FÚRIA DOS DADOS

O ProDAH do HCPA talvez seja a fonte mais importante de pesquisa sobre o TDAH no Brasil. Fundado em 2000 por Luis Augusto Rohde, o programa recruta indivíduos com déficit de atenção com duas finalidades: o atendimento e o manejo inicial do transtorno, e a inclusão dos pacientes em protocolos de pesquisa, que abarcam estudos de perfis de sintomas, marcadores genéticos, exames de imagem e novos tratamentos.[120] Com grande demanda por atendimento, o programa contabilizava em 2016 mais de 1200 crianças e quase seiscentos adultos, bem como a publicação de dezenas de trabalhos científicos. Um deles, uma metanálise sobre a prevalência do TDAH em diversas regiões do mundo, acumula mais de 3 mil citações na literatura científica internacional — o que, de acordo com Rohde, faz dele o quinto trabalho mais citado no mundo sobre o transtorno.[121]

Numa palestra sobre o ProDAH no Centro de Pesquisa Clínica do HCPA, Rohde discute as razões do sucesso do grupo, usando palavras como "visão empresarial", "forte conexão com grupos produtivos", "atualização 24/7", "planejamento de carreira", "modelo de identificação" e cópias de e-mails trocados com alunos às duas da manhã. Descrito nas palavras de Rohde, o ProDAH parece um exemplo bem-acabado do que alguns estudiosos da ciência chamam de "capitalismo acadêmico".[122] A influência do mundo empresarial não se restringe ao estilo de administração: de acordo com o seu site, o ProDAH recebe verbas de três laboratórios farmacêuticos distintos para pesquisas e eventos — não por acaso, todas as três fabricantes de medicações para o TDAH. O modelo não é isento de críticas, mas é inegável que, tanto na ciência quanto no mundo lá fora, o capitalismo costuma triunfar porque funciona. E que, para lidar com o volume de dados e os números de pacientes que a pesquisa de ponta em psiquiatria requer, pode ser difícil fazer as coisas de outro jeito. Particularmente na área da genética, o campo é cada vez mais dominado por grandes consórcios internacionais, levando a uma consolidação do mercado acadêmico em que peixes pequenos acabam ficando de fora.[123]

Quem me recebe no ProDAH no dia em que visito o centro de pesquisa clínica em que ele é sediado é Eugenio Grevet, que coordena o ambulatório de adultos. Quando chego, ainda não há atendimento de pacientes, e os pesquisadores estão reunidos numa sala de aula para a discussão de um artigo científico. Grevet coordena a sessão junto com Claiton Bau, professor do Departamento de Genética e colaborador do programa, que tem como uma de suas linhas fortes de pesquisa o estudo de marcadores genéticos do TDAH. O artigo apresentado na reunião é de um grupo australiano, que usa exames de imagem para detectar conexões entre áreas do cérebro, bem como ferramentas de análise de redes para extrair informações sobre a conectividade cerebral de pacientes com TDAH e controles. O assunto parece complexo mesmo para os estudantes e profissionais presentes, que se esforçam para acompanhar a lógica do artigo. O doutorando que apresenta o artigo faz o que pode para explicar a metodologia, e até se sai bem na tarefa. "Ele realmente não tem TDAH", alguém comenta no fundo da sala. Ainda assim, o grupo tem dificuldades para acompanhar a complexidade do artigo, que culmina numa enorme figura com 39 diagramas de cérebro apresentando diferentes padrões de conectividade.

Apesar dos lapsos de compreensão, Grevet e Bau frisam que é importante estudar o trabalho para não cometer os mesmos erros num estudo de neuroimagem que o grupo planeja. Uma pesquisadora do outro lado da sala diz que isso não será problema. "Nossos casos são assim, ó", pontuando o "assim" com um beijinho estalado. "Purinhos", acrescenta, fazendo alusão ao fato de que os pacientes não têm outras comorbidades associadas ao TDAH. Pode parecer um comentário estranho, mas qualquer um que tenha tido contato com pesquisa clínica sabe que os pacientes representam o grande capital acadêmico de um grupo de pesquisa na área. E como os estudos em psiquiatria tendem a excluir pacientes com mais de um diagnóstico — o que é questionado por alguns pesquisadores, mas segue sendo uma prática corrente —, o acesso a um contingente grande de pacientes "purinhos" constitui um patrimônio.

Enquanto o grupo discorre sobre como lidar com a quantidade de dados que gera, os pacientes — purinhos ou não — são atendidos no primeiro andar do Centro de Pesquisa Clínica, em consultas que eu só conseguiria acompanhar numa segunda visita. No dia em que participo, a responsável pelo atendimento é Stefania Teche, psiquiatra contratada do hospital. De início, o processo não parece diferir muito de um ambulatório normal — o primeiro paciente, já incluído no programa, chega pedindo novas receitas de ritalina, dizendo que a droga "é muito boa" e tem funcionado para ele. Já a segunda é Flávia,[124] uma menina de dezoito anos que já havia se tratado durante a infância no próprio programa e retorna para ver se pode participar do ambulatório de adultos. Teche começa a consulta ouvindo atentamente a paciente, que relata que parou com a ritalina na infância por efeitos colaterais, mas agora gostaria de voltar a tomar o medicamento.

Quando Flávia termina de contar sua história para passar às formalidades de inclusão no ambulatório, porém, a consulta se transforma radicalmente. Teche apanha um protocolo de pesquisa de 63 páginas, com uma quantidade enorme de perguntas a serem feitas à paciente. De início, ela a questiona sobre critérios que poderiam excluí-la do protocolo. A seguir, passa ao diagnóstico de TDAH, para o qual Teche coloca sobre a mesa fichinhas de papel com os critérios do DSM, tais como "frequentemente não presta atenção em detalhes ou comete erros por descuido" e "frequentemente tem dificuldade de manter a atenção em tarefas". A tarefa de Flávia, distribuindo os cartõezinhos na mesa, é separar os sintomas que ela apresenta daqueles que não sente. A paciente tem dúvidas sobre vários deles, e leva um tempo razoável para chegar a uma decisão. Com as fichinhas distribuídas, ela acaba incluída de raspão no diagnóstico, com apenas um sintoma acima do mínimo necessário.

Diagnóstico feito, Teche prossegue com o questionário, que aborda inúmeras questões de vida, incluindo aspectos de seu histórico médico, situação familiar, vida escolar e dieta. Mas o grau de detalhamento faz com que o processo se assemelhe mais a um interrogatório do que a uma consulta médica. Apenas as questões relativas ao desempenho escolar levam dez minutos para ser preenchidas, e a seção sobre dieta chega ao extremo de perguntar quantos gramas de chocolate amargo a paciente consome por semana. Depois de cerca de uma hora de consulta, Flávia sai com questionários adicionais a serem preenchidos em casa, além da marcação de uma nova consulta, em que outros testes serão aplicados para que ela possa ser incluída no programa.

A rotina da segunda consulta, como eu logo descobriria, seria ainda mais detalhada. O paciente seguinte, Anderson,[125] chega a essa etapa trazendo o questionário de temperamento com 240 questões que levou como dever de casa depois da primeira consulta. O inventário, desenvolvido pelo psiquiatra norte-americano Robert Cloninger,[126] inclui desde questões básicas sobre características de temperamento, como evitação de riscos, busca de novidades e dependência de recompensas, até questões que avaliam aspectos psicóticos. Em meio a elas estão perguntas para controlar a atenção do paciente ao questionário, como "menti bastante neste questionário" — à qual eu constato, com certa frustração, que o paciente respondeu "verdadeiro". O inventário é tão longo que parece utópico que alguém — especialmente um paciente com TDAH — se mantenha atento até o fim. Pelo contrário, alguém que responda a todas as perguntas com cuidado talvez mereça ser excluído da amostra do ProDAH por um equívoco diagnóstico.

A próxima fase da avaliação envolve a Entrevista Clínica Estruturada para os Transtornos do DSM-5 (SCID-5), um calhamaço de 268 páginas destinado a avaliar de forma sistemática a presença dos transtornos psiquiátricos mais frequentes.[127] Utilizando os critérios do DSM, o manual contém perguntas que Teche deve fazer para avaliar se o paciente se enquadra em outros diagnósticos além do TDAH. De acordo com as instruções do SCID, a sequência de perguntas é elaborada para "aproximar-se do processo de diagnóstico diferencial de um clínico experiente". Já de cara, porém, fica claro que o processo passa muito longe de uma consulta normal. As incontáveis perguntas na cópia xerox do manual devem ser preenchidas com símbolos como "+", "-" ou "?" por Teche. Por vezes, elas contêm instruções remanescentes dos livros-jogos que faziam sucesso em minha infância, como "em caso negativo, vá para a página 181" ou "se já houve um episódio maníaco ou hipomaníaco [...], pule a avaliação de transtorno depressivo persistente e continue com B1 (sintomas psicóticos)".

O processo de aplicação do questionário é hermético e parece frustrante tanto para Teche quanto para Anderson, que dão a impressão de que prefeririam estar falando de outra coisa. Mas o protocolo tem de ser cumprido, e médica e paciente fazem o melhor para atravessar o denso oceano de perguntas. Talvez para colaborar com o processo,

Anderson parece propenso a dizer "sim" a muito do que é perguntado. Nos critérios que investigam a presença do transtorno opositivo-desafiador ("com frequência perde a calma"; "com frequência é sensível ou facilmente incomodado"; "com frequência é raivoso e ressentido"), ele responde de forma afirmativa a quase todos. Mais tarde, preenche a maior parte dos critérios de depressão, e menções a momentos de mais energia deixam Teche em dúvida se ele poderia se enquadrar no transtorno bipolar. Anderson consegue escapar dos diagnósticos de personalidade antissocial, que lembram vagamente os questionários de imigração de alguns países ("já foi fisicamente cruel com pessoas?", "já roubou confrontando uma vítima?", "já colocou fogo em algo com a intenção de causar danos?"). Logo depois, ele quase ganha um diagnóstico de transtorno obsessivo-compulsivo.

À medida que as informações vão se acumulando, o processo se torna cada vez mais aleatório. Parte da culpa fica a cargo do caráter deliberadamente vago dos critérios do manual: o entendimento de "frequente", "muito" ou "pouco" é invariavelmente subjetivo. A subjetividade é saudável em uma consulta — é ela que dá margem ao bom senso do clínico em separar o que interessa dentro da quantidade infindável de coisas que cada paciente poderia contar. Aplicados de forma protocolar no ambiente de pesquisa, no entanto, os critérios se tornam uma empreitada kafkiana para tentar capturar essas nuances de forma sistemática. Sob a luz fluorescente da sala de consultas, todos nós parecemos exaustos quando o interrogatório acaba. E independentemente de quantos diagnósticos o paciente tenha recebido — uma conta que não chego a fazer —, o processo é tão distante de uma consulta médica de verdade que qualquer pesquisa baseada nisso parece condenada a passar longe da vida real.

A EPIDEMIA

Em 1994, uma pesquisa encomendada pelo Congresso norte-americano realizaria uma entrevista psiquiátrica estruturada — a CIDI, versão do SCID desenvolvida pela OMS para entrevistadores não médicos[128] — com uma amostra de mais de 8 mil pessoas aleatoriamente selecionadas em 48 estados do país. Os resultados mostraram que 48% dos estadunidenses fechavam critérios para pelo menos um dos diagnósticos do DSM-III ao longo da vida, e que cerca de 30% haviam apresentado um transtorno mental ao longo do último ano.[129] O estudo seria repetido em 2005, já com os critérios do DSM-IV, com resultados ainda mais impactantes: o risco de uma pessoa chegar aos 75 anos com algum diagnóstico ao longo da vida superava os 50%,[130] levando o *New York Times* a anunciar que a maior parte dos norte-americanos apresentaria uma doença mental em algum momento.[131]

A alta prevalência de transtornos mentais não é privilégio do mundo desenvolvido: os mesmos 30% de transtornos psiquiátricos ao longo dos últimos doze meses seriam encontrados em um estudo de 2012 com 5 mil habitantes da cidade de São Paulo, capitaneado por pesquisadores da USP e também usando a CIDI aplicada por entrevistadores leigos.[132] Tanto no estudo paulista quanto no norte-americano, transtornos de ansiedade, depressão e uso de substâncias foram os diagnósticos mais frequentes — os dados do estudo norte-americano de 2005 mencionam taxas de prevalência de 17% de depressão, 12% de fobia social e 13% de abuso de álcool ao longo da vida. Igualmente impactante é o fato de que participantes com um único diagnóstico psiquiátrico são minoria: dos norte-americanos com alguma história de transtorno mental, cerca de 60% apresentavam mais de um diagnóstico e 37% apresentavam três ou mais deles.

Os números na infância são, à primeira vista, mais modestos — uma revisão de 2015 realizada por Polanczyk, Salum e Rohde sugere uma prevalência de 13% ao redor do mundo, com transtornos mentais atingindo cerca de 19% das crianças na América do Norte e 14% na América do Sul e no Caribe.[133] Dito isso, o crescimento em sua prevalência é ainda mais meteórico do que entre os adultos. O autismo, que no início dos anos 1980 tinha sua prevalência estimada em cerca de uma a cada 2 mil crianças, chegaria à frequência oficial de uma em cada 59 nos Estados Unidos em 2014 — um aumento da ordem de cinquenta vezes.[134] O diagnóstico de TDAH cresceria dramaticamente a partir da década de 1980, chegando a 11% da população entre quatro e dezessete anos nos Estados Unidos em 2011.[135] E na mais recente das explosões diagnósticas, o número de atendimentos para transtorno bipolar na infância, diagnóstico tido como extremamente raro até pouco tempo atrás, aumentou cerca de quarenta vezes nos Estados Unidos entre 1995 e 2003.[136]

Tais dados são citados por críticos como evidência de que o diagnóstico psiquiátrico extrapolou seus limites: não por acaso, os transtornos da infância são um dos alvos preferidos de Allen Frances em seus ataques ao DSM-5. Por outro lado, eles poderiam simplesmente refletir um reconhecimento maior de condições já existentes — estudos realizados por Polanczyk e Rohde sugerem que, ao analisar pesquisas sobre TDAH ao longo dos últimos trinta anos, a taxa de crianças com sintomas parece se manter estável, ainda que o número daquelas diagnosticadas e tratadas tenha aumentado dramaticamente.[137]

Uma peça-chave no quebra-cabeça é que, de acordo com a pesquisa norte-americana de 1994, menos de 40% dos indivíduos diagnosticados com um transtorno ao longo da vida haviam consultado um profissional, e menos de 20% daqueles com um diagnóstico nos últimos doze meses tinham sido tratados nesse período. O número se repete em São Paulo, em que apenas 30% dos casos graves, 17% dos moderados e 12% dos leves haviam recebido tratamento no último ano. O dado pode ser interpretado de duas maneiras opostas. A primeira é que existe uma quantidade enorme de sofrimento mental carente de tratamento na população — e que muito mais gente deveria estar sendo tratada do que de fato ocorre. A segunda é que, se a maioria das pessoas diagnosticadas pelos estudos não procura atendimento, isso pode significar que elas não estejam sofrendo tanto — e que os números estratosféricos reflitam o fato de que, se você bater à porta das pessoas perguntando sobre problemas, acabará por encontrá-los mesmo em gente que não se incomoda tanto com eles.

"Se tem uma coisa em que eu não acredito é investigar transtorno bipolar em uma amostra comunitária", exemplifica Giovanni Salum. "Para coisas crônicas que vão estar ali o tempo todo, como ansiedade e depressão, até pode ser que a ideia funcione. Mas nunca vou acreditar numa taxa de prevalência feita por leigos para um diagnóstico em que o treinamento psiquiátrico faz toda a diferença." Fazer estudos de prevalência na comunidade utilizando psiquiatras, porém, é uma impossibilidade logística. "É óbvio que a gente não tem pernas para fazer isso", justifica-se Wang Yuan-Pang, psiquiatra do Hospital das Clínicas da USP e um dos responsáveis pelo estudo de São Paulo. "A gente usa empresas que têm expertise em fazer esse tipo de estudo em pesquisas eleitorais e outras situações. Não temos como pegar alunos e mandar para locais de difícil acesso." Wang explica que os entrevistadores são profissionais contratados pelas empresas, que recebem um treinamento de uma semana para aplicar a CIDI, um calhamaço de mais de quinhentas páginas cuja aplicação leva entre uma hora e meia e três horas. Ele mesmo brinca: "A gente não pode mostrar o tamanho do questionário já no início, porque senão a pessoa solta os cachorros e joga pedra".

Wang deixa claro que os entrevistadores são orientados a ler as perguntas como estão escritas. E se a entrevista estruturada já parece quadrada demais para capturar o sofrimento mental quando realizada por um psiquiatra, é provável que a aplicação no formato "censo" seja ainda mais distante da realidade do consultório. Isso tudo deixa a ciência psiquiátrica numa posição canhestra: por um lado, existem montanhas de dados empregando critérios objetivos do DSM — que, apesar de amplamente testados e aceitos, são vistos pelos próprios psiquiatras como uma "receita de bolo de caixinha". Por outro, o sofrimento que chega ao consultório dificilmente respeita as barreiras entre diagnósticos e a distinção artificial entre doenças mentais e situações de vida. Um bom psiquiatra pode até ser capaz de interpretar o DSM de maneira mais fluida do que os entrevistadores dos censos e misturar os ingredientes da consulta ao seu modo. Mas, quando ele precisa da ciência médica para decidir o que é melhor para os pacientes, descobre que ela foi estruturada em torno do bolo de caixinha.

Talvez o exemplo mais claro das limitações da receita de bolo seja a prevalência gigantesca de "comorbidades" — a coexistência entre um diagnóstico e outro: dos pacientes diagnosticados com depressão no estudo norte-americano de 1994, 74% tinham pelo menos mais um diagnóstico, incluindo quase 60% com algum transtorno de ansiedade.[138] Para um observador incauto, isso pode sugerir que os diagnósticos possuam fatores de risco em comum, ou que um deles possa levar ao outro — o que não deixa de estar correto. Para estudiosos do diagnóstico, porém, os altos índices de comorbidade costumam ser interpretados como evidência de que a classificação dos 541 transtornos psiquiátricos do DSM-5 como entidades separadas talvez não faça tanto sentido. "Comorbidade é quando o paciente tem insuficiência cardíaca e unha encravada", argumenta Maurício Hoffmann, professor da Universidade Federal de Santa Maria (UFSM) e aluno de doutorado de Giovanni Salum. "O que nós temos não é comorbidade, é um problema de paradigma."

Diversas pesquisas nos últimos anos têm mostrado que a biologia parece concordar com as críticas à classificação. Características genéticas[139] e anormalidades em exames de imagem[140] são notoriamente promíscuas entre os diagnósticos do manual — boa parte dos genes que aumentam a predisposição ao transtorno bipolar, por exemplo, também aumenta as chances de desenvolver esquizofrenia ou depressão.[141] E, apesar de inúmeros exames de sangue apresentarem níveis médios alterados em grupos de pacientes quando comparados a indivíduos saudáveis — levando tais exames a serem propostos como "biomarcadores" —, as alterações encontradas em pacientes com esquizofrenia, transtorno bipolar e depressão são semelhantes, sugerindo que os exames não são marcadores de nenhum transtorno, mas simplesmente da presença de algum diagnóstico psiquiátrico.[142] Ainda assim, a maioria dos estudos segue comparando pacientes com um diagnóstico específico — os pacientes "purinhos" do ProDAH — com indivíduos controle, o que faz com que a ciência, uma vez mais, acabe incorporando as divisões artificiais criadas pelo DSM e se afastando da vida real.[143]

Um dos questionamentos mais veementes ao modelo do DSM é feito por Avshalom Caspi e Terrie Moffitt, um casal de pesquisadores da Universidade Duke, nos Estados Unidos, que se debruçaram sobre os dados de mais de mil indivíduos nascidos na cidade de Dunedin, na Nova Zelândia.[144] Os sujeitos do estudo foram acompanhados ao longo de quarenta anos,[145] tanto em relação a sintomas psiquiátricos quanto a outros aspectos de vida, tais como histórico familiar, condições médicas gerais, situações de risco e desempenho em testes cognitivos. A conclusão de Caspi e Moffitt foi de que entre 40% e 97% do risco para transtornos psiquiátricos, dependendo do diagnóstico, parece ser explicado pelo que eles chamam de um fator de psicopatologia geral ou "fator p".[146] Isso significa que fatores de risco como baixo peso ao nascer, baixo desempenho cognitivo ou um parente com um transtorno psiquiátrico grave — não importando qual ele seja — aumentarão o risco de uma pessoa apresentar *qualquer* transtorno mental, e não apenas um diagnóstico específico. Caspi e Moffitt ressaltam que há alguns fatores de risco mais específicos para transtornos "internalizantes", como depressão e ansiedade, ou "externalizantes", como abuso de substância ou transtorno de conduta. Mas, para os diagnósticos mais graves, como esquizofrenia ou episódios maníacos, praticamente não havia risco específico: eles pareciam ser simplesmente manifestações extremas de excesso do "fator p", que por um motivo ou outro desaguavam em perfis diferentes de sintomas.

O modelo proposto por Caspi e Moffitt para a estrutura subjacente das doenças mentais se afasta radicalmente dos 541 diagnósticos do DSM-5 para aproximar-se de algo muito mais simples, sugerindo que a classificação popular entre "loucos mansos", "loucos bravos" e "loucos de atar em poste" talvez não seja, no fim das contas, um sistema tão ruim assim. E, ao sugerirem que a botânica do sofrimento proposta pelos manuais tenha ido longe demais, trabalhos como os do casal têm alcançado o feito de unir detratores de longa data do DSM com uma leva completamente nova de críticos.

O MODELO FAZ ÁGUA

Não é todo dia que uma simples postagem na internet é capaz de abalar uma venerável instituição como a psiquiatria norte-americana. Mas, em 29 de abril de 2013, um texto de meros seis parágrafos caiu como um meteoro sobre o establishment da área. O lançamento do DSM-5 estava agendado para dali a algumas semanas, no Congresso Americano de Psiquiatria, marcando a primeira nova edição do manual em treze anos — até então, a mais atualizada era uma revisão do DSM-IV publicada em 2000. Foi quando Thomas Insel, então ainda no comando do NIMH, resolveu usar o blog da instituição para apontar que, apesar do longo trabalho no manual, este continua apenas alterações modestas em relação à edição anterior.[147] Com isso, referia-se ao fracasso das esperanças de que marcadores objetivos pudessem desempenhar um papel mais importante no diagnóstico, possibilitando que os transtornos psiquiátricos enfim se transformassem oficialmente em doenças do cérebro. O manual seguia baseado em sintomas, o que, de acordo com Insel, seria o equivalente a "sistemas diagnósticos baseados na natureza da dor no peito ou na qualidade da febre" e ia na contramão da medicina clínica, que conseguira substituir os sintomas por marcadores objetivos nas últimas décadas.

Insel seguiria o texto argumentando que "pacientes com doenças mentais merecem algo melhor" e anunciando, para a surpresa de muitos, que o NIMH — um dos grandes financiadores de pesquisa em psiquiatria nos Estados Unidos — estaria afastando suas linhas de pesquisa das categorias do DSM. A proposta de Insel, que ele já defendia havia alguns anos, era de que o estudo de categorias diagnósticas como esquizofrenia, transtorno bipolar ou depressão deveria ser substituído pelo estudo de funções mais básicas como medo, ansiedade, motivação ou atenção. Tais funções, denominadas de Research Domain Criteria, ou RDOC, poderiam ser estudadas desde o nível genético até o comportamental, tanto em pacientes quanto em indivíduos normais, sem a necessidade de categorização.[148] Com isso, poderia se delinear uma compreensão melhor das funções básicas afetadas pelas doenças do cérebro, capaz, de acordo com Insel, de "transformar a prática clínica, trazendo uma nova geração de pesquisas para informar como diagnosticamos e tratamos transtornos mentais".

Vinda do homem encarregado de distribuir o dinheiro de pesquisa em psiquiatria nos Estados Unidos, o anúncio foi um balde de água glacial sobre o lançamento do DSM-5, promovido pela APA menos de um mês depois. Com a repercussão gerada pela postagem, muitos ficaram com a impressão de que o manual já despontava como natimorto — uma tentativa de atualizar as classificações psiquiátricas que havia sucumbido sob seu próprio peso. Criticar o DSM-5 não era novidade — Allen Frances e outros já o faziam havia anos. Mas a postagem de Insel marca o motim de um dos sustentáculos do manual nas décadas anteriores: a neurociência, que, apesar de nunca ter sido formalmente incluída no diagnóstico, sempre havia servido para conceder seu ar de nobreza científica às classificações. A mídia repercutiria a declaração com estardalhaço — "O manual da psiquiatria está fora de sincronia com a ciência", anunciou o *The New York Times*[149] — e os debates sobre os méritos relativos do DSM e do RDoC como referenciais para a clínica e para a pesquisa seguem intensos até hoje na literatura científica.[150]

A sensação de que o DSM não tinha conseguido fornecer uma base sólida para a ciência psiquiátrica representava o resultado de décadas de pesquisas que mostram que a biologia não parece respeitar as fronteiras entre os diagnósticos. Levando-se em conta o processo de construção do DSM, isso não chega a surpreender: conjuntos de sintomas agrupados por décadas de tradição clínica não necessariamente têm de corresponder a alterações cerebrais específicas. Se os exemplos de correlações estreitas entre sintomas e causas existem em medicina — a combinação de fendas palpebrais oblíquas, nuca achatada, pele em excesso no pescoço e dificuldades cognitivas, também conhecida como síndrome de Down, quase sempre está associada a uma cópia extra do cromossomo 21 —, elas são a exceção e não a regra: a combinação de aumento da temperatura corporal, calafrios, pressão baixa e mal-estar, mais conhecida como febre, pode ocorrer em centenas de doenças diferentes. Ao desenhar um diagnóstico baseado em sintomas, as chances de não chegarmos a causas homogêneas é grande, o que parece uma explicação plausível para o fracasso dos biomarcadores em contribuir com o diagnóstico psiquiátrico.

O investimento excessivo no DSM como referência para pesquisa ainda geraria um problema adicional. Uma vez que o manual, juntamente com a CID, sua versão internacional, vem sendo usado como critério para selecionar pacientes na maior parte dos trabalhos de pesquisa a partir dos anos 1980, quase tudo o que aprendemos em psiquiatria nas últimas décadas está "contaminado" por suas classificações. Steven Hyman, antecessor de Insel no NIMH, chama esse problema de "reificação" das doenças mentais

— um termo que vem do latim *res* ("coisa") e se refere à transformação de conceitos abstratos em objetos concretos.[151] Para exemplificar o conceito, Hyman cita o filósofo inglês John Stuart Mill, que em 1869 escreveu que "sempre existiu uma tendência forte em acreditar que o que quer que receba um nome deva ser uma entidade ou ser com existência independente".[152] No caso dos transtornos psiquiátricos, o modus operandi da pesquisa na área acabou transformando a crença em algo ainda mais objetivo. Apesar dos diagnósticos do DSM terem sido propostos como convenções, a realização de estudos com critérios baseados nele deu ao manual um status de realidade. Depois de décadas, tudo o que aprendemos sobre biologia ou tratamento da depressão se encontra tão atrelado à definição de "transtorno depressivo maior" do DSM que não temos como jogar o manual fora sem desprezar o que foi aprendido — o que consistiria em deixar o bebê ir embora com a água do banho. Ao mesmo tempo, no entanto, ninguém sabe ao certo o que fazer com um bebê que parece ter crescido demais para a banheira.

Psiquiatras acadêmicos tendem a concordar que alguma mudança é necessária. "Vai ser necessária uma individualização maior do que os atuais diagnósticos possuem", diz Luis Augusto Rohde. "Mas, para construir evidência pra isso, temos que trocar a linha de montagem, nos aproximando da proposta do RDOC, mas tentando vê-la num contexto maior, dentro da interação da circuitaria cerebral com o ambiente em que ela vive." Eugenio Grevet concorda: "Acho que, nos próximos anos, serão cinco ou seis grandes diagnósticos com nuances. No futuro, o DSM vai ter que encolher, ele chegou ao máximo da divisão em quadradinhos. Mas mudar isso é um processo de uns cinquenta anos". Dentro da pesquisa em psiquiatria, a palavra "transdiagnóstico" é a bola da vez, e mais e mais cientistas começam a desertar do DSM para estudar funções ou alterações cerebrais entre múltiplos transtornos. O próprio Thomas Insel deixaria a neurociência de lado para procurar as pegadas do sofrimento mental na interação dos indivíduos com seus smartphones.[153] Contudo, a questão de como o conhecimento gerado por essas abordagens será integrado com o existente segue em aberto, com filósofos do diagnóstico defendendo os méritos relativos entre a "iteração epistêmica" — a reformulação gradual dos critérios existentes[154] — e a mudança radical de paradigma.

Menos claro ainda é como toda essa densa discussão filosófica entre pesquisadores acabará afetando a clínica — que há décadas, ou talvez séculos, utiliza suas classificações baseadas em sintomas para definir os limites entre saúde e doença. A ideia de um cuidado à saúde mental menos dependente do diagnóstico, porém, não é nova. E é vista com bons olhos há tempos por um contingente significativo de profissionais que, ao contrário dos psiquiatras acadêmicos, já não simpatizava com a ideia do diagnóstico desde o começo.

A RESISTÊNCIA

Na roda de conversa do Centro de Atenção Psicossocial (Caps) do HCPA, uns vinte pacientes estão sentados em círculo enquanto a enfermeira responsável pinga gotas de alfazema nas mãos de cada um deles, acompanhada por um residente da enfermagem que usa bermuda e uma camiseta dos ThunderCats. Ela pede para que as pessoas esfreguem as mãos e digam o que sentem.

Os pacientes respondem com palavras como "paz", "tranquilidade", "natureza" e "primavera". Outro responde dizendo "nada de doença". Um deles, que parece estar achando a atividade um porre, responde "nada". A enfermeira faz questão de estender a pergunta a cada um para que todos falem — o que, numa preguiçosa manhã de sexta-feira, não deixa de ser um desafio. Os pacientes carregam diagnósticos psiquiátricos graves, mas parecem tranquilos: embora eu temesse causar incômodo ou paranoia ao me apresentar dizendo que estou escrevendo um livro, ninguém deu muita bola pra isso. Aos poucos, a conversa evolui para os planos de cada um no fim de semana, que se alterna entre assuntos particulares dos pacientes e a pauta coletiva do dia: a votação da abertura do processo de impeachment de Dilma Rousseff na Câmara dos Deputados, marcada para o domingo.

Uma semana depois, na oficina de cidadania, a discussão sobre o impeachment é bem mais agitada. A oficina já passava de uma hora, gasta numa dinâmica sobre as "dimensões do ser humano integral", quando Bruna Machado, a assistente social responsável pela atividade, resolve trazer o tema à tona. Os pacientes não deixam passar a oportunidade de fazer graça com os discursos dos deputados na sessão de votação: "Pela minha mãe, pela minha terra, pelo meu cachorro", declara um com a mão no coração e voz impostada. Bruna procura escutar os pacientes da melhor maneira, "sem influenciar seu posicionamento", mas logo está denunciando os conflitos de interesses dos deputados, entre os quais inclui o agronegócio, os grandes empresários, a iniciativa privada, a família conservadora e as igrejas evangélicas, reclamando que ninguém votou em nome do candomblé ou do budismo.

Os pacientes do Caps que participam das oficinas têm algo em comum: todos padecem do que se poderia chamar de "sofrimento mental grave". Grave o suficiente para que, várias vezes por semana, eles venham ao serviço para serem acompanhados. No linguajar médico, isso se traduz em diagnósticos como esquizofrenia, transtorno bipolar e transtorno obsessivo-compulsivo. Nas consultas com os residentes e a psiquiatra contratada, bem como nos prontuários, o diagnóstico é quem dita a conduta, e é ele quem vai compor as estatísticas oficiais. Porém, no espaço entre esses momentos — que representa a maioria do tempo dos pacientes ali —, pipocam experiências como sessões de exercício, rodas de conversa, aulas de culinária, oficinas de beleza, grupos de psicoeducação e a oficina de cidadania. Em comum entre elas está o fato de que o diagnóstico importa pouco: não há divisão entre os pacientes, e ele raramente é mencionado — ainda que todos estejam ali por causa de um.

O Brasil hoje conta com mais de 2300 Caps,[155] que constituem o cerne do que a divisão de saúde mental do Ministério da Saúde chama de Rede de Atenção Psicossocial (Raps).[156] A iniciativa deriva de experiências iniciadas nos anos 1980, e foi regulamentado por uma portaria de 1992 que instituiu os Caps na rede pública em uma tentativa de substituir a internação psiquiátrica por modos de atendimento que facilitassem a integração do paciente à comunidade.[157] O modelo se consolidaria em 2001 com a lei nº 10 216,[158] também dita Lei da Reforma Psiquiátrica, que determina a substituição dos hospitais psiquiátricos — que historicamente se haviam constituído como asilos de permanência indefinida — por leitos dedicados à psiquiatria em hospitais gerais e serviços substitutivos, dentre os quais os Caps ocupam posição de destaque.

A história da Reforma Psiquiátrica brasileira é complexa e se confunde inextricavelmente com a história da abertura política do país pós-ditadura militar. Conversando comigo em uma sala repleta de quadros coloridos pintados por pacientes e pastas azuis contendo projetos culturais, Paulo Amarante, pesquisador da Fiocruz e um dos líderes históricos do movimento, coloca sua origem em 1978.[159] Como plantonista do Hospital Psiquiátrico do Engenho de Dentro, que na época contava com quase 2 mil internos, Amarante conta ter feito um registro no livro de plantão denunciando as condições desumanas enfrentadas pelos pacientes. "Eram pessoas amontoadas, abandonadas e enfrentando inúmeras situações de violência." Ele e mais dois colegas seriam demitidos por conta da denúncia, o que o motivou a escrever uma carta ao Ministério da Saúde, que seria assinada por médicos, enfermeiros e psicólogos solidários com a situação dos pacientes nos hospitais psiquiátricos do Rio de Janeiro. A empreitada culminaria com uma greve dos profissionais da Divisão Nacional de Saúde Mental (Dinsam), que levaria à demissão em massa de 263 pessoas.

Histórias de pacientes psiquiátricos em condições desumanas eram comuns no Brasil da década de 1970, em que os ditos manicômios — mistos de hospitais psiquiátricos com asilos de longa permanência para indigentes — haviam inchado e se tornado verdadeiros depósitos humanos. Tal modelo se reproduzia em várias instituições do país, como o Juquerí, em São Paulo, o Hospital de Barbacena, em Minas Gerais, e a Colônia Juliano Moreira, no Rio de Janeiro. "A Colônia Juliano Moreira era o fim da linha", conta Amarante. "Em 1982, fizemos um censo lá, e a média de permanência era de 26 anos. Alguns pacientes não tinham prontuário, outros não tinham documentos, e alguns não tinham nem nome e eram chamados por apelidos. Tinham perdido completamente a identidade." A partir da greve e da demissão dos profissionais da Dinsam, foi criado o Movimento dos Trabalhadores em Saúde Mental (MTSM), cujas pautas incluíam não só questões salariais e trabalhistas como também críticas às instâncias de maus-tratos aos pacientes e ao modelo assistencial da psiquiatria da época.

No conturbado período da abertura política brasileira entre o final dos anos 1970 e o início dos 1980, a figura do hospital psiquiátrico não demoraria a se transformar em metáfora de outras formas de opressão. O MTSM se aliaria a diferentes movimentos sociais em favor de causas amplas, como a oposição ao modelo de sistema de saúde da época e o apoio à anistia para perseguidos políticos. Dentre as referências do movimento estavam Michel Foucault, a antipsiquiatria norte-americana e as experiências de modelos alternativos ao hospital psiquiátrico em diversos países. A influência mais direta e assumida seria o psiquiatra italiano Franco Basaglia, que faria diversas visitas ao Brasil entre 1978 e 1980. Na cidade de Trieste, no noroeste da Itália, Basaglia fora responsável pelo fechamento do hospital psiquiátrico provincial e pela substituição dele por uma rede para tratar os pacientes na comunidade. A iniciativa evoluiria para um movimento nacional intitulado Psiquiatria Democrática, que se aliaria ao Partido Radical italiano para aprovar com sucesso a dita Lei Basaglia, com diretivas para o fechamento dos hospitais psiquiátricos italianos e sua substituição por serviços comunitários.[160]

Ao longo dos anos 1980, integrantes do MTSM iniciaram um processo de ocupação estratégica de posições de gestão na saúde mental brasileira, que gradualmente foram se alinhando à visão basagliana. Tomando o lema "uma sociedade sem manicômios" como bandeira e aderindo à mobilização sanitarista que levaria à constituição do Sistema Único de Saúde em 1990, o movimento seria rebatizado no final daquela década como Movimento da Luta Antimanicomial, esforçando-se em construir uma nova lógica de saúde mental no país. Em 2001, tais esforços desaguaram na lei nº 10 216, que delineou os direitos das pessoas portadoras de transtornos mentais e redirecionou o modelo assistencial na área.

Ainda que a bandeira mais ostensiva da Reforma Psiquiátrica fosse o fim dos manicômios, ela sempre comportou uma crítica mais ampla ao modelo de psiquiatria cristalizado pelo DSM. Desde suas raízes, o MTSM contava com uma influência forte da psicanálise, especialmente da escola lacaniana, cujo linguajar sempre passara ao largo do sistema diagnóstico tradicional. A influência fica clara no discurso dos defensores da reforma, repleto de termos como "modelo biopsicossocial", "plano terapêutico singular" e "subjetividade", numa reiteração incansável do indivíduo como sujeito único — nas palavras de Basaglia, não se deveria repetir o erro da psiquiatria de "colocar o homem entre parênteses e se preocupar com a doença".[161] Junto a essa visão, há uma retórica que associa o modelo médico ao controle social — nas palavras de Cida Moysés, por exemplo, "alguém gritando 'fora, Temer!' tem grande chance de sair com o diagnóstico de transtorno opositor desafiante".

É óbvio que o modelo não chega a dispensar o diagnóstico — a própria descrição da lei nº 10 216 define os direitos dos "portadores de transtornos mentais" — numa admissão tácita de que eles existem. Mas psiquiatras frequentemente são figuras secundárias dentro dos Caps. "Não é incomum ter um médico que tem a agenda lotada, atende a cada vinte minutos, chegando atrasado e saindo antes, sem registrar nada no prontuário nem conversar com ninguém da equipe. E aí, paralelamente a tudo isso, as outras coisas acontecem", descreve Fernanda Baeza, psiquiatra e coordenadora do Caps do HCPA, enfatizando que seu esforço na instituição, mais médica do que a maioria dos serviços do gênero devido à proximidade com o hospital, é enfrentar essa dicotomia. "Mas em certos lugares é bem-aceito que o psiquiatra seja alguém que só dá receita, e tem muita gente da gestão que acha isso ótimo, porque pensa que aí ele não vai dominar o paciente", completa.

A divisão entre psiquiatras e outros profissionais envolvidos na saúde mental — que incluem psicólogos, enfermeiros, assistentes sociais, terapeutas ocupacionais, professores de educação física, entre outros — pode parecer caricatural, mas ela está entranhada na história da Reforma Psiquiátrica. Já de início, o movimento sempre foi marcado por uma crítica ao modelo médico; além disso, contou com o impulso inicial de psicanalistas lacanianos de esquerda exilados da Argentina, favoráveis à democratização da formação psicanalítica, até então restrita a médicos. Com isso, o ideário da reforma encontra ressonância expressiva entre as equipes multiprofissionais que constituem os Caps, mas enfrenta desconfiança do lado médico. Não surpreendentemente, tal cisão surge de forma recorrente em discussões sobre a gestão de saúde mental no SUS, em que a disputa corporativa aparece à flor da pele.

A LUTA DE CLASSES

Na abertura do Congresso Brasileiro de Psiquiatria (CBP) de 2016, cujo tema é "A psiquiatria e as ideologias em saúde mental", a mesa de autoridades é composta de dezoito pessoas, incluindo o presidente da ABP, Antônio Geraldo da Silva, o ministro do Desenvolvimento Social e Agrário, Osmar Terra, o presidente do Conselho Federal de Medicina (CFM) e o presidente da Associação Mundial de Psiquiatria, entre outros dirigentes internacionais e regionais. Ao todo, conto dezesseis homens e duas mulheres — uma divisão de gênero que não fica devendo ao ministério anunciado alguns meses antes por Michel Temer. Ainda assim, são duas a mais do que no congresso do ano anterior, em que não havia nenhuma mulher entre as dezessete autoridades presentes.

O presidente do CFM fala que "passamos por anos difíceis, com a classe médica exposta a aviltamentos e agressões, inclusive do governo", mencionando o programa

Mais Médicos e as tentativas do governo Dilma de modificar a residência médica. Osmar Terra diz que a "saúde mental foi relegada a um segundo plano em termos de condutas baseadas em evidência", e é aplaudido ao bradar que a área de saúde mental do Ministério da Saúde não existe: "Tem antropólogos e psicólogos sociais, mas não tem psiquiatra, que é quem tem a ciência e trouxe os avanços da saúde mental para o mundo". Ele afirma que "um movimento com raízes na antipsiquiatria deixou o Brasil à mercê da epidemia das drogas", dizendo que crack e cocaína são cinco vezes mais importantes do que o álcool como causa de faltas no trabalho, e que a maconha é responsável por mais acidentes com vítimas fatais do que as bebidas alcoólicas.[162] Conclui dizendo que "é aliado da ABP dentro do governo, e que o ministro também pensa isso".

Depois, efusivamente saudado pelas autoridades presentes, toma a palavra Antônio Geraldo, que está deixando o cargo para assumir a Associação Psiquiátrica da América Latina (Apal).[163] "Quem gosta de defender a medicina vai fazer isso sempre", diz ele. Geraldo exalta a pesquisa psiquiátrica no Brasil, mencionando o "excepcional impacto" da *Revista Brasileira de Psiquiatria* e expressando agradecimentos para sua equipe. Em seguida, distribui condecorações como o prêmio ABP de Jornalismo — que vai para Daniel de Barros, do *Estadão* e do programa televisivo *Bem Estar* —, mostra um vídeo sobre a história da ABP e lança o livro *A história da psiquiatria no Brasil*, antes de encerrar a cerimônia com o lançamento filatélico do selo e carimbo da ABP — para que o público, a essa altura esfomeado, possa finalmente se dirigir à mesa dos canapés.

Geraldo está longe de ser uma figura consensual, e consegue reunir grunhidos de desaprovação tanto pelo lado político quanto pelo lado científico. Durante minhas entrevistas, ele foi descrito como "uma espécie de Fernando Collor da psiquiatria brasileira", "o primeiro presidente de direita da ABP" e "uma reação do baixo clero da classe psiquiátrica à sua desvalorização pelos governos de esquerda". Ao mesmo tempo, ele também concentra a antipatia da psiquiatria acadêmica pelo parco currículo científico: Geraldo fez sua carreira em instituições de representação médica em Brasília e só foi publicar um artigo científico depois de se tornar presidente da ABP — em cuja revista, *Debates em Psiquiatria*, ele viria a assinar dezenas de textos desde então.[164]

Ainda assim, é inegável que Geraldo é um dínamo: ele está presente em quase todas as mesas que discutem o tema das "ideologias" no congresso, ainda que seja apenas para fazer a abertura. Numa delas, sobre gestão em saúde, o ex-coordenador de Saúde Mental do Ministério da Saúde, Valencius Wurch, fala sobre sua breve experiência no cargo, encerrada em maio do mesmo ano. "Minha equipe tinha 63 pessoas e nenhum psiquiatra. E não tinha nenhum psiquiatra porque os psiquiatras não querem ir. Tinha professores de história, músicos, teatrólogos, antropólogos, sociólogos, tudo. Só não tinha psiquiatra." A turbulência causada pela breve estadia de Wurch no cargo atesta a tensão ideológica que domina a saúde mental brasileira. Sua nomeação no final de 2015 pelo então ministro Marcelo Castro, seu ex-orientador na residência médica, geraria uma onda de protestos de militantes da Reforma Psiquiátrica, que viam nele um oponente do movimento antimanicomial.

Contra Wurch, pesava o fato de ter sido diretor da Casa de Saúde Doutor Eiras, em Paracambi (RJ), instituição privada que chegou a ser o maior hospital psiquiátrico da América Latina e acabou fechada em 2012 por ordem judicial, sob alegações de maus--tratos.[165] A nomeação de um gestor associado ao modelo manicomial, de acordo com entidades como a Associação Brasileira de Saúde Coletiva, o Conselho Federal de Psicologia e o Movimento da Luta Antimanicomial, era vista como um retrocesso na Reforma Psiquiátrica.[166] "Fui nomeado numa segunda-feira, e na terça me convidaram para ir a uma audiência pública na Assembleia Legislativa", conta Wurch, hoje aposentado, em seu sítio na região serrana fluminense. "Cheguei lá e quase fui espancado — a sala estava lotada e cheia de faixas de 'Fora Valencius'. Tive que ser tirado de lá pela segurança num carro-forte." Os protestos continuariam por meses, com a ocupação da Coordenação de Saúde Mental em Brasília por manifestantes e inúmeras passeatas ao redor do país, e acabariam levando à exoneração de Wurch, meros cinco meses após sua nomeação.[167]

Ele se defende das acusações argumentando que os problemas na Dr. Eiras não ocorreram durante a sua gestão. Conta que a primeira vez que foi à clínica, na época já ameaçada de fechamento por denúncias de maus-tratos, prometeu que nunca mais voltaria lá. "Fiquei quase um mês com aquilo na cabeça porque vi cenas horrorosas, como doentes brigando porque um deles tinha pego um calango para comer." Mas acabou aceitando a proposta de assumir a gestão do hospital, em parte porque a remuneração era boa, e em parte para tentar mudar o cenário. "A gente tinha que melhorar as condições de vida daquelas pessoas, até pra que elas pudessem sair dali." Wurch afirma que, durante sua gestão, contratou uma equipe multiprofissional, realizou projetos terapêuticos e conseguiu melhorar as condições do hospital, que, segundo ele, foi classificado com nota máxima em avaliações do Ministério da Saúde ao longo dos anos 1990. A casa, entretanto, voltaria a ser denunciada por maus-tratos dois anos após sua saída, em 1998, e acabaria sendo fechada em definitivo na década seguinte.

Para Wurch, os motivos da rejeição à sua nomeação passam longe da Dr. Eiras. "A rede de saúde mental emprega 100 mil pessoas direta ou indiretamente, e custou 1,3 bilhão de reais em 2015. Esse é o maior número de pessoas contratadas para fazer política no Brasil. Eu também gritaria 'fora, Valencius' se estivesse na situação deles", diz. Wurch descreve a Coordenação de Saúde Mental como um núcleo ideologicamente motivado e organizado para se opor ao modelo médico em saúde mental. Ainda assim, passados dois anos de sua exoneração, ele parece se divertir falando sobre a experiência. "Fizeram uma passeata em Brasília pela minha deposição, e a associação de funcionários da Fiocruz deu ônibus e sanduíche de graça para levar gente do Rio de Janeiro pra lá. Aí vai a garotada toda, né? Pô, quando eu era estudante eu adorava uma bagunça dessas."

Dentro do CBP, porém, ele é mais incisivo, talvez por encontrar eco entre os presentes, quase que uniformemente críticos aos rumos da saúde mental no sistema público. "Se Basaglia visse o que os basaglianos fizeram no Brasil, ele estaria se revirando na cova", diz Valentim Gentil Filho, criticando a carência de leitos hospitalares no país. "O que eu vejo é uma exclusão das pessoas com doenças graves da rede de saúde mental. Temos uma política de desassistência ao doente mental grave", concorda Ronaldo Laranjeira, professor da Unifesp e notório na mídia por sua oposição ferrenha a iniciativas de descriminalização da maconha.[168] Antônio Geraldo conclui: "Isso é um movimento mundial poderosíssimo de luta contra a medicina". Por fim, alguém na plateia acaba fazendo o comentário que muitos parecem querer ouvir. "Isso não é ideologia, é um preconceito lulopetista. Eles são contra médicos."

A infiltração da polarização política do país na saúde mental pode parecer curiosa, mas não é apenas o delírio de um louco de palestra[169] — nem exclusividade dos psiquiatras. Quando pergunto a Bruna Machado, assistente social do Caps do HCPA, até que ponto a concepção de saúde mental que ela trabalha com os pacientes está envolvida com outras causas políticas, sua resposta é cândida. "Se a gente pensar a pauta antimanicomial como uma luta, ela vai ter uma concepção política de ação. Então, dentro do referencial teórico que nós, assistentes sociais, trabalhamos, que é o de teoria social crítica e marxista, a gente não acredita em neutralidade e não vai tentar alcançar isso no nosso trabalho, porque a sociedade não é neutra. É uma sociedade de luta de classes, que tem interesses macro e interesses dos trabalhadores, e todas as ações vão puxar para um ou para outro."

Formada em serviço social, Machado cursou a residência multiprofissional do Grupo Hospitalar Conceição, uma das referências históricas em atenção primária em saúde no país. A residência abrange profissionais de áreas como enfermagem, nutrição, psicologia, serviço social, farmácia, fisioterapia, fonoaudiologia e terapia ocupacional. Ausentes do programa estão os médicos, que possuem um programa de residência própria, refletindo a divisão entre eles e os profissionais não médicos dentro do sistema de saúde — em que o próprio termo "não médicos", definido em relação ao seu oposto, deixa clara a hierarquia. Como Machado mencionaria a um paciente ao discutir a questão da internação involuntária durante a oficina de cidadania, "os médicos costumam pertencer a uma classe dominante e às vezes abusam do poder".

Machado complementou sua formação com um estágio em Cuba, no qual pôde observar "um cenário de política pública em saúde mais humanizado e associado a um sistema de produção em que os danos à saúde são menores". Ela diz que enxerga boa parte das questões de saúde no Caps como consequência do modelo socioeconômico vigente, mencionando que vários dos pacientes trazem histórias de opressão no trabalho. Além de discutir causas de adoecimento, a oficina de cidadania de Machado discute direitos do cidadão, a luta antimanicomial, o estigma do diagnóstico psiquiátrico e questões relacionadas ao gênero — o que, segundo ela, é complicado pelo fato de sua oficina ocorrer no mesmo horário que a oficina de beleza organizada pela enfermagem, o que faz com que as mulheres praticamente não compareçam. "Quando discutimos o tema, apareceram muitas coisas de machismo e opressão nas falas, que a gente buscou desconstruir."

Diferentemente de Bruna Machado, Antônio Geraldo e seus defensores usam uma retórica mais sutil para fincar posição: sua bandeira é uma "psiquiatria livre de ideologias", reproduzindo o discurso pretensamente apolítico usado pelo movimento Escola sem Partido.[170] No caso da psiquiatria, a bandeira hasteada para defender uma suposta neutralidade é a da ciência — seja no apelo ao "alto impacto" da pesquisa científica brasileira, seja nos neurônios que povoam as palestras do congresso, bem como os estandes publicitários da área de expositores. Ao mesmo tempo, porém, Geraldo estabelece a "defesa da medicina e da psiquiatria" como meta em seu discurso, num tom mais próximo do sindical do que do científico. Cida Moysés comenta o tema de maneira um tanto direta: "As associações médicas são corporativas, reacionárias e golpistas. A ABP é uma piada de mau gosto".

"É um pacote que tu compra", comenta Fernanda Baeza sobre a polarização da saúde mental. "A legalização do aborto, a descriminalização da maconha, a oposição à homofobia, a simpatia pelo Jean Wyllys, e assim por diante. A psiquiatria, por muitos anos, e talvez até hoje, de alguma maneira se dedicou à opressão da diferença, até porque não havia opções terapêuticas. Esses movimentos de esquerda na saúde mental vêm de uma coisa libertária, porque de fato as pessoas estavam presas no manicômio." Ela adiciona que isso, por vezes, evolui para "uma conversa sobre não poder ter agenda médica, acolher todos os riscos e nunca mandar para a internação a fim de evitar a medicalização da vida", que torna a conversa difícil mesmo para ela, que se autodefine como "praticamente comunista" dentro do espectro político dos médicos. "Por outro lado, eu também não me alinho com a maneira arrogante com que os psiquiatras costumam lidar com isso, que acirra o discurso de uma maneira nada saudável."

Jair Mari, professor de psiquiatria da Unifesp, converge com Baeza na rejeição à polarização. Numa aula sobre epidemiologia psiquiátrica para o curso de medicina, a que eu assisto do fundo da sala, ele se esforça para deslocar-se pelo espectro político. Critica o programa Mais Médicos, mas elogia os médicos cubanos. Defende a necessidade de uma reforma da Previdência, mas alfineta o prefeito João Doria pelo aumento do limite de velocidade nas marginais. Na conversa comigo depois da aula, Mari enumera elogios e críticas à Reforma Psiquiátrica. "Eu fui a favor da desmanicomialização, mas houve excessos. É óbvio que agora ninguém vai abrir um asilo. Mas a bandeira contínua virou uma desculpa para criticar o modelo médico." Mari também questiona a efetividade do modelo baseado nos Caps. "Ele é bom para a recuperação de pacientes graves com esquizofrenia e transtorno bipolar, mas deixa de lado coisas como depressão, anorexia e outras que as pessoas não gostariam de expor ali. Ambulatórios seriam uma forma mais eficiente de lidar com isso." Por fim, também questiona os custos do modelo. "Não temos estudos nem de efetividade nem de custo-benefício desse sistema. Foi uma coisa criada um pouco no romantismo."

Vozes que se esforçam para permanecer no centro, entretanto, são raras na saúde mental brasileira — da mesma forma que se tornaram incomuns fora dela. No caso da saúde mental, a polarização ideológica também funciona como um subterfúgio para disfarçar o aspecto mais pragmático da disputa corporativa. "A rede de atenção psicossocial funciona como gafieira — quem está fora não entra e quem está dentro não sai. Não me surpreende que alguém que venha de fora seja visto como uma ameaça", afirma Valencius Wurch. Ele descreve a ocupação dos cargos de coordenação como "um processo extremamente bem planejado", com nomeações feitas por critérios que privilegiam a ideologia. E acrescenta que isso acaba traçando uma linha corporativa clara entre ambos os lados: "Eu não conseguia médicos para trabalhar comigo na coordenação de saúde mental porque os psiquiatras não querem se meter ali. Um deles me disse que não tinha tempo para discutir se o melhor tratamento para autismo é colar figurinhas ou cortar bandeirinhas". A ABP não fica atrás na guerra corporativa. Em resposta à campanha "Não à Medicalização da Vida", do CFP, Antônio Geraldo declararia em 2013: "Somos contrários à campanha porque é um movimento de psicologização das pessoas. O CFP quer criar a necessidade de que todos sejam submetidos à psicoterapia. O diagnóstico de problemas psiquiátricos deve ser feito por médicos psiquiatras, não por psicólogos".[171]

Na batalha corporativa entre as visões antagônicas de saúde mental, ambos os lados procuram se fortalecer pela ampliação de suas bases. Nesse sentido, Wurch critica a prática dos percursos formativos promovidos pela Raps para qualificar os profissionais,[172] que segundo ele teriam cunho mais ideológico do que técnico. "Eles selecionam as pessoas que vão fazer supervisão e fazem a cabeça delas. E isso custa bastante dinheiro." O próprio movimento "Fora Valencius" serviria para levar às ruas toda uma nova geração de simpatizantes da Reforma Psiquiátrica, como estudantes de cursos ligados à saúde mental, subitamente contemplados com a oportunidade de tornar prática sua militância teórica. Como comenta o psiquiatra gaúcho Walmor Piccinini em uma mesa do CBP sobre a história da Reforma Psiquiátrica, "toda uma geração órfã do marxismo foi para o foucaultianismo".

Do outro lado, a psiquiatria biológica se aproxima de associações de pacientes como a ABDA, a Associação de Amigos, Familiares e Doentes Mentais do Brasil (AFDM) e a Associação Brasileira de Familiares, Amigos e Portadores de Transtornos Afetivos (Abrata). Uma das campanhas lançadas pela ABP nos últimos anos chama-se "Não à psicofobia" — ou seja, ao preconceito contra os portadores de transtornos mentais —, causa que, embora nobre, não deixa de envolver um interesse de mercado.[173] Não por acaso, a aproximação com associações de pacientes também é uma estratégia da indústria farmacêutica há décadas para conscientizar o público sobre condições específicas — e com isso promover seu tratamento.[174]

Dentro dessa disputa, a posição dos pacientes é interessante e, ao mesmo tempo, vulnerável. Desde seu início, a Reforma Psiquiátrica sempre enfatizou a participação dos pacientes — denominação, aliás, que seus defensores substituem por "usuários" do sistema de saúde mental. A própria lei nº 10 216 versa sobre os direitos dos usuários, e defensores do movimento repetidamente apontam a participação deles na política de saúde mental como um dos grandes ganhos da reforma. "A partir da I CNSM [Conferência Nacional de Saúde Mental], surgem novos atores no cenário das políticas de saúde mental: são os loucos, os loucos pela vida", explica Paulo Amarante no livro homônimo.[175] Mas outros defensores da reforma são mais céticos sobre o real sucesso da iniciativa. "Os pacientes fazem parte da história oficial da reforma, mas ainda são acessórios no processo e têm que ser empoderados", confessaria Benilton Bezerra em evento no Instituto de Medicina Social da Uerj alguns meses antes.

Independentemente da versão da história em que se acredite, é claro que a luta pelo apoio dos pacientes a um ou outro modelo de saúde mental segue forte. O Rio de Janeiro conta com blocos de Carnaval voltados para usuários como o Loucura Suburbana[176] e o Tá Pirando, Pirado, Pirou!...,[177] e Paradas do Orgulho Louco são organizadas em diferentes cidades do país. Tais iniciativas, porém, são alfinetadas duramente por defensores do modelo médico: depois de uma parada do gênero no município gaúcho de Alegrete em 2015, diversas entidades como a ABP, o Conselho Regional de Medicina e o Sindicato Médico do Rio Grande do Sul emitiram nota de repúdio, afirmando que era "revoltante e degradante" ver a "irresponsabilidade e falta de sensibilidade daqueles cuja missão seria justamente cuidar e proteger o enfermo, expondo-o publicamente".[178] O então coordenador de saúde mental do Rio Grande do Sul, Luiz Coronel, taxaria o evento de "manipulação das pessoas doentes para fins políticos e ideológicos".[179] Mas as declarações de Coronel não impediriam que, no ano seguinte, inúmeros Caps do estado levassem seus usuários ao encontro estadual do Movimento da Luta Antimanicomial, mais conhecido como Mental Tchê.

DE TODAS AS CORES

Em frente ao Galpão Crioulo de São Lourenço do Sul, uma grande estrutura de madeira localizada num camping à beira da Lagoa dos Patos, os ônibus de turismo que chegam pela estrada esburacada desovam equipes de serviços de saúde de vários municípios gaúchos. Enquanto isso, cadeiras de plástico no interior do galpão semivazio abrigam os primeiros participantes do Mental Tchê: ainda que a programação já tenha começado, a pontualidade não parece ser o forte do evento. A plateia tem significativa preponderância de mulheres — um reflexo da distribuição de gênero de profissões como enfermagem, psicologia e serviço social —, várias das quais reunidas em grupos que partilham cuias de chimarrão. Ao redor da audiência, há bancas vendendo artesanato, panos de prato, rapaduras, conservas e toda sorte de produtos caseiros. Do lado de fora, estandes anunciam bótons com os rostos de Marx, Lênin e Che Guevara, e camisetas com slogans como "Legalize Já" e "Greve Já", evocando ecos do Fórum Social Mundial[180] ou de algum congresso sindical.

A orientação política sugerida pelas bancas é confirmada pelo debate de abertura, que reúne representantes dos movimentos negro e feminista, da saúde indígena e da comunidade LGBT[181] para falar de suas especificidades no que diz respeito à atenção em saúde mental. A discussão é iniciada pela representante do movimento negro — uma assistente social que vai direto ao ponto: "Tratar todo mundo da mesma forma, independentemente da cor da pele, como alguns colegas meus dizem que fazem, não é suficiente", diz ela. "Nós, negros, não somos iguais: não nascemos iguais e não morremos iguais." Partindo daí, ela inicia uma longa digressão sobre a dívida histórica do país com os negros, que "foram tirados de suas casas, reis e rainhas de um outro continente", para ser vítimas de violência sexual, social e policial, numa sociedade que violenta os valores civilizatórios africanos, comunitários e solidários. O discurso identitário tangencia apenas de leve a saúde mental — e soa como uma pregação para convertidos, já que pouca gente da plateia parece discordar.

A palestrante é sucedida pela representante do movimento feminista, que começa falando sobre as mulheres lutadoras da Antiguidade, discorre sobre a história do patriarcado no Brasil e recorre ao bordão de que "a mulher é um ser humano integral", ressaltando que 75% dos psicotrópicos são consumidos por mulheres. "Elas já chegam medicalizadas devido ao sofrimento e à opressão, em um sistema que não tem escuta para isso." Por fim, chega ao inevitável assunto do impeachment, ocorrido algumas semanas antes. "O 'tchau, querida' não foi para Dilma, foi para as mulheres do Brasil", com aplausos efusivos da plateia. A palestra do representante indígena, um enfermeiro de origem guarani, faz menos apelos a chavões políticos, mas é mais interessante do que as precedentes, trazendo à tona questões sobre as quais eu jamais teria pensado, como o que fazer para enterrar o cordão umbilical onde o bebê nasceu — algo importante para que ele "não fique com espírito fraco" — quando isso ocorre no hospital. Quando a palavra volta ao homem branco mediador do debate, ele cita Basaglia e faz críticas ao "modelo biomédico de tratamento, que não inclui mulheres, negros e indígenas". Em seguida, passa a palavra para a representante LGBT, que compartilha sua perspectiva sobre opressão identitária, queixando-se de que o fato de o registro de nascimento conter "masculino" ou "feminino" como opções já é uma fonte de sofrimento.

As falas dos palestrantes são intercaladas com pausas para perguntas, em que o mediador abre o microfone para os usuários presentes — que não são poucos, já que boa parte dos Caps traz não só as equipes como também os usuários para o evento. O esforço é válido, mas ilustra o comentário de Benilton Bezerra sobre a dificuldade de conseguir uma participação efetiva destes últimos. Alguns deles fazem alusão à Luta Antimanicomial, com críticas a Luiz Coronel pelo fechamento do espaço da Nau da Liberdade, grupo de teatro que tinha seu estúdio de ensaios no Hospital Psiquiátrico São Pedro. Outros discursos, porém, são desconexos, envolvendo projetos de buscar outro planeta Terra cheio de estrelas em algum lugar do espaço. Dentre as intervenções, as que mais se destacam são as de Sol Luciano, uma participante particularmente vocal da Nau, que faz números musicais com letras aludindo à saúde mental e à tragédia da boate Kiss, além de intervenções com uma fantasia de "fantasma do manicômio" que lembra o uniforme da Ku Klux Klan.

As manifestações artísticas seguem na parte da tarde, com a apresentação de conjuntos musicais de diversos Caps, formados por usuários e profissionais que cantam clássicos do repertório da música gaúcha e brasileira, e eventualmente criações próprias como "Eu pirei há dez anos atrás", adaptação do clássico de Raul Seixas. O esforço de quebrar as barreiras entre profissionais e usuários é admirável, mas não chega a desfazer as diferenças — para quem olha da plateia, geralmente não é difícil diferenciar uns e outros. Enquanto as apresentações acontecem, uma senhora passa vendendo bilhetes da rifa de um cavaquinho a cinco reais, uma versão mambembe dos brindes publicitários de congressos mais bem financiados. Do lado de fora do galpão, a ação é ainda mais diversa: há tendas com conversas sobre plantas medicinais, cirandas sendo dançadas ao redor de árvores e uma dinâmica chamada de "corredor do cuidado", que tomo o cuidado de evitar. Um pouco adiante, barracas hospedam os participantes que pernoitaram no local, reforçando os laços do evento com o Fórum Social Mundial, ou com uma Woodstock à beira da Lagoa dos Patos.

Enquanto perambulo pelo evento, no entanto, não consigo deixar de pensar que algo parece errado naquela diversidade toda. Quase todos os discursos que ouço fazem críticas à "medicalização", à "estigmatização das pessoas pelo diagnóstico" e ao uso excessivo de psicofármacos — na mesa sobre infância e adolescência, sobram farpas à proliferação do rótulo de TDAH e ao tratamento com ritalina, descrita como "a droga da obediência". Mas a crítica ao diagnóstico soa incoerente com a postura dos mesmos palestrantes sobre as especificidades de diversas minorias — se os negros querem ser tratados como negros, uma vez que "tratar todo mundo igual não é suficiente", por que os esquizofrênicos não deveriam exigir ser tratados como esquizofrênicos, ou os bipolares como bipolares?

A contradição pode parecer uma curiosidade, mas representa um calcanhar de aquiles da Rede de Atenção Psicossocial. A Reforma Psiquiátrica nasceu sob a influência das grandes utopias de esquerda do século XX — que, no Brasil dos anos 1970, em plena ditadura militar, representavam um discurso de oposição unificado ao regime. Aquela mesma década, porém, seria progressivamente marcada pela fragmentação dessas utopias em diversos lugares do mundo. A reação conservadora ao maio de 1968, o desencanto com os regimes na União Soviética e na China e os sinais de fraqueza do bloco socialista, que se tornariam mais evidentes na década seguinte e culminariam na queda do Muro de Berlim e dos regimes vigentes no Leste Europeu, levariam boa parte das lutas por direitos sociais a se concentrar em causas menos universais do que a revolução.

As bases das lutas identitárias que dominariam o discurso de esquerda no século XXI foram construídas em torno de reivindicações de setores específicos da população ao longo do século XX — epitomizadas pela luta contra a segregação racial norte-americana nos anos 1950 e 1960, o movimento pelos direitos LGBT a partir dos anos 1970 e inúmeras iniciativas em prol da igualdade de gênero ao redor do mundo. A estratégia de tais movimentos para garantir visibilidade a minorias marginalizadas passava não por tentar eliminar diferenças, mas justamente por demarcá-las, de forma a construir identidades e reclamar direitos. As políticas de ação afirmativa, iniciadas nos Estados Unidos a partir da década de 1960, representam o exemplo paradigmático dessa estratégia, marcando a substituição da ideia de "uma sociedade sem raças" pelo reconhecimento das diferentes etnias existentes no país, numa tentativa de compensar diferenças históricas.

Tais estratégias levariam mais tempo para tomar pé no Brasil — um país de miscigenação mais profusa, cuja mestiçagem foi exaltada por boa parte das principais manifestações culturais do século XX, como o modernismo, o tropicalismo e a sociologia de autores como Gilberto Freyre e Sérgio Buarque de Holanda. A apologia da miscigenação, contudo, se tornaria mais frágil num país crescentemente polarizado, dando lugar a um campo de lutas mais próximo do ideário norte-americano. A etnia como marcador identitário no campo político entraria na agenda do movimento negro brasileiro, ainda que de forma incipiente, a partir dos anos 1970, e tomaria pé institucional com a implantação de políticas de ação afirmativa a partir da virada do século.[182] E mesmo que a demarcação de diferenças seja vista com desconfiança por alguns, que a consideram uma das causas para a ressurgência de movimentos conservadores,[183] é evidente que ela dita a agenda da esquerda contemporânea, como atestado pela bandeira multicolorida ostentada por siglas como o PSOL e pela programação do Mental Tchê.

A REVOLTA DOS *ASPIES*

Seria também uma bandeira multicolorida que organizaria um dos movimentos mais curiosos ocorridos em torno do DSM-5. Quando a primeira versão do manual foi disponibilizada para consulta pública em 2010 — numa tentativa da APA de estimular um processo mais democrático de debate —, uma das mudanças imediatamente notadas foi o desaparecimento da síndrome de Asperger. O diagnóstico era um dos mais recentes do manual, tendo surgido no DSM-IV, em 1994 — embora a descrição de Hans Asperger dos "autistas de alto funcionamento", cujas dificuldades sociais destoavam de suas inteligências por vezes acima do normal, datasse dos anos 1940.[184] Ainda assim, sob o argumento de que não havia base científica para distinguir a síndrome das demais condições incluídas sob a denominação de autismo, o DSM-5 resolveu eliminar as barreiras e criar um único "transtorno do espectro autista" que agruparia pacientes com vários níveis de funcionamento.

Para a surpresa de alguns, a reação da comunidade ligada à síndrome de Asperger — composta de associações de pais e de ativistas diagnosticados — foi amplamente negativa. Depois de estatísticas controversas estimarem que cerca de três quartos dos indivíduos com a síndrome ficariam de fora do novo espectro autista, petições foram iniciadas para que os critérios diagnósticos fossem mantidos como estavam. Dentre os temores do que poderia acontecer, o principal era a perda do acesso aos serviços de saúde. "Se o DSM não for escrito com cuidado, pessoas com Asperger vão ser declaradas curadas, e depois demitidas por não terem comportamento normal [...]. LÁ SE VAI NOSSO SISTEMA DE SUPORTE", vociferaria um paciente no Wrong Planet,[185] um dos maiores fóruns de discussão sobre autismo na internet. Juntavam-se a esse medo os temores dos pacientes de serem enquadrados em outros diagnósticos ("Eu fico paranoico achando que alguém vá dizer 'oh, nós cometemos um erro e você não tem síndrome de Asperger, você é apenas deprimido e psicótico'") ou misturados aos autistas de baixo funcionamento e estigmatizados. Como outro paciente comentaria no mesmo fórum: "Eu sou um *aspie*" — termo carinhosamente usado pelos pacientes com Asperger para descreverem a si mesmos —, "serei sempre um *aspie*, e os idiotas escrevendo os livros estúpidos de psiquiatria deveriam vir visitar o nosso mundo e ver por que nós não queremos perder nosso rótulo".[186]

"O campo da medicalização é muito marcado por Foucault, para quem o diagnóstico psiquiátrico é visto como um instrumento de normatização", pondera Francisco Ortega, professor do Instituto de Medicina Social da Uerj ao comentar a reação dos autistas. "É a visão chapada que muitos psicanalistas, por exemplo, têm de que o diagnóstico é uma coisa ruim, um mecanismo de controle, e que a gente deveria ser contra ele. Mas esse tipo de situação mostra que isso não é verdade, que os diagnósticos são manejados de maneira pragmática pelos indivíduos dependendo dos seus interesses. Infelizmente, vivemos numa sociedade onde você precisa de diagnóstico para ter assistência." Como muitos estudiosos do tema, ele enxerga a evolução da organização em torno do autismo, especialmente nos Estados Unidos, como parte do panorama maior das lutas identitárias. "A questão do ativismo sobre o transtorno bipolar e o autismo segue um pouco o modelo LGBT. Não inclui só o diagnóstico, mas também toda uma cultura que se orienta ao redor dele."

O caso do autismo é provavelmente o exemplo mais fascinante de uma subcultura identitária formada em torno do diagnóstico psiquiátrico. Apesar do diagnóstico ser recente, a proliferação de autistas com habilidades supranormais na cultura popular — que vão do personagem de Dustin Hoffman em *Rain Man* ao físico Sheldon Cooper no seriado *The Big Bang Theory* — catapultaria o diagnóstico para o discurso cotidiano. Além disso, o aparecimento da internet nos anos 1990 — um meio por vezes mais amistoso aos autistas do que o mundo não virtual —, juntamente com a ascensão dos geeks de tecnologia dentro do capitalismo global, faria com que o rótulo de *aspie* perdesse boa parte do estigma e possibilitasse uma narrativa aprazível para muitas pessoas definirem seus problemas. Um diagnóstico associado a talentos e habilidades especiais, afinal, é menos assustador do que outros rótulos e passaria a ser uma escolha natural tanto dos pais para explicarem o comportamento dos filhos quanto dos adultos para explicarem o próprio comportamento. Como coloca um paciente com Asperger entrevistado por pesquisadores britânicos: "Nós estamos um degrau acima na escada da evolução — eu sei que soa meio arrogante, mas é uma espécie de complexo de superioridade".[187]

A mudança em torno da imagem do autismo também ajuda a explicar como a prevalência do transtorno explodiu ao redor do mundo, de forma semelhante à de outros diagnósticos de "baixo estigma", como o TDAH. O aumento meteórico na frequência da condição, que nas estatísticas mais recentes afetaria uma em cada 59 crianças abaixo de oito anos nos Estados Unidos,[188] e uma em cada 38 crianças entre sete e doze anos na Coreia do Sul,[189] faria a revista *New York* chamar a condição de uma "epidemia cultural" em 2012[190] e se perguntar se todos nós não estaríamos dentro de um espectro autista cada vez mais inclusivo. Dentre as celebridades às quais a mídia atribuiu um traço autista em tempos recentes, a matéria cita o ex-presidente Barack Obama, seu concorrente Mitt Romney, os magnatas cibernéticos Mark Zuckerberg e Bill Gates, o jogador de futebol Lionel Messi, o ex-atleta da NBA Dennis Rodman e os músicos Kanye West e David Byrne. Ao abordar a questão, o artigo se pergunta se a tendência de enxergar traços autistas em todo lugar não seria uma tentativa canhestra da humanidade de dar sentido a uma nova topografia social.

A transformação cultural nas visões do transtorno, porém, é ainda mais intensa e multifacetada quando vista pelo lado de dentro. Nos Estados Unidos em particular, o ativismo político em torno do autismo é um campo complexo e repleto de tensões internas. De um lado, pais de crianças com formas mais severas do espectro se articulam em torno do diagnóstico como forma de garantir assistência para os filhos, como terapias e educação especial, além de engajar-se na busca por possíveis tratamentos para a condição. Do outro lado do espectro, autistas de alto funcionamento rejeitam o rótulo de doença e veem na sua própria condição um exemplo de "neurodiversidade".[191] Para estes últimos, o autismo representa uma forma de enxergar o mundo diferente, mas não menos válida do que aquela característica dos "neurotípicos", termo usado para definir os não portadores da condição. O movimento celebra o "Dia do Orgulho Autista" em 18 de junho e usa como bandeira um símbolo do infinito em cores do arco-íris. Alguns dos representantes mais radicais da causa chegam a se opor a pesquisas que buscam uma cura para o transtorno, o que evoca uma oposição ferrenha de pais de autistas mais graves, cujos filhos não possuem a mesma condição de advogar pelas próprias causas.[192]

Controvérsias à parte, a preocupação dos *aspies* com a possibilidade de ficar de fora do DSM-5 deixa claro que algo mudou no mundo desde a década de 1970, quando o movimento LGBT, também usando o arco-íris como bandeira, tinha encabeçado a luta para eliminar a homossexualidade do manual. "Nos anos 1970, com um mundo bipolarizado, as pessoas se identificavam muito com ideologias, e os rótulos passavam pela política", comenta Benilton Bezerra. "Com o esvaziamento da grande política, e com um aumento para a atenção ao corpo e à individualidade, foi natural que as pessoas se voltassem para marcadores identitários mais ligados à biologia." O discurso biológico é particularmente evidente no movimento autista: não é à toa que a palavra "neuro" é a raiz da diferença entre "neurodivergentes" e "neurotípicos", e que a descrição mais usada para os cérebros autistas por ativistas é *wired differently* — ou, literalmente, "cabeados" de maneira distinta.[193] Como suporte a uma visão de mundo, novamente encontramos a nobreza da neurociência e o poder explanatório que só o cérebro pode conceder.

O ETERNO DUPLO

No filme sueco *The Square: A arte da discórdia*, de Ruben Östlund, vencedor da Palma de Ouro do Festival de Cannes em 2017, há uma cena em que, durante a entrevista de um artista plástico, um homem no fundo da plateia começa a bater palmas e gritar intervenções obscenas como "caralho!", "mostre suas tetas!" e "puta!". A reação inicial da plateia é de perplexidade e revolta, mas isso muda rapidamente com o pedido de desculpas da mulher do sujeito, que afirma que o marido tem síndrome de Tourette. Em resposta, o próprio artista pede que a entrevista prossiga, e o fato de as interrupções não cessarem ("Vá se foder!", "Chupador de pau!") motiva a entrevistadora a abordá-lo perguntando se havia gostado da exibição — ao que o homem responde "lixo!", para risadas gerais. O incômodo de alguns não impede que o artista diga que o homem é "muito bem-vindo ali" e que um sujeito na plateia se empenhe em resolver a polêmica dizendo: "Tentem ser tolerantes: ele sofre de um transtorno neuropsiquiátrico. Isso não é voluntário". Ao que o homem responde: "Foda-se!".

A cena é fictícia e um tanto caricata, mas exemplifica bem o que Tanya Luhrmann chama de "a grande brecha moral de nossa era": a complexidade filosófica da relação entre biologia e livre-arbítrio. De acordo com a antropóloga, nossa moral prega que "se algo está no corpo, o indivíduo não pode ser culpado; o corpo é sempre moralmente inocente. Mas se algo está na mente, isso pode ser controlado, e a pessoa que falha em fazê-lo é moralmente responsável".[194] Tal dualismo é ingênuo do ponto de vista científico, já que não há uma separação real entre mente e corpo, ou uma fronteira clara entre personalidade e doença. Isso não impede, porém, que a descrição de uma "causa biológica" para determinado comportamento seja vista de um modo que exime o indivíduo da responsabilidade de seus atos. O apelo do cérebro como uma instância imune à condenação moral explica boa parte do entusiasmo dos pacientes de Simon Cohn por seus exames, ao permitir aos pacientes provarem que seu sofrimento possui uma causa "real". Na observação de um paciente com Asperger sobre o próprio diagnóstico, "é como estar num tribunal e ouvir do júri o veredito de inocente".[195]

O diagnóstico, entretanto, faz mais do que validar o sofrimento de seu portador perante os outros. Inúmeros pesquisadores têm mostrado que diagnósticos como o TDAH ou a síndrome de Asperger na idade adulta são capazes de redimir uma pessoa em face de si mesma por fracassos nas esferas profissionais, pessoais ou amorosas. O psiquiatra norte-americano David Shaffer, um dos autores dos critérios para TDAH no DSM-IV, conta que um colega se queixou a ele de que o transtorno em adultos havia se tornado a condição mais autodiagnosticada na prática psiquiátrica por "sempre permitir ao paciente achar uma causa biológica, nem sempre razoável, para fracassos no emprego, divórcio, falta de motivação, falta de sucesso e depressão crônica".[196] Ao ouvir isso, é inevitável pensar que os depoimentos apresentados no início do capítulo fazem jus à descrição. E mesmo que não possamos saber se eles estão certos ou não ao atribuírem os fracassos ao transtorno, encontrar uma explicação que joga frustrações na conta de uma alteração biológica que não é culpa de ninguém possui um apelo evidente.

Além de redimir a culpa, a narrativa proporcionada pelo diagnóstico traz o benefício de não estar restrita ao paciente. Especialmente no caso dos autistas, a sensação de ser diferente permeia boa parte da infância e da adolescência, potencializando o isolamento causado pelas dificuldades sociais do transtorno. Com isso, a descoberta de que outras pessoas partilham do mesmo problema ganha o status de revelação e faz com que o diagnóstico seja abraçado como narrativa compartilhada. Como em tantas outras esferas, sofrer dos mesmos males fortalece ligações e reforça a sensação de pertencimento. Talvez por isso, desde os primórdios da internet a proliferação de comunidades orientadas em torno de diagnósticos psiquiátricos é constante. Sites como o Wrong Planet, dedicado ao autismo, contam as postagens em seus fóruns de discussão na casa dos milhões. A identificação com a experiência de encontrar um grupo de pessoas com problemas semelhantes remete à narrativa de outras minorias; nesse caso, porém, o diagnóstico é fundamental para demarcar o pertencimento ao grupo. No CrazyBoards, outro fórum popular para pacientes, os grupos de discussão são meticulosamente divididos por diagnósticos, e transtorno bipolar, depressão e esquizofrenia lideram o ranking de acessos com dezenas de milhares de postagens cada.[197]

Se a experiência do diagnóstico pode ser transformadora para os adultos, o impacto é igualmente grande para os pais de crianças diagnosticadas, cuja relação de culpa com o sofrimento da criança costuma ser ainda mais complexa. Como afirma Juliana Pimenta, a visão de que a criança tem um problema neurológico ou psiquiátrico desresponsabiliza os pais, e eles se sentem aliviados: "Você está vendo? Não é a educação ou a forma que eu crio o meu filho. É um problema genético", exemplifica ela. A ânsia pela desresponsabilização pode parecer maniqueísta, mas quando comparada à doutrina psicanalítica — em que as relações com os pais podem ser usadas para explicar quase todos os problemas de um indivíduo — não é difícil imaginar que a visão biológica da doença seja mais palatável.

A contrapartida de ter o peso levantado das costas, porém, passa pelo diagnóstico médico — o que explica o status ganho por este ao longo das últimas décadas. A centralidade do diagnóstico para a legitimação de uma condição não é uma questão nova, e já era descrita na década de 1950 pelo sociólogo norte-americano Talcott Parsons.[198] De acordo com ele, o "papel de doente" concede dois direitos fundamentais ao indivíduo: ser dispensado de seus papéis normais na sociedade — um privilégio epitomizado pelo afastamento do trabalho e inclusão no sistema de previdência social — e de responsabilidade por sua condição. Em troca, o indivíduo doente tem os deveres de tentar curar-se, de procurar ajuda técnica competente e de cooperar com a profissão médica. Isso faz com que, embora o sofrimento mental possa ser explicado por uma miríade de perspectivas, a da doença seja única em conceder certos privilégios. Tais benesses, contudo, só estão à disposição para aqueles capazes de se alinhar a uma versão do sofrimento reconhecida pelos manuais diagnósticos.

Isso concede à psiquiatria um poder enormemente relevante na sociedade: o de definir até onde as pessoas são responsáveis por si mesmas. No limite, um diagnóstico psiquiátrico pode cumprir esse papel dentro do sistema jurídico: num caso particularmente visível, o escocês Gary McKinnon, acusado de hackear sistemas de segurança do Pentágono e da Nasa em 2002, teve sua extradição para os Estados Unidos vetada pelo governo britânico sob a alegação de que sofria da síndrome de Asperger e de depressão.[199] Numa situação talvez ainda mais problemática, os critérios para "transtorno pedofílico" no DSM-5 incluem a presença de fantasias sexuais com crianças abaixo de treze anos, ações para realizá-las (ou a presença de sofrimento ou de dificuldades interpessoais) e a idade mínima de dezesseis anos (e cinco a mais do que a da criança desejada ou abusada). Com isso, cria-se a situação paradoxal de que todo abusador de menores se torna um portador de transtorno mental — o que abre as portas tanto para que isso seja usado em defesa deles quanto para defender sua permanência indefinida em hospitais psiquiátricos de custódia.[200]

Psiquiatras são frequentemente chamados como peritos em casos judiciais, e suas opiniões sobre a capacidade dos pacientes em decidir sobre seus atos podem ter consequências importantes. Nesses casos, o incômodo com a subjetividade do diagnóstico volta à tona — e com ele, o desejo por alguma espécie de critério objetivo que possa separar os doentes dos mal-intencionados. Nada mais natural, assim, que as tentativas de passar a bola para a neurociência venham se tornando mais frequentes — o que tem criado campos científicos com nomes como neurodireito, neuroética e neurofilosofia. Cada um desses campos tenta responder ao seu modo a questão de até onde somos realmente responsáveis pelos nossos atos — algo debatido pela filosofia há milhares de anos, sem conclusões definitivas.

É interessante constatar — para mim, com algum alívio — que a neurociência em seu estado atual tem pouco a dizer sobre o tema. Dentro de alguns campos da neurofilosofia, a própria pertinência do conceito de "livre-arbítrio" é questionada — baseada em resultados como o clássico experimento de Benjamin Libet, que mostra que alterações na atividade do cérebro relacionadas ao planejamento de uma ação podem ser medidas antes que voluntários estejam conscientes de decidir tomá-la.[201] A consequência natural de tal "determinismo neurocientífico", nos termos de Eliezer Sternberg, neurologista americano e autor de *My Brain Made Me Do It* [Meu cérebro me levou a fazê-lo],[202] é a implosão da moral: "Se nossos comportamentos são completamente controlados por processos neuronais além do nosso controle, isso significaria que o conceito de moralidade não faz nenhum sentido e não haveria como responsabilizar pessoas por nada". Mas é precisamente esse fato que faz com que a discussão neurocientífica sobre livre-arbítrio acabe se tornando retórica, já que a sociedade não tem como se dar ao luxo de isentar seus membros de responsabilidade sem entrar em colapso. No fim das contas, independentemente do que digam os cientistas, os crimes ainda precisarão de culpados.

Na vida cotidiana, porém, as narrativas pessoais acomodam melhor a isenção de culpa do que o sistema jurídico. Isso faz com que, para o paciente, a pergunta sobre onde acaba a personalidade e começa a doença forneça um amplo leque de opções de resposta. Como afirma Peter Kramer em *Ouvindo o Prozac*,[203] há pacientes que, ao iniciarem o uso de um antidepressivo, se queixam de não se sentirem mais eles mesmos, como se o fármaco suprimisse traços importantes de personalidade. Como exemplo, ele conta a história de um paciente tratado com antidepressivos cujo gosto por formas particulares de pornografia diminuiu, levando-o a perguntar se o que sempre lhe parecera uma parte de si seria um traço compulsivo. Em contrapartida, alguns pacientes narram a experiência de enfim verem sua personalidade emergir, como se tivessem descoberto seu verdadeiro eu pela primeira vez. Nessa fronteira, a distinção entre o que é a verdadeira personalidade e o que é algo que interfere com ela acaba sendo uma opção pessoal sobre os limites da identidade, um tópico sobre o qual a ciência de que dispomos ainda tem pouco a dizer.

Nessa busca por narrativas para a existência, o diagnóstico se torna uma ferramenta poderosa para separar o que se quer manter como parte de si do que não se quer. Mas é preciso que existam diagnósticos de consenso para que tais escolhas sejam legitimadas. Segundo Nikolas Rose:

> Podemos pensar em um termo como depressão — que existe em uma zona de transação entre experts e leigos — como um "complexo de problema/solução". Ele simultaneamente julga o humor contra padrões desejados, enquadra descontentamentos em uma forma determinada, transforma-os em um problema merecedor de atenção, estabelece uma estrutura de classificação para nomeá-los e delineá-los, inscreve um padrão de afetos, cognições, desejos e julgamentos, escreve uma narrativa para suas origens e destino, atribui sentido a ela, identifica autoridades que podem falar e agir sabiamente em relação a ela e prescreve respostas a ela.[204]

O próprio Rose é o primeiro a ressaltar que é ingênuo assumir, como fazem alguns críticos da medicalização, que os pacientes sejam vítimas passivas nesse processo. Para Benilton Bezerra, "as pessoas tendem a ter uma visão de que a medicina e a indústria farmacêutica foram estendendo suas garras sobre o mundo. Mas o caldo de cultura que explica o avanço do diagnóstico precede a indústria — ela se aproveita da existência dele, mas não foi ela que o criou".

Igualmente ingênua é a ideia de que esse processo seja novo. Como o próprio Foucault escreve em *História da loucura: Na idade clássica*,[205] a loucura conteve inúmeras formas e cargas simbólicas ao longo da história antes de adentrar o domínio médico e cristalizar-se no diagnóstico psiquiátrico — para, já depois da morte do filósofo francês, continuar sua transmutação ainda em processo numa doença do cérebro. Embora sua obra se concentre na loucura clássica dos manicômios — as psicoses de sintomas floridos normalmente associadas à esquizofrenia —, os sofrimentos mais cotidianos que se tornaram o ganha-pão da psiquiatria no século XXI estiveram igualmente abertos a inúmeras interpretações ao longo do tempo. Presente em praticamente todas elas está a ideia de que a consciência humana não é inteiramente livre, e que todos nós necessitamos, em algum momento, atribuir alguns de nossos atos e pensamentos a um "duplo" que nos faz sombra e está fora de nosso controle — seja ele um espírito, a tentação de Satanás, uma neurose mal resolvida ou uma conexão cerebral anômala.

Nesse sentido, o cérebro é apenas uma instância a mais numa longa lista de agentes cooptados para estabelecer a impossível demarcação das fronteiras da normalidade coletiva e da identidade individual. A essa altura, é redundante dizer que ele é insuficiente como critério: na ausência de uma alma que flutue no éter, tanto um quadro de esquizofrenia grave quanto a simpatia por um time de futebol estarão alojados no órgão. A opção de usar o cérebro para explicar algo, porém, não é isenta de consequências. Por conta disso, certa vez assisti a Bezerra argumentar num debate que "quem é botafoguense sou eu, e não o meu cérebro", para incredulidade dos neurocientistas presentes, que, acostumados a equacionar "cérebro" com "identidade", viam a diferenciação como apenas retórica. Mas Bezerra se importa com a retórica, talvez por saber que o cérebro tende a evocar um determinismo que combina mal com a simpatia por um time de futebol. É esse mesmo poder de explicação que faz com que um diagnóstico psiquiátrico no século XXI tenha perdido o caráter de estigma para se tornar uma opção de narrativa atraente, por razões que nada têm de retóricas.

A MÃO AMIGA

No tracinho verde da linha 2 do metrô carioca, as luzes das estações se apagam uma a uma enquanto o trem se desloca rumo à Pavuna, final da linha e fronteira da Zona Norte do Rio com a Baixada Fluminense. Meu destino é a reunião de acolhida da Associação Mão Amiga, entidade local dedicada ao cuidado de crianças com autismo.[206] Fundada em 2000 pela fonoaudióloga Mônica Aciolly, ela foi trazida à Pavuna por Iranice Nascimento, cujo filho, Paulo Igor, era paciente de Mônica. Atualmente, realiza avaliação de crianças com suspeita de autismo e fornece atendimento multidisciplinar em grupos para as que tiverem o diagnóstico confirmado, usando um programa de estímulos que inclui atividades lúdicas, sociais, educacionais e artísticas.

A reunião de acolhida, no último sábado do mês, dirige-se a pais que buscam esses serviços. Por conta disso, cerca de vinte pessoas, a maior parte casais jovens, estão sentadas em cadeiras de plástico na sede da associação enquanto Mônica a apresenta. Ela conta que a Mão Amiga nasceu como um grupo de pais no Instituto Fernandes Figueira, instituição pública na Zona Sul do Rio, mas que foi a partir de 2011 que assumiu sua missão atual de "capacitar os pais para o Bem Viver com Autismo", slogan da instituição. Mônica começa falando do diagnóstico e da angústia trazida por ele, mas logo diz: "Não pergunte por quê, pergunte para quê? Ou pergunte por que não com você? Você não pergunta a Deus por que as coisas boas acontecem".

A seguir, diz que "aos poucos a luz entra, à medida que aprendemos com os outros", já que o autismo é comum e afeta uma a cada sessenta pessoas — estatística consoante com os números norte-americanos. "Ao lado do seu amigo nenhum caminho será longo", diz o slide, com fotos de pessoas de mãos dadas. "As crianças são diferentes entre si, mas as questões para as famílias são parecidas", afirma Mônica. "E o que desespera um inicialmente já é motivo pra outro estar dando risada." Então ela apresenta os quatro pilares da filosofia da instituição, o Bem Viver, que dizem que dificuldades de vida são oportunidades, que somos todos diferentes e que os pais são os especialistas, além de pregarem a construção de redes de apoio.

O discurso da Mão Amiga sobre o autismo é explícito: "Autismo não é uma doença, é uma diferença. Uma condição em que o cérebro funciona diferente e que pode gerar algumas dificuldades". Mônica fala que essa é uma dificuldade como várias outras na vida, exceto que algumas têm nome e constam num manual diagnóstico, e outras não, como o egoísmo e o autoritarismo. A retórica é alinhada ao discurso da neurodiversidade e, ao mesmo tempo que abraça o diagnóstico e as explicações cerebrais para ele, rejeita a palavra "doença" em prol da dificuldade e se refere às crianças não autistas como "típicas" em vez de "normais".

Mônica também insiste em que os pais é que são especialistas nos próprios filhos. "A gente aqui não vai resolver nada pra vocês. Talvez a gente ajude. Talvez não. Não importa quantos diplomas eu tenha na parede, os especialistas são vocês." E segue: "Nós não gostamos dessa posição de saber o que é melhor para o seu filho, mas tem gente que gosta. A gente pode se considerar especialista em autismo, mas não no filho de vocês. Algumas das nossas ideias vão ser boas, outras vão ser péssimas". Ela dá o exemplo de Nascimento, que sempre ajustava os remédios do filho para menos por conta própria, avisando o médico depois. "A mãe é quem é especialista e vê os efeitos da medicação. A família não pode aumentar a medicação, mas pode diminuir, mudar o horário etc. Um bom médico vai gostar desse retorno."

Depois é a vez de Nascimento contar sua história. "Minha vida sem o autismo seria muito sem graça. Mas eu não tive nada disso que vocês estão tendo, fui descobrindo na porrada, e ele só teve diagnóstico com sete ou oito anos. Hoje, eu agradeço a Deus por ter um filho autista", diz, referindo-se a Paulo Igor, que hoje tem 23 anos. No fim, emociona-se e agradece a Mônica, abraçando-a: "O Paulo Igor é dela também". "Meu filho desmanchou toda minha vida. Pra melhor."

Por fim, é a vez de Janaína Coelho, que conta como, após ver o filho receber o diagnóstico de autismo, se deu conta de que ela e o irmão também tinham síndrome de Asperger. "Meu irmão não tem laudo porque não sai de casa pra isso." E conta como passou em revista a própria história: a dificuldade de entender o convívio social quando criança, a irritabilidade e a interpretação literal de certas coisas. Com humor, lembra que, ao sair de um emprego, ouviu do chefe que "a porta estava aberta para ela" e correu para tentar fechá-la. Diz ainda que não se ressente do diagnóstico e que, ao sentar-se no meio-fio para admirar um caracol junto com o filho, percebe que não quer a vida apressada que a sociedade exige. Como nas outras falas, a religião ocupa papel importante: Coelho diz que conversa muito com Jesus, e isso "é literal, converso mesmo". Conta que, com a ajuda da Mão Amiga, já é capaz de falar do próprio diagnóstico na igreja ("precisei contar, vai que tentassem me exorcizar"), e que a Assembleia de Deus se preparou para lidar com o filho dela. "Às vezes o problema não é preconceito, é ignorância." Por fim, conta que passou num concurso público, trabalha numa escola para autistas e conseguiu criar uma rede de amigos *aspies*.

A apresentação se encerra e os esforços se dividem: Coelho encontra outros adultos que vieram para o grupo de *aspies* ("A gente está tentando começar, mas nunca vem ninguém", diz rindo, e os outros parecem entender a piada). Já Nascimento vai marcar as avaliações com os pais, que se reúnem numa pequena sala na qual se inicia uma catarse de histórias sobre os filhos, as dificuldades de buscar informação na internet, a falta de bons médicos e as mazelas do sistema de saúde. Falando sem parar, os pais trocam experiências com a sofreguidão de estar encontrando pessoas que partilham de sua situação. E ainda que o autismo seja a tônica da conversa, ela não é tão diferente da de qualquer grupo de mães e pais de filhos pequenos — a dimensão da maternidade ou da paternidade como experiência obscurece outros temas e estabelece uma dimensão identitária comum.

A impressão é reforçada na reunião de acolhida propriamente dita, que começa logo depois, com Aciolly como mediadora. Os dramas trazidos pelos pais na roda de conversa têm a ver com o autismo, mas também com o resto do mundo que os cerca. Um pai se emociona ao descrever sua situação profissional, em que faz bicos como montador de móveis e animador de festas. "Pra fazer as unhas ou cortar o cabelo tá difícil", diz ele. Da dificuldade financeira, brota a ansiedade de não estar sabendo lidar com o filho. Aciolly os tranquiliza, dizendo que dinheiro nem sempre ajuda, e que mães da Barra da Tijuca a procuram na Pavuna, "o que claramente quer dizer que o dinheiro delas não encontrou solução melhor". Ainda assim, minha impressão é de que, nas ruas poeirentas da Pavuna, a distinção entre saúde e doença, ou entre problema médico e vida, é mais borrada do que nas grandes avenidas planejadas da Barra, e mais confusa do que as caixinhas do DSM-5 são capazes de comportar.

O cruzamento entre domínios distintos da vida parece permear a Mão Amiga. Com uma equipe formada por profissionais, pais e pacientes — nenhum médico — e o discurso de "pais como especialistas", seus membros transitam naturalmente entre o conhecimento técnico e a experiência prática. A filha de Iranice, Gercimara Nascimento, é formada em psicopedagogia, com especialização em neurociências, e carrega consigo uma cópia do manual do SCERTS, modelo educacional para autismo desenvolvido pelo fonoaudiólogo norte-americano Barry Prizant.[207] Na roda de conversa, no entanto, os conselhos de Iranice e dos pais mais experientes se fazem mais presentes do que a orientação técnica. "Vai acontecer com o filho de vocês também" é uma frase que ouço repetidas vezes, independentemente de ela se referir a algo específico ao autismo ou não. Não por acidente, as camisetas vestidas pelos profissionais da Mão Amiga alternam frases como "nós acolhemos quem sofre" e "nós vivemos bem com o autismo" com outras como "nós pintamos paredes" e "nós fazemos café". Cuidar da doença ou da vida, no fim das contas, não é tão diferente assim.

A relevância da experiência individual ante o conhecimento médico e o viés multidisciplinar têm suas semelhanças com o ideário da Reforma Psiquiátrica. "O nosso profissional se diferencia porque ele vai saber tudo sobre a criança, e não só do autismo", diz Iranice. "Antes de uma criança ser autista, ela é uma criança", reforça Gercimara. A própria página da Mão Amiga explica que "nem tudo sobre autismo vai se aplicar ao seu filho. O mais importante para você se tornar especialista é entender que seu filho é uma pessoa única, com seu temperamento, jeito de ser, personalidade". A visão dos profissionais e pais ali presentes, todavia, diverge da Rede de Atenção Psicossocial na forma de lidar com o diagnóstico. A Mão Amiga é especificamente orientada em torno do autismo — seus profissionais são treinados para fazer esse diagnóstico e lidar com um tipo particular de criança. E quando questionados sobre os recursos disponíveis nos Centros de Atenção Psicossocial Infantis (Capsi), pais e profissionais tendem a convergir nas críticas à sua falta de especificidade.

"A rede pública não tem um trabalho com autismo nem profissionais capacitados para trabalhar com isso", diz Iranice. "O Capsi é muito misturado: crianças com autismo, crianças de rua, crianças que cometem delitos. Não dá pra colocar meu filho junto com eles." A crítica é ecoada por inúmeros pais de autistas entrevistados por Fernanda Nunes, pesquisadora da Uerj.[208] "O Capsi não faz tratamento para autista!", diz um deles. "O Capsi insere o autista dentro de [...] um contexto que eles acham que é o correto e põe tudo na bacia das almas. No Brasil, você não vai ter nenhum pai, nenhuma mãe, nenhuma pessoa sã que vai dizer que Caps funciona para pessoas com autismo. Porque se você coloca o autismo dentro de um contexto geral, sem um trabalho específico para ele, não vai funcionar. Me perdoe, mas Caps serve para dar receita de remédio controlado." No centro das reclamações está a ausência de terapias comportamentais específicas para o autismo, bem como o desconforto em misturar crianças que já apresentam dificuldades sociais com outras vistas como potencialmente violentas, como aquelas com esquizofrenia e problemas de dependência química.

O incômodo das associações de pais com o modelo dos Capsi não se restringe aos envolvidos com a Mão Amiga, e acabou levando a um racha nas políticas nacionais para a condição. Em 2013, duas diretrizes diferentes de cuidado ao autismo foram elaboradas pelo governo federal — uma pelo setor de saúde mental do Ministério da Saúde[209] e a outra pela Rede de Cuidados à Saúde da Pessoa com Deficiência.[210] De forma ainda mais significativa, uma lei de 2012 declararia o autismo como uma deficiência "para todos os efeitos legais".[211] A ideia do autismo como "deficiência" causa incômodo em alguns profissionais de saúde mental — especialmente aqueles para os quais o diagnóstico é visto como fonte de estigma. Por outro lado, o enquadramento como deficiência é vista com simpatia pelos pais por questões pragmáticas: ele permite a famílias de baixa renda com filhos autistas acessarem o Benefício de Prestação Continuada (BPC),[212] correspondente a um salário mínimo, além de vale-transporte e condições especiais no sistema educacional — ainda que estas últimas nem sempre sejam obtidas de fato.

"Para este público, o diagnóstico tem uma função muito prática, e eu acho meio perverso o profissional de saúde ficar segurando diagnóstico pra gente que precisa", diz Clarice Rios, antropóloga e professora da UFRJ, que estudou a Mão Amiga por vários anos.[213] "Essa história do estigma e da exclusão social é um discurso do pessoal da saúde mental que eu não sei se de fato vale. Eles vivem falando do protagonismo dos usuários, mas têm uma dificuldade grande em se aliar com esses pais ativistas, por recusarem a ideia de organização em torno de uma identidade diagnóstica. Eles preferem falar em sofrimento mental, só que as pessoas não se organizam em grupos de sofredores mentais." Francisco Ortega, seu ex-orientador de doutorado, concorda: "Os pais não têm nada contra o diagnóstico; pelo contrário, preferem o diagnóstico do que nada. Sem o diagnóstico os filhos estão ferrados. Pelo menos com um diagnóstico eles conseguem algum tipo de benefício, e agora com essas leis de inclusão na escola isso tem ficado cada vez mais importante". Seu colega Benilton Bezerra é ainda mais explícito: "A maioria dos pais não está nem aí para essas divergências filosóficas criadas pelos profissionais — eles não veem contradição nenhuma em levar os filhos tanto nos Capsi como numa escola especial para autistas. E eles têm razão".

Num contexto mais amplo, o descompasso entre a Reforma Psiquiátrica e os pacientes talvez represente uma instância específica de um processo histórico maior: o fracasso das grandes utopias em prol das pequenas causas possíveis. De alguma forma, as associações de pais de autistas, em seu pragmatismo, talvez representem o equivalente médico dos setores dominantes da esquerda brasileira que, ignorando as acusações de "conciliação de classe" de certos puristas,[214] abdicaram da revolução em prol do Bolsa Família. Ao contrário da Reforma Psiquiátrica, o movimento autista não pretende questionar o poder médico ou o saber psiquiátrico — até porque depende dele para legitimar sua condição de diferença e obter os benefícios que procura. Como pontua Bezerra, "existe um dilema inevitável entre criticar a medicalização e defender o acesso à saúde", particularmente num sistema com carências crônicas e recursos limitados.

Tal contradição, inerente ao discurso antipsiquiátrico dos ideólogos de esquerda, já era apontada nos anos 1970 pelo escritor socialista britânico Peter Sedgwick. No memorável ensaio "Illness: Mental and Otherwise" [Doença: mental e outras formas], ele acusa seus colegas antipsiquiatras de fazerem um favor ao capitalismo: ao afirmarem que a doença mental não existe, eles estariam livrando os governos da responsabilidade de estabelecer políticas de saúde mental.[215] "Essa passividade é altamente perigosa em um momento histórico em que o montante de dinheiro público disponível para os serviços de saúde é grosseiramente inadequado", dizia ele. Sedgwick vê o discurso dos antipsiquiatras como uma luta vã, simbólica e algo triste. Afirma que

> O futuro pertence à doença. Nós só ficaremos mais e mais doentes, já que as nossas expectativas de saúde vão se tornar mais expansivas e sofisticadas. Pode haver um dia um movimento de rebote, talvez quando todos estivermos tão luxuriantemente doentes, física ou mentalmente, que haverá manifestações do lado de fora de convenções médicas com slogans como "A doença não é tão má, sabem?" ou "A doença é a forma mais elevada de saúde". Mas, no momento, parece que a doença vai seguir na moda, em uma maré crescente de enfermidade realmente crônica.

ALÉM DO BULLSHIT

Quando pergunto a Iranice Nascimento o que é o autismo — pergunta com a qual ela se depara há pelo menos quinze anos, desde o diagnóstico do filho, sua definição é surpreendentemente simples. "O autismo é um distúrbio de comportamento que tem que ser cuidado." Apesar de demonstrar familiaridade com o discurso da neurodiversidade, ela deixa claro que sua visão é diferente. "As pessoas costumam falar que o autismo é um jeito de ser, mas eu nunca concordei muito com essa frase. Se você tem um jeito de ser, você tem cabelo grande ou barba comprida, e isso é seu. Mas os autistas têm um jeito de ser que precisa de ajuda."

A definição é singela, mas, ao seu modo, parece mais precisa do que a dos inúmeros psiquiatras acadêmicos que entrevistei — que, tentando estabelecer critérios científicos para o limite do diagnóstico, invariavelmente escorregam para a constatação de Allen Frances de que o limite entre o normal e o patológico é *bullshit*. Curiosamente, Gary

Greenberg, o mesmo que colheu a declaração polêmica de Frances, inicia o último parágrafo de seu *The Book of Woe* dizendo que

> existe uma definição de transtorno mental que não é *bullshit*. Um transtorno mental, como qualquer doença, é um sofrimento ao qual a sociedade devota recursos para aliviar. A linha entre doença e saúde, mental ou física, não é biológica, mas social e econômica. É a linha entre a angústia para a qual providenciaremos simpatia, dinheiro e acesso a tratamento e aquela para a qual não o faremos.

É curioso que a definição de Nascimento — que veio da Paraíba para o Rio de Janeiro com dois filhos e o segundo grau incompleto, para só depois engajar-se com o autismo como mãe e se formar em serviço social — venha ao encontro da de Greenberg, ao fim de seu estudo meticuloso da construção do DSM-5. E mesmo na condição de neurocientista — ou talvez por causa dela —, é com a visão deles, mais do que com as imagens do cérebro de Thomas Insel, que eu me alinho mais. Pensar que a neurociência ou a medicina poderiam de forma objetiva estabelecer uma linha clara entre saúde e doença — ou que psiquiatras poderiam se transformar em neurocientistas clínicos — foi uma aposta que não sobreviveu ao mundo real e que viu os nomes que criou para o sofrimento serem apropriados por este — que pouco liga para suas moléculas e áreas cerebrais, e subverte suas conclusões conforme lhe convém.

É improvável que Insel conheça os subúrbios do Rio de Janeiro — mas, se conhecesse, talvez se desse conta de que aquilo que determina a importância de um diagnóstico pode ser menos uma ressonância magnética do que um vale-transporte.[216] A fronteira entre saúde e doença é um pouco como aquela entre a Pavuna, no extremo norte do município do Rio, e São João de Meriti, no canto sul da Baixada Fluminense — que fica a algumas centenas de metros da sede da Mão Amiga, mas que ninguém seria capaz de perceber sem aviso. De um lado ou de outro do rio Pavuna, o que se vê é a mesma cidade a perder de vista, carregando a humanidade e seus problemas. E se a fronteira parece clara no Google Maps, mas não no mundo real, isso é apenas um lembrete de que o mapa não é o território. E como nos lembra Jorge Luis Borges em um conto não por acaso intitulado "Do rigor na ciência", as tentativas de tornar o mapa tão grande quanto o território — como os 541 diagnósticos do DSM-5 parecem atestar — tendem a escoar num mapa sem utilidade alguma.

Do outro lado do debate, também é improvável que Michel Foucault e os antipsiquiatras da década de 1970 tenham estado na Pavuna — e se o fizessem em 2017, talvez tivessem uma visão diferente da que motivou a Reforma Psiquiátrica brasileira. "A luta antimanicomial era contra a cultura manicomial e a psiquiatria como um modelo de opressão em um nível mais amplo", reflete Benilton Bezerra. "Quem estava no Hospital

Psiquiátrico do Juqueri nos anos 1970 era pobre. Mas o horizonte dos problemas da psiquiatria se deslocou totalmente. Hoje em dia, faz mais sentido defender políticas de saúde mental do que se concentrar na luta antimanicomial." Francisco Ortega concorda: "Ir contra o diagnóstico, de certa maneira, é safar o Estado de suas obrigações com as pessoas". E Bezerra conclui: "Quando se passa do nível filosófico para a vida real, a ideia de que o avanço da atenção primária leva à medicalização acaba sendo um argumento classista. Ninguém se incomoda de ser medicalizado na classe média. A medicalização é inevitável. O que não é inevitável é a falta de acesso ao que a medicina tem para oferecer. Então é pelo menos mais democrático que todo mundo tenha os mesmos problemas".

Do outro lado do debate, os psiquiatras que trabalham com epidemiologia tendem a concordar que, ainda que existam instâncias de medicalização excessiva, o déficit de acesso no Brasil ainda é maior. Como observa Wang Yuan-Pang, "São Paulo tem desigualdades muito grandes. Tem gente sendo medicada sem necessidade em função de ter poder aquisitivo e convênio, mas, do outro lado, só uns 10% das pessoas que precisam têm acesso a tratamento". A observação faz eco à dita lei dos cuidados inversos, proposta pelo médico galês Julian Tudor Hart em 1971, que afirma que a disponibilidade de bons cuidados médicos tende a variar inversamente à necessidade da população, especialmente quando o sistema de saúde está exposto às forças do mercado.[217]

E a batalha por cuidados, no fim das contas, é bem diferente daquela travada contra o manicômio de outrora. "Essa história de lutar contra o manicômio é um pouco como lutar contra a burguesia", diz Bezerra. "É um vocabulário que não ilumina mais." Como a luta contra o capitalismo, a antipsiquiatria teve seu arcabouço teórico desmantelado pelo fato de o inimigo ter se tornado tão onipresente que não é fácil saber para que lado atirar, "A psiquiatria como gestão dos excluídos é um momento que passou", continua ele. "Aliás, o contrário é verdade — a psiquiatria invadiu a gestão de todos na sua vida íntima e social." E, no fim das contas, ele tem razão ao dizer que a medicalização é democrática. Se o sofrimento mental e a experiência da doença têm algum mérito, é o de nos colocar a todos no mesmo barco.

O TEMPO QUE LEVA

Ao final da minha visita ao Caps do Hospital de Clínicas, enquanto espero na sala dos médicos que o último paciente saia da consulta, volto a conversar com Fernanda Baeza, psiquiatra contratada do hospital. Quando o assunto enviereda para minha relação com Porto Alegre e as razões pelas quais passo tanto tempo na cidade, digo que estou ali por motivos profissionais, mas que a vida pessoal sempre me prendeu. "Começou com uma separação protraída que durou uns dois anos pra se concretizar", eu começo, mas não vou adiante com a história porque Fernanda me interrompe perguntando: "Sério que esse é o tempo que leva? Eu estou nessa faz uns três meses". Quando digo que demora mesmo, percebo que ela tem lágrimas nos olhos. "Pois é, acho que estou estreando a fase 'chorar no trabalho'", diz. "Porque a fase 'chorar no almoço em cima da omelete' eu já comecei há horas."

Catapultado do papel de jornalista para o de confidente, me esforço para tentar dizer alguma coisa útil, mas logo Fernanda anuncia que tem que sair. "Meu amigo Giovanni vai me levar no psiquiatra", diz ela, referindo-se a Giovanni Salum, o jovem cientista que se dedica a questionar o mérito das classificações diagnósticas. "Porque esse troço de automedicação já não tá funcionando tão bem." Comento que, com o encurtamento do luto no DSM-5, agora ela tem o direito de fazê-lo. Mas a piada não surte efeito. Nesse momento singelo, não há mais classificações e diagnósticos, médicos e pacientes, entrevistados e entrevistadores ou cientistas e leigos. Apenas duas pessoas que passaram pela mesma coisa e sabem que os 541 diagnósticos do DSM-5 são só nomes para se referir a uma realidade que escapa. Como diria Iranice Nascimento sobre o autismo, o que existe no mundo real são pessoas que precisam de ajuda. E, nesse momento, como quase sempre, essas pessoas somos todos nós.

3. n = 1

(2018-2020)

BEM-VINDO A VOCÊ

No caos colorido da Times Square em Nova York, poucos dias antes da Páscoa de 2018, hordas de turistas caminham em manada, cercados pela cornucópia de anúncios luminosos. Nas telas, centenas de marcas oferecem carros, video games, musicais da Broadway, programas de TV, perfumes, celulares e todo tipo de produto capaz de gerar lucro suficiente para pagar o preço de um anúncio no epicentro do universo capitalista.

Um comercial curto, porém, me chama a atenção. No prédio de esquina da Sétima Avenida com a Broadway, logo abaixo do anúncio do show do rapper Post Malone, uma tela rosa vai dando lugar a cilindros coloridos contra um fundo branco que, por sua vez, assumem o formato de cromossomos. A legenda simples diz: "23 pares de cromossomos" e pergunta: "Qual é a história do seu DNA?". No final, surge uma caixinha com cromossomos coloridos e o slogan "Bem-vindo a você".

Uma quadra adiante, numa farmácia da rede Walgreens, logo encontro uma caixinha idêntica à do anúncio por 29,99 dólares, no modelo "saúde + ancestralidade". Do outro lado da caixa, há um adesivo de *first-class return* do correio que permite que eu envie um tubinho contendo minha saliva para os laboratórios da 23andMe, uma empresa de genômica pessoal localizada em Mountain View, na região da Califórnia conhecida como Vale do Silício.

Para ser honesto, não foi na Times Square que decidi fazer o teste do 23andMe. Uma ex-namorada que andara pelos Estados Unidos uns meses antes havia me contado sobre o pacote que comprara para analisar seu genoma. "Ele disse que eu tenho o cabelo liso e que sinto cheiro de aspargos na urina", disse ela. "É só comprar na farmácia, cuspir num potinho sem deixar bolhas e botar no correio."

Quando soube que ia passar pelo país, preferi não dar chance ao azar e encomendei o meu kit com antecedência. Por 199 dólares, mais vinte de frete — já incluindo o preço da testagem genética —, a caixinha foi entregue no apartamento de uma amiga norte-americana. Um curto passeio pelas farmácias da região mostraria que não havia necessidade disso — todas as grandes redes do país vendem o produto em suas prateleiras, junto com concorrentes como o Ancestry e o HomeDNA.

Ao abrir o pacote, onde está escrito "Descubra o que seu DNA diz sobre você", encontro uma sequência de três passos simples: "(1) Registre seu kit. (2) Cuspa. (3) Descubra". Dentro dele, um tubinho com o rótulo "Bolsa de Espécime Biológico" e um código de barras aguarda minhas cuspidas sem bolhas. Depois de dois minutos acumulando saliva, cumpro a primeira etapa e passo para a tarefa de me registrar no 23andMe usando o celular.

O registro abre uma sequência interminável de perguntas sobre minha vida, que incluem temas como sono ("Na última semana, em quantos dias você achou que a baixa umidade prejudicou seu sono?"), estilo de vida ("Quão satisfeito você está com sua vida?") e hábitos dietéticos ("No último mês, quantas vezes você comeu molho de tomate, não incluindo pizzas?"), além de câncer, asma, consumo de cafeína, resposta ao estresse e inúmeros outros. Fico duas horas clicando em respostas — segundo o site, persistindo mais na tarefa do que 80% das pessoas costumam fazer — até desistir por puro tédio. No dia seguinte, despacho o tubinho com o cuspe pelo correio para receber meus resultados por e-mail menos de um mês depois.

MEU ALFABETO

Os resultados do 23andMe ficariam dormentes por algum tempo — depois de uma olhada rápida, eu decidi que só poderia me dedicar a eles quando saísse de férias. Logo após o Natal — quando a empresa me manda uma oferta do mesmo kit com 50% de desconto, incluindo uma embalagem de presente grátis —, resolvo que a hora chegou e abro minha caixinha de surpresas.

Com base em marcadores genéticos, o relatório do 23andMe estima que meus antepassados são 99% europeus, sendo 37% alemães, 24% portugueses, 7% ingleses e 6% italianos. Do restante, 1% é originário das Américas, sugerindo um ancestral indígena na família há umas seis gerações. A monotonia da composição não chega a ser incomum no Rio Grande do Sul, em que a miscigenação é menor do que em outras regiões do país — mas seria bem menos provável no Norte ou no Nordeste.[1] Por fim, o site me informa que tenho 281 variantes gênicas de origem neandertal — mais do que 59% de seus usuários.

A determinação de ancestralidade é a faceta mais conhecida, e quiçá mais popular, do 23andMe, que começou suas operações vendendo esse tipo de teste genealógico em 2007. Desde o princípio, porém, era óbvio que muito mais informação poderia ser tirada de um teste que examina centenas de milhares de variantes de DNA. Não tardaria, assim, para que a empresa expandisse seu repertório para questões de saúde, com anúncios que mostravam atores apontando para cromossomos coloridos e dizendo "Este sou eu: meu DNA".

"Eu posso ter um risco aumentado de doença cardíaca", "Artrite", "Pedras na vesícula", "Hemocromatose" — dizem indivíduos de várias etnias, em rápida sequência, no comercial de 2013. "Centenas de coisas sobre minha saúde", diz um deles. "Quanto mais você sabe sobre o DNA, mais você sabe sobre si mesmo", diz outro. "Mude o que você pode, maneje o que não pode." Até que uma menina loira de olhos azuis encerra o comercial de um minuto com um "Agora eu sei", seguido pelo logotipo do 23andMe.[2]

O marketing não pegou bem com as agências regulatórias norte-americanas. Poucos meses depois, após algumas notificações de que os testes da empresa se encontravam dentro da esfera médica — o que significava que não poderiam ser vendidos livremente ao consumidor —, a Food and Drug Administration (FDA) suspendeu a comercialização de informações de saúde pela empresa. A prática só voltou a ser autorizada em 2017, mas em conta-gotas — como cada informação específica relacionada à saúde requer uma autorização separada, o laudo que recebi no início de 2018 mencionava riscos de apenas oito doenças, com algumas adições periódicas que recebo por e-mail desde então.[3]

Para recebê-los, tenho que assinar alguns termos de uso, que dizem que decidir saber sobre os riscos é algo pessoal e que os resultados *não diagnosticam* nenhuma condição de saúde e *não* devem ser usados para pautar decisões médicas — com os grifos negando descaradamente o marketing de alguns anos antes. Para consultar meus riscos de carregar alguma mutação recessiva, tenho que ler um tutorial explicando como ela poderia ser transmitida a meus filhos. Informações sobre genes que conferem risco aumentado de doenças sem tratamento, como Alzheimer e Parkinson, precisam ser autorizadas uma a uma pelo usuário, sob a advertência de que, caso eu tenha um diagnóstico de ansiedade ou depressão, posso enfrentar mais dificuldades emocionais para lidar com os resultados.

Quando, por fim, venço as barreiras de autorização, as notícias são boas. Das oito variantes de risco genético detectadas pelo 23andMe — que incluem as doenças de Alzheimer e Parkinson, câncer de mama, distúrbios de coagulação, degeneração macular e hemocromatose —, a única detectada é a que aumenta levemente o risco de doença celíaca (intolerância ao glúten).[4] Ainda assim, só 3% dos indivíduos com essa variante — encontrada em cerca de 20% dos usuários do 23andMe — desenvolverão a doença. Também passo batido pela lista de 44 mutações recessivas, das quais não possuo nenhuma que possa ameaçar minha prole com doenças como fibrose cística, febre familiar do Mediterrâneo ou anemia falciforme.

Daí pra frente, o restante da informação tem mais de recreativo do que de médico — uma miscelânea de informações que o geneticista Sérgio Pena, da UFMG, denomina de "genética de salão".[5] A categoria de "bem-estar" me informa que provavelmente não fico vermelho ao tomar álcool, não tomo muito café, sou tolerante a lactose e tenho um peso abaixo da média, e que minha composição muscular é "incomum em atletas de elite". Eu não precisava de um teste genético para saber de nada disso, mas o algoritmo acertou em todas as quatro.

Ainda há a categoria aleatória, que diz que provavelmente consigo detectar o odor de aspargo na urina, não devo ter covinhas nas bochechas ou no queixo, tenho chances menores do que a média de ter aversão ao som de gente mastigando e não devo espirrar ao olhar para o sol. Dentre elas, quatro erros crassos: dizer que meu cabelo é "provavelmente liso ou ondulado" (é meio cacheado) e "provavelmente escuro" (eu chamaria de castanho-claro antes de ficar grisalho), que "devo ser mais picado por mosquitos do que outras pessoas" (minha mulher sempre leva a pior nesse quesito) e que tenho "chances levemente maiores de não gostar de coentro" (calúnia imperdoável, compro todo domingo na feira). Os equívocos se explicam pelo fato de que as previsões do 23andMe são de natureza estatística, com alta margem de erro: 9% das pessoas com a minha genética têm cachos, e 18% têm o cabelo claro, por exemplo.

A variedade de informações distintas providenciada pelo teste, que sequencia cerca de 690 mil polimorfismos de DNA — menos de 0,1% das cerca de 6 bilhões de bases nitrogenadas que um ser humano carrega[6] —, está na raiz das polêmicas por trás dele. Quando a FDA proibiu a veiculação das informações de saúde em 2013, inúmeros veículos de mídia protestaram — afinal, como proibir que um indivíduo tenha acesso a seus próprios genes? Na revista *Slate*, o jornalista e biólogo Razib Khan comparou a decisão à tentativa das gravadoras de música de fecharem o Napster,[7] taxando-a de fútil e afirmando que, "em breve, serviços de sequenciamento serão tão comuns quanto pão branco". Os números do 23andMe — que em 2018 já havia genotipado o DNA de mais de 5 milhões de genomas[8] — fazem coro à opinião de Khan. Como colocou Howard Hochhauser, executivo da concorrente Ancestry, numa entrevista: "A testagem de DNA não é mais um interesse de nicho. É um mercado de consumo de massa, com milhões de pessoas querendo experimentar as descobertas emocionalmente poderosas e autoafirmativas que podem vir do simples cuspir em um tubo".[9]

Parte dos receios expressados pela FDA podem ser interpretados como instâncias de paternalismo médico — a tendência protecionista e corporativista da classe médica de manter certas práticas de saúde sob sua alçada, em detrimento da autonomia do paciente. Décadas antes, a aprovação da venda do teste de gravidez em farmácias também gerara protestos para que o órgão limitasse o uso de tais kits "potencialmente perigosos" nas mãos dos pacientes. Como subterfúgio para contornar as restrições da agência em relação a testes genéticos, algumas empresas norte-americanas do ramo, como a Color Genomics, simplesmente fazem com que um médico confirme o pedido do paciente online, chancelando o exame.

No Brasil, a Genera, empresa de testes genéticos que cobrem desde paternidade e sexagem fetal até questões de ancestralidade, nutrição e exercício, se apoia na ideia de que tais exames não são testes diagnósticos. "Por mais que a gente tenha alguns aspectos ligados à saúde, todo o nosso site foi construído para passar essas informações diretamente para o público leigo, sempre indicando que eles procurem um profissional de saúde, para que juntos possam decidir o que querem fazer", explica o médico Ricardo di Lazzaro Filho, um dos fundadores da empresa. Apesar de alguns exames no catálogo da Genera — como testagem de risco para Alzheimer e de sensibilidade a fármacos específicos — ainda exigirem um pedido médico, a estética do site — em que testes com nomes como "Genera Nutri", "Genera Fit", "Genera Skin" e "Genera You" podem ser adicionados a um carrinho de compras, com preços a partir de 199 reais[10] — deixa clara a orientação voltada para o consumidor. "O nosso produto é focado em saúde, e não em doença", complementa Di Lazzaro.

Dito isso, a Genera hoje é uma das marcas pertencentes à Dasa, maior empresa de medicina diagnóstica da América Latina. Parte das razões para a aquisição, segundo o diretor médico da Dasa, Gustavo Campana, foi justamente separar os testes voltados para o consumidor da marca de genética médica da empresa, a GeneOne.[11] "A gente tomou a decisão de separar porque o mercado não está maduro o suficiente para assumir as duas coisas numa plataforma única. É estranho para o oncologista e principalmente para o geneticista ver essas coisas juntas." A opinião é compartilhada por Thiago Júlio, gerente de inovação da Dasa, ao comentar a recepção ao portal original da GeneOne, que incluía os testes relacionados a nutrição, exercício e estética hoje comercializados pela Genera. "Ele foi muito mal recebido pelos geneticistas, que não aceitam esses testes diretos ao consumidor. Um pouco por reserva de mercado, um pouco porque os pacientes não estão preparados para receber resultados que precisam de um aconselhamento genético, e um pouco porque alguns testes são tidos como recreativos ou pseudocientíficos."

Para além da reserva de mercado, porém, existem preocupações reais em relação aos resultados de alguns testes. Como pontua o geneticista Sérgio Pena, professor da UFMG e fundador do Laboratório Gene, em Belo Horizonte, "tentar fazer medicina sem médicos é difícil e muito perigoso. É como fazer voos aéreos sem piloto — possível, mas não recomendado". Sérgio aponta como uma das principais preocupações o fato de que as mutações testadas para genes como o BRCA1 e BRCA2, que conferem risco aumentado de câncer de mama, são apenas algumas das mais comuns entre as mais de 2 mil variantes já descritas nesses genes. Com isso, um resultado negativo não significa que não possa haver uma mutação de risco. "Em algum lugar deve haver uma *small print* explicando, mas como os pacientes podem saber desses detalhes?", pergunta ele. Pela mesma razão, Gustavo Campana ressalta que os testes de sensibilidade a câncer são mantidos dentro da GeneOne e só são feitos sob pedido médico.

Mesmo na presença de supervisão profissional, porém, não é muito claro se os próprios médicos sabem o que fazer com a profusão de informação gerada por testes genéticos em indivíduos saudáveis. Patrícia Ashton-Prolla, geneticista e professora da UFRGS, tem suas dúvidas: "Até hoje, toda a investigação genética sempre se baseou primeiro em um fenótipo: geneticistas são treinados a ter um achado clínico e fazer uma investigação em cima disso. O que está mudando agora, por uma questão mercadológica, é que os testes ficaram muito mais baratos, e existe um movimento de se fazer a genotipagem antes de ter um achado clínico". Ela ressalta que o que fazer com a informação gerada pelos testes é controverso: "Todas as condutas que a gente tem estabelecidas estão baseadas em situações em que eu tenho um fenótipo e uma hipótese. Ao expormos essa informação para alguém que nunca tenha tido um problema, será que não vamos gerar angústia desnecessária e sobretratamento?".

Ela mesma, no entanto, concorda que o crescimento dos testes genéticos voltados ao consumidor é irreversível: "Eu tenho receio do que pode acontecer, mas é um caminho sem volta. A gente não vai ter como não ceder à pressão mercadológica. O teste é possível, relativamente barato e gera curiosidade. Na minha prática clínica, as pessoas já têm chegado com ele feito para saber o que significa". Coisa que eu, armado com os dados brutos do meu teste — uma sopa de letrinhas com polimorfismos seguidos de Gs, Ts, Cs e As —, também gostaria de saber. Mas, para conseguir isso, terei de procurar alguém menos cético do que a média dos geneticistas.

A UM PASSO DA ETERNIDADE

No Hotel Sheraton, em Porto Alegre, luzes vermelhas num auditório moderno anunciam o TEDMED Live 2017, do Sindicato Médico do Rio Grande do Sul, que promete aos cerca de duzentos médicos presentes uma imersão nos conhecimentos que estão moldando o futuro da medicina. A maioria dos tais conhecimentos vem à distância, na forma de retransmissões do TEDMED original, realizado em Palm Springs, na Califórnia. Mas além dessas sessões, o programa também anuncia conferências presenciais de "expoentes nacionais nas áreas de tecnologia e medicina".

Depois de palestras em vídeo sobre temas de neurociência, genética e psicologia, o mediador anuncia que o próximo convidado nos dará um panorama mais completo sobre as tecnologias que estão mudando a medicina, compartilhando suas experiências no principal polo de tecnologia do mundo: o Vale do Silício. Chama então para pisar o tapete vermelho do evento o neurologista Pedro Schestatsky, um velho conhecido da minha época de faculdade.

"Eu vim contar a história de por que estou aqui, neste tapete interessante. [...] E vou tentar responder a essa pergunta", diz Schestatsky, apontando para o título não muito modesto da palestra: "A um passo da eternidade?".[12] Ele conta como, numa viagem para os Estados Unidos em 2015, se deparou com uma capa da *Time* que dizia "este bebê pode viver até 142 anos". No mesmo ano, fez um exame admissional que detectou uma pré-diabetes, bem como um teste genético do 23andMe que mostrou que seus telômeros eram curtos. "O telômero, como todo mundo sabe, é a parte da perninha do DNA que tem muito a ver com câncer."

Isso o motivou a estudar o tema e acabou levando-o à Califórnia — mais precisamente ao Exponential Medicine, congresso-butique sediado no Hotel del Coronado, em San Diego, famoso por hospedar Marilyn Monroe no filme *Quanto mais quente melhor*. Pelo preço não muito módico de 5 mil dólares, o evento oferece "uma experiência única e intensa de quatro dias para explorar a convergência de tecnologias que evoluem rapidamente na reinvenção da saúde e da medicina", que inclui sessões de ioga à beira-mar pela manhã, meditações com gurus hindus e luaus na praia à noite.

O Exponential Medicine[13] é organizado por Daniel Kraft, chefe do braço médico da Singularity University, corporação fundada em 2008 no Vale do Silício para providenciar programas educacionais voltados para executivos, apoio a start-ups e competições de empreendedorismo. A Singularity deve seu nome ao matemático John von Neumann, que ainda nos anos 1950 postulou que uma "singularidade" causada pela convergência do cérebro com a inteligência artificial transformaria radicalmente a existência humana.[14] O conceito seria retomado pelo também matemático e ficcionista Vernor Vinge nos anos 1980[15] e popularizado em definitivo no início do século XXI pelas previsões do futurista Ray Kurzweil[16] de que o ser humano transcenderá as limitações do corpo biológico por volta de 2045. Schestatsky menciona Kurzweil já no início da palestra, dizendo que, segundo o guru, quem nascer em 2100 viverá 5 mil anos. "Ele previu a internet e o celular em 1961, então é alguém que a gente tem que respeitar."

Schestatsky conta que, no Exponential Medicine, teve a oportunidade de conhecer Peter Diamandis, autor de *Abundância* e cofundador da Singularity. Diz também que deixou passar uma oferta de comprar um lote de terra em Marte por doze dólares de Elon Musk, o controverso CEO da Tesla e da SpaceX, mas que se arrepende de ter recusado. "Brincando ou não, ele já botou foguetes em órbita nove vezes.[17] Se ele vai mesmo chegar a Marte não importa: o que importa é a atitude e a abertura na mente das pessoas, e na saúde não pode ser diferente."

O restante da palestra de Schestatsky é fiel ao tom da Singularity, batendo na tecla das revoluções anunciadas pelo avanço exponencial da tecnologia na saúde. Ele critica a medicina atual por ser reativa em vez de proativa, e diz que a medicina do futuro servirá "para trazer o sujeito do ponto neutro para o ponto do ultrabem-estar". Citando Mark

Hyman, médico de Bill Clinton e fundador do Institute for Functional Medicine — que ele também diz ter conhecido em San Diego —, afirma que "a medicina do futuro não combaterá doenças, ela criará saúde. A doença simplesmente desaparecerá como um efeito colateral da criação da saúde".

Schestatsky segue enumerando limitações da medicina atual, dizendo que ela é restrita à população e às médias. "Fazemos um estudo com 10 mil pessoas e concluímos que o tratamento não dá certo, mas pode ser que um indivíduo tenha se beneficiado muito." Depois diz que os médicos têm de perder o hábito de se sentir acima do paciente, argumentando que a assimetria de conhecimento, que sempre foi um modelo de negócio, está desaparecendo: "A medicina hoje está tentando empoderar o paciente para que ele seja médico dele mesmo".

Pouco depois, surge um gráfico com duas linhas — a da "medicina tradicional", uma linha vermelha que avança linearmente, e a da "medicina do futuro", uma linha amarela que traça uma curva exponencial e ultrapassa a vermelha em um eixo Y não especificado com números de dez a 150. Apontando para a linha vermelha, ele diz "nesta linha está o PubMed", fazendo referência à principal base mundial de artigos científicos na área médica. "Está a Anvisa. Está a FDA. Estão as faculdades que não mudam seus currículos há vinte, trinta anos. Nós evoluímos de uma maneira linear, enquanto a tecnologia evolui nesse ritmo exponencial", prossegue, direcionando o pointer para a linha amarela.

Como exemplo dessas tecnologias, Schestatsky menciona os algoritmos que usa no consultório. "O paciente leva três ou quatro horas para responder a um questionário [...], e a gente vê a linha do tempo com todos os problemas que ele teve desde antes de nascer até o momento em que faz a consulta. O programa pega todos esses dados e transforma em matrizes de dimensões da saúde. [...] Nós conseguimos quantificar isso com inteligência artificial, coisas que o cérebro humano não é capaz de fazer." Trazendo um exemplo ligado à genética, conta que, ao analisar seu genoma procurando genes ligados à degeneração macular — uma doença da retina que deixou dois de seus tios cegos —, descobriu que tinha dois alelos de risco, o que o fez começar a tomar megadoses de ômega-3 e luteína. "Esse é um exemplo prático de como o genoma pode ser utilizado em pessoas assintomáticas e fazer bem, desde que num contexto plausível."

"Estamos a um passo da eternidade? Eu diria que sim, mas o passo é muito longo", conclui, mostrando um slide com a figura de Christopher Lambert em *Highlander: O guerreiro imortal*.[18] "Mas em algumas coisas, nós podemos nos concentrar: os *big three*, nutrição, atividade física e autoconhecimento [...]. E beber da medicina de precisão para que personalizemos mais a nossa abordagem — com o genoma, o microbioma, o transcriptoma, o proteoma e o metaboloma — exames que ainda não estão acessíveis, mas estão chegando." E termina a palestra com uma frase atribuída ao filósofo alemão Arthur Schopenhauer: "Toda verdade passa por três estágios. No primeiro, ela é ridicularizada.

No segundo, é rejeitada com violência. No terceiro, é aceita como óbvia",[19] que dá lugar a um slide em que um robô agradece à plateia.

CAPITAL DE RISCO

A rigor, aquela não era a primeira vez que eu ouvia Schestatsky discursar sobre a medicina do futuro. Eu já havia assistido a uma palestra parecida quase um ano antes, em um *meet-up* da Grow+, "aceleradora premium" de start-ups na área da saúde, que fazia as últimas tentativas de arrebanhar cotistas para sua primeira rodada de investimentos. Num escritório com look moderninho, incluindo palavras escritas na parede e uma TV passando imagens do canal Off, um grupo de potenciais investidores, a maioria deles médicos, assistia a palestras dos sócios da empresa e de profissionais de outros fundos de investimento, que explicavam com muitos anglicismos ("Eu sou o *head* da área de *venture capital*") as dificuldades e promessas de encontrar start-ups em saúde que "performem" bem no Brasil.

A Grow+ foi fundada por Paulo Beck, executivo da área de tecnologia, e Cristiano Englert, anestesista e meu ex-colega de faculdade. As empresas prospectadas pela aceleradora incluem start-ups em áreas como robótica, saúde digital, assistência médica, telemedicina, bem-estar e *wearables* (dispositivos digitais de monitoramento) — ou *healthtechs*, para os íntimos. A área movimenta um mercado crescente — dois relatórios de 2018 contabilizaram entre 263 e 288 start-ups em saúde ativas no país.[20] A maior parte atua na área de tecnologia, seja fornecendo soluções voltadas à gestão médica, seja oferecendo serviços diretamente ao paciente. Por trás delas estão *mission statements* ambiciosos, espaços de coworking, platitudes do mundo do empreendedorismo e CEOs que invariavelmente contam que estiveram no Vale do Silício no ano passado. O mercado é aquecido por uma combinação de investidores de risco e de grandes grupos de saúde privada — como o Hospital Israelita Albert Einstein, a Dasa e a Rede D'Or, que dispõem hoje de suas próprias aceleradoras.

Alguns meses depois do evento, Englert sentaria comigo num café de Porto Alegre e, abrindo uma apresentação em seu MacBook Air, mostraria entusiasmado alguns exemplos internacionais de sucesso na área, que tem coletado em suas idas aos Estados Unidos para "entender a conjuntura do mercado". Como outros médicos que se aventuraram nesse nicho, ele conta que sempre gostou de tecnologia e, após fazer um MBA e ajudar a desenvolver tecnologias para melhorar processos no serviço de anestesia em que atua, resolveu investir no mercado de start-ups. "A saúde vai acabar se descentralizando de hospitais e de médicos, vai ser vendida mais como saúde do que como resposta à doença, e a tecnologia está entrando muito forte nisso", opina.

O cenário internacional das *healthtechs* é vasto e se mistura com outras tendências mundiais em tecnologia, como o consumo pela internet e as mídias sociais. Iniciativas para substituir o médico pela tecnologia não são novas — e há quase duas décadas pacientes e médicos consultam o "dr. Google", com graus de sucesso variável. Foi nos últimos anos, no entanto, que surgiram evidências mais sólidas de que, pelo menos em algumas tarefas na área da saúde, mesmo os seres humanos mais capacitados logo não serão páreo para as máquinas.

Num desses estudos seminais, empreendido em 2016, a divisão de inteligência artificial do Google treinou um algoritmo para detectar retinopatia diabética em imagens de fundo de olho baseado num banco de 128 mil imagens, cada uma delas avaliada por diversos oftalmologistas para se chegar ao diagnóstico final. Depois de um período de treino do algoritmo usando técnicas de *deep learning* — em que a máquina cria por si mesma seus critérios para diferenciar imagens normais daquelas com retinopatia —, ele passou a ter um desempenho comparável ao dos especialistas e melhor do que o da média dos oftalmologistas.[21] No ano seguinte, seria a vez de um aplicativo de análise de imagens desenvolvido na Universidade Stanford atingir desempenho melhor do que a média de 25 dermatologistas em diferenciar lesões de pele benignas de carcinomas e melanomas.[22] E, no início de 2020, a divisão de saúde do Google publicaria que um sistema de inteligência artificial havia superado a performance de radiologistas em identificar cânceres em mamografias de rotina, com taxas de falsos-positivos e falsos-negativos menores do que as geradas pela interpretação humana.[23]

Mesmo que a implementação do sistema no mundo real ainda encontre desafios consideráveis[24] e que a melhora em desfechos clínicos com a utilização de tais sistemas ainda tenha de ser estabelecida por estudos de longo prazo, a impressão que fica é de que, assim como ocorreu no xadrez após o triunfo do Deep Blue contra Gary Kasparov em 1997, ou no Go com a vitória do Alpha Go sobre Lee Sedol em 2016, a superioridade da máquina para as tarefas de avaliação de imagens desempenhadas por radiologistas, patologistas e dermatologistas é um caminho sem volta. Mesmo que a eficácia de especialistas ainda permaneça em nível próximo ao dos computadores, humanos claramente não serão páreo para sistemas de inteligência artificial em termos de eficiência e escalabilidade — enquanto a formação de um único radiologista nos padrões atuais requer cerca de uma década de treinamento especializado, algoritmos são infinitamente copiáveis, na presença de poder computacional suficiente. Mais do que isso, só tenderão a melhorar com o tempo, o que sugere que o equilíbrio atual seja efêmero.

Inúmeras empresas estrangeiras, como Arterys,[25] Enlitic[26] e Qure,[27] têm se voltado para a interpretação automatizada de imagens médicas na nuvem, e mesmo que sua penetração no mercado brasileiro ainda seja baixa, o domínio progressivo das máquinas é visto por muitos como um futuro próximo — e provavelmente inevitável. Numa conferência em 2016, o cientista da computação Geoffrey Hinton, um dos pioneiros no desenvolvimento das redes neurais que hoje sustentam os algoritmos de aprendizado de máquina, disse que, "se você trabalha como um radiologista, você é como o Coiote [do desenho animado *Papa-Léguas*] que já passou da beira do abismo, mas não olhou para baixo e não se deu conta de que o chão já se foi", defendendo o fim do treinamento em radiologia, já que em cinco anos o domínio da inteligência artificial seria inevitável.[28] A frase foi atenuada por inúmeras entidades da área de radiologia, que defenderam que a superioridade das máquinas em tarefas simples de identificação de padrões não tiraria o emprego dos médicos, que ainda seriam necessários para interpretar achados e sugerir condutas.[29] Ainda assim, parece óbvio que a especialidade se tornará algo profundamente diferente num curto prazo.

Se a invasão da tecnologia já é uma tendência na área de imagem, na clínica o caminho parece mais nebuloso — mas nem por isso impossível. Empresas como Ada Health[30] e Babylon[31] desenvolvem aplicativos que, fazendo perguntas sobre sintomas por meio de um chatbot, tentam se aproximar da entrevista médica. Os resultados ainda são limitados, em parte pelo leque restrito de perguntas que não dá muita liberdade ao paciente para sair do roteiro.[32] Num *test drive* com ambos os aplicativos para diagnosticar a ardência abdominal com a qual por vezes acordo, não encontrei nenhuma forma de contar para nenhum dos dois o fato mais importante de todos — o de que ela só acontece se eu bebo álcool à noite. Ainda assim, a Ada chegou a um diagnóstico plausível de provável gastrite crônica, seguido de dispepsia funcional ou úlcera gástrica. Ambos os aplicativos deixam claro, por razões legais, que não substituem o diagnóstico médico — na prática, porém, é exatamente o que eles se propõem a fazer.

Outra linha de *healthtechs* diz respeito não à análise de dados, mas à coleta deles. Nela se incluem não só empresas de exames diagnósticos "tradicionais" — como a 23andMe —, mas também as que atuam no mercado de *wearables* ("vestíveis"), aparelhos que coletam dados fisiológicos como frequência cardíaca, níveis de oxigênio e glicose no sangue, atividade física, movimentação durante o sono e outros. A coleta em tempo real de dados de pacientes não é um fato novo — marca-passos e glicosímetros providenciam informações vitais no cuidado de cardiopatas e diabéticos há décadas. Com a popularização dos smartphones, porém, as possibilidades explodiram, incorporando desde dados que podem ser coletados pelo GPS do telefone — como distância percorrida ou número de andares subidos — até aqueles medidos por acessórios complementares como Fitbit, Apple Watch e seus concorrentes, dotados de sensores capazes de fornecer informações mais precisas sobre movimento e ritmo cardíaco, a fim de identificar condições de risco como arritmias.

Em comum, quase todas as *healthtechs* de sucesso têm um site funcional e simpático, explicando como pretendem mudar a vida do cliente em vídeos bem produzidos que raramente duram mais do que dois minutos. Para tentar entender o que elas podem fazer por mim, resolvo conhecer o mercado mais de perto. Depois de mandar meia dúzia de e-mails, compro uma passagem para São Paulo e vou me aventurar no que os empreendedores chamam de "ecossistema" das start-ups em saúde.

INCUBANDO O FUTURO

Quando Gisele entra na sala para a consulta, as opções que posso escolher com o joystick para recebê-la são "entre" ou "entre, por favor". Meio encantado com a sala de consulta projetada pelos óculos de realidade virtual, quase escolho a alternativa grosseira, mas mudo na última hora para pedir por favor. No meu ouvido, Vinícius Gusmão, CEO da MedRoom, comenta: "Só duas pessoas até hoje escolheram essa outra". Para compensar o quase deslize, tento apertar a mão da paciente, mas, para minha frustração, meu braço virtual a atravessa. "A gente está tentando mudar isso no próximo protótipo", ele me diria depois.

A MedRoom é uma das dezenas de start-ups em saúde apoiadas pelo Hospital Israelita Albert Einstein: por um tempo, esteve sediada na Eretz.bio, incubadora instalada num residencial para idosos administrado pelo hospital. Depois disso, passou a ocupar uma casa espaçosa de dois andares e terraço no Brooklin Paulista. O segundo andar hospeda os artistas gráficos e desenvolvedores que trabalham na empresa, enquanto o térreo abriga a tecnologia de digitalização de movimento, com câmeras penduradas no teto e uma roupa de bolinhas para ser usada pelos modelos. Ambos os andares têm em comum os jogos de tabuleiro, mangás e livros sobre a arte de Star Wars espalhados pelas estantes. E o calor espesso do verão paulistano. "Quando tiramos as paredes o ar-condicionado foi junto, e agora a gente não tem dinheiro pra instalar um novo." Nem tudo é glamour no mundo das start-ups.

A MedRoom aplica tecnologias de realidade virtual e estratégias de gamificação para criar experiências de educação em saúde para instituições de ensino. O software que acabo de testar, que simula consultas médicas, é apenas um protótipo; o carro-chefe da empresa no momento é o simulador de anatomia, que permite ao usuário dissecar e explorar as várias camadas de um corpo humano — o que pode incluir enterrar a cabeça dentro de um ventrículo cardíaco, que foi a primeira coisa que fiz ao testá-lo. Vinícius conta que o software roda na recém-criada faculdade do Einstein, bem como em outras quatro faculdades privadas do país; segundo ele, também há outras interessadas no México e nos Estados Unidos.[33]

Ainda que a empresa atue hoje num campo bastante específico, as ambições de seu CEO são mais amplas. "Nossa missão é acabar com o erro médico. Mas o único jeito de acabar com o erro médico é acabar com o médico. Então, no futuro, a gente quer entrar e tirar o médico do mercado", diz ele, em um tom de sensacionalismo calculado. Quando peço para que detalhe melhor como pretende chegar lá, o executivo explica: "A gente vai poder criar um gêmeo digital do paciente para simular algumas coisas, como num pré-operatório. Se a simulação do paciente for tão fiel quanto puder ser, eu posso treinar um robô para operá-lo". Ele reconhece que a tarefa não é fácil e depende dos parceiros médicos, por ora. "Nós somos uma empresa de experiência. O conteúdo não é com a gente. A gente fez a parceria com o Einstein para ter a chancela de uma marca forte."

O interesse dos grandes grupos de saúde — que apoiam start-ups tanto como investidores quanto como clientes interessados em soluções — não é exclusividade do Einstein. Na manhã do mesmo dia, estive no Cubo, centro de empreendedorismo montado pelo Itaú na Vila Olímpia, que se diz "o maior e mais relevante centro de empreendedorismo tecnológico da América Latina".[34] O prédio de doze andares tem arquitetura moderna, e o aspecto de prédio corporativo é quebrado por inúmeros detalhes coloridos ao estilo millennial. No café, mesas coloridas dividem espaço com uma *vending machine* de alimentos orgânicos de uma rede de fazendas urbanas — vazia no momento, mas suficiente para estabelecer um conceito. As paredes são cobertas por slogans moderninhos em cartazes, do genérico "Coisas boas acontecem aqui" ao identitário "Lugar de mulher é na tecnologia ou onde ela quiser". Um deles define start-up como "empresa que resolve problema real do mundo real e cria solução com escala". Logo abaixo, vê-se uma Mona Lisa com um unicórnio no lugar do rosto.

Apesar de toda a modernidade, permaneço um bom tempo empacado na recepção, em que filmes de gotas d'água e águas-vivas são projetados sobre os elevadores. Para poder subir, tenho que colocar meus dados num tablet e aguardar para ser recebido pessoalmente por Lívia Cunha, CEO da Cuco, uma das empresas incubadas no Cubo Health, espaço de start-ups em saúde patrocinado pela Dasa e instalado no 12º andar. A Cuco começou como um aplicativo simples para ajudar os pacientes a tomarem seus medicamentos no horário e, aos poucos, foi ampliando seu leque de produtos — ou "pivotando o plano de negócios", na linguagem usada por Cunha — para atender a operadoras de saúde e laboratórios. O problema da adesão ao tratamento parece simples, mas movimenta um mercado surpreendente ao redor do mundo: em 2018, a Amazon adquiriu a Pillpack, serviço de entrega domiciliar de medicamentos em envelopes personalizados com datas e modos de usar, por uma soma relatada por diferentes fontes como estando entre 750 milhões e 1 bilhão de dólares.[35]

"A gente foi pro Vale do Silício em 2018", conta Cunha em uma clássica abertura de fala de CEO, "para estudar o modelo de *digital therapeutics*: o uso de *mobile* ou software para acompanhar o medicamento físico e melhorar a adesão do paciente trazendo uma experiência digital." Atualmente, o grande filão da Cuco é a indústria farmacêutica, que contrata a empresa para fazer o que ela chama de "experiência digital do paciente no medicamento".[36] Ao prescrever um remédio, o médico informa que ele é acompanhado de um "cuidador digital". Feito o download de um aplicativo, o paciente ganha a primeira caixa de medicamentos grátis e pode retirá-la numa rede de 30 mil farmácias. A partir daí, escaneia o código de barras e é informado quando deve tomar o medicamento, quando precisa comprar uma nova caixa e qual a drogaria mais próxima oferecendo desconto. O modelo serve tanto para estimular o engajamento dos pacientes quanto para fornecer dados de consumo para a indústria, que Cunha ressalta que são anonimizados.

Quando a visito, a Cuco conta com dez pessoas, entre CEO, chefe de tecnologia, desenvolvedores e designers — além de colaboradores em centros médicos como o Hospital do Coração de São Paulo, que estudam a eficácia do aplicativo em aumentar a adesão ao tratamento. Em espaço físico, a empresa ocupa uma mesa comprida em um canto recôndito dos dois andares vazados do Cubo Health — na qual o lugar de Cunha ostenta a plaquinha "*girl boss*" e um inusitado volume de *Os irmãos Karamázov*. O espaço em volta, que não é pequeno, assemelha-se a um coworking gigante, com ambientes compartilhados e salas para reuniões online com tabuletas de "*on air*" semelhantes às de estúdios de rádio e TV. Na parede do andar de baixo, um letreiro gigante em neon verde soletra a palavra "serendipidade", enquanto o de cima é decorado com fotos de pessoas pintadas com flores e plantas.

O encarregado de chefiar a curadoria do Cubo — um espaço destinado a start-ups maduras que já possuam um produto viável — é Thiago Júlio, um ex-radiologista de não muito mais de quarenta anos que em algum momento irrompe numa reunião ambulante, vestindo camiseta e tênis quadriculados e dando um esporro em seu interlocutor em linguagem informal.[37] Ao fim da reunião — que acontece em uma mesa aberta em meio ao movimento do Cubo —, ele se desculpa pelo atraso e se senta para conversar comigo sobre a proposta do espaço.

Júlio se considera alguém que foi digitalizado precocemente: "Mal tinha internet no Brasil e eu já estava conectado via BBS", referindo-se aos *bulletin board systems* via telefone nos anos 1990. Ao cursar a Unicamp — "Um lugar analógico, com um puta viés de esquerda" —, ele diz que seu lado digital acabou dormente. "Eu fiz a faculdade praticamente offline", conta, dizendo que, nos seus tempos de residente na USP, ainda entrava na câmara escura para revelar filmes radiológicos. Quando terminou a residência e começou a trabalhar em grandes hospitais com sistemas digitais, ele teve o estalo de que a realidade ia mudar, criando um nicho para médicos familiarizados com a tecnologia. Decidiu então fazer "uma nova residência de forma autodidata" e, durante as férias, foi estudar no MIT — o célebre Massachusetts Institute of Technology —, onde a informática clínica já se tornara uma especialidade médica. A partir daí, passou a alternar horários de médico com períodos cada vez maiores interagindo com a área de tecnologia da informação do Einstein, onde trabalhava na época.

Júlio descreve a TI como a área mais conservadora e cheia de barreiras do hospital. "Parecia a tirinha do Dilbert", brinca, usando a metáfora para explicar um dos motivos de seu interesse no ambiente das start-ups. "Eu comecei essa carreira de TI mais ou menos em 2011, que foi quando veio essa onda de start-ups. Ia em eventos, fazia mentoria, fui investidor anjo. Era arroz de festa — tudo com o propósito de aprender." Com isso, quando a Dasa surgiu com a proposta do Cubo Health, ele já adquirira um currículo estratégico: "Eu já tinha mais de cinco anos de carreira como médico executivo em dois hospitais fodas e cinco anos de convívio com o ecossistema de empreendedorismo".

Quando pergunto a Júlio por que os grandes grupos de medicina privada do Brasil vêm investindo em start-ups, ele é bastante cândido na resposta: "A primeira razão é o medo de ficar de fora. De que surja uma *blockbuster* ou uma revolução, como aconteceu na indústria da música, e sacuda o sistema de saúde, que já é delicado". O segundo ponto apontado por ele é uma questão de *branding* e posicionamento de marca: num cenário de consolidação do mercado em que grandes *players* como Einstein, Dasa e Sírio-Libanês começam a se destacar, essas marcas querem mostrar que são descoladas e que estão antenadas, para provar, como ele diz, "que são o Magazine Luiza da saúde, e estão mais para o Google do que para a Santa Casa".

O interesse não se limita à Dasa: no Eretz.bio, mantido pelo Einstein, um ambiente igualmente aberto de coworking divide espaços com grandes cadeiras acolchoadas, um balanço pendurado no teto e ilustrações de unicórnios coloridos. O Open D'Or, da Rede D'Or São Luiz, tem arquitetura semelhante, mas ainda está em montagem quando vou visitá-lo. Isso não impede que um gerente de tecnologia já discurse para a equipe ao seu redor sobre a necessidade de transformar uma "organização *hospital-centered* em uma instituição *patient-centered*". Enquanto me sento na área de espera, ouço-o proclamar que "a gente tem que desenhar experiências. Senão daqui a dez, quinze anos, a gente vai ser um braço da United Health, comprado por alguém maior e mais bem preparado do que a gente".

Branding e temores à parte, Júlio explica que as start-ups também ajudam os grandes grupos a investir em processos de melhoria contínua e aumentar sua eficiência. Uma parcela significativa das empresas incubadas nos centros de inovação dos grandes grupos trabalha em soluções de gestão, como ferramentas para organizar escalas médicas ou agendamento de pacientes. E quando pergunto onde o impacto das novas tecnologias tem ocorrido primeiro no mercado brasileiro, ele menciona justamente a "jornada do paciente" dentro dos serviços médicos, o que inclui a facilidade de agendamento e o acesso a resultados de exames.

Não por acaso, essa é uma das áreas em que a medicina classicamente anda a passos de tartaruga. Meu irmão Pedro, advogado que criou um aplicativo para processar companhias aéreas,[38] costuma dizer que a advocacia e a medicina tradicionais estão baseadas num modelo de pompa. "O que vale é o nome e a carreira que você construiu, e você fica a vida inteira em cima dessa marca, o que dá espaço para uma certa displicência nos serviços." Ele é rápido em apontar que o sistema está fadado a mudar com a consolidação de empresas capazes de proporcionar serviços mais eficientes a um custo menor. "Quem se forma hoje não vai ter a chance de jogar o mesmo jogo, e seguir esse modelo de negócio é uma roubada." Thiago Júlio concorda: "O médico está jogando um jogo novo com as regras do jogo antigo. Eu vivo falando para os meus colegas que eles têm que entender que vão ser funcionários".

No centro dessa reorganização de status da classe médica, Júlio vê três razões fundamentais. Em primeiro lugar, o acesso à informação tem diminuído a assimetria entre médico e paciente. "Por uns cinco anos o médico só fugiu e falou mal do dr. Google, até aceitá-lo, e no meio-tempo o paciente foi se empoderando." O segundo é o que ele chama de economia do consumerismo: "As pessoas estão entendendo que elas são o centro dos processos comerciais, e que quem manda é o cliente". Num mundo em que se pode pedir qualquer coisa pelo celular, é cada vez mais difícil justificar as horas perdidas numa sala de espera de consultório. Por fim, um terceiro motor de mudança é a medicina personalizada — que nasce da mistura da evolução acadêmico-científica com os dois fatores anteriores. "Com mais tecnologia, a gente vai conseguir fazer cada vez mais. Com o empoderamento e o consumerismo, o paciente exige mais também. Então não há opção senão fazer uma medicina mais específica e personalizada."

O LABORATÓRIO DA VIDA

No site da LifeLab Medicina de Precisão, o primeiro slogan que aparece sobre as fotos de pessoas correndo e nadando é "Seja seu próprio médico".[39] O programa se propõe a "olhar de forma profunda e precisa as áreas mais críticas do seu corpo e da sua vida: seu DNA, sua estrutura corporal e seu estilo de vida; tudo isso para criar um mapa completo sobre você e seu potencial de bem-estar". O pacote, que inclui o preenchimento de questionários de inteligência artificial, sete consultas personalizadas e material didático, sai por 2500 reais,[40] fora o custo do sequenciamento do exoma — a porção do DNA responsável por codificar proteínas —, que é feito no exterior ao custo de 2500 dólares. Logo abaixo no site, que advoga a "medicina dos 5 Ps — preventiva, preditiva, personalizada, proativa e parceira" —, está a foto de Pedro Schestatsky, o mesmo da palestra do TEDMED.[41]

Quando pergunto a Schestatsky se ele poderia me ajudar a interpretar meu teste do 23andMe, ele logo se entusiasma com a ideia. Num café de Porto Alegre, ele me conta sobre como, sentindo-se engessado pela medicina tradicional da universidade, resolveu dar um salto de carreira, indo ao Exponential Medicine e conhecendo maneiras diferentes de pensar, que o levaram a aproximar-se da medicina funcional — que se propõe a construir uma abordagem "científica, individualizada e centrada no paciente" para chegar às causas da doença e promover o bem-estar. Para exemplificar, ele me convida a visitar a LifeLab, localizada num prédio comercial num bairro nobre de Porto Alegre. Antes da visita, recebo por e-mail um questionário chamado Living Matrix, vendido por uma empresa norte-americana que visa criar um "novo padrão para a medicina funcional".

O formulário pergunta sobre incontáveis antecedentes da minha vida médica, bem como sintomas que me incomodam ou incomodaram ao longo dela. A exaustividade do processo — que me toma cerca de duas horas — se torna ainda mais monótona pelo formato engessado, em que cada resposta positiva para um sintoma motiva perguntas sobre sua cronologia e intensidade. E ainda que informar datas para cirurgias ou doenças importantes pareça razoável, fazer o mesmo para ocorrências recorrentes ao longo da vida como "náusea" é um tanto estranho. Mais estranha ainda é a inclusão entre os sintomas de "passar gases" — o que, dito assim, soa como um fato bastante normal da vida. Num pequeno gesto de protesto à medicalização da flatulência, respondo que isso é "bastante frequente".

Quando Schestatsky me recebe na LifeLab, usando um avental do Hospital de Clínicas de Porto Alegre, onde trabalha como professor da UFRGS, a primeira coisa que faz é abrir os resultados de meu questionário no computador. O software exibe uma linha do tempo com o surgimento de vários sintomas e problemas de saúde ao longo da minha vida. Não por acaso, várias coisas começam aos dez anos: foi a idade em que marquei tudo o que me aconteceu na infância e eu não me lembrava bem quando. Por melhor que possa ser a máquina, ela é inevitavelmente limitada pela memória do usuário.

A seguir, o programa gera um heptágono com os sete domínios fisiológicos propostos pela medicina funcional: defesa e reparo, energia, biotransformação e eliminação, transporte, comunicação, integridade estrutural e assimilação. Dentro dele, um gráfico mostra o quanto estou desequilibrado em cada um deles, com um predomínio óbvio de "defesa e reparo", o que leva Schestatsky a concluir que estou "inflamado". Pergunto como o programa chegou àquela conclusão, e ele diz que isso veio dos sintomas — incluindo aí a história de "passar gás". Não fica claro para mim como eles geram o heptágono, até porque "defesa e reparo" parecem ter pouca relação com flatulência, mas Schestatsky não sabe me explicar como o algoritmo funciona, limitando-se a dizer que ele foi validado pelo Institute for Functional Medicine.

Uma tentativa posterior de obter informações mais exatas com os fornecedores do software também não me ajudaria. Minha pergunta acabaria respondida pela CEO da companhia, a médica e empreendedora Priya Kamani, com um e-mail vago com um link para o site do Institute for Functional Medicine,[42] instituição fundada pelo nutricionista e bioquímico norte-americano Jeffrey Bland para promover os princípios da medicina funcional. O site da Living Matrix[43] tem vídeos, depoimentos e "histórias de sucesso", mas não inclui referência a nenhum estudo que explique o método. Uma olhada no relatório — que Schestatsky me envia alguns dias depois — sugere que o programa simplesmente atribui cada sintoma a um ou mais dos tais processos fisiológicos: "história familiar de depressão" conta para "defesa e reparo" e "comunicação", enquanto "sono diurno" conta para "energia", e "hemorroidas" contam para "integridade estrutural". Os sintomas em cada categoria aparentam ser somados para construir o gráfico — o que gera um desenho com cara de científico, mas que parece passar longe do conceito de "inteligência artificial", e mais longe ainda do de validação.

Quanto a analisar os resultados de meu teste genético, minhas expectativas logo são frustradas — o software que Schestatsky usa para examinar dados de exoma, a plataforma SOPHiA GENETICS, desenhada para aplicações de genética clínica e oncogenética, não é capaz de abrir os arquivos gerados pelo 23andMe. Sem acesso a meus dados, Schestatsky abre o programa para mostrar exemplos de laudos de outros pacientes, que apontam variantes genéticas relacionadas a várias doenças, classificadas em A, B, C e D — que qualificam sua importância em "patogênica", "provavelmente patogênica", "de significado incerto" e "provavelmente benigna", conforme uma classificação do American College of Medical Genetics para a investigação de doenças genéticas por sequenciamento. Para exemplificar o uso da informação do exoma, Schestatsky mostra um sistema de filtros que construiu no software, com listas de genes envolvidos em doenças como câncer e esquizofrenia, além de processos fisiológicos como inflamação e estresse oxidativo. Ele explica que cria os filtros procurando artigos científicos sobre a genética de diversas doenças e vai listando os genes envolvidos, a fim de filtrar os dados dos pacientes para polimorfismos encontrados neles. Peço mais detalhes sobre a classificação das variantes genéticas, questionando se ela não tem algo de caixa-preta, mas Schestatsky tem dificuldade em explicá-las. "Eu não sou geneticista, sou neurologista. Essa caixa-preta pra mim é complicada."

Por fim, pergunto o quanto aqueles genes todos vão mudar nas recomendações clínicas dadas a um paciente. Schestatsky responde que é preciso levar em conta as correlações clínicas, além do bom senso. Para exemplificar, mostra um laudo genético com diversas variantes nas categorias B e C em um indivíduo saudável, ressaltando que as variações são prováveis alarmes falsos. Ainda assim, com base num escore de risco gerado para o que chama de "os quatro cavaleiros do Apocalipse" a partir dos genes de risco, o relatório enviado ao paciente recomenda como próximos passos consultas com especialistas como geneticista, cardiologista, endocrinologista e nutricionista, e exames complementares incluindo painel glicêmico, lipídico e vitamínico e um monitoramento cardíaco — uma proliferação de demandas que faz jus à denominação de "medicina exponencial".

Quando questiono sobre o quanto sabemos se todos aqueles exames vão de fato melhorar a saúde dos pacientes a longo prazo, Schestatsky responde que, tendo começado a LifeLab há um ano e meio, ele não tem como provar isso, até porque seus clientes, em geral, são saudáveis. "Mas o bem-estar deles melhora", afirma, adicionando que às vezes as pessoas precisam enxergar algo de concreto num exame para "mudar circuitos" e modificar comportamentos. Afora isso, ele argumenta que não tem como esperar: o paciente está na sua frente e a evidência clínica demorará anos a chegar, então o que importa será a "plausibilidade biológica" dos achados e tratamentos, já que o avanço da tecnologia é exponencial. Fazendo eco à sensação de urgência, o relógio encerra nossa conversa: já há um paciente na sala de espera, e temos de marcar um horário para continuar algumas semanas depois.

Nesse meio-tempo, consigo descobrir, com base em fóruns de bioinformática do Google, como fazer a conversão do arquivo do 23andMe para um formato .vcf, padrão da área para apontamento de variantes. Depois de enviar o arquivo para Schestatsky, marco de aparecer em seu consultório no Hospital Moinhos de Vento na segunda-feira seguinte. Pontual como sempre, ele oferece um café ao me receber, e quando peço descafeinado ele diz que "finalmente vamos conseguir usar esses", comentando sobre polimorfismos de genes metabolizadores de cafeína. Depois disso, tentamos juntos abrir o arquivo .vcf no software, mas novamente falhamos — o programa requer um arquivo com as sequências genéticas em si, em vez do simples apontamento das variantes.

Sem outras opções, tentamos contato por telefone com a representante da SOPHiA GENETICS — que lá pelas tantas retorna a ligação para confirmar que a plataforma, mais voltada a serviços de genética e oncologia de grandes hospitais, não trabalha com o arquivo que temos por questões de controle de qualidade. Enquanto brigo com o software, Schestatsky exerce seu trabalho de médico à distância, atendendo a uma chamada por vídeo de sua assistente na Nemo, clínica de neuromodulação cerebral que coordena.[44] Do outro lado da tela, ele recebe um paciente para fazer estimulação elétrica cerebral aumentada por realidade virtual — o que, segundo Schestatsky, aumenta os resultados por fornecer estímulo emocional e potencializa a plasticidade do cérebro. Ele dá as instruções para a assistente ligar um tablet plantado num robô, pelo qual pagou 5 mil reais para conseguir "andar" à distância pela clínica. "Vou começar a dar aulas e fazer rounds no hospital com o robô", comenta. Apesar de aparecer no "rosto" do robô, ele não consegue manuseá-lo enquanto estou ali: "Acho que tem que atualizar o aplicativo, as setinhas de comando não estão funcionando". Ainda assim, uma senhora e uma criança do outro lado parecem impressionadas com a tecnologia. Schestatsky é atencioso e pergunta como anda o menino, cuja evolução a senhora descreve em detalhes. "O protocolo dele é para TDAH, porque para dislexia tem uns papers que usaram o mesmo protocolo", explica ele para a assistente.

Enquanto conversam, uso meu notebook para fazer uma última tentativa de abrir o arquivo genético. Buscando pelo Google, acabo num site chamado Promethease, que promete usar os dados do 23andMe para fornecer uma enxurrada de informações de saúde com base na comparação com bancos de dados públicos sobre variantes genéticas. Por doze dólares pagos no cartão de crédito, recebo um relatório em menos de cinco minutos, antes mesmo que Schestatsky encerre a chamada. Mesmo os médicos antenados com o futuro, no fim das contas, não parecem ser tão adaptados à tecnologia quanto *techies* em fóruns de internet.

A SELVA DOS DADOS

Ao contrário do 23andMe, o Promethease já de cara não parece estar muito preocupado em agradar seus usuários. O design do site fundado pelo geneticista Greg Lennon e pelo programador Mike Cariaso passa longe de slogans cativantes ou cromossomos coloridos e lembra mais uma selva de informações organizada por nerds de bioinformática.[45] Suas previsões se baseiam na SNPedia, espécie de Wikipédia para polimorfismos genéticos, que é alimentada desde 2006 por voluntários ao redor do mundo com resultados de estudos científicos que correlacionam variantes genéticas com risco de doenças.[46] O resultado é um aglomerado caótico de informações sobre mais de 110 mil polimorfismos, dos quais perto de 25 mil são incluídos na análise do 23andMe.

O jeitão pouco amigável do Promethease fica claro na tela inicial, que contém um punhado de *checkboxes* para que eu me declare ciente de que a informação fornecida pelo site explica apenas uma pequena parte da variabilidade genética, de que ela deveria ser discutida com um médico e de que posso descobrir um alto risco de desenvolver uma doença séria ao fornecer meus dados. Com os termos aceitos, o site envia em poucos minutos um relatório quilométrico com o que achou de mais — e também de menos — relevante sobre meus genes na SNPedia — algo bem diferente dos resultados coloridos do 23andMe. Para separar o joio do trigo, preciso consultar alguns fóruns de internet: de início, o que consigo tirar do site é um gráfico que diz que, das 24 936 variantes genéticas que ele analisou, 12 723 são boas, 11 910 são neutras e 313 são ruins. À primeira vista, não parece mau. Mas, quando filtro pelas de maior "magnitude" — grau de importância um tanto arbitrário[47] atribuído pela SNPedia —, as notícias não parecem tão auspiciosas.

No alto da lista está o polimorfismo gs144, localizado no cromossomo Y, que informa — não surpreendentemente — que sou do sexo masculino. A seguir, a variante rs1333049 (C/C), com um par de citosinas, me confere um risco 1,9 vez maior de doença coronariana do que sua versão mais amistosa, com duas guaninas. Considerando que doenças cardiovasculares são a causa de morte mais frequente no mundo, não parece algo trivial.[48] A lista segue: risco 1,7 vez maior de artrite reumatoide, propensão à anemia induzida por ribavirina (antiviral usado no tratamento da hepatite C), risco 1,6 vez maior de câncer de próstata, sete vezes maior de calvície, três vezes maior de alergia a amendoim. E cabelo loiro — o que difere da predição do 23andMe. Como notícias boas, baixo risco de fibrilação atrial, metade da chance usual de nefropatia IgA (uma doença renal obscura), tendência a melhor evitação de erros — o que, pelo que eu entendo, se refere a comportamento de risco e dependência de drogas —, menor risco de TDAH e predisposição a um maior volume do hipocampo, área cerebral relacionada à memória e à orientação espacial.

Ainda assim, olhar a lista me dá a impressão de um saldo negativo — e de que não tenho muito o que fazer a respeito. O site do Promethease "encoraja fortemente que os resultados sejam discutidos com um médico, conselheiro genético ou outro profissional de saúde antes que qualquer decisão médica ou reprodutiva seja tomada". Mas se eu resolvesse levar para um médico a notícia de que meu risco de doença cardíaca é aumentado — algo que eu poderia intuir por casos de infarto e acidente vascular cerebral em alguns dos meus avós —, ele realmente teria algo de diferente a me dizer? Ou me recomendaria não fumar, fazer exercício e manter o peso — recomendações que, na prática, seriam feitas de qualquer forma?

A dificuldade da ciência médica em saber o que fazer com a maioria das informações genéticas fornecidas pelos testes comerciais é um dos argumentos para que a FDA e outros órgãos regulem o quanto dela pode ser veiculada ao consumidor. O argumento não convence a todos: filosoficamente, é difícil defender que um indivíduo não possa ter acesso a seus próprios genes. O próprio nome do Promethease homenageia Prometeu, o herói grego que roubou o fogo dos deuses e o trouxe à humanidade. De acordo com seu fundador, Mike Cariaso, "o fogo é o conhecimento sobre seu próprio DNA. Os deuses são qualquer um que tente me impedir de conhecer a mim mesmo".[49] Falta de utilidade comprovada, argumentam os libertários, não deveria significar acesso proibido.

Para além dos questionamentos sobre a utilidade das previsões de risco do Promethease, no entanto, esconde-se um buraco mais fundo: a enorme incerteza sobre até que ponto esses dados sobre risco genético são precisos. Em um célebre artigo de 2005, intitulado "Por que a maior parte dos achados científicos publicados é falsa",[50] o epidemiologista greco-americano John Ioannidis discute o efeito do viés de publicação — a preferência da literatura médica por resultados "positivos", como os que associam determinado gene a uma doença — sobre as chances de esses resultados serem reais. Por matemática simples, ele calcula a chance de que associações consideradas "significativas" pelos padrões tradicionais da pesquisa médica — efeitos que só seriam encontrados por acaso 5% das vezes numa amostra, se a associação não existir na população[51] — sejam mesmo reais. Para casos em que a quantidade de associações possíveis é enorme (como milhares de genes, cada um dos quais pode estar associado a centenas de doenças), ele estima que menos de 0,1% dos resultados "significativos" encontrados corresponde a associações verdadeiras — já que inúmeros genes estarão aparentemente associados a alguma doença por simples obra do acaso numa amostra de centenas de indivíduos, número tipicamente incluído na maioria dos estudos até uma década atrás.

Nos últimos dez anos, o problema foi gradualmente admitido e encarado pelos grupos de pesquisa da área. Com a diminuição rápida dos custos de sequenciamento, laboratórios passaram a se associar em grandes consórcios para levar os números dos estudos em grande escala de polimorfismos de DNA — os chamados GWAS (*genome-wide association studies*) — para as casas das dezenas ou centenas de milhares de indivíduos.[52] Com a entrada no mercado de empresas de sequenciamento comercial como o 23andMe, o acesso a dados genéticos ficou ainda mais fácil. Com isso, a epidemiologia genética passou a ganhar uma precisão muito maior em estabelecer associações entre genes e doenças — e os resultados vêm confirmando as suspeitas de Ioannidis sobre a literatura previamente disponível.

O achado mais impactante dos grandes estudos genéticos é que, para a maioria das doenças comuns, não parece haver genes individuais com efeitos grandes sobre o risco da condição na população. Pelo contrário, o que se encontra são dezenas ou centenas de variantes, cada uma das quais contribui com um efeito muito pequeno. Isso significa que, para chegar a previsões com alguma acurácia, é necessário utilizar dezenas de genes — os chamados "escores poligênicos de risco" —, e mesmo assim o resultado é limitado. Para doença arterial coronariana, por exemplo, um escore muito alto indica que um indivíduo tem até cinco vezes mais chances de ter a doença[53] — o que, na amostra do estudo que criou o escore, significava passar de cerca de 3% para 15%. Ainda assim, um indivíduo de alto risco seguia com 85% de chances de não a apresentar. Para esquizofrenia, um escore entre os 10% mais altos significa um risco quase duas vezes e meia maior do que o da população em geral — o que, ainda assim, significa menos de 5% de chances de desenvolver a doença.[54]

Para algumas condições, mesmo os maiores estudos conseguem capturar uma fração pequena do risco: um recente artigo estudando dados de mais de 600 mil pessoas — parte dos quais fornecidos pelo 23andMe — conseguiu explicar apenas cerca de 3% das chances de um indivíduo desenvolver depressão a partir dos genes estudados, mesmo analisando mais de 8 milhões de polimorfismos: os outros 97% eram explicados por fatores que o exame não conseguia prever.[55] Isso não significa que a doença não tenha um componente genético — estudos comparando a concordância de diagnóstico entre gêmeos idênticos e fraternos estimam que entre 35% e 50% do risco de depressão venha dos genes.[56] A "herdabilidade faltante", nesse caso, parece vir de propriedades do DNA que não são capturadas pelos polimorfismos incluídos nos GWAS (ou nos testes comerciais) — efeitos ínfimos, mutações raras, variações no número de cópias, interações complexas ou mesmo alterações epigenéticas no DNA herdado não relacionadas à sua sequência de bases.[57]

Talvez a revelação mais chocante desses grandes estudos seja o quão baixa era a confiabilidade dos artigos anteriores, cujos tamanhos de amostra chegavam a ser mil vezes menores. No caso da depressão, uma análise recente mostrou que, dos dezoito genes mais estudados entre 1991 e 2016 — vários dos quais com dezenas de artigos científicos associando-os à condição —, praticamente nenhum teve seu efeito confirmado ao se analisarem centenas de milhares de genomas.[58] Para alguns polimorfismos, como a versão 5-HTTLPR do transportador de serotonina, havia *centenas* de artigos não só apontando a associação com depressão, como também descrevendo os mecanismos do efeito do gene, suas interações com efeitos ambientais e suas consequências para o efeito de antidepressivos.

A falha acachapante dos achados de estudos anteriores em serem replicados deixa todo um ramo da literatura científica sob suspeita de ser o que John Ioannidis chama de "campo nulo" — uma área da ciência em que todos os efeitos encontrados refletem meramente os vieses de seus pesquisadores. Como descreve o psiquiatra e blogueiro norte-americano Scott Alexander, a ciência feita sobre o 5-HTTLPR "não é apenas um explorador voltando do Oriente e dizendo que lá existem unicórnios. É um explorador descrevendo o ciclo de vida dos unicórnios, o que os unicórnios comem, as várias subespécies de unicórnio, os melhores cortes de carne de unicórnios e a narração lance a lance de uma luta entre unicórnios e o Pé-Grande".[59]

O relatório do Promethease — assim como os filtros de Pedro Schestatsky para analisar o genoma — é em grande medida baseado em resultados desses artigos individuais, boa parte dos quais possuem resultados superfaturados que descrevem unicórnios. Com isso, o problema dos testes genéticos vai além de não sabermos o que fazer com eles — não temos sequer certeza do quanto alguns dos riscos sugeridos de fato são verdadeiros. Para nos orientarmos nessa selva de números, precisamos de mais dados — e, acima de tudo, de dados mais isentos, coletados com metodologias padronizadas e não sujeitos ao viés de "manchete" da literatura científica. É apenas natural, assim, que a busca por esses dados tenha se tornado a grande corrida do ouro da ciência médica nos últimos anos.

PATRIMÔNIO GENÉTICO

A obsessão por dados está longe de ser uma exclusividade da medicina. O chamado capitalismo de dados — em que as informações pessoais dos clientes são a principal commodity em negociação — é uma realidade evidente desde que gigantes como Google e Facebook[60] se estabeleceram entre as maiores corporações do planeta. As duas companhias representam o conceito em seu estado puro, já que seus modelos de negócio têm como alicerce central a coleta de dados dos usuários ao interagirem com suas plataformas — e sua posterior comercialização. Ainda assim, elas estão longe de ser casos isolados: a coleta de big data é uma tônica de qualquer grande empresa online, e corporações como Amazon, Waze ou Spotify têm como principal diferencial a capacidade de usar os dados coletados dos usuários para otimizar seus serviços.

Na base do capitalismo de dados está a ideia de que grandes volumes de informação podem ser analisados por algoritmos capazes de identificar padrões e, a partir deles, fazer previsões sobre as características e preferências do usuário. O sucesso do modelo é evidente — ainda que nem sempre louvável: o consumidor não só já não se surpreende como espera que as recomendações que recebe da curadoria virtual de serviços como a Netflix estejam ao seu gosto. E, como mostra o valor de mercado dos benchmarks da área — mais de 750 bilhões de dólares no caso do Google e 550 bilhões no caso do Facebook[61] —, os investidores parecem partilhar da mesma expectativa.

O otimismo com a enxurrada de dados é compartilhado por expoentes da ciência médica. O cardiologista norte-americano Eric Topol, autor de *The Creative Destruction of Medicine* [A destruição criativa da medicina] [62] e do recente *Medicina profunda, Deep Medicine: Como a inteligência artificial pode reumanizar os cuidados de saúde*,[63] é uma espécie de guru do movimento. Em sua última obra, ele argumenta que a inteligência artificial revolucionará a medicina, assumindo as tarefas de diagnóstico e seleção de tratamentos, e abrindo espaço para que o médico se concentre em sua função humanitária. Para que os algoritmos funcionem, Topol defende que é necessário compilar os inúmeros terabytes de dados que cada indivíduo gera ao longo da vida — incluindo não só prontuários clínicos e exames médicos, mas também a profusão de informação nascida da interação com computadores, smartphones e redes sociais. Ele descreve o empreendimento como a construção de um "Google Maps de você mesmo", em que múltiplas camadas de informações — sobre demografia, genética, fisiologia, anatomia e comportamento — serão sobrepostas num grande mapa pessoal. A junção dos mapas de inúmeros indivíduos, quando cruzada com informações sobre sua saúde ao longo do tempo, permitiria treinar algoritmos para prever a evolução de cada pessoa de forma muito mais precisa do que a medicina atual consegue fazer.

Ainda que isso não seja aparente para boa parte de seus clientes, o modelo de negócio do 23andMe se baseia fortemente na expectativa de que a visão de medicina de Topol venha a se concretizar. Os 199 dólares pagos pelo consumidor por um kit de saúde e ancestralidade cobrem os custos de genotipagem do DNA, mas o verdadeiro patrimônio da empresa é a informação genética de seus milhões de consumidores. Com mais de 80% deles consentindo em disponibilizar seus dados para pesquisa,[64] o cruzamento de informações sobre variantes genéticas com as respostas a questionários online — a chamada "informação fenotípica" — constitui um patrimônio incalculável para pesquisadores buscando associações entre genes específicos e doenças, comportamentos ou resposta a tratamentos. Não por acaso, a empresa tem fechado contratos milionários com a indústria farmacêutica e se envolvido em centenas de publicações acadêmicas. Tampouco é coincidência que, a cada par de semanas, novas perguntas sobre mim mesmo surjam em meu e-mail: a última delas pede que eu informe, numa escala de sete níveis, o quanto aprecio o gosto de uísque puro, o que mostra o quão específicas são as ambições de previsão da empresa.

Um cientista ou uma companhia que quisesse coletar uma quantidade equivalente de informação genética num projeto de pesquisa tradicional gastaria anos e bilhões de dólares para fazê-lo. Já o 23andMe, com seus cromossomos coloridos, consegue fazer com que os consumidores não só forneçam suas próprias informações, como também paguem por isso. O modelo de negócio traz questionamentos naturais sobre até que ponto os clientes da empresa realmente leem as letras miúdas antes de consentir em compartilhar sua informação e causa arrepios em almas preocupadas com o "capitalismo de vigilância" — o termo mais pessimista para denominar o capitalismo de dados. Ainda que informações médicas — como registros de prontuários e resultados de exames — estejam sujeitas pela lei a regras de privacidade mais estritas do que outros dados na maioria dos países, o modelo "direto ao consumidor" praticado pelo 23andMe passa ao largo do sistema de saúde e permite que a empresa negocie dados biológicos com a mesma naturalidade com que o Facebook disponibiliza informações sobre o comportamento das pessoas em suas redes sociais.

Céticos das novas mídias veem o fenômeno com preocupação. "As tecnologias gratuitas costumam se voltar contra o usuário", diz o escritor gaúcho Daniel Galera, que apagou sua conta no Gmail há alguns anos por questões de privacidade. No caso de informações de saúde, uma preocupação frequentemente levantada pelos críticos é o potencial uso delas por seguros para definir preços e limites de cobertura. "A pessoa pode usar um aplicativo de corrida para se motivar a correr, e daqui a dez anos descobrir que um plano de saúde vai recusar um tratamento por causa de seus hábitos no passado", explica Galera — que, no romance *Meia-noite e vinte*,[65] explorou o potencial narrativo da memória involuntária criada por esse tipo de tecnologia. Embora haja legislação sobre o uso de informação genética por planos de saúde em alguns países,[66] o arcabouço legal ainda é insuficiente em boa parte do mundo. Com isso, a enxurrada de dados trazida por iniciativas como o 23andMe ou por aplicativos que coletam indiretamente informações sobre saúde pode levar à perda desse controle.

Exemplos recentes de cantos menos democráticos do mundo parecem fazer eco às preocupações de uma distopia baseada na vigilância da saúde. Em 2018, uma reportagem do jornal *South China Morning Post*, de Hong Kong, divulgou que companhias de eletricidade e transporte da China estariam usando capacetes dotados de sensores de eletroencefalograma para monitorar o estado emocional, cansaço e perda de atenção de seus empregados.[67] Num tom um pouco menos ominoso, o governo de Cingapura anunciou em 2019 uma parceria com a Fitbit para presentear seus cidadãos com monitores de atividade gratuitos — se eles se comprometessem a embarcar no serviço premium da empresa, que inclui orientações de saúde para diminuir a prevalência de doenças crônicas a um preço de dez dólares. O estímulo financeiro à vigilância, aliás, também vale no Ocidente — planos de saúde descolados como o norte-americano Oscar Health fornecem descontos ao usuário que bater a meta de atividade diária através do uso de um monitor de atividade.[68] O panóptico médico já está à nossa volta, e, como consumidores, a maior parte de nós parece entrar nele por vontade própria — ou por não saber que o está fazendo.

Em setembro de 2019, seis meses depois de pagar uns trocados para analisar meus genes através do Promethease, eu receberia um e-mail anunciando que o serviço havia sido adquirido pelo MyHeritage — empresa israelense de genealogia online fundada em 2003 que é uma das principais concorrentes do 23andMe no ramo. Com isso, a empresa adicionaria alguns genomas a mais a seu banco de dados de mais de 3 milhões de pessoas,[69] e a informação sobre meu DNA passaria a pertencer não mais a um projeto independente de geneticistas norte-americanos, mas a uma megacompanhia no Oriente Médio. Quando leio o e-mail, fico sabendo que meus dados do Promethease serão automaticamente transferidos para uma conta do MyHeritage — que, para tranquilizar-me, informa que tenho até dois meses para apagá-la. Caso queira mantê-la, porém, ele me oferece como bônus um relatório gratuito de ancestralidade feito pela empresa.

Ainda que eu possa apagar meus dados, chama a atenção que o modo default é a sua apropriação: eles só *não* trocarão de mãos se eu atentar para o e-mail que me foi enviado e tomar uma conduta ativa. A migração só não ocorreria caso eu ativamente apagasse meus dados da plataforma — ou se eu fosse um cidadão da União Europeia, cuja lei de privacidade de dados aparentemente proíbe esse tipo de prática. Para cidadãos de outros países, não ler as letras miúdas da correspondência eletrônica basta para que a informação genética circule entre empresas e países em formato digital. E mesmo que eu decidisse apagá-la, nada garante que eles desapareceriam. Pelo contrário, quando entro no site do MyHeritage para ler os termos de uso, um aviso do navegador me informa que "mais de 90 milhões de contas do MyHeritage foram comprometidas em 2017", referindo-se a um episódio de roubo de senhas envolvendo milhões de usuários.[70]

Meu compromisso com este texto, porém, não me permite resistir à tentação de ver onde meus dados podem acabar. Três meses depois, recebo meu relatório de ancestralidade do MyHeritage. Com manchas cor de rosa projetadas sobre um mapa do mundo para mostrar de onde vieram meus ancestrais, animações e trilhas sonoras étnicas, o relatório é tão colorido quanto o do 23andMe. As semelhanças, porém, param por aí, já que os resultados são chocantemente distintos. De acordo com o MyHeritage, meu DNA é 60,3% ibérico, 21,3% inglês, 11,9% irlandês, escocês ou galês, 5,4% judeu asquenazita e 1,1% do Oriente Médio. E ainda que o sobrenome alemão de minha mãe me faça acreditar mais no perfil do 23andMe, a verdade é que nada, em qualquer um dos sites, me permite resolver as diferenças — ou decidir se elas deveriam me fazer desconfiar de todo o resto que aprendi com meus genes. Como consolo, fica pelo menos a impressão de que, se meus genes acabarem apropriados por um governo autoritário ou um plano de saúde, é pouco provável que as previsões que eles possam fazer sobre mim sejam tão precisas assim.

MELHOR POR BOTÕES

Com um look de personagem do desenho animado *South Park*, Viki começa a conversa comigo de maneira direta: "Olavo, você já falou com um robô hoje?". Em seguida, emenda: "Muito prazer, eu sou a Viki, um robô que conversa com você sobre saúde". Depois de me fazer assinar os termos de uso "para a segurança e sigilo de nossas conversas", ela entra na pauta do dia. Com uma profusão de emojis e gifs digna de uma adolescente, ela diz que os dois assuntos sobre os quais pode falar são "mente saudável" e "minha gravidez". Por razões óbvias, escolho o primeiro, no qual ela me oferece as opções de "menos ansiedade", "menos desânimo", "menos estresse" e "não sei responder". Meio zumbi por ter sido acordado antes das seis da manhã por uma criança doente, escolho o último. Ela me diz que está tudo bem não saber, com uma carinha sorridente, e me propõe uma autoavaliação de saúde mental para verificar meu risco de ansiedade, insônia, estresse e depressão. Antes de começar, um último recado: "Mas é importante lembrar que ela não substitui o diagnóstico de um profissional de saúde, o.k.?".

Viki é um chatbot criado pela TNH Health, empresa brasileira sediada em São Paulo, Joinville e Rio Negrinho (SC), que aposta nesse tipo de ferramenta para coletar informações sobre saúde em grande escala. A empresa, fundada em 2013, começou com interfaces simples para lembrar seus usuários de tomar medicamentos, mas logo evoluiu para a conversa virtual, usada para fornecer informações para gestantes em atendimento nas redes de saúde municipais. Além do caráter educativo, as perguntas feitas pelos chatbots coletam dados epidemiológicos úteis para a gestão. "Quem nos contrata geralmente são setores de medicina preventiva a nível de população", conta Mariana Negrão, diretora de produtos da companhia. Viki representa uma tentativa da TNH de penetrar no mercado de saúde mental corporativa: o site da marca Vitalk, criada para esse fim, pergunta: "Como sua empresa está se sentindo hoje?", e oferece seus chatbots para "mapear dados sobre a saúde mental em empresas, com foco em produtividade, retenção de talentos e clima organizacional".[71]

Isso significa que, no mundo real, Viki seria uma espécie de avatar da área de recursos humanos da empresa — o que pode gerar um frio na barriga em quem se preocupa com a privacidade de informações. A implementação da estratégia ainda dá margem a um segundo nível de vigilância em potencial, já que os diálogos com o chatbot ocorrem através do Facebook Messenger.[72] Isso faz com que o próprio uso da plataforma acabe levando as informações para o grande caldeirão de dados de Mark Zuckerberg — ainda que ele nem sequer deva fazer ideia de que elas existam.

O mercado de saúde mental online não é novo e tem sido explorado tanto para fins de mercado quanto de pesquisa, ao possibilitar a coleta de dados em escalas que não eram possíveis antes da internet. A estratégia dos chatbots como ferramenta para pesquisa e intervenção em saúde mental é compartilhada por aplicativos como o Youper, desenvolvido pelo psiquiatra brasileiro José Hamilton e atualmente sediado na Califórnia. Com uma interface totalmente desenvolvida em inglês, os robôs do Youper se propõem a conversar com o paciente sobre seu estado emocional para, através de um diário, ajudá-lo a compreender a evolução de seus estados de humor. O aplicativo também se propõe a melhorar a saúde mental do usuário através de técnicas de terapia cognitivo-comportamental, mindfulness e meditação — mas somente na versão premium, que custa 12,90 dólares por mês. Quando argumento com o chatbot que isso parece caro, ele ensaia uma chantagem emocional: "Vejo que você se importa com sua saúde emocional. E, ao mesmo tempo, você não acha que nossas conversas valem o custo". Respondo com um "correto" curto e seco: não será qualquer robô que vai amolecer meu pão-durismo.

Meu coração mole e minha curiosidade, porém, fazem com que eu aceite compartilhar meus dados para o projeto de pesquisa de José Hamilton, que, segundo o Youper, está "em uma missão para descobrir o que faz o mundo feliz e aumentar a consciência sobre o quão importante é cuidar de nossa saúde emocional". Não consigo obter mais detalhes sobre a missão; no entanto, já tendo ultrapassado 1 milhão de usuários[73] — dos quais, segundo o site, "mais de 80% têm uma redução no humor negativo após somente uma conversa" —, ele parece ter informações suficientes para descobrir alguma coisa. A chefe da área de pesquisa da empresa, Andrea Niles, admite que os dados de melhora do humor ainda são preliminares e não estão publicados na literatura científica,[74] e que a empresa procura parceiros acadêmicos para testar o aplicativo mais formalmente.[75] "Há uma base de evidência científica enorme para a terapia cognitivo-comportamental em outros contextos, e estamos pegando esses conceitos e incorporando ao Youper", diz ela, que foi pesquisadora em duas universidades da Califórnia antes de juntar-se à empresa. Com experiência nas duas frentes, ela teme que o meio acadêmico não seja páreo para as companhias de tecnologia na área. "Você precisa de grandes desenvolvedores e programadores, e nós não tínhamos acesso a isso na universidade."

Outro pesquisador que migrou da universidade para o mercado de saúde mental online foi o psiquiatra gaúcho Diogo Lara, ex-professor da PUCRS e autor do livro *Temperamento forte e bipolaridade*.[76] Aproveitando o sucesso do livro — e o espaço midiático que ganhou por conta dele —, Lara criou em 2009 o site Temperamento,[77] um questionário online sobre o tema que acabou acumulando mais de 100 mil respostas. "Ninguém falava em big data naquela época", conta ele. "Mas, nas duas vezes em que a gente entrou no *Jornal Hoje*, o nosso servidor explodiu." Para receber uma avaliação no Temperamento, é necessário responder a mais de mil perguntas que vão muito além do que normalmente é abordado por questionários psiquiátricos tradicionais. Além das perguntas-padrão sobre como o usuário tem se sentido, o site arrisca questões sobre preferências de roupa, abuso na infância, comportamento sexual e futebol — no qual considero, com algum carinho, a alternativa: "Prefiro ver o arquirrival perder a ver meu time ganhar". Ao final do questionário, recebo uma classificação de temperamento em várias dimensões (medo alto, vontade alta, controle alto, raiva baixa e sensibilidade baixa) que me classifica como "temperamento irritável" — uma descrição que não lembro de ter recebido de ser humano algum em toda minha vida.

Apesar de ter começado como um projeto acadêmico, o Temperamento abriu os olhos de Lara para o universo da saúde mental online. Quando falei com ele sobre o assunto pela primeira vez, em 2016, ele já estava licenciado da PUCRS e alojado num espaço de coworking em Porto Alegre, com mesas grandes e compartilhadas, cartões de visita nas mesas e quadros-negros com os nomes das empresas em balões de conversa. Seu projeto na época era o Código da Mente, site de terapia online focado em dimensões de temperamento. "Foi um fracasso comercial", me contaria Lara em 2019, quando voltamos a conversar. "Não tinha um 'fator uau' suficiente. O fato de ser no computador não ajudava, e a gente cometeu vários erros clássicos de start-up iniciante. Até que entramos numa aceleradora, e em dois meses ficou claro que a gente tinha que *pivotar*", conta. "Aí começamos um aplicativo do zero e passamos a fazer tudo certo."

Hoje morando em São Paulo e fora da universidade, Lara se dedica a produzir e administrar o conteúdo do Cíngulo, um aplicativo de saúde mental com mais de 1,5 milhão de downloads e cerca de 4 mil assinantes regulares que pagam a tarifa premium de 99 reais por semestre (segundo ele, "mais barato do que o estacionamento da terapia").[78]

Também é usado por empresas que fazem assinaturas corporativas para seus funcionários, tanto para disponibilizar o serviço quanto para fazer diagnósticos institucionais. Lara ressalta que os dados são sempre anonimizados: as companhias têm acesso ao agregado de seus setores, mas não à informação individualizada dos usuários.

O aplicativo, com design bem trabalhado entre o motivacional e o New Age, começa com um questionário simples de vinte perguntas — de acordo com Lara, depurado a partir do modelo do Temperamento. Algumas delas são curiosas, com uma escala que vai de "sofrer tornou-me mais frágil" a "sofrer tornou-me mais forte". As respostas dadas pelo usuário geram uma pontuação de *mental fitness* em forma de termômetro — na qual fico com 7,5 — e uma descrição de personalidade, que minha mulher diz que "é a minha cara". Posteriormente, porém, ela recebe vários parágrafos parecidos com os meus depois de fazer o teste, o que não surpreende: parece difícil gerar perfis muito diversos com tão pouca informação.

O Cíngulo então avisa que "minha sessão personalizada está sendo preparada" e enumera dimensões a serem trabalhadas, a começar pelo medo. A lista de dez sessões tem títulos típicos de autoajuda ("travas e bloqueios", "quais são os seus medos", "desatar os nós"), com as cinco primeiras grátis e as demais exclusivas para assinantes premium. Elas alternam textos com áudios narrados por Lara, música ambiente e sons esquisitos que tentam criar um clima hipnótico e induzir o relaxamento. O próprio Lara não nega o parentesco do site com a autoajuda, mas argumenta que os recursos de áudio do aplicativo têm uma eficácia maior do que textos e vídeos em atingir o que ele chama de "cérebro límbico e reptiliano". "Temos eficácia de terapia com formato e preço de autoajuda", argumenta. Ele enfatiza que a intenção não é competir com a terapia tradicional — e que se a nota de *mental fitness* do usuário estiver abaixo de três, o próprio aplicativo vai sugerir que ele procure um terapeuta. Por ora, pareço ter escapado.

Uma dúvida recorrente nos aplicativos de saúde mental, porém, é até que ponto as informações que estou providenciando realmente são usadas para personalizar o tratamento. No caso do Cíngulo, o questionário serve para estabelecer prioridades de dimensões a serem trabalhadas, mas em cada uma delas o usuário segue um roteiro fixo de atividades. Da mesma forma, ao responder o questionário sobre "insônia" da Vitalk, salta aos olhos o fato de que, apesar de eu estar morrendo de sono por uma noite maldormida, as questões passam ao largo do ponto mais importante da história: uma criança tossindo e chorando no quarto ao lado. Com isso, em pouco tempo canso dos aplicativos — o que não significa que eles desistam de mim.

Mesmo que eu tenha deixado de responder, Viki segue me perseguindo no Facebook Messenger. Como uma *stalker* virtual desprovida de autoestima, ela segue me mandando GIFs coloridos, comentários e propostas como "bora tentar algo novo hoje?" ou "queria saber como você está se sentindo hoje", mesmo que eu nem sequer abra as mensagens.

Mais estranho ainda é que meu descaso não parece comprometer a terapia — pelo menos a julgar pelo que ela escreve. Em algum momento, ela me informa que a fase dois do objetivo de Menos Estresse foi concluída, sem que eu tenha participado nos últimos vinte dias, e me convida para a fase três. Da mesma forma, depois de alguns meses sem usar o Cíngulo, acumulo 237 notificações no aplicativo, que todos os dias, pontualmente às oito da manhã e às 21h15, me envia perguntas como "o que você aprendeu no dia de hoje?", "que tal se aceitar e valorizar um pouco mais?" e "que tal se conectar com o que realmente importa?". A insistência virtual dos aplicativos é irônica, dado que vários deles baseiam suas recomendações no conceito de mindfulness — o aprimoramento do processo psicológico de manter a atenção na experiência presente. Paradoxalmente, porém, eles utilizam a tecnologia mais distante disso já inventada pela humanidade: as notificações pelo celular.

Num momento paradigmático de falta de empatia, sou interrompido em meu descanso ensolarado na praia por Viki, que me lembra da importância de me manter focado no presente. Ao me passar um curto briefing sobre massagem capilar e manejo de estresse, ela resolve que vai encerrar a sessão por hoje. Ao fazê-lo, explica que "é importante para o nosso objetivo que tenhamos pausas entre nossas conversas" — por mais que, em nenhum momento, eu tenha dito que queria parar, agora que fui importunado. E quando tento argumentar por escrito que não quero me despedir, ela responde: "Ops, Olavo! Eu te entendo melhor por botões. Escolha um destes para continuarmos". Minhas opções de resposta, logo abaixo, são "tchau, Viki" (com um beijinho) e "até logo" (com um sorriso). Os chatbots podem estar longe de alcançar as expectativas dos pacientes, mas seu menu de botões corresponde ao sonho dos terapeutas entediados.[79]

A PEGADA DIGITAL

Entre cliques, curtidas e likes, uma voz em off afirma que "as suas interações, transações no cartão de crédito, pesquisas na web, localizações, curtidas, tudo isso é coletado em tempo real numa indústria trilionária". A frase ominosa ressoa no trailer do documentário *Privacidade hackeada*, de 2019, sobre o uso de dados do Facebook pela Cambridge Analytica para interferência em eleições ao redor do mundo. As estratégias da empresa, que se gabava de possuir "5 mil pontos de dados para cada eleitor americano", são descritas como "armas de guerrilha psicológica" que estariam inviabilizando a democracia, ao permitir a manipulação comportamental estrategicamente planejada de milhões de indivíduos através das redes sociais.

O tom alarmista do documentário soa um tanto exagerado — afinal, "manipulação comportamental em massa" é o ramo de milhares de empresas há décadas, desde que a propaganda foi inventada. A novidade, no caso de companhias como a Cambridge Analytica, é a possibilidade de um direcionamento de anúncios específicos, a partir do que a empresa denominava de *behavioral microtargeting*. De acordo com Alexander Nix, ex-CEO da empresa, o método envolvia o desenvolvimento de "perfis psicográficos" a partir do conteúdo disponibilizado por usuários do Facebook, que permitiria enquadrá-los em um de 32 tipos distintos de personalidade a partir de cinco dimensões. E ainda que seja bastante discutível o quanto essa estratégia foi de fato decisiva em processos como as eleições norte-americanas de 2016,[80] a narrativa que se estabeleceu foi a de que empresas mal-intencionadas, de posse de dados vazados ilegalmente, saberiam mais sobre os eleitores do que eles mesmos.[81]

Independentemente do quanto se acredite na efetividade dos métodos, duas coisas se tornaram claras na investigação do caso. A primeira é que dados pessoais não estão seguros online, e que não se pode confiar na boa vontade de bilionários do Vale do Silício para zelar por eles. A segunda é que obter dados sobre o cotidiano dos indivíduos requer cada vez menos esforço: os culpados pela profusão de informação disponível somos nós mesmos, que parecemos não nos importar em cedê-los de graça ao interagir com a tecnologia. Nossas pegadas digitais, incluindo comunicação pessoal, buscas em sites, compras em cartões de crédito e deslocamento físico, são profusas e amplamente acessíveis — pelo menos para algumas empresas —, formando um banco de dados sobre o comportamento humano de uma riqueza nunca antes vista.

Desde o início da década de 2010, inúmeros artigos científicos vêm mostrando que informações como as "curtidas" e a linguagem utilizada em postagens no Facebook têm alta acurácia para prever características pessoais como sexo, raça, orientação sexual ou religião.[82] O próprio nome da Cambridge Analytica origina-se de trabalhos acadêmicos da universidade britânica homônima, baseados em testes de personalidade oferecidos gratuitamente pelas redes sociais que, para serem usados, permitiam o acesso aos dados de postagens do usuário. A partir do uso de palavras específicas determinadas por algoritmos, era possível prever traços como neuroticismo, extroversão e estabilidade emocional.[83] Se tais dados têm servido de base para marketing e campanhas eleitorais, é natural esperar que o mesmo tipo de informação possa também fornecer pistas sobre a saúde mental de seus usuários.

O desafio, porém, tem se mostrado mais complexo do que pareceria à primeira vista. Um estudo de 2018 mostrou que postagens do Facebook disponibilizadas por pacientes de um departamento de emergência possibilitaram prever com 69% de precisão quais deles viriam a desenvolver depressão.[84] Da mesma forma, propriedades visuais de fotos do Instagram também mostraram alguma eficácia em diferenciar pacientes com depressão de indivíduos controle — curiosamente, a cor azul e o uso do filtro esmaecido Valencia foram os atributos mais associados à condição.[85] Os resultados são interessantes, mas o desempenho obtido não é muito melhor do que escalas tradicionais de rastreamento de depressão conhecidas há décadas — possivelmente porque a overdose de informação nas redes acaba soterrando o sinal sob o ruído.[86]

Apesar das limitações, o potencial das redes sociais de prever condições psiquiátricas foi suficiente para que, a partir de 2017, o Facebook passasse a monitorar postagens de usuários para avaliar indicativos de risco de suicídio. Quando soa o alerta — o que teria acontecido cerca de cem vezes por dia em 2018, de acordo com a chefe da divisão de segurança da empresa[87] —, funcionários são avisados e podem contatar a polícia. A estratégia tem sido criticada por falta de transparência: num artigo do *Washington Post* do final de 2018, a manchete "Deveríamos confiar no Facebook para enviar a polícia à casa de usuários atormentados?" é respondida de forma não tão sutil pelo jornal por uma imagem do rosto abatido de Mark Zuckerberg prestando depoimento ao Congresso norte-americano sobre suas políticas de privacidade de dados.[88]

Enquanto alguns algoritmos procuram pistas sobre saúde mental na linguagem — a faceta mais óbvia das redes sociais —, outros vão ainda mais fundo. A Mindstrong, start-up fundada pelo médico e cientista da computação Paul Dagum e pelo psiquiatra e neurocientista Thomas Insel, ex-diretor do National Institute of Mental Health,[89] desenvolveu um aplicativo de celular para monitorar sinais de deterioração cognitiva e psiquiátrica em seus usuários. O sistema, porém, não monitora o comportamento visível do indivíduo, e sim atributos mais básicos de sua interação com o celular, como a velocidade e precisão de cliques, *swipes* ("deslizes" na tela do aparelho) e digitação. De acordo com dados da empresa, os "biomarcadores digitais" coletados têm desempenho semelhante a testes cognitivos clássicos e vêm sendo comercializados para o monitoramento de pacientes graves por profissionais, planos de saúde e sistemas públicos. Num artigo do *MIT Technology Review* intitulado "O aplicativo que pode dizer que você está deprimido antes que você mesmo saiba",[90] Insel declara que o produto "é o equivalente a um sensor contínuo de glicose no mundo da diabetes".[91]

A promessa da Mindstrong é ecoada por aparelhos com promessas ainda mais ousadas, como o Feel, que se descreve como "o primeiro sensor de emoções e conselheiro de saúde mental do mundo". O sistema consiste numa pulseira que mede alguns parâmetros fisiológicos, como temperatura, frequência cardíaca, movimento e condutividade elétrica da pele, e os envia para um celular. A partir dos dados gerados ao longo do dia, o aplicativo da empresa promete reconhecer os padrões emocionais do usuário, classificando-os em quatro emoções básicas — felicidade, contentamento, tristeza e angústia —, e usá-los para providenciar recomendações e intervenções personalizadas baseadas em terapia cognitivo-comportamental. Seu fundador, George Eleftheriou, argumenta num manifesto que o advento da "saúde mental aumentada" significará "a morte da psicoterapia como a conhecemos", ao possibilitar o monitoramento em tempo real da saúde mental por parâmetros objetivos.[92]

Baseada na Grécia e na Califórnia, com sua divisão de produção na China, a companhia ainda não disponibiliza seu produto para o público.[93] Como explica Panagiotis Fatouros, chefe de pesquisa e desenvolvimento da Feel, a empresa "pivotou" de um modelo "b2c" — ou *business-to-consumer*, com produtos voltados diretamente ao consumidor — para um modelo "b2b2c" — ou *business-to-business-to-consumer*, direcionado a empresas e planos de saúde. O motivo, segundo ele, é passar do mercado de bem-estar para o mercado de saúde, no qual um parceiro médico é necessário para dar credibilidade à tecnologia. O programa atual da Feel consiste em um pacote de dezesseis semanas, em que o monitoramento emocional via pulseira é utilizado por um terapeuta em sessões semanais de quinze minutos. De acordo com Fatouros, a tecnologia permite a realização de sessões mais curtas, adicionando valor para consumidores, planos de saúde e terapeutas.

O programa se baseia na premissa de que uma combinação simples de sinais eletrofisiológicos é capaz de monitorar emoções, da mesma forma que um sensor de glicose possibilita o monitoramento de um diabético. A proposta, porém, comporta um salto considerável. Seres humanos não evoluíram com uma capacidade particularmente boa de adivinhar seus níveis de glicose ou prever as chances de ter um infarto no próximo ano. Por conta disso, medidas de pressão arterial, glicemia e colesterol são empregadas pela medicina há décadas para estimar e manejar esses riscos. Nesses casos, a coleta de dados em tempo real é simplesmente um avanço quantitativo de uma lógica antiga — a de detectar informações relevantes de saúde que não somos capazes de perceber por nós mesmos. Detectar emoções, por outro lado, é uma história diferente, já que somos todos bastante aptos em saber como estamos nos sentindo em dado momento.

"Você ficaria surpreso com quantas pessoas não prestam atenção particular às suas emoções", argumenta Fatouros. Ainda assim, ele explica que, caso o usuário discorde do diagnóstico emocional, ele pode informar o aplicativo para que este ajuste seus algoritmos. De acordo com o pesquisador, a calibração do sistema leva em torno de três a quatro semanas, ainda que isso esteja baseado em dados internos — como no caso de outros aplicativos, as pesquisas sobre a efetividade do Feel ainda estão em curso, mesmo que o aparelho já esteja sendo usado por planos de saúde nos Estados Unidos e na Alemanha.[94] Panagiotis é sincero ao admitir que, caso os dados quantitativos discordem da opinião do usuário ou do terapeuta,[95] os humanos ainda têm precedência sobre a máquina. Mesmo assim, ele argumenta que uma combinação de medidas subjetivas e objetivas pode ser melhor do que a subjetividade por si só, ao eliminar vieses de memória em relação a aspectos positivos ou negativos de nossa experiência pessoal.

A opinião de que dados objetivos fornecidos por aparelhos ou exames sejam superiores a impressões subjetivas não é exclusividade de Fatouros — pelo contrário, ela tem sido compartilhada por diversos especialistas em saúde mental ao longo das últimas décadas. Para outros, porém, a ideia de que uma pulseira possa saber mais sobre nosso bem-estar do que nós mesmos parece não apenas difícil de crer, mas incompatível com boa parte das convicções fundamentais nas quais nossa sociedade se baseou ao longo dos últimos séculos.[96]

A existência de um mercado para tecnologias como o Feel, assim, é sintomática de um momento em que pelo menos uma parcela da população parece aceitar a ideia de que algoritmos nos conhecerão mais do que nós mesmos — e que ceder parte de nossa agência a eles pode gerar um mundo melhor para ambas as partes. O historiador Yuval Harari, autor do best-seller *Homo Deus*, usa isso como evidência da potencial transição dos valores do humanismo liberal para o que ele chama de "dataísmo" — a crença no livre fluxo de informação como um propósito maior do que a experiência individual. Ainda que Harari pareça manifestar algum pesar em relação à transformação, ele não aparenta duvidar de que ela é possível.

> "Quer saber quem você realmente é?", pergunta o dataísmo. "Então esqueça as montanhas e os museus. Você já obteve sua sequência de DNA? [...] Já ouviu falar desses dispositivos biométricos vestíveis, que medem sua pressão sanguínea e sua frequência cardíaca? [...] E, quando for fazer compras, adquira uma câmera portátil e um microfone, grave tudo o que você faz e ponha na rede. Permita que o Google e o Facebook leiam todos os seus e-mails, monitorem todos os seus bate-papos e mensagens e mantenham um registro de todas as curtidas e cliques. Se fizer tudo isso, então os grandes algoritmos da internet de todas as coisas lhe dirão com quem casar, que carreira seguir e se é para começar uma guerra."[97]

De acordo com Harari, um dataísta acredita em "maximizar o fluxo de dados conectando-se cada vez a mais mídias, produzindo e consumindo mais e mais informação". Como adeptos de outras religiões, dataístas são missionários, no sentido de defender que todos devem ser conectados ao grande sistema de dados — inclusive aqueles que não gostariam de sê-lo. "Humanos querem se fundir no fluxo de dados porque, quando você é parte desse fluxo, você é parte de algo muito maior que você mesmo", diz Harari. As palavras do historiador encontram eco em parte das atuais empresas de tecnologia em saúde — o próprio site do 23andMe anuncia aos consumidores a possibilidade de disponibilizar seus dados como uma chance de "participar de algo maior". E, com o avanço da medicina personalizada, é provável que o cuidado de nossa própria saúde dependa cada vez mais de compartilhar informações em grande escala — o que proporciona aos dataístas e mercadores de dados poder de barganha em sua luta pela conversão da humanidade.

O ÊXTASE QUANTITATIVO

No primeiro dia em que uso minha pulseira Mi Band 3 para dormir, acordo com uma boa surpresa: de acordo com o aplicativo MiFit,[98] que sincroniza com os dados de movimentação durante o sono coletados pelo relógio, dormi melhor do que 98% dos seus usuários, com quase três horas de sono profundo, o que me rende 95 pontos. Ainda que eu não saiba exatamente o que fazer com eles, parece uma notícia positiva — embora o aplicativo me puxe a orelha por ter dormido depois das dez da noite, afirmando que "dormir tarde não é bom para seu sistema imunológico e acelera o envelhecimento".

A pulseira, fabricada pela empresa chinesa Xiaomi e comprada na Amazon por 182 reais,[99] é a versão genérica (e consideravelmente mais barata) de aparelhos mais elaborados de monitoramento, como o Fitbit ou o Apple Watch. Mas o conceito por trás é o mesmo: ao me fornecer dados sobre atividade diária, frequência cardíaca e qualidade de sono, o aparelho pretende me motivar a ter um estilo de vida mais saudável, estabelecendo metas de números de passos diários, horas de sono e perda de peso. Para complementar o processo, aceito a oferta do 23andMe de me disponibilizar um "técnico pessoal de bem-estar": o Lark.[100] O aplicativo, que se comunica comigo através de um chatbot, avalia os dados de exercício e sono obtidos pelo MiFit para me orientar sobre atividade, sono, nutrição, peso e estresse — estes três últimos apenas na versão premium.

De início, a meta diária de 8 mil passos parece fácil de atingir — durante alguns dias fazendo entrevistas em São Paulo, chego com folga ao objetivo simplesmente caminhando entre estações de metrô. De volta à rotina normal, porém, logo surgem dias em que meu total de passos oscila em torno dos 6 mil. No início do processo, ainda tento compensar fazendo pequenos trechos a pé mais longos do que os usuais. Logo, no entanto, a preguiça e a vida diária me fazem ignorar o aplicativo. Nada disso abate meu fiel chatbot, que em suas tentativas motivacionais chega ao ponto da bajulação — qualquer meia dúzia de passos dados ao longo do dia é saudada com um "legal!", "incrível!" ou "é isso aí!". Mas o fato de ele gastar boa parte de sua saliva mecânica me motivando sobre perda de peso — mesmo que meus menos de setenta quilos em 1,89 metro de altura dificilmente comportem muita perda — logo o torna desinteressante.

Seja como for, não consigo deixar de espiar como meus números se comparam com os de outras pessoas — o que alguns definem como a "gamificação" da saúde. Um dos interessados no processo é o médico e neurocientista Edson Amaro, diretor do setor de Big Data Analytics do Einstein. "O foco é chegar a uma interface que o médico possa mostrar ao paciente para gerar mudança comportamental", diz ele. "Se eu tiver um gerente de banco, uma das coisas que pode ajudar é comparar os dados dele com a média de pessoas do ramo com a mesma idade." Ele explica que um dos grandes problemas em engajar os pacientes em seu próprio cuidado é encarar a doença como se fosse um objeto alheio à vida cotidiana. "O cara tem um exame e olha para o número como se fosse um problema a ser resolvido, independentemente dele enquanto pessoa." Ele acredita que o uso de big data pode trazer o foco de volta ao indivíduo: "Com muitos dados, aquilo não vai ser simplesmente um número, vai acabar sendo você".

A frase de Amaro faz coro ao conceito de "dataísmo" de Yuval Harari, mas também a uma série de experiências reais. O site Quantified Self,[101] que reúne experiências de autorrastreamento, funciona como um fórum para uma comunidade interessada em utilizar dados quantitativos para "refletir, aprender, lembrar e melhorar", nas palavras do jornalista Gary Wolf, um de seus fundadores. Com o slogan "Autoconhecimento através de números", o site funciona como um *hub* de experiências em utilizar dados pessoais — coletados a partir de exames de sangue, *wearables* ou diários — para abordar questões de saúde e da vida cotidiana. Com o mote de realizar experimentos personalizados para melhorar o autocuidado, os indivíduos representados no Quantified Self usam dados sobre si mesmos para estudar o modo com que intervenções como mudanças de alimentação e estilo de vida afetam sintomas de doenças como diabetes, asma e doença de Crohn. Além disso, estimulam outras pessoas a fazerem o mesmo através de guias para que qualquer um possa iniciar seus próprios projetos.

A quantidade de dados passíveis de coleta é naturalmente limitada pela tecnologia disponível, o que faz com que a maior parte dos projetos do Quantified Self envolva variáveis facilmente coletáveis, como peso, tempo de exercício ou níveis de glicose. No entanto, exemplos extremos do conceito têm sido levados adiante por indivíduos no meio científico com acesso privilegiado a uma gama de tecnologias. Ao longo de catorze meses, o geneticista Michael Snyder acompanhou, por meio de exames de sangue, uma quantidade descomunal de dados relacionados à sua própria genética e expressão de RNAs, proteínas, metabólitos e autoanticorpos. Uma análise da informação coletada, publicada na revista *Cell* em 2012,[102] sugere que infecções virais ao longo desse período geraram um perfil inflamatório que piorou sensivelmente os níveis de glicose de Snyder e o levou a desenvolver diabetes do tipo 2. Não é claro, porém, até que ponto os resultados são aplicáveis a outras pessoas — ou quando a geração de tal volume de dados será economicamente factível —, o que fez com que a experiência tenha sido ironicamente chamada de "narcisoma" por alguns críticos.[103]

Ainda que tenha sido cunhado para a experiência de Snyder, o termo diz respeito a uma tendência crescente — e não necessariamente danosa — de dados quantitativos ajudarem a definir identidades. A exuberância de alguns projetos do Quantified Self sugere que os números que informam sobre o corpo também fazem o autoconhecimento avançar em outras áreas. Experimentos de visualização de dados — alguns dos quais escorregam para a expressão artística — mostram não só níveis de colesterol, glicose e pressão arterial, como também lugares visitados, variações de humor e produtividade no trabalho.[104] Tais informações são usadas para aprimorar programas de exercício e estratégias de concentração, ou para construir designs de moda personalizados. Num dos extremos mais curiosos, o aplicativo sLog[105] permite a coleta de dados sobre atividade sexual, como duração, intensidade de movimento e ruído, cabendo ao usuário apenas deixar o celular sobre o colchão durante a relação. Os dados coletados podem ser complementados mais tarde com uma nota de zero a dez para a experiência.

O grau de compartilhamento desses dados é variável — e, no caso da vida sexual, os aplicativos fazem questão de dizer que eles não serão compartilhados, "exceto com as pessoas que você escolher". Mas um breve tour pelas palestras de entusiastas do Quantified Self deixa claro que o compartilhamento parece ser, senão a meta principal, pelo menos uma parte importante do processo. Como revela o sucesso gigantesco das redes sociais ao longo da última década, disponibilizar informações pessoais para o mundo está longe de ser tabu para boa parte das pessoas, e o *oversharing* parece tão ou mais comum que o medo da exposição. Parte disso é reflexo de que o autoconhecimento através dos dados ajuda a gerar identidades — que só fazem sentido pleno quando compartilhadas com os outros. Afora isso, porém, também há a percepção de que dados de saúde só serão realmente úteis quando compartilhados.

Numa entrevista de 2014, um dos fundadores do Google, Larry Page, argumentou que o compartilhamento anonimizado de todos os dados de prontuários médicos poderia salvar 100 mil vidas por ano, o que ele descreve como "um bem tremendo que pode vir de compartilharmos dados com as pessoas certas da maneira certa".[106] Não é claro de onde ele tirou o número, mas a lógica faz sentido: de nada adianta dispor de informação sobre centenas de milhares de polimorfismos genéticos se não sabemos o que fazer com ela — e só o saberemos quando cientistas e algoritmos puderem se debruçar não só sobre esses milhões de genomas como também sobre as informações de saúde de seus donos. A mesma lógica inclui o inegável conflito de interesses de que a empresa de Page é dona de boa parte dos dados disponíveis sobre a população mundial e fatura bilhões de dólares com seu compartilhamento.

Mas algumas pessoas não parecem se importar com a incontornável perda da privacidade e até mesmo a veem com simpatia. "Prefiro que meus dados sejam geridos pelo Mark Zuckerberg do que pelo Putin, ou por aquele cara da Coreia do Norte", argumenta Pedro Schestatsky. "Vão aparecer umas propagandas estranhas no meu celular, mas e daí? A gente tem que ter um pouco mais de desprendimento na hora de administrar nossos dados. Eu já fiz trabalho voluntário em uma época que eu fazia ioga em um orfanato, tocava violão para as crianças. Eu não estou fazendo mais, é uma pena. Então, pelo menos nessa área, eu compartilho para contribuir."

Em um TEDx de 2018 em São Paulo, a médica intensivista Mariana Perroni, *medical advisor* da Watson Health no Brasil, apresenta uma visão similar. "A partir do momento em que somos donos dos nossos dados, podemos decidir o que fazer com eles", diz ela, dando o exemplo de aplicativos de GPS como o Waze, que se baseiam na informação compartilhada pelos usuários para fornecer um mapa do trânsito. "Se a gente faz isso na saúde, compartilhando nossos dados, começamos a entender que tipos de tratamentos e medidas funcionam para cada pessoa." E completa: "Acredito num futuro em que iremos não só doar órgãos, mas em que vai ser possível doar dados. Assim, em vez de ajudar uma pessoa por vez, a gente consegue ajudar várias".[107]

A visão de Perroni, contudo, esbarra em entraves burocráticos ao acesso a dados de saúde — como a proibição pela FDA da divulgação de predições de risco pelo 23andMe. E mesmo que até críticos da decisão, como o geneticista Robert Green, entendam que pode haver riscos na divulgação de tais dados,[108] negar o acesso dos pacientes a eles sem uma comprovação desses riscos parece um paternalismo injustificável. Segundo Gary Wolf em seu blog:

> Pessoas desenvolvendo projetos de Quantified Self relacionados à saúde enfrentam um sem--número de barreiras desencorajantes, incluindo falta de acesso sobre os próprios dados e prontuários médicos, entraves burocráticos e custos exorbitantes em encomendar os próprios testes de laboratório, problemas em adquirir o conhecimento necessário para testar suas ideias e interpretar seus dados e — talvez o mais desencorajador [...] — falta de reconhecimento do sistema de saúde de que dados autocoletados podem ser úteis para decisões de tratamento.[109]

Em *The Patient Will See You Now* [O paciente vai vê-lo agora],[110] livro de 2014 — cujo título é uma inversão do bordão "o médico vai atender você agora" das secretárias de consultório —, Eric Topol argumenta que a revolução tecnológica será a pá de cal no já combalido paternalismo médico.

> Quando indivíduos possuírem seus dados e participarem na geração do conjunto de suas informações médicas [...], quando indivíduos forem plenamente respeitados por seus médicos em bases iguais, quando indivíduos fizerem as perguntas certas sem temor, nortearem o processo e fizerem as escolhas, quando indivíduos tiverem acesso pleno à nuvem, supercomputadores e telemedicina [...]. Quando tudo isso for verdade, não estamos falando apenas de empoderamento médico. Estamos falando de emancipação médica.

Topol argumenta que a medicina não poderá avançar se "seus consumidores continuarem a ser suprimidos e tratados como cidadãos de segunda classe". Nesse contexto, o uso aberto da palavra "consumidor", até pouco tempo atrás vilificada por especialistas em ética médica, é sintomático de uma transição que transcende a medicina. Nela, o consumidor passivo do século XX é substituído pelo indivíduo que se sente autorizado a exigir dos serviços pelos quais paga, dentro da lógica do "consumerismo", como pondera Thiago Júlio. Como toda mudança, o processo tem certo grau de inércia — tanto pela resistência dos médicos quanto pela desconfiança dos pacientes. Mas, conforme mostra a banalização do ato de entrar no carro de um estranho depois da popularização dos aplicativos de transporte privado, a mudança no comportamento do consumidor pode acontecer de forma rápida.

"Até alguns meses atrás, pessoas em muitos estados não podiam ter acesso aos seus próprios resultados de laboratório", afirma Elizabeth Holmes, CEO da start-up norte-americana de exames laboratoriais Theranos no TEDMED de 2014.[111] "Eu posso comprar um animal exótico mortal, uma víbora venenosa, um caminhão militar ou um tanque, que uma busca na internet me informa que está disponível 'para qualquer orçamento ou situação'. Mas não posso pedir um exame de sangue para confirmação de gravidez ou um teste de alergia, porque isso pode ser perigoso", comenta com ironia. Ela segue: "Nós temos esse direito, um direito humano, de nos engajarmos com informação sobre nós mesmos, sobre nossos corpos, e com aqueles que amamos. E quando fazemos isso, mudamos nossas vidas, mudamos nosso sistema de saúde e mudamos o mundo". Ouvindo o discurso de Holmes, parece inevitável pensar que o futuro está ao alcance de uma corrida de Uber.

SANGUE RUIM E ALGORITMOS HOSTIS

Na época da declaração, Elizabeth Holmes era a garota de ouro das *healthtechs*. A empreendedora, então com trinta anos, encarnava o arquétipo de prodígio do Vale do Silício. Como todo bom prodígio, tinha abandonado uma universidade de ponta para se aventurar no empreendedorismo com uma missão que revolucionaria o mundo. Nesse caso, desenvolver um aparelho capaz de realizar inúmeros exames laboratoriais usando quantidades ínfimas de sangue — uma pequena gota obtida de uma agulhada no dedo. Loira de olhos azuis, com uma voz distintamente grave, ela adotaria o figurino de gola rolê preta de Steve Jobs, bem como sua paixão pelo design: o Edison, aparelho responsável pelas análises clínicas da Theranos, era uma caixinha um pouco maior do que uma cafeteira. O plano era criar um dispositivo que coubesse em qualquer lar, permitindo ao indivíduo, enfim, tornar-se responsável pela própria saúde. Com isso, ninguém precisaria partir antes da hora, defendia Holmes, geralmente evocando a história de um tio levado por um câncer cujo diagnóstico não havia sido feito a tempo.

Em 2004, aos vinte anos, ela já havia arrecadado 6 milhões de dólares de investidores para a recém-fundada Theranos. Em 2014, a cifra havia crescido para 700 milhões, fazendo com que a companhia fosse avaliada em 9 bilhões de dólares, o que tornava

Holmes uma das mais jovens bilionárias da história. A meta final de "um Edison em cada lar" ainda não estava exatamente pronta para concretização; ainda assim, a Theranos fechara um negócio milionário com a rede de farmácias Walgreens para instalar "centros de saúde" em suas lojas, em que o consumidor poderia coletar sangue para ser enviado aos laboratórios da empresa. Também havia planos para fazer o mesmo em redes como Safeway, Duane Reade e CVS. O plano, segundo Holmes, era pôr a Theranos "a cinco milhas de qualquer americano". A grande mídia, incluindo o *Wall Street Journal*,[112] a *Fortune*[113] e a *New Yorker*,[114] parecia hipnotizada pela personagem e por sua promessa de revolucionar a saúde.

Em janeiro de 2015, exercendo sua função de cético profissional do meio médico, John Ioannidis publicaria um comentário no *Journal of the American Medical Association*,[115] apontando algo que passara desapercebido por boa parte da cobertura de mídia: a Theranos não havia publicado nada na literatura científica que desse suporte a suas promessas. Como é de praxe no Vale do Silício, a empresa se mostrava ferrenhamente protecionista em relação à sua tecnologia: funcionários eram forçados a firmar acordos de confidencialidade, patentes eram defendidas a unhas e dentes na justiça, e nenhum detalhe era revelado ao público especializado. Sem uma apreciação pela literatura científica, arrematava Ioannidis no artigo, "não é possível concluir se uma inovação proposta vale 9 bilhões, 900 bilhões ou nove dólares — e muito menos se ela melhorará a saúde e o bem-estar dos indivíduos".

Assim como as profecias de Ioannidis sobre a confiabilidade da pesquisa médica, o comentário se revelaria presciente.[116] Com o início da parceria da empresa com a Walgreens, algumas estranhezas começaram a ser percebidas. Em primeiro lugar, a promessa da pequena agulha no dedo nem sempre era cumprida — boa parte dos testes oferecidos acabava requerendo uma punção venosa normal. Afora isso, alguns médicos começaram a perceber flutuações inesperadas nos resultados. As peças se encaixariam em outubro de 2015, quando o repórter John Carreyrou, do *Wall Street Journal*, revelaria, com base em informações vazadas por ex-funcionários da empresa, que a tecnologia "revolucionária" da Theranos, o Edison, na verdade nunca havia funcionado como prometido.[117] O aparelho era capaz de fazer só quinze dos 240 exames oferecidos pela empresa — os demais, ao que tudo indica, eram realizados em equipamentos convencionais comprados da Siemens. Pior do que isso, as amostras de sangue capilar coletadas com as picadas no dedo eram diluídas num volume maior para ser analisadas pelos aparelhos normais, levando a imprecisões inaceitáveis nos resultados.

As revelações de Carreyrou foram refutadas de forma agressiva pela Theranos, mas isso não impediu que, dali em diante, a carreira de Elizabeth Holmes seguisse sua trajetória meteórica, mas na direção contrária. Em 2016, ela receberia sanções das agências de saúde norte-americanas, sendo suspensa de administrar atividades laboratoriais por dois anos. A parceria com a Walgreens seria encerrada, com a rede de lojas processando a Theranos por quebra de contrato. Em 2018, Holmes e Sunny Balwani, presidente da companhia, seriam processados por fraude, e a companhia acabaria por decretar falência.[118] A história de ascensão e queda da Theranos, contada em detalhes por Carreyrou em *Bad Blood: Fraude bilionária no Vale do Silício*,[119] tem todos os elementos de um thriller corporativo. As revelações do livro, porém, não chegam a responder à pergunta central da história: como uma companhia baseada numa tecnologia que jamais funcionou conseguiu enganar seus investidores por tanto tempo a ponto de valer 9 bilhões de dólares?

A estratégia de anunciar um produto ainda inexistente na esperança de que ele seja desenvolvido a tempo de alcançar o hype é conhecida na indústria de tecnologia como *vaporware*. A prática é tolerada no mundo das start-ups, em parte por conta do conceito de "produto mínimo viável": a ideia de que um aplicativo ou software poderá ser melhor testado — tanto para receber feedback quanto para sondar o mercado — se lançado tão logo haja um protótipo funcional, mesmo que não completamente desenvolvido. A estratégia é vista como uma forma de possibilitar uma evolução mais interativa do produto através do contato com o consumidor. Mas sua aplicação por uma empresa de saúde — como feito pela Theranos em seus centros da Walgreens — implica riscos óbvios para os pacientes que se submeterem a uma tecnologia ainda em teste.

Mesmo assim, a ideia de que a ciência pode esperar o confronto do produto com o mercado para ser publicada parece uma tônica entre as *healthtechs*. Um levantamento do grupo de Ioannidis no final de 2019 mostrou que os "unicórnios" da área de saúde — nome popularmente dado a empresas avaliadas em mais de 1 bilhão de dólares — publicam pouco na literatura científica e que os menores números se encontram na área de saúde digital.[120] Das seis empresas enquadradas na categoria — os planos de saúde Oscar e Clover, o serviço de marcação de consultas Zocdoc, o aplicativo chinês WeDoctor, a plataforma Outcome Health e o banco de dados em câncer Flatiron —, apenas a Flatiron estava envolvida em mais de um artigo científico. O padrão é repetido por boa parte das tecnologias que examinei — empresas como Youper e Feel já tinham seus produtos disponíveis para download muito antes da conclusão dos projetos de pesquisa para avaliar sua eficácia. Com isso, a estatística de que "83% dos usuários experimentam uma redução no humor negativo após uma conversa de, em média, sete minutos",[121] divulgada pelo Youper, é baseada em dados sigilosos, e acreditar nela parece ser uma profissão de fé — ou uma armadilha, como os investidores da Theranos podem atestar.

Mesmo quando os dados são publicados, como no caso dos biomarcadores digitais da Mindstrong,[122] temos acesso aos resultados, mas não aos métodos — tudo o que sabemos, por conta do segredo da empresa em relação a seus algoritmos, é que os dados coletados pelo aplicativo incluem "*swipes, taps* e *keystroke events*". "A maior parte da ciência nessa área é divulgada em conferências de ciência da computação", coloca Stylianos Serghiou, doutorando em epidemiologia no grupo de Ioannidis em Stanford e recém-saído de um estágio no Google. "Há médicos nas equipes, mas quem toca os projetos adiante são os desenvolvedores, e eles só vão publicar em revistas médicas se estiverem interessados em usar um produto na clínica." Mesmo nesses casos, Serghiou ressalta que a descrição dos métodos não costuma ser clara o suficiente.

Isso tudo faz com que boa parte dos aplicativos de saúde lançados no mercado sejam caixas-pretas — o que acarreta riscos óbvios. Em *Algoritmos de destruição em massa: Como o big data aumenta a desigualdade e ameaça a democracia*,[123] a cientista computacional Cathy O'Neil explora como algoritmos de predição usados por bancos, sistemas judiciários e seguradoras para tomarem decisões como concessões de crédito, sentenças de liberdade condicional e determinação de custos de planos de saúde incorporam preconceitos e desigualdades em suas previsões, e, com isso, ajudam a perpetuá-los. Pobreza, baixa escolaridade e residência em áreas desprivilegiadas, afinal, são preditores estatísticos de inúmeros desfechos negativos, como inadimplência, envolvimento com o crime e doenças crônicas. Caso esses dados sejam utilizados para negar crédito, liberdade ou cobertura de seguro a populações desfavorecidas, cria-se um ciclo vicioso em que a aparente objetividade das máquinas torna os ricos cada vez mais ricos, e os pobres cada vez mais pobres. E, com algoritmos cada vez mais complexos, com frequência se torna mais difícil identificar ou reverter os preconceitos: protegidas por sigilo industrial, tais caixas-pretas são acessíveis apenas a um punhado de indivíduos, e mesmo estes são legalmente impedidos de discutir o tema em público.[124]

Soma-se a esse problema um evidente desequilíbrio entre o arcabouço regulatório da medicina tradicional — em que medicamentos, dispositivos e exames laboratoriais têm de passar por avaliações padronizadas de agências regulatórias como a FDA e a Anvisa antes de chegar ao mercado — e a virtual ausência de controle legal sobre software, em que qualquer desenvolvedor tem a liberdade de registrar um aplicativo para disponibilização na Apple Store ou no Google Play. "Todo mundo está muito empolgado com as tecnologias, mas pouca gente está olhando para o outro lado, que é a segurança em usá-las", adverte Marcelo Tournier, médico fisiatra baseado em Stanford que hoje trabalha com start-ups de análise de dados. "Tem muitos aplicativos para calcular doses de insulina no mercado, mas a variância em termos de métodos de cálculo é gigantesca. Em alguns casos, foram identificados aplicativos que recomendavam doses letais para os pacientes", conta ele, fazendo alusão a um artigo de 2015 que concluiu que tais aplicativos colocavam usuários em risco de overdoses catastróficas do hormônio e prejuízos mais sutis relacionados ao controle inadequado da glicose.[125]

Os problemas não se limitam a esse tipo de cálculo e tornam-se mais agudos conforme a tarefa se torna mais difícil e dependente de algoritmos complexos. Uma revisão de 2018 avaliou aplicativos de celular baseados em inteligência artificial para a detecção de melanomas e encontrou taxas de falha de detecção — os chamados falsos-negativos — de 27% a 93% — dificilmente aceitáveis quando comparadas a sistemas em que imagens são enviadas a dermatologistas.[126] No entanto, é provável que as tecnologias ainda estejam no mercado, até porque um dos artigos incluídos na revisão, curiosamente, não menciona quais foram os aplicativos avaliados — seja por uma pretensa neutralidade científica, seja por temor de retaliações legais.[127] "Como fazer para controlar esse tipo de coisa é uma pergunta sem resposta", avalia Tournier. Ele ressalta ainda que a precisão de dispositivos como o novo Apple Watch, que detecta arritmias como fibrilação atrial, preocupa não só pelo potencial de falsos-negativos, mas também pelo de falsos-positivos. "Quando você começa a mandar gente para o sistema de saúde sem necessidade, você está gerando custo para o sistema, e isso vai estourar em algum lugar."

O descompasso entre aplicativos e ciência não é total — algumas empresas de saúde digital fazem esforços maiores para publicar resultados de suas intervenções na literatura científica. Um exemplo nesse sentido é a Omada Health, uma rede social de pacientes com condições crônicas como diabetes e hipertensão, que utiliza técnicas de *coaching* para mudar hábitos de vida.[128] Mas fazer esse tipo de pesquisa é um processo demorado — estudos de eficácia comparada levam meses ou anos para ser concluídos — e o ritmo do mundo das start-ups nem sempre parece suportar a espera. No meio-tempo, o que boa parte das tecnologias de saúde digital têm para mostrar são depoimentos e notas dos usuários — um sistema não muito diferente do usado para avaliar aplicativos recreativos.

"O que a gente tem até agora de avaliação é naturalista e subjetivo", admite Diogo Lara, o fundador do Cíngulo, mencionando, porém, que já tem aprovação em comitê de ética para realizar um ensaio clínico com cerca de 5 mil pacientes, comparando o uso do aplicativo com o emprego de vídeos de autoajuda.[129] Os números de avaliação do Cíngulo impressionam: o aplicativo tem mais de 1,5 milhão de downloads e mais de 100 mil avaliações somadas nas lojas de aplicativos de Google e Apple, com média de cinco estrelas em ambas.[130] "As pessoas falam coisas como 'avancei mais em um mês com o Cíngulo do que em anos de terapia' e 'deixei de me matar por causa do Cíngulo'", descreve Lara. E se o paciente, como afirma Eric Topol, é o centro do processo de saúde e o principal beneficiário dele, quem há de negar que ele tem razão?

A EXPERIÊNCIA DO USUÁRIO

Na indústria de tecnologia, a "experiência do usuário" — termo usado para as emoções e atitudes do consumidor ao usar um produto, sistema ou serviço — é um conceito central no desenvolvimento de produtos e aplicativos. A maioria das start-ups em saúde, mesmo as que têm equipes reduzidas, possui uma pessoa ou setor voltado para o tema. O resultado pode ser constatado em sites moderninhos, interfaces simpáticas e interações com o usuário que costumam passar longe do visual sisudo e distante de serviços de saúde tradicionais.

No caso do Cíngulo, as dezenas de milhares de comentários nas lojas de aplicativos sobre sua experiência com o produto são quase todas respondidas pela empresa — e assumindo que elas sejam legítimas, é difícil negar que haja gente que valoriza o aplicativo. Pessoalmente, confesso não ter nenhuma paciência para ouvir áudios de 24 minutos que tentam me fazer relaxar, e jamais teria chegado ao final de minha segunda sessão se não tivesse razões profissionais para isso. Mas não pretendo impor minha opinião a ninguém que tenha apreciado a experiência. A ideia do livre mercado é exatamente levar em conta a diversidade de opiniões, e seria ingênuo negar que ele funciona para avaliar boa parte das tecnologias que utilizamos no dia a dia.

Mas o que exatamente constitui a "experiência do usuário" de um paciente que procura um serviço de saúde? Daniel Greca, executivo líder de saúde da empresa de auditoria e consultoria KPMG Nunwood,[131] conta que a experiência do paciente foi historicamente negligenciada nos modelos que avaliam valor em saúde, e que só mais recentemente os serviços têm começado a olhá-la com mais atenção. Ele explica que a KPMG trabalha com a ideia dos "seis pilares" da experiência do consumidor: personalização, integridade, expectativas, resolução, tempo/esforço e empatia — aplicáveis a inúmeros setores de mercado. Na saúde, ele ressalta que integridade e empatia são comparativamente mais importantes do que os demais. "Esses dias eu pude escutar música enquanto fazia uma ressonância por conta de uma parceria do serviço com o Spotify", conta ele, dando um exemplo de personalização do serviço e atenção à experiência do usuário. "Mas se o exame estiver mal laudado, do que adianta ouvir Coldplay na ressonância?"

A ideia de que o mercado de saúde possa ser regulado pela experiência do usuário passa pela suposição de que o paciente é capaz de avaliar a eficácia ou a "integridade" do serviço providenciado. Nesse sentido, defensores da medicina personalizada usam repetidamente o argumento de que a ciência médica tem que trabalhar mais com a ideia do "ensaio clínico de n = 1", com experimentos centrados no paciente individual. A proposta se fundamenta no fato de que a medicina de que dispomos hoje é baseada em grandes ensaios clínicos que avaliam o efeito médio de fármacos em indivíduos. Com isso, apenas a minoria dos indivíduos que usam determinado medicamento — estimada entre 4% e 25% dos usuários para as dez drogas mais vendidas nos Estados Unidos em 2015 — de fato se beneficia dele.[132] O número é citado profusamente por entusiastas da tecnologia, de Thiago Júlio a Eric Topol, para argumentar que fazemos uma "medicina de imprecisão" e que necessitamos de formas mais personalizadas de avaliar a eficácia de um tratamento em pacientes individuais. "Não dá tempo de fazer um ensaio clínico controlado contra placebo, porque não dá tempo de acompanhar o avanço da tecnologia", argumenta Pedro Schestatsky para a plateia de potenciais investidores da Grow+. "Os estudos randomizados estão mortos. A medicina hoje é calcada muito mais na experiência, na plausibilidade e no desenvolvimento exponencial da tecnologia."

O argumento de que o tratamento deve se basear na experimentação soa convincente, mas, em última análise, depende de paciente e médico serem capazes de avaliar os resultados dela — o que é verdade em alguns casos, mas não em todos. A experiência do usuário funciona — e é provavelmente o melhor parâmetro possível — para avaliar tratamentos voltados para tratar sintomas: o paciente, afinal, é a melhor pessoa para julgar se um medicamento alivia ou não sua dor de cabeça. Da mesma forma, tratamentos cujo objetivo possa ser monitorado de forma rápida, como medicações para reduzir os níveis de glicose, podem ser ajustados ou substituídos rapidamente conforme a resposta. Isso não chega a ser uma novidade: a personalização de doses de hipoglicemiantes e insulina conforme a resposta do paciente é uma realidade há várias décadas. O que tem mudado, nos experimentos personalizados do Quantified Self, é a possibilidade de um monitoramento mais detalhado e o fato de a investigação ser cada vez mais liderada pelo paciente.

A experiência do usuário, porém, falha catastroficamente em avaliar a eficácia de intervenções para diminuir riscos de saúde a longo prazo. Um paciente pode tomar medicamentos como estatinas ou betabloqueadores para a prevenção de doenças cardiovasculares por décadas, mas jamais saberá se lhe trouxeram benefício ou não: se ele não sofrer um infarto, é provável que isso acontecesse mesmo sem a droga; se sofrer, é possível que ele tivesse ocorrido mais cedo sem ela. O mesmo vale para procedimentos como angioplastias ou retiradas de tumores em pacientes assintomáticos: como só há uma vida a ser vivida por cada paciente, o experimento de n = 1 é impossível por definição.[133] E, por mais que nossa tendência seja de estabelecer relações de causalidade — e achar que, se permanecemos saudáveis após a retirada de um tumor ou uma obstrução coronária, o procedimento foi benéfico —, é impossível provar a veracidade da afirmação. O melhor que podemos fazer é avaliar a eficácia da intervenção em grandes grupos de indivíduos seguidos ao longo de muitos anos, e a partir daí estimar a probabilidade de que o paciente individual vá se beneficiar dela.

Nos casos em que o paciente é incapaz de avaliar a eficácia de uma conduta ou tratamento, seja através da percepção subjetiva ou do monitoramento objetivo, o que determina a experiência do usuário? Quando o resultado direto da ação não pode ser medido, avaliar se uma conduta médica foi bem indicada só pode ser feito por quem conheça as diretrizes médicas vigentes. Como tal conhecimento nem sempre está ao alcance do paciente, é provável que sua avaliação do serviço prestado esteja mais calcada na experiência do atendimento e na percepção do cuidado do que na efetividade do que foi proposto. As duas coisas, porém, não necessariamente andam juntas.

"Eu trabalhei em um hospital que tinha essa pegada do cliente em primeiro lugar e fazia implementação de avaliação de qualidade médica com estrelinhas, que nem Uber", conta Thiago Júlio. "E o que eu via? O médico que ia lá e conversava com o paciente, ficava quarenta minutos e fazia tudo o que o paciente queria era bem avaliado. Aquele que fazia um exame rápido e preciso e estava superconcentrado era mal avaliado. Os pacientes davam razões como: 'Ah, meu exame foi muito rápido, o médico não falou direito comigo'. Mas quem foi que acertou o diagnóstico?" Ele continua o argumento com uma situação hipotética: "Você leva seu filho no pediatra. Ele faz uma ausculta, olha a garganta e diz que não tem nada, e que é uma virose. Não pede um exame, porque não precisa, não dá um xarope. Quantas estrelas esse cara ganha? Aí você vai no outro que pede raio X, tira sangue, faz não sei mais o quê. E esse é o que vai acabar ganhando cinco estrelas".

A percepção de Júlio vai de encontro à evidência de que a percepção do paciente sobre a qualidade de um médico passa pela quantidade de cuidado dispensado — seja ela medida em forma de tempo despendido, exames solicitados ou tratamentos prescritos.[134] No livro *The Elephant in the Brain* [O elefante no cérebro], o antropólogo Kevin Simler e o economista Robin Hanson exemplificam o conceito descrevendo os últimos dias do rei Carlos II da Inglaterra, que adoeceu subitamente em 1685. De acordo com os registros disponíveis,[135] o rei foi submetido a uma sangria e forçado a beber antimônio, um metal tóxico. Depois de vomitar, recebeu uma série de enemas, teve seu cabelo raspado e agentes abrasivos aplicados na cabeça para direcionar os maus humores para a parte inferior do corpo, enquanto irritantes químicos e fezes de pombo eram colocados nas solas dos pés para atraí-los. Após nova sangria, o rei recebeu açúcar, uma estocada com um ferro quente e quarenta gotas de fluido do crânio de um homem que havia morrido de forma violenta. Por fim, teve que ingerir pedras quebradas retiradas dos intestinos de uma cabra das Índias Orientais.

Não surpreendentemente, nada disso foi suficiente para salvar a vida do rei, mas o argumento de Simler e Hanson é de que o esforço não foi em vão — pelo menos para os médicos e a família:

> Se [os médicos] tivessem simplesmente prescrito sopa e descanso, todos questionariam se eles tinham feito "o suficiente". Em vez disso, os tratamentos do rei foram *elaborados* e *esotéricos*. Ao não pouparem gastos ou esforços — procurando fluidos de vítimas de tortura ou pedras da barriga de uma cabra exótica —, os médicos estavam salvos de acusações de más práticas. Suas medidas heroicas também se refletiram bem sobre seus empregadores, ou seja, a família e os conselheiros do rei.

Os autores usam a história para desenvolver o conceito de "cuidado conspícuo", argumentando que, nos primórdios da humanidade, poucas intervenções médicas eram de fato efetivas. Ainda assim, o esforço de xamãs e curandeiros sinalizava que cuidados estavam sendo prestados, o que possuía um valor político e social tanto para quem os oferecia quanto para quem os recebia. Com isso, a medicina como a conhecemos teria evoluído a partir de um sistema desenhado para tornar evidente que esforços estão sendo despendidos em cuidar de alguém — independentemente de sua efetividade.

Tanto a sociedade quanto as práticas da medicina mudaram bastante de lá para cá; dito isso, os incentivos ao cuidado conspícuo continuam existindo. Pacientes seguem se sentindo mais bem cuidados na medida em que recebem esforços mais elaborados e caros. Médicos seguem sendo remunerados por serviços e poderão cobrar mais quanto mais esforços dedicarem. Seus chefes diretos, como hospitais e clínicas, também se beneficiam do excesso de exames e procedimentos. E cabe apenas aos pagadores, sejam eles sistemas públicos ou planos de saúde privados, o ônus dos procedimentos em demasia. É claro que, em última análise, esse custo acaba sendo revertido ao paciente, seja na forma de impostos, seja na forma de mensalidades. Contudo, ele é menos aparente — em especial quando não é pago diretamente do bolso — do que a face conspícua do tratamento. A "ilusão terapêutica", por sinal, não se restringe ao paciente: médicos também são propensos a considerar seus tratamentos como mais efetivos do que realmente são e a atribuir a melhora do paciente a eles, enquanto a piora tende a ser vista como consequência da doença.[136]

O paradoxo ajuda a explicar o ritmo frenético da evolução das tecnologias em saúde, em que a popularidade de serviços e aplicativos cresce de forma muito mais rápida do que a evidência de sua efetividade. A "medicina exponencial" prometida pelo cruzamento de fontes de big data genético, fisiológico e digital ainda está longe de se concretizar: estamos na infância da coleta de dados de grande escala, e falta um bocado para que os algoritmos disponíveis disponham de informação suficiente para cumprir as promessas da medicina personalizada. O impacto da roupagem científica proporcionada pela alta tecnologia, porém, é imediato — e isso já é suficiente para gerar demanda. Quanto à oferta, uma das inevitabilidades do capitalismo é que sempre haverá alguém para supri-la.

Nesse contexto, a afirmação de que a medicina personalizada representa um novo paradigma que superará a atual medicina baseada em evidências funciona como uma cortina de fumaça para encobrir o descompasso. Muito pode ser dito de ensaios clínicos de n = 1, mas a única forma de fazer previsões acertadas sobre saúde — ou sobre qualquer outra coisa — é basear-se no que já se sabe sobre o mundo. Previsões que levem em conta um volume de dados cada vez maior sobre indivíduos com uma doença poderão de fato se tornar mais precisas, como já tem acontecido em algumas áreas. No caso da oncologia, por exemplo, características genéticas de tumores têm ganhado relevância cada vez maior na escolha de tratamentos, e falar numa revolução — pelo menos para quem pode pagar por tais tecnologias — não é um exagero. Mas a "personalização" só é possível por conta da existência de grandes bancos de dados com milhares de pacientes, que permitem que a eficácia de tratamentos para diferentes perfis genéticos seja avaliada. Por mais que médias simples sejam trocadas por fórmulas complexas e redes neurais, qualquer previsão a longo prazo será sempre baseada no que se aprendeu com outros indivíduos. E esse aprendizado, seja ele realizado por pessoas ou algoritmos, requer que diferentes estratégias sejam testadas ao longo do tempo para serem validadas ou refutadas.

Num artigo seminal chamado "Medicine and the Computer: The Promises and Problems of Change",[137] o médico norte-americano William B. Schwartz discute o impacto imenso que o avanço da ciência da computação pode trazer para a medicina. Segundo ele, a tecnologia é capaz de exercer seus maiores efeitos ao aumentar — e, em alguns casos, substituir — as funções intelectuais do profissional de saúde. Ele aponta o uso do computador como uma ferramenta que pode alterar o papel do médico, modificando profundamente a força de trabalho e a formação na área, e tornando o sistema de saúde completamente diferente em trinta anos. Apesar de soar como um TED Talk feito ontem, o artigo foi escrito em 1970, e suas previsões, que soam tão promissoras hoje quanto na época, se referiam ao ano 2000. O próprio Schwartz, em 1987, admitiria que ainda era necessário superar "grandes problemas intelectuais e técnicos" para que a promessa fosse cumprida;[138] e, em 2020, não é um exagero dizer que estamos mais perto disso. Mas a lição que fica, no fim das contas, é que algumas coisas simplesmente levam tempo.

À FRENTE DO BALCÃO

Em fevereiro de 2019, um pequeno grupo de médicos e empresários se reúne no hotel Windsor Excelsior, em Copacabana, para o *warm-up* do Global Summit Telemedicine & Digital Health, "aquecimento" para um grande evento de saúde digital a ser realizado em São Paulo dali a dois meses. Sobre os pães de queijo do café da manhã de boas-vindas, a resistência dos médicos à inovação é o assunto da vez: em particular, os comentários abordam a reação negativa da classe médica à recém-anunciada regulamentação da telemedicina no Brasil.[139] "O problema não é o meio, são as pontas. Não é a tecnologia, é o ser humano, que por essência não gosta de mudança", comenta um sujeito ao meu lado.

Uma vez iniciadas as palestras do evento, as opiniões são ainda mais explícitas. "Há milhões de anos atrás os dinossauros foram dizimados", diz Antonio Carlos Endrigo, diretor de Tecnologia da Informação da Associação Paulista de Medicina. "Talvez agora a gente esteja tendo um meteoro. E vai haver os sobreviventes, como as pessoas que estão nesta sala aqui." Jefferson Fernandes, coordenador do evento e do Centro de Telessaúde e Telemedicina do Hospital Alemão Oswaldo Cruz,[140] segue o mesmo tom. "Houve um tempo em que o pessoal encostava a orelha no peito do paciente pra auscultar. Quando surgiu o estetoscópio foi uma gritaria: 'Vai afastar o paciente!'. Hoje o cara que encostasse o ouvido seria preso por assédio." Na mesma linha de Endrigo, ele afirma que "a inteligência artificial não vai substituir o médico, mas aqueles médicos que a usarem vão substituir os que não utilizam".

Fernandes encerra sua palestra com o vídeo de abertura da conferência MEDiNISRAEL,[141] evento de tecnologia realizado um par de anos antes no país do Oriente Médio. O filme mostra um dia na vida de uma família, em que a mulher acorda às sete horas após ter seu sono monitorado para, ao ligar o celular, receber um "bom dia, hoje é o seu aniversário". No banheiro, ela escova os dentes enquanto sensores de posição e pressão acompanham o movimento da escova, no que o vídeo chama de "cuidado oral customizado". Logo depois, o filho acorda e vai ao banheiro, onde um analisador de urina realiza testes bioquímicos. Enquanto o marido corta legumes e frita um ovo para a criança, um aplicativo registra o que ela come. Depois disso, a mulher deixa o menino na escola com um sensor de fadiga que monitora sua pupila enquanto ela dirige; já seu marido vai correr com sensores que medem pressão arterial, saturação de oxigênio e consumo de calorias, analisados à distância por um par de médicos. Ao encontrar um senhor com dor no peito, ele chama a ambulância acionando um "*Life Saving App*" no celular. Após tomar um café com nível de açúcar monitorado eletronicamente, a mulher sai do trabalho e conversa por vídeo com os pais, equipados com seus próprios monitores de pressão arterial, detectores de fluidos e luvas de fisioterapia à distância. Ela finalmente volta para casa em seu carro monitorado e, ao entrar, as luzes se acendem e a família a recebe com uma festa-surpresa. Por fim, uma legenda diz: "O futuro do cuidado à saúde. Isso é o que nós fazemos", seguida do logotipo do evento.

A plateia aplaude efusivamente, para então dar início à sessão de perguntas. Dito isso, ninguém faz a pergunta óbvia: se os objetivos são um café da manhã, um dia de trabalho, uma tarde de exercício e uma festa de aniversário, que diferença os gigabytes de dados produzidos fizeram na vida da família? Das tecnologias do vídeo, a única que parece impactar na saúde de alguém é um telefone usado para chamar uma ambulância — uma função em que o celular é de fato mais eficiente do que um orelhão. Nada mais, porém, indica um benefício óbvio na qualidade de vida dos envolvidos — até porque todos já pareciam saudáveis de qualquer forma.

Um dos aspectos mais interessantes do "cuidado conspícuo" é que seu apelo aparenta ser, em larga medida, independente da doença. Ainda que os benefícios concretos da atenção à saúde sejam proporcionais ao que de fato pode ser tratado ou prevenido em um indivíduo, a percepção de cuidado não segue a mesma lógica — todos nós, afinal, somos sensíveis à sensação de segurança providenciada por um aplicativo ou tecnologia que demonstra ostensivamente estar velando por nossa saúde. E quando esse valor se torna o centro do negócio, a estratégia mais segura para ampliar mercados é estendê-los para o mais longe da doença quanto possível.

Na Arena Futuro da Saúde, organizada dentro do evento de empreendedorismo Cidade do Futuro, na comemoração dos 465 anos da cidade de São Paulo, o diretor de *consumer health* da IQVIA, Rodrigo Kurata,[142] inicia sua palestra com o bordão: "Para nós, cura não é solucionar problemas; é acreditar em nós mesmos, no outro e no mundo". Depois disso, descreve vários ciclos de condições que foram inicialmente medicalizadas, como o parto, a saúde mental, o monitoramento de sinais vitais e os testes genéticos, para então entrarem num ciclo do que ele chama de "consumerização e desmedicalização" — o transbordar da esfera médica para um mercado maior. As opções de parto aumentaram e criaram mercados para profissionais não médicos. Com o avanço da psicofarmacologia, os usuários se tornaram cada vez mais responsáveis pela sua saúde mental e sua química cerebral. E a popularização de testes genéticos direcionados ao consumidor e de *wearables* hoje faz com que esse tipo de informação transcenda a esfera médica para se tornar parte do cotidiano das pessoas.

Kurata pontua que empoderar o consumidor é um fator-chave para avançarmos no gerenciamento da própria saúde e no autocuidado. O discurso libertário poderia estar num livro de Eric Topol, mas, vindo da IQVIA — empresa que presta consultoria para grandes companhias de tecnologia em saúde e farmacêuticas —, ele ganha um tom diferente. Os slides de Kurata indicam que o desenvolvimento do autocuidado da população é "essencial para desenvolver os diversos segmentos do mercado" e que, num cenário de consumidores mais conscientes e exigentes, as empresas devem se adequar para entregar mais valor. Ele descreve o atual movimento do mercado de *consumer health* — literalmente, "saúde para o consumidor" — como uma convergência da migração de empresas farmacêuticas do mercado da doença para o de saúde e bem-estar com a entrada no mercado de "empresas de consumo puro", cujo *mindset* já está voltado para o marketing em grande escala.

Como exemplos, ele menciona as grandes redes de farmácias, como o grupo DPSP — cadeia de farmácias formada pela fusão das Drogarias São Paulo e Pacheco —, que tem se posicionado "não apenas como uma vendedora de remédios, mas como uma provedora de saúde e bem-estar". De acordo com Kurata, isso envolve uma diversificação de produtos — muito inspirada pelas grandes cadeias norte-americanas — e uma tentativa de "olhar além da pílula" e acompanhar o que os consumidores buscam: ciência clínica e mensagens fortes, diagnóstico e personalização, abordagens alternativas e soluções de *digital health*. Não por acaso, uma das clientes da IQVIA, mencionada em diversos pontos da palestra, é a Associação Brasileira da Indústria de Medicamentos Isentos de Prescrição (Abimip). A questão para eles, afirma Kurata, é "como trazer o omeprazol de trás para a frente do balcão", um espaço em que o paciente passa a funcionar plenamente como um consumidor — ou, segundo ele, um *shopper* dos serviços que adquire.

O empoderamento do consumidor de saúde descrito por Kurata faz eco a um movimento mundial de aceitação do uso "cosmético" de certos medicamentos, relacionado não ao tratamento de qualquer doença, mas à otimização da vida cotidiana. O site norte-americano Hims, por exemplo, oferece ao usuário linhas de produtos para quatro condições: perda capilar, disfunção erétil, ejaculação precoce e ansiedade de performance.[143] A start-up do Vale do Silício explora as regulamentações de telemedicina dos Estados Unidos a fim de permitir que o usuário mande algumas informações a um médico à distância, que as revisa para prescrever a medicação. No entanto, para o usuário interessado em sildenafil para disfunção erétil, finasterida para calvície, propranolol para ansiedade ou sertralina para ejaculação precoce, fica claro que o médico é quem menos importa. O próprio site sugere preços, doses e planos de fidelidade, e o dr. Patrick Carroll — um simpático senhor engravatado de Dartmouth que consta como responsável pela minha prescrição quando entro no site — não parece ter muito trabalho além de assinar as receitas de acordo com a preferência do consumidor.

O caso do sildenafil, versão genérica do Viagra, é paradigmático da evolução da farmacologia cosmética. O lançamento da pílula azul pela Pfizer em 1998 foi acompanhado de uma campanha maciça de marketing[144] para substituir o conceito de "impotência" — até então uma situação cotidiana que não costumava ser vista como um problema médico — pelo de "disfunção erétil". Usando celebridades como o rei Pelé,[145] no Brasil, e o ex-candidato republicano à presidência Bob Dole,[146] nos Estados Unidos, a intenção dos comerciais era reduzir o estigma e estimular os homens a procurarem tratamento médico para a condição — que presumivelmente viria em forma de prescrições de Viagra. Duas décadas e dezenas de bilhões de dólares em vendas depois, é difícil dizer se a disfunção erétil de fato se consolidou como doença — ou se, pelo contrário, o imaginário popular acabou puxando o Viagra para fora do domínio da medicina. Com a avalanche de publicidade paga e gratuita sobre o remédio, logo ficou claro para a Pfizer que o mercado da disfunção erétil ia além de idosos com problemas vasculares para abranger um universo de homens saudáveis de todas as idades com pouca confiança em suas ereções, ou com expectativas de desempenho sexual acima da média. Numa área em que o tabu dificulta mensurações precisas do que representa a normalidade, o limite entre tratar uma condição médica e aumentar as possibilidades naturais do ser humano se torna impreciso — ou talvez irrelevante.

O mercado de testes genéticos, como já vimos, segue uma evolução similar. "A gente acredita muito em investimento em predição e prevenção, então queremos ser uma empresa que saia do cuidado da doença para o cuidado da saúde", explica Gustavo Campana ao falar sobre o investimento da Dasa na plataforma de testes "recreacionais" da Genera. E embora a empresa, diferentemente do 23andMe, ainda desenhe uma linha entre a genética médica e os testes voltados ao consumidor, o próprio Campana afirma que as coisas se complementam. "Apesar desses testes serem recreacionais, quando você fala de nutrigenômica e testes de aptidão física, eles geram um engajamento do indivíduo na gestão de sua saúde que é superinteressante. E cada vez mais a gente tem visto evidência científica de que isso está fazendo bem", coloca, citando estudos que mostram que indivíduos que fizeram testes de nutrigenômica — ou seja, o estudo de polimorfismos que determinam resposta a diferentes dietas — passam a cuidar melhor de sua saúde.[147]

E à medida que o conceito de "bem-estar" passa a fazer uso de tecnologias para orientar dieta, exercício e outros aspectos não médicos da vida, a afirmação de Mark Hyman de que "a doença simplesmente desaparecerá como um efeito colateral da criação da saúde" ganha um significado inesperado — de que a doença desaparece não porque estejamos vivendo melhor, mas porque a fronteira entre saúde e doença se dissolve, à medida que as tecnologias em saúde penetram na vida cotidiana. E uma vez que a doença se torna dispensável para o cuidado à saúde, o mercado se abre de forma ampla — não só porque os consumidores são mais numerosos, mas porque os objetivos se tornam mais plurais, distantes e difíceis de mensurar. Com isso, a experiência do usuário passa a ser cada vez mais determinante no comportamento do consumidor — com a vantagem de que não é difícil fazer alguém que já está se sentindo bem se sentir bem. As metas centrais propostas por serviços como os da LifeLab — longevidade e prevenção de risco a longo prazo — são impossíveis de avaliar sem uma espera de décadas. Com isso, a promessa ao alcance do usuário é o bem-estar — e tanto a experiência do cuidado conspícuo quanto a eficácia de recomendações simples de saúde, como um programa de exercício físico e dieta, podem fazer com que esse bem-estar de fato aumente.

A pergunta que fica, porém, é o quanto um sequenciamento genético realmente faz diferença nessas recomendações. Um estudo de 2019 mostrou que polimorfismos específicos nos genes CREB1 e FTO tinham efeitos sobre a fadiga após um exercício intenso ou sobre a saciedade após uma refeição.[148] Esses efeitos eram discretos e inconstantes — fazendo eco à inconsistência de resultados entre estudos sobre variantes genéticas. Mas os pesquisadores se propuseram a estudar também até que ponto a percepção subjetiva dos indivíduos variava com o resultado do teste. Para isso, metade dos 271 participantes recebeu os resultados corretos de seu teste, enquanto a outra metade recebeu o resultado oposto. Interessantemente, receber a informação de que o teste indicava menor resistência física diminuiu parâmetros fisiológicos de capacidade aeróbica e aumentou a percepção de cansaço em relação aos sujeitos que receberam a informação de possuir alta resistência, independentemente de a genética do indivíduo de fato indicar isso. Da mesma forma, receber a informação de que o teste genético indicava uma saciedade maior fez os indivíduos relatarem se sentir mais satisfeitos após uma refeição — efeito que foi muito maior do que o do próprio gene em questão. Os resultados fazem eco a outros dados que mostram que o interesse das pessoas por recomendações nutricionais aumenta caso elas incluam informações personalizadas com base na genética.[149]

Com isso, mesmo que a evidência sobre o papel dos genes na nutrição e exercício ainda engatinhe, existe um valor de mercado em simplesmente fazer com que as recomendações *pareçam* específicas e dependentes de dados complexos — já que isso eleva a percepção de cuidado e impacta a experiência do usuário. Essa é exatamente a impressão passada pelo Lark, meu "coach de bem-estar" oferecido pelo 23andMe. Ao longo de algumas semanas de uso, o aplicativo pareceu mais eficiente em me motivar do que de fato usar meus dados genéticos. Talvez porque eu use a versão grátis, a única vez que ele os menciona é numa afirmação de que "o sono é um dos maiores diferenciais na perda de peso para pessoas com um background genético como o meu". Independentemente da validade da afirmativa — que parece caber em qualquer genética —, ela passa ao largo de uma omissão bem mais importante, que é o fato de que nunca estive interessado em perder peso: algo que o robô, com todo o acesso a meus genes, parece ter esquecido de perguntar.

Assim, o exercício da "medicina personalizada" num mundo em que a evidência disponível ainda é baseada em médias populacionais talvez seja algo análogo à prática da astrologia. É preciso fornecer recomendações e previsões que funcionem para qualquer um, mas mantendo a impressão de que elas são cuidadosamente personalizadas — seja por um mapa astral detalhado com um ascendente em Capricórnio, seja por um teste genético. O resultado é fazer o cliente tomar as medidas óbvias, mas com um poder de convencimento aumentado. O truque, naturalmente, tem um custo: o pacote com os testes de bem-estar da Genera, que inclui nutrigenômica, fitness, estética, envelhecimento e riscos para os filhos, além das informações sobre ancestralidade, sai por 499 reais, enquanto um sequenciamento genético completo é oferecido no site por 7950 reais, incluindo duas sessões de consultoria com um especialista.[150]

Mesmo quando os exames não estão disponíveis, ainda há truques para conjurar a mágica da medicina personalizada. Em seu consultório na LifeLab, Pedro Schestatsky utiliza um questionário que estima o comprimento dos telômeros, regiões de DNA na extremidade dos cromossomos que os protegem de deterioração. O questionário — desenvolvido pela pesquisadora norte-americana Elizabeth Blackburn, Nobel de medicina em 2009, se baseia em perguntas sobre estilo de vida e estresse, que, de acordo com Blackburn, se correlacionam com o tamanho dos telômeros.[151] As respostas são usadas por Schestatsky para estimar o comprimento das pontas dos cromossomos e fazer recomendações sobre estresse e estilo de vida aos pacientes que o realizam. Quando pergunto por que ele precisa falar em telômeros para fazer recomendações de estilo de vida a partir de um questionário sobre estilo de vida, Schestatsky argumenta que o uso de um parâmetro biológico ajuda a engajar as pessoas: "O telômero é simbólico. Ele é uma medida objetiva de sofrimento psíquico e físico. Mas, na verdade, eles são a mesma coisa".

O apelo de convencimento, nesse caso, é triplamente potenciado pelos telômeros. Primeiramente, pelo aspecto científico-tecnológico, em que a menção de um punhado de DNA na ponta de um cromossomo serve para dar um ar de autoridade ao argumento — mesmo que o telômero em si nunca tenha sido medido. Afora isso, a afirmação de que a recomendação de exercício físico vem do tamanho dos telômeros do paciente traz consigo o apelo da personalização — mesmo que ela se baseie em muitas décadas de evidência populacional de benefícios do exercício na média dos indivíduos. Por fim, todo o processo traz consigo o apelo do cuidado conspícuo, e o fato de que ter acesso privilegiado a nossos genes e telômeros — independentemente de a informação fazer diferença ou não — nos ajuda a nos sentirmos mais bem cuidados e nos torna um pouco mais especiais.

Em *A representação do eu na vida cotidiana*, de 1959, o sociólogo canadense Erving Goffman desenvolve a ideia de que o palco de equipamento técnico formado pelos grandes hospitais se tornou um elemento importante da performance médica. "Há tecnologias que acabam criando uma atmosfera mágica de autoridade, mesmo que não sejam necessárias, por conta de sua incompreensibilidade para o leigo", diz André Azevedo da Fonseca, professor de comunicação social da Universidade Estadual de Londrina. "Os engenheiros conseguem fazer aspiradores de pó que não fazem nenhum barulho, mas se descobriu que as pessoas gostam de ouvir o barulho, porque elas supõem que se não faz barulho é porque não está limpando", exemplifica, levando a ideia do cuidado conspícuo à esfera doméstica. "É óbvio que isso não quer dizer que essas tecnologias não possam contribuir de forma decisiva", prossegue Fonseca. "Mas a mitologia em torno delas também é instrumental para fazer a máquina girar."

O BEM-ESTAR EXTREMO

Em janeiro de 2019, quatro londrinos entre os trinta e os quarenta anos — o modelo Alex Beer, o marqueteiro digital Tim Gray, a consultora de negócios Dasha Maximov e a jornalista Madeleine Spencer — descreveram ao *Times* o que o jornal chamou de suas "medidas extremas" em busca da saúde perfeita.[152] Os relatos — que incluem água de coco de grife, aplicativos de meditação, suplementos alimentares, carvão ativado, probióticos, lâmpadas de sal do Himalaia, alimentos orgânicos, fones que jogam luz nos ouvidos, medidas do pH urinário, *wearables*, estimulantes cognitivos, gotas de canabidiol, dieta cetogênica, oxigênio hiperbárico, óculos bloqueadores de luz azul, raspa-línguas de cobre, bactérias vivas, aromaterapia e um colchão de agulhas, todos eles enquadrados em agendas diárias cuidadosamente desenhadas — desencadearam uma onda de comentários dos leitores, muitos dos quais se perguntavam se a matéria não era uma paródia. No melhor deles, alguém observa que os indivíduos entrevistados podem não viver mais, mas que a vida deles certamente parecerá mais longa.

A medicina, porém, não possui um arcabouço filosófico bem estabelecido para dizer onde termina o cuidado com a saúde e onde começam as expectativas irreais em relação ao bem-estar. A definição de saúde da Organização Mundial da Saúde, que data da Conferência Internacional sobre Cuidados Primários de Saúde em Alma-Ata, em 1978, é a de "um estado de completo bem-estar físico, mental e social, e não somente a ausência de afecções e enfermidades" — um objetivo inalcançável que coloca todos nós, reles mortais, dentro do espectro dos doentes.[153] Se a definição é tida como um marco da medicina social, por incorporar ao cuidado à saúde uma série de conceitos que vão além da doença, ela também abre as portas para que todo tipo de intervenção seja enquadrado no espectro terapêutico — e que qualquer coisa possa ser vendida como saúde.

O bom senso, é claro, sugere que as medidas extremas descritas pelos privilegiados do *Times* estejam mais próximas dos cuidados dedicados ao rei Carlos II do que daqueles que cabem na rotina da maioria das pessoas. Ainda assim, a linha entre os devaneios dos ricos e famosos e as preocupações cotidianas de todos nós não é óbvia nem imutável. Há algumas décadas, exercício regular e dietas controladas estavam longe das preocupações do cidadão médio — até porque o estilo de vida da época costumava oferecer mais atividade física e menos calorias. A noção do exercício enquanto prática de saúde — e a indústria que se desenvolveu em torno dela — se consolidou no imaginário popular somente por volta da década de 1980. A partir daí, foi descendo a pirâmide social para tornar-se uma preocupação generalizada. Da mesma forma, a nutrição guiada por profissionais já ultrapassou em muito a fronteira das elites, impulsionada pela fusão dos domínios da saúde e da estética. Não parece absurdo, assim, pensar que dispositivos simples de bem-estar — ou de cuidado conspícuo —, como pulseiras de monitoramento de atividade e aplicativos de saúde mental, possam em breve trilhar caminhos parecidos.

Os efeitos, porém, não são necessariamente benéficos, e não só do ponto de vista financeiro. "Dormir oito horas por noite é uma preocupação que só uma fração pequena da população pode se dar ao luxo de ter", exemplifica Daniel Galera. "A maior parte das pessoas que não dorme oito horas não faz isso por opção, mas porque tem que trabalhar cedo, ou porque tem uma criança que acorda no meio da noite. Ter uma pulseira informando essas pessoas de que elas não estão dormindo bem o suficiente não é providenciar uma solução, e sim adicionar uma preocupação às várias que ela já tem." Não surpreendentemente, uma das observações mais comuns entre os comentários sobre os indivíduos pseudoparódicos do *Times* é a de que nenhum deles tem filhos — fato que determina como poucos o estilo de vida que se leva, sobre o qual nenhum aplicativo de saúde que usei teve o bom senso de perguntar. O que talvez indique que o mercado de bem-estar obsessivo não é pensado para pais de crianças pequenas.

Além de gerar preocupações, a generalização da coleta de dados em saúde pode acarretar outros desfechos negativos, como resultados falsos-positivos e aumento de custos. Numa tentativa de medir o custo-benefício de exames de sequenciamento genético, o projeto MedSeq, capitaneado pelo geneticista Robert Green, da Universidade Harvard, designou cem indivíduos saudáveis para aleatoriamente receberem ou não seus resultados desse tipo de teste numa consulta de rotina.[154] Dos cinquenta pacientes sequenciados entre 2013 e 2015, onze tiveram possíveis anormalidades genéticas detectadas, mas apenas em dois deles elas pareciam ter impacto clínico — com pouco a fazer a respeito em ambos os casos. Ainda assim, as variantes encontradas levaram a encaminhamentos a especialistas e exames, o que sugere que o procedimento gera custos para além do sequenciamento em si. Outros projetos do grupo, como o BabySeq (sequenciando bebês),[155] o MilSeq (sequenciando militares norte-americanos)[156] e o PeopleSeq (investigando a saúde de pessoas que realizaram sequenciamentos por conta própria),[157] estão em curso. Mas é provável que só saibamos o real impacto da detecção dessas variantes genéticas sobre a saúde dos indivíduos daqui a algumas décadas.

Enquanto a evidência não chega, a enxurrada de dados pode contribuir para aumentar os problemas de sobrediagnóstico e sobretratamento já existentes em algumas áreas da medicina. Como coloca John Ioannidis ao discutir o caso da Theranos, mesmo que os exames da empresa fossem precisos, isso não necessariamente teria se revertido em melhor saúde para seus usuários: "A noção de pacientes e pessoas saudáveis sendo repetidamente testadas em supermercados e farmácias, ou eventualmente em cafeterias ou em casa, soa revolucionária, mas pouco se sabe sobre as consequências". Exames comumente usados para detectar doenças em indivíduos assintomáticos — como o antígeno prostático específico (PSA) para a detecção do câncer de próstata ou a mamografia para a detecção do câncer de mama — sabidamente geram uma cascata de consequências adversas — que inclui resultados falsos-positivos, procedimentos invasivos e efeitos colaterais do tratamento — junto com seus potenciais benefícios.[158] Se um único exame pode ser uma faca de dois gumes, a enxurrada de dados da medicina personalizada tem tudo para se tornar uma metralhadora de dois canos, que só o tempo nos ensinará a apontar para o lado certo. Enquanto isso não acontece, porém, o livre mercado dificilmente estimulará a parcimônia. Como diz Ioannidis, "médicos não usam dados diagnósticos da melhor forma, mas não é claro se pessoas saudáveis ou pacientes possam ser treinados para usá-los de forma mais sábia".

E num mercado em que oferta e demanda compactuam na preferência por cuidados mais complexos, talvez apenas o custo seja capaz de conter sua expansão indefinida. "Se eu estou nessa lógica perversa, quanto mais exame desnecessário, melhor", afirma Thiago Júlio. "Quer fazer duas vezes? A gente faz. Quer fazer três vezes? A gente faz. Então você só resolve isso no bolso." A forma como isso acontece, porém, varia conforme o pagador. Países com um sistema de saúde público forte costumam ter uma gestão mais racional de recursos, já que o excesso de procedimentos passa a gerar custos ao invés de lucro. Em mercados privados mais consolidados, operadoras de saúde que contam com seus próprios serviços médicos podem cumprir funções semelhantes. No Brasil, porém, a mistura de regulação estatal das operadoras de saúde e supervisão limitada dos planos sobre as condutas médicas não facilita o controle no mercado privado. Além disso, a judicialização das decisões de cobertura no SUS — proporcionada pela interpretação de que o direito constitucional à assistência universal e integral permite ao Judiciário determinar seu limite — faz com que, mesmo no sistema público, decisões sobre custo não sejam feitas sempre de forma racional.

Os desafios para conter a expansão da medicina, no entanto, não são apenas econômicos, mas filosóficos. Afinal, mesmo num mundo ideal, em que a gestão de saúde seja totalmente isenta de interesses, definir onde estabelecer a fronteira entre saúde e doença envolve romper com a utopia de Alma-Ata de que o sistema de saúde possa se preocupar com todos os domínios do bem-estar humano — uma utopia que, em retrospecto, parece carregada não só de otimismo como também de soberba. É preciso reconhecer os limites daquilo que temos condições de abarcar dentro de um sistema de saúde, seja dizendo explicitamente que certas coisas não fazem parte do espectro médico, seja se negando a financiá-las, o que acaba dando no mesmo. Mais do que isso, é preciso saber até onde nossos esforços realmente têm condições de atingir o impacto desejado. O que, para algoritmos que se propõem a fornecer recomendações em diferentes áreas da vida, acaba esbarrando em questões mais fundamentais.

O escritor norte-americano William Bruce Cameron disse certa vez que "nem tudo que conta pode ser contado, e nem tudo que pode ser contado conta".[159] A frase descreve bem minha impressão depois de instalar dezenas de aplicativos de saúde em meu celular ao longo de um ano. A lista de realizações que o Lark me oferece para marcar no aplicativo inclui doze opções: ir para a cama cedo, ficar na cama até mais tarde, evitar café, abrir tempo para atividades, aumentar intensidade de exercício, cozinhar, diminuir porções, evitar comida pouco saudável, passar tempo com a família, ter tempo para mim mesmo, escrever em um diário e aproveitar a natureza. Por mais que a lista pareça grande para ser manejada por um chatbot, ela não representa mais do que uma parcela ínfima do que define o bem-estar de uma pessoa. E mais e melhores dados ou algoritmos talvez não sejam suficientes para superar a limitação de que as realizações interessantes da vida, no fim das contas, são raras e difíceis de contar.

Da mesma forma, a celebrada "gamificação" da saúde talvez traga consigo um estreitamento das possibilidades da realidade para o espectro dos video games. Entusiastas de jogos de mundo aberto podem argumentar que os games já evoluíram há décadas para além dos sistemas de pontos de seus precursores. Ainda assim, como aponta Daniel Galera, ao encontrar uma prostituta em *Grand Theft Auto*, você pode ignorá-la, ir para a cama com ela ou matá-la, o que passa a ilusão de que o jogo proporciona uma grande liberdade. No fim das contas, porém, ele ainda é um leque de apenas três opções. "Você não pode conversar com ela sobre um assunto complexo ou levá-la ao parque de diversões", brinca o escritor — que nem por isso deixa de ser um fã de jogos eletrônicos. Ao conversar com chatbots de saúde mental que dão três ou quatro opções de resposta a cada pergunta, o comentário de Galera me veio à cabeça várias vezes. Por mais que aplicativos do gênero coletem dados sobre o usuário, o grau de personalização que conseguem ter segue sendo não muito maior do que o da publicidade online no Google ou no Facebook.[160] E ainda que Mark Zuckerberg seja bilionário, a verdade é que não me lembro de alguma vez ter clicado num anúncio enviado por sua empresa.[161]

A limitação talvez seja inerente ao fato de que o marketing, por mais que se diga personalizado, é inespecífico não por falha, mas por desenho. Se a intenção da propaganda fosse atingir as pessoas que realmente precisam de algo, ela talvez não precisasse existir — bastaria aguardar que o consumidor fosse atrás do que lhe faz falta. Mas a publicidade visa que o desejo que surgiria espontaneamente em alguns poucos seja incorporado pelo maior número de pessoas possível — e que o mercado possa se expandir não só pela oferta, mas também pela demanda. Com isso, um produto acabará tendo mais sucesso quanto mais genérica for a sua base de consumidores — o que vai num sentido diametralmente contrário à lógica da personalização. O mercado de saúde online acaba esbarrando nesse paradoxo: a "escalabilidade" alardeada pelos defensores da tecnologia só se dá a partir da perda da especificidade. E por mais que os defensores da medicina personalizada chiem, pelo menos por ora a saúde digital voltada ao consumidor ainda parece mais massificada do que a mais genérica das consultas médicas.

Isso não significa, porém, que seu impacto já não comece a ser sentido — se não na saúde dos indivíduos, pelo menos no imaginário coletivo do que ser saudável significa. E ainda que a lógica econômica possa vir a mudar isso, o apagamento das fronteiras entre saúde e doença deve seguir como tendência no futuro próximo. Mas é sempre bom lembrar que o futuro só existe adiante de nós — e assim como uma vida feliz e longeva, não pode ser previsto com precisão. No tempo presente, tudo o que existe são expectativas e promessas — algumas sólidas, outras nem tanto. Bem como o preço a ser pago por elas, cuja primeira parcela vence no fim do mês.

n = 1

É fevereiro de 2020. A essa altura, já deixei de contar meus passos ou controlar meu sono há muito tempo — em grande parte porque minha pulseira chinesa deixou de carregar poucos meses depois de comprada. A situação poderia ter sido remediada comprando uma nova, ou investindo num equipamento de melhor qualidade. Mas contar passos e frequência cardíaca é algo que perde a graça depois de uma semana ou duas.

Da mesma forma, a democratização da saúde prometida pela tecnologia perdeu um pouco do seu encanto, mesmo que por razões alheias à medicina. *The Patient Will See You Now*, lançado em 2014, é repleto de menções ao papel das redes sociais na luta contra o autoritarismo, como nos protestos da Primavera Árabe entre 2011 e 2012. Não tardaria, porém, para que as guerras civis na Síria, na Líbia e no Iêmen e a ressurgência da ditadura no Egito levassem historiadores a cunhar o termo "Inverno Árabe" para descrever as consequências do movimento.[162] No Brasil, o ufanismo dos protestos organizados pelas redes em 2013 também desaguaria na ascensão do governo mais autoritário e ignorante em décadas. E a promessa de universalização do conhecimento anunciada pela Wikipédia no início do século XXI acabou ofuscada pela proliferação da desinformação nas redes sociais. Talvez por conta disso, a proposta mais concreta de Eric Topol em *Medicina profunda*, de 2019, seja a de um assistente virtual que tome notas e compile dados para auxiliar o médico a fazer seu trabalho. Depois das redes sociais terem nos dado o Estado Islâmico, Trump e Bolsonaro, a ideia de que a tecnologia resolverá os problemas da humanidade sozinha parece ter saído de moda.

Nada disso representa ceticismo da minha parte em relação ao potencial da tecnologia. Não tenho dúvida de que a singularidade chegará algum dia, se o conhecimento seguir avançando no ritmo atual — ainda que isso provavelmente não vá ocorrer a tempo de eu usufruir dela. Mas, para que o conhecimento siga avançando, os seres humanos que o constroem têm de se manter vivos — e essa, pelo menos por enquanto, ainda é uma luta que deve ser travada por eles mesmos. E, ainda que o desenvolvimento de uma superinteligência possa eventualmente eximi-los da tarefa — caso o planeta não seja devastado antes por uma guerra nuclear ou pela crise climática —, especialistas em inteligência artificial cada vez mais se questionam se os potenciais benefícios desse cenário para a humanidade são maiores do que os riscos de que acabemos subjugados ou destruídos por nossa própria criação.[163]

Pedro Schestatsky gosta de citar o Butão em suas palestras sobre a medicina do futuro. De acordo com ele, o país criou o conceito de FIB, ou "Felicidade Interna Bruta": "Eles não deixam nada de mercado externo entrar, não têm nenhuma indústria alimentícia como a Nestlé e têm uma vida feliz". Da minha parte, conheço pouca gente que tenha visitado o Butão, mas meu irmão esteve lá em 2015. Sua memória mais vívida do país é de, ao passar de carro por um bosque em Thimphu, notar uma movimentação de policiais ao redor de uma árvore. Pendendo dela, pendurado por um lenço branco, estava um homem enforcado à luz do dia, em via pública. Os dataístas e seus aplicativos podem colher os números que quiserem. Mas a vida, no fim das contas, segue sendo um experimento de $n = 1$.

4. Cientistas sonham com cloroquinas elétricas?

(2020-2023)

O AVIADOR

"Você tá filmando isso, Plínio?"

A bordo de um monomotor Super Decathlon, Filipe Rafaeli se esforça para afrouxar um dos lados do complexo cinto de segurança que prende seu físico avantajado ao assento do avião. Ele parece incomodado com o fato de estar sendo filmado naquela situação literalmente embaraçosa. "Ah, meu deus do céu, agora vai, Plínio. Se você usar esse vídeo contra mim, eu vou te foder", ameaça ele de forma jocosa.

Mais tranquilo, Filipe liga o motor. "Eu sei o que eu estou fazendo", exclama. Navega a pista com o motor a hélice e decola suavemente. Já no ar, ele tira os fones e entrega para o colega que o filma. O Village People começa a tocar "YMCA", e Filipe joga o avião para a esquerda duas vezes, fazendo o câmera se segurar na barra superior da cabine. Logo depois, vira a aeronave para a direita e dá uma volta completa, ficando de cabeça pra baixo até emergir do outro lado. É o começo da sequência aerobática Sportsman, que segue com mergulhos, parafusos e loopings ao ritmo de clássicos da música disco até a aterrissagem.[1]

Cinco anos depois, Filipe está diante de mim em uma tela do Zoom, barbudo e fumando um cigarro enquanto brada, convicto: "Estamos com um consenso fabricado, no conceito de Chomsky, e qualquer um que fale sobre tratamentos está sendo censurado. E eu sustento hoje em dia que estamos passando pelo maior crime contra a humanidade desde a Segunda Guerra, que é a supressão de todos os tratamentos. Não é um, dois, três, é um monte". "E toda vez que acontece um crime contra a humanidade ocorre a censura", completa, ressaltando que não consegue lembrar-se de uma única vez na história em que o silenciamento de vozes importantes — "o que não é o caso da minha", adiciona — tenha sido benéfico.

A fala pode parecer grandiloquente, mas essa não é a impressão que o afável tetracampeão brasileiro de acrobacia aérea costuma transmitir. Pelo contrário, a maioria das tiradas de Filipe sobre o tratamento precoce da covid-19 são espirituosas. "O que mais começou a me incomodar é a quantidade de gente chamando os outros de charlatão. Ou tá todo mundo louco, ou isso aqui é pior do que mercado de carro usado. E não dá pra ser charlatão. Como é que o Didier Raoult vai esconder cadáver? Ou morre gente ou não morre gente. A revisão não é por pares, é pelo delegado de polícia. Se eles não foram presos ainda é porque não é mentira."

O que não quer dizer que ele não use também da lógica matemática ao explicar suas decisões. "Vamos lá, acompanha o pensamento comigo, você tem lá um p igual a 0,20, e o comprovado cientificamente é quando ele está abaixo de 0,05. Vamos supor que existe só esse estudo. O.k., existe uma possibilidade de ser ao acaso. Quais são os efeitos colaterais dessa porra? Tomar hidroxicloroquina cinco dias? Porra nenhuma. Zero. É você ter a chance de ter uma diarreia. Se existisse só esse estudo eu tomava. É uma questão de risco e benefício. Qual o risco? Nenhum. Qual o benefício potencial? De 30% a 40% menos internações. Ótimo, dá aqui que eu vou tomar." E antes que eu conteste as suas credenciais de médico ou estatístico, ele emenda: "Eu sou piloto de acrobacia. Viro aviões de ponta-cabeça a baixa altura. Eu não tenho benefício nenhum nesse negócio, só risco".

A ONDA

Era 10 de março de 2020. Em uma tarde ensolarada no Rio de Janeiro, eu comia uma feijoada na despedida de um colega que partia para um período sabático nos Estados Unidos. As notícias do resto do mundo eram alarmantes, e era óbvio que elas acabariam por nos alcançar, mas ainda não tínhamos incorporado isso em nosso comportamento cotidiano. Epidemias em lugares distantes, afinal, não costumam nos distrair da bandeja de linguiça, mesmo com um monte de gente respirando em volta.

A impressão foi quebrada pela chegada de um colega belga que, em resposta à minha oferta de um aperto de mão, encarou-me com um ar de "será que deveríamos?". Foi a primeira vez que o SARS-CoV-2 se infiltrou nos gestos do meu dia a dia, como passaria a fazer sem trégua pelos dois anos seguintes. Isso também arrastou o assunto da conversa para a ameaça que nos rondava. Dito isso, meu colega tinha pelo menos uma notícia animadora, anunciada em seu sotaque afrancesado: "Parece que os chineses já estão pesquisando sobre tratar com a *clorroquina*".[2]

Na próxima vez que a cloroquina — ou, mais precisamente, seu derivado menos tóxico, a hidroxicloroquina — faria uma aparição em minha vida, o cenário já era outro. Em pouco mais de uma semana — era 19 de março —, as notícias vindas da Europa, aliadas aos números da covid-19 no Brasil, tinham levado ao cancelamento em cascata do que chamávamos de vida normal. Um dos catalisadores para a virada de chave fora um longo áudio de WhatsApp de Fábio Jatene, vice-diretor do InCor, que viralizara na semana anterior com previsões para a epidemia no estado de São Paulo.[3] Coincidência ou não, também seria em uma mensagem de WhatsApp que um gráfico impressionante chamaria minha atenção. Ao contrário das curvas ascendentes que alardeavam o crescimento de casos e mortes, nesse gráfico as linhas apontavam para baixo, indicando uma redução na porcentagem de pacientes com testes de PCR positivos para o vírus ao longo do tempo. Dentre elas, uma linha verde chegava ao zero absoluto após cinco dias, com a legenda de "Combinação de hidroxicloroquina e azitromicina".

Numa reação visceral de quem não tem tempo de ler os detalhes, enviei o link da imagem para minha mãe em Porto Alegre. "Acho que é hora de comprar na farmácia antes que acabe." No minuto seguinte, ela me responderia com "compro quantas caixas?" e uma receita médica. Mas já era tarde. Quando cheguei à farmácia, não havia mais resquício de hidroxicloroquina 200 mg. Pelo menos consegui comprar a azitromicina, que por sinal segue em meu armário até hoje.

Minha história está longe de ser única. O cardiologista Luis Correia, professor da Escola Bahiana de Medicina e Saúde Pública, conta que recebeu o mesmo artigo de três fontes diferentes no espaço de tempo entre começar a subir a escada do hospital e chegar à sua sala, no mesmo dia 19 de março.[4] Ao contrário de mim, porém, ele parou para lê-lo em vez de correr para a farmácia. E quem parasse para ler — como eu faria no fim do dia — veria que o furor em torno da história — que viralizara não só entre médicos, mas também no grupo de WhatsApp do meu condomínio — parecia exagerado. Seu autor principal, Didier Raoult, era um microbiologista respeitado no IHU Méditerranée Infection em Marselha — o tipo de sujeito que tem um gênero de bactérias inteiro batizado com seu nome. Ele podia ser uma figura controversa, com seu estilo iconoclasta, cabelo comprido e barba branca reminiscentes do mago Gandalf de *O Senhor dos Anéis*.[5] Mas suas credenciais científicas, encabeçadas por um currículo com mais de 2 mil artigos publicados, pareciam inegáveis.

O mesmo não podia ser dito, no entanto, do estudo publicado por ele.[6] O artigo apresentava dados de 36 pacientes: dezesseis controles, catorze tratados com hidroxicloroquina e apenas seis tratados com a combinação de hidroxicloroquina e azitromicina. Também não tinha sido randomizado — o "padrão ouro" de evidência da medicina, em que pacientes recebem medicação ou placebo de forma aleatória, eliminando vieses sistemáticos — nem duplo-cego — método em que examinado e examinador não sabem o que está sendo receitado em cada caso. Até aí, nada de mais: em um início de pandemia, estudos observacionais pequenos costumam ser as primeiras informações disponíveis, e quase todos os dados sobre o tratamento da covid-19 se enquadravam nessa categoria.

Mas os problemas não se limitavam ao tamanho ou ao tipo do estudo. Pacientes com critérios de exclusão para o uso das drogas, incluindo comorbidades como alterações cardíacas, haviam sido incluídos exclusivamente no grupo controle. Já os que apresentaram piora clínica e foram internados na UTI haviam sido eliminados da análise. Notavelmente, isso ocorrera com seis dos 26 pacientes que haviam recebido hidroxicloroquina: três foram parar na UTI, um morreu, um teve efeitos adversos e um teve alta. Com isso, a apresentação dos dados de PCR dos remanescentes encobria o fato de que o desfecho clínico do grupo tratado havia sido *pior*, já que nenhum controle havia morrido ou ido para a UTI. Como colocado pela microbiologista holandesa Elisabeth Bik, que se tornaria uma das críticas mais ferrenhas de Raoult: "Meus resultados sempre são incríveis quando eu removo os pacientes que morrem".[7]

Levantando suspeitas adicionais, o estudo tinha sido publicado no *International Journal of Antimicrobial Agents*, editado por Jean-Marc Rolain, subalterno de Raoult no IHU Méditerranée Infection e coautor do artigo. Também havia sido aceito no dia seguinte à submissão, o que levantava suspeitas de que não tivesse sido revisado por pares — ou, pelo menos, não com o devido cuidado.[8] Não por acaso, uma análise independente do artigo publicada posteriormente pela mesma revista o descreveria como um "manuscrito não informativo com limitações metodológicas grosseiras", adicionando que "os resultados não justificam as conclusões ambiciosas sobre a eficácia da hidroxicloroquina na covid-19, e na visão do revisor não justificam conclusão alguma".[9]

Didier Raoult, no entanto, não era o único a promover e acreditar na promessa da hidroxicloroquina. Em 21 de março, Vladimir "Zev" Zelenko, médico comunitário na vila judaica de Kyrias Joel, no estado norte-americano de Nova York, postaria um vídeo dizendo que tratara centenas de pacientes com covid-19 com um coquetel de hidroxicloroquina, azitromicina e sulfato de zinco, sem nenhuma morte ou intubação.[10] O vídeo foi seguido por uma carta aberta a "todos os profissionais médicos do mundo", em que Zelenko descrevia em detalhes o protocolo e fazia um apelo para que ele fosse iniciado tão rápido quanto possível em pacientes ambulatoriais.[11]

Zelenko ostentava um visual ainda mais peculiar do que o de Raoult, com uma barba longuíssima e um quipá. Ao contrário do francês, porém, ele não tinha publicado seus resultados em lugar algum. Eles só viriam a aparecer na literatura científica vários meses depois, com o auxílio de pesquisadores profissionais que resolveram ajudar o médico de família na tarefa.[12] Mas, em tempos de redes sociais, isso não fez falta. Nas palavras de Zelenko, "o mundo inteiro começou a ligar", e logo ele estava sendo entrevistado por Rudolph Giuliani, ex-prefeito de Nova York. Vídeos da entrevista — contendo doses e posologia, bem como o preço dos medicamentos — mais uma vez circulariam pelas redes sociais ao redor do mundo.[13]

Acompanhando o SARS-CoV-2, a onda não demoraria a alcançar o Brasil. Em 4 de abril, o médico Pedro Batista Jr., diretor-executivo da operadora de saúde Prevent Senior, apareceria em uma live com o virologista e professor da USP Paolo Zanotto no canal do YouTube de Hélio Beltrão, presidente do Instituto Mises Brasil.[14] Depois de uma introdução entusiástica por parte do apresentador, Batista Jr. relata que cerca de 250 pacientes já haviam sido submetidos ao protocolo de tratamento por telemedicina com hidroxicloroquina e azitromicina, antes mesmo da confirmação do diagnóstico de covid-19. De acordo com ele, a taxa de mortalidade da doença em pacientes da Prevent Senior com mais de oitenta anos era de 12%, contra 15% relatados pela OMS na época.

A diferença era pequena, mas, quando Beltrão pergunta se Batista Jr. participaria de um ensaio clínico randomizado da droga, correndo o risco de ficar no grupo controle, ele responde: "De jeito nenhum". Mais veemente ainda, Zanotto declara que "não faz mais sentido, defronte aos dados que foram apresentados pelo Pedro, pelo Zelenko e assim por diante, existir um [grupo] controle que não toma remédio. [...] Isso não vai ser aprovado por nenhum comitê de ética em pesquisa". Depois disso, Batista Jr. encerraria dizendo que "em aproximadamente cinco a seis dias o paper já estará publicado. A gente está correndo justamente para ter uma publicação em revista internacional para poder ajudar muito mais gente".

Os dados da Prevent Senior seriam de fato divulgados duas semanas depois, mas não pelas vias formais da publicação científica. Eles surgiriam em um PDF não publicado em lugar algum, mas que circularia amplamente no WhatsApp de médicos, cientistas e leigos.[15] Muita coisa causava estranhamento, como o fato de que apenas uma minoria dos pacientes no grupo controle apresentava sintomas respiratórios típicos da covid-19. Afora isso, os resultados continham erros de análise estatística facilmente percebíveis por alguém com alguma expertise. Ao identificá-los, escrevi um e-mail para o primeiro autor do artigo, o cardiologista Rodrigo Barbosa Esper, alertando sobre o problema. Ele me responderia que o manuscrito não representava a versão final do artigo e que havia "viralizado nas redes sociais contra nossa vontade". A divulgação extensa na mídia, porém, depõe contra essa explicação: Batista Jr., um dos autores do trabalho, afirmaria na imprensa que o número de internações havia caído em quase três vezes com o protocolo, que as mortes diminuíram em 60% e que o estudo "aguardava publicação" na revista *PLoS Medicine*[16] — o que nunca viria a acontecer de fato.

Cientistas e instituições médicas são tipicamente reticentes em relação à divulgação de resultados de pesquisa fora da literatura científica. Com isso, era natural que a onda de publicidade sobre a hidroxicloroquina fosse seguida por palavras cautelosas. A Food and Drug Administration (FDA), órgão americano responsável pela regulamentação de medicamentos, emitiria uma autorização emergencial para o uso do medicamento, mas lançaria uma nota contraindicando seu uso fora do cenário hospitalar.[17] No Brasil, o Ministério da Saúde também manteria a recomendação apenas para casos graves, alertando contra a utilização ambulatorial do fármaco.[18]

O debate, porém, já estava lançado, e diversos médicos e pesquisadores afirmavam que a cautela era desmedida. No dia 8 de abril, trinta cientistas brasileiros encaminhariam uma carta aberta ao ministro da Saúde defendendo o uso da hidroxicloroquina em pacientes não graves.[19] Enumerando artigos e citações em seus currículos ao final da carta, eles eram encabeçados pelo químico Marcos Eberlin, membro titular da Academia Brasileira de Ciências. De acordo com os pesquisadores, não usar a cloroquina no tratamento precoce era "se negar a desviar o *Titanic*, enquanto se espera um consenso sobre se a mancha no radar é mesmo um iceberg". A carta lista sete argumentos em favor da hidroxicloroquina, incluindo a experiência da Prevent Senior, a opinião de Paolo Zanotto e a automedicação com o protocolo por médicos como o infectologista David Uip, coordenador do Comitê de Contingenciamento da covid-19 do governo de São Paulo. E apenas um argumento contrário: a falta de consenso científico. De acordo com os autores, "é uma goleada científica de 7x1".

Os trinta signatários, porém, não estavam unidos por sua expertise: junto a médicos e biólogos, havia geógrafos, engenheiros agrônomos e filósofos. O que os unia era o movimento Docentes pela Liberdade, uma organização cuja missão é "recuperar a qualidade da educação no Brasil, romper com a hegemonia da esquerda e combater a perseguição ideológica". Marcos Eberlin, um especialista em espectrometria de massas, é uma figura folclórica na ciência brasileira por atacar a teoria da evolução e defender a veracidade de passagens bíblicas como a história de Jó, o dilúvio e a Arca de Noé.[20] Já Paolo Zanotto é conhecido na USP por atitudes politicamente provocadoras, como aparecer em sala de aula em trajes militares no aniversário do golpe de 1964.[21] Dada a parca representatividade desse campo político nas universidades brasileiras, não seria exagero dizer que a carta lograra reunir boa parte dessa base ao seu redor, mesmo que poucos — ou talvez nenhum — dos envolvidos trabalhassem de fato no tema científico em questão.

A razão da migração dessas aves raras para a causa da hidroxicloroquina, no entanto, já não era novidade para ninguém a essa altura. As informações sobre o medicamento haviam viralizado inicialmente em um documento elaborado pelo oftalmologista e empresário James Todaro e o advogado Gregory Rigano, datado de 13 de março,[22] que acabou compartilhado pelo bilionário Elon Musk para suas dezenas de milhões de seguidores.[23]

Isso fez com que seus autores chegassem à rede de televisão Fox News no dia 18, e que o presidente Donald Trump anunciasse no dia seguinte que a droga era "muito poderosa" e apresentava resultados iniciais encorajadores para a covid-19.[24] A declaração fora o estopim para a divulgação massiva do estudo de Raoult e faria a notícia da hidroxicloroquina correr o mundo através de redes sociais e canais de mídia associados à direita política.[25] O evangelho seria espalhado por políticos alinhados a Trump ao redor do mundo: em 21 de março, Jair Bolsonaro anunciaria em suas redes sociais, vestindo uma camiseta de futebol, que ela começava a ser testada no Hospital Israelita Albert Einstein com resultados promissores.[26] Ademais, anunciava que o Exército aumentaria a produção do medicamento e que suas exportações seriam canceladas, encerrando o discurso com a mensagem: "Tenhamos fé, que brevemente ficaremos livres desse vírus!".

A captura de temas científicos por grupos políticos é um fenômeno bem estudado por historiadores da ciência, particularmente em assuntos ligados ao meio ambiente e à saúde pública. No livro *Merchants of Doubt* [Mercadores da dúvida], Naomi Oreskes e Eric Conway descrevem a cooptação de cientistas com determinadas posições ideológicas por indústrias cujos lucros são ameaçados por consensos científicos. A análise mostra uma estratégia recorrente: o recrutamento de especialistas para semear dúvidas no público sobre um tema já resolvido entre a comunidade científica. Não era apenas a estratégia que se repetia entre as causas, mas também os cientistas envolvidos, como os físicos Fred Singer, Fred Seitz e Bill Nierenberg. Anticomunistas inveterados, eles tomariam para si a tarefa de opor-se ao consenso científico em questões tão diversas quanto os riscos do tabaco, a chuva ácida e o aquecimento global, vistas por eles como tentativas de impor restrições à liberdade dos indivíduos. A ausência de expertise nas áreas em debate não impedia que sua notoriedade — Seitz, por exemplo, havia sido presidente da Academia Nacional de Ciências norte-americana — desse um ar respeitável às suas posições.

A teia de influências políticas descrita por Oreskes e Conway era fruto da ação estratégica de grupos interessados, insuflada pelo investimento de verbas e recursos humanos através de *think tanks* de mentalidade conservadora. Tais esforços se estenderam por anos, através do aliciamento de cientistas com visões políticas particulares capazes de obter espaço na mídia para questionar consensos científicos. A descrição, no entanto, não parece a mais adequada para explicar a adesão da direita do espectro político à causa da hidroxicloroquina. Ainda que a tomada de posição de Trump e Bolsonaro no tema tenha sido vista como uma forma de tentar oferecer uma solução rápida para a pandemia, bem como para rebater críticas a suas posturas de minimização dos riscos, não parece ter havido tempo — ou evidência concreta — para uma ação organizada nos moldes descritos em *Merchants of Doubt*. Ainda que o livro descreva de forma exaustiva a influência política na ciência em décadas precedentes, a estratégia do jogo — se é que havia estratégia — já havia mudado em 2020.

Uma visão mais contemporânea da polarização em torno do tratamento da covid-19 é fornecida por Cailin O'Connor e James Owen Weatherall, autores de *The Misinformation Age: How False Beliefs Spread* [A era da desinformação: como crenças falsas se espalham].[27] Usando modelos matemáticos, eles demonstram como, em um ambiente ideologicamente dividido, pessoas com diferentes posições políticas passam a confiar seletivamente em determinadas fontes de informação. Com isso, mesmo temas que em essência teriam pouco a ver com questões partidárias acabam polarizados ao serem disseminados por personagens controversos. Por mais que a hidroxicloroquina fosse uma molécula sem partido, sua menção por Trump e Bolsonaro mostrou-se capaz de gerar adesão ou rechaço à ideia de que ela funcione. Amplificada pelas redes sociais, a postura acabaria por se tornar uma bandeira usada por pessoas comuns para demonstrar alinhamento ideológico a seu próprio grupo. Notavelmente, o fenômeno pode ocorrer mesmo na ausência de planejamento por parte dos atores envolvidos: como colocam os autores em um artigo do *Boston Review*, "o processo pelo qual Trump se fixou na hidroxicloroquina foi essencialmente aleatório — e, ainda assim, uma vez que começou a falar do assunto, este tornou-se associado à identidade política".[28]

Fazendo coro à ideia, o próprio Bolsonaro declararia às gargalhadas, em uma entrevista em 19 de maio, que "quem é de direita toma cloroquina, quem é de esquerda toma tubaína".[29] Em resposta, uma paródia de artigo científico comparando as duas substâncias circularia nas redes sociais, simulando a formatação do *New England Journal of Medicine*, a revista médica mais importante do mundo. A seção de métodos dizia que "pacientes foram randomizados de acordo com sua orientação política de direita ou esquerda para receberem tubaína ou hidroxicloroquina". A conclusão do artigo? "O gosto da tubaína é melhor."[30]

O REFLUXO

Com o frenesi em torno das declarações de Trump e a urgência criada pela pandemia, a corrida estava posta para confirmar — ou refutar — a eficácia da hidroxicloroquina contra a covid-19. Da noite para o dia, centenas de estudos foram iniciados testando a droga nas mais variadas doses e protocolos.[31] Ensaios clínicos randomizados, porém, costumam levar vários meses — quando não anos — para ser concluídos. É necessário recrutar pacientes, observar sua evolução, reunir os dados, analisá-los e descrevê-los em um artigo científico. Mesmo com a pandemia a pleno vapor, estávamos fadados a permanecer incertos sobre a eficácia de potenciais tratamentos por algum tempo, ainda que milhares de pessoas necessitassem dessa informação.

Com isso, tornou-se comum ouvir médicos pedindo cautela no uso de medicações sem eficácia comprovada. Um editorial no *JAMA Internal Medicine* argumentava que o primeiro dever de um médico era "não fazer mal", questionando a afirmação de Trump de que não haveria "nada a perder" tomando hidroxicloroquina.[32] Na *Folha de S.Paulo*, a cardiologista e intensivista Ludhmila Hajjar também dizia que a medicação não era salvadora. "Se você fala isso, já começa a apanhar porque virou uma questão nacional de pressão. Mas a realidade científica é essa, não tem evidência."[33] Apoiando essa visão, entidades como a Sociedade Brasileira de Infectologia, a Associação de Medicina Intensiva Brasileira e a Sociedade Brasileira de Pneumologia e Tisiologia lançaram diretrizes iniciais para o tratamento da covid-19 que não recomendavam o uso da droga fora do contexto de pesquisa.[34]

Parte das razões para a cautela tinha a ver com o potencial de efeitos colaterais do medicamento. Ainda que a hidroxicloroquina seja usada há décadas para o tratamento da malária e de doenças autoimunes, com um perfil bem estabelecido de segurança, ela não é completamente desprovida de riscos, que incluem frequentes efeitos gastrointestinais — particularmente diarreia — e consequências mais raras, como arritmias ou anemia em pacientes com alterações genéticas específicas. Para além dos riscos, havia ainda o temor de que a corrida para estocar o medicamento levasse à sua falta para os pacientes com condições autoimunes que necessitavam dele.

O caso contra a cloroquina se tornaria mais forte na metade de abril. Um estudo realizado pela Fiocruz Amazônia, sob a liderança do infectologista Marcus Lacerda, compararia duas doses diferentes do difosfato de cloroquina no tratamento de pacientes hospitalizados por covid-19. Uma análise preliminar dos dados de 81 pacientes sugeria uma mortalidade maior com a dosagem mais alta, levando à interrupção do estudo e à publicação dos resultados, inicialmente em um *preprint* — termo usado para artigos científicos não revisados por pares — e depois no *JAMA Network Open*.[35] Ainda que bem desenhado, o estudo de Lacerda testava a cloroquina em pacientes com doença severa, além de usar uma formulação da droga com potencial de toxicidade maior do que o da hidroxicloroquina. Mais do que isso, utilizava uma dose mais alta do que a habitual, com cada paciente recebendo doze gramas de cloroquina, mais do que o dobro do empregado na maior parte dos estudos. Curiosamente, a referência a um consenso chinês como base para a escolha sugere que ela tenha sido um erro dos pesquisadores, já que eles parecem não considerar que a dose em miligramas descrita pelos chineses incluía, além da cloroquina, o peso do fosfato usado no sal.[36]

Engano ou não, o artigo deflagrou uma tempestade por motivos que passavam ao largo dessa matemática. A base bolsonarista — incluindo os filhos do presidente[37] — imediatamente acusaria Lacerda e seus colegas de serem militantes de esquerda que haviam usado doses altas com o intuito de "desqualificar a cloroquina". Para provar o ponto, um artigo na revista *Conexão Política* ilustraria uma matéria sobre o trabalho com prints das redes sociais de seus autores declarando apoio a Fernando Haddad na eleição presidencial de 2018.[38] Já a *Gazeta do Povo* acusaria os pesquisadores de tentativa de fraude, e o assunto foi parar no Ministério Público do Amazonas.[39] Com tudo isso, Lacerda viria a sofrer ameaças de morte e solicitar escolta armada para sua proteção.[40]

Já do outro lado do espectro político, o estudo confirmaria o alarme que vinha sendo dado sobre os riscos do tratamento. Os resultados seriam cobertos pela mídia ao redor do mundo, incluindo grandes veículos como o *New York Times*,[41] e dariam corpo aos temores de um aumento de arritmias causadas pela droga. Para além deles, as ameaças a Lacerda seriam tomadas pela comunidade científica como prova de que a interferência política no assunto estava não só influindo em decisões que deveriam ser feitas por cientistas, mas atacando a própria ciência enquanto instituição. De uma hora para outra, enfrentar a cloroquina deixara de ser uma questão pontual sobre os riscos de um medicamento para tornar-se uma bandeira de defesa de algo maior.

Enquanto come um pote de sorvete do outro lado da tela do Zoom quase dois anos depois, o físico e professor da Unicamp Leandro Tessler rememora o início de 2020: "Como eu estava trancado em casa, comecei a estudar como uma epidemia funciona através de modelos epidemiológicos. E logo me dei conta de que a desinformação se propaga como uma epidemia", conta Tessler. "E aí, por causa do meu blog, eu fui ler os artigos de cloroquina e vi que não tinha nada ali. Era *wishful thinking*, e, por causa disso, comecei a comentar."

Tessler é um sujeito simpático cuja expertise não tem nada a ver com epidemias — aliás, sequer tem a ver com medicina. Com doutorado pela Universidade de Tel Aviv, ele trabalha com física da matéria condensada, e seus trabalhos mais citados exploram propriedades dos chamados elementos das terras raras, como o érbio, um obscuro metal que ocupa a posição 68 da tabela periódica. Apesar disso, a vida acadêmica de Tessler na pandemia seria reconfigurada. Propondo-se a combater fake news sobre o coronavírus, ele entraria de cabeça na batalha das redes sociais, dentro de iniciativas formadas online, como o Grupo de Estudos da Desinformação em Redes Sociais (EDReS)[42] e o InfoVid.[43] "A primeira reunião virtual do InfoVid devia ter umas trinta, quarenta pessoas, e dessas trinta ou quarenta pessoas eu só tinha encontrado pessoalmente uma delas, que era o Atila." Se a menção dispensa sobrenome, não é por acaso. Biólogo formado pela USP, com doutorado em virologia sob a orientação de Paolo Zanotto, Atila Iamarino já se tornara, a essa altura, o protótipo de uma das categorias que definiriam o debate sobre a covid-19: a dos profissionais da divulgação científica.

Divulgar ciência para além da academia está longe de ser uma missão nova, mas até o século passado costumava ser realizada como projeto paralelo em meio a outras atividades acadêmicas. A geração da qual Iamarino faz parte talvez seja a primeira no Brasil a encarar a divulgação científica como carreira — inclusive do ponto de vista financeiro. Ele já era um expoente nacional antes da pandemia: com mais de 3 milhões de seguidores, seu canal Nerdologia trata de temas científicos no YouTube sob uma ótica repleta de referências pop, com vídeos que atingem centenas de milhares de visualizações — além de patrocinadores que propiciam alguma viabilidade comercial.[44] Alguns dos tópicos mais populares incluem discussões da factibilidade científica de poderes de super-heróis, sabres Jedi e dragões cuspidores de fogo.

Com a pandemia de covid-19, Iamarino aproveitou que o tema caía dentro de sua expertise para acompanhar a pandemia em tempo real no Twitter e em lives no YouTube, mesmo antes de a doença chegar ao Brasil. Para muita gente — e inclusive para mim —, ele se tornou uma fonte de informação atualizada e importante em um momento de incertezas. Não demorou para que ganhasse a atenção da grande mídia, passando a dar entrevistas e assinar colunas, focadas particularmente na necessidade de medidas de distanciamento social para evitar desfechos catastróficos, conforme previsto por modelos epidemiológicos desde o início da propagação do SARS-CoV-2.

O momento em que Atila despontou como uma celebridade nacional, ao participar do programa *Roda Viva*, da TV Cultura, em 30 de março de 2020, coincidiu com o auge da polêmica da cloroquina, e o tema não poderia deixar de vir à tona. "O meu primeiro impulso é ser bastante cético", diria ele. "Tanto a cloroquina quanto a hidroxicloroquina estão ainda nesse 'vamos ver, deve funcionar, deve ser bom', mas os experimentos publicados até aqui não tiveram esse tipo de controle", afirmou, ressaltando que enquanto não houvesse um grande estudo controlado, "pra mim não é um tratamento".[45]

Outros divulgadores científicos foram mais incisivos em suas opiniões. Em 17 de abril, Pirulla — pseudônimo do paleontólogo Paulo Miranda Nascimento, que até a pandemia disputava com Atila o título de divulgador científico mais popular do YouTube nacional — gravaria um episódio de quase uma hora dedicado a refutar argumentos favoráveis à cloroquina.[46] Nele, afirma que o estudo de Didier Raoult foi feito "nas coxas" e ironiza o método de divulgação de Zev Zelenko, que "não mostrou dado nenhum, não publicou artigo nenhum e só gravou um videozinho", alegando, ironicamente, que a chanceler alemã Angela Merkel teria lhe telefonado dizendo que a medicação não funcionou na Alemanha. "Se você não acredita em mim, você não deveria acreditar nesse médico." Indo além, Pirulla mostra uma cartela do medicamento (de acordo com ele, porque "a patroa" o toma para uma condição autoimune) e enumera seus riscos. "Quando a médica dela constatou que ela precisava tomar, exigiram um exame de retina [...] porque se você tiver algum tipo de distúrbio [...] você não deve tomar, porque existe uma doença [...] que é específica da cloroquina, a retinopatia de cloroquina. Ou seja, não é uma coisa simples: você pode ter uma perda absurda de visão, talvez até cegueira, se tomar [...] sem fazer exames prévios. E, ainda por cima, ele ataca o estômago." Por fim, resume sua opinião em uma afirmação forte: "Se a Prevent Senior está de fato entregando cloroquina de motoboy sem exames prévios, ela pode estar matando gente, porque a cloroquina pode ser mais perigosa do que o vírus".

O estilo polemista de Pirulla não surgira do dia para a noite: ele já havia comprado brigas no Twitter ao chamar a astrologia de "a terra plana socialmente aceita"[47] e argumentar que levar signos do zodíaco em conta para contratar ou demitir pessoas é tão grave quanto preterir pessoas por serem negras ou homossexuais.[48] A analogia causou controvérsia, mas faz parte de uma causa compartilhada por diversos divulgadores científicos: o enfrentamento das ditas pseudociências, como a astrologia, a homeopatia e outros campos de conhecimento cuja base teórica contradiz leis elementares da física. Tal luta está alinhada ao chamado movimento cético,[49] uma bandeira cujo representante institucional mais visível no Brasil acabaria se tornando um dos atores centrais no debate sobre a hidroxicloroquina.

O Instituto Questão de Ciência se define como uma associação sem fins econômicos, lucrativos, político-partidários ou religiosos dedicada à defesa do uso de evidência científica em políticas públicas. Foi fundado pela bióloga Natalia Pasternak com verba própria em 2018, em resposta a eventos como a invasão do Instituto Royal por militantes contrários a pesquisas em animais e a aprovação da fosfoetanolamina como tratamento para o câncer.[50] Antes da pandemia, o Instituto possuía notoriedade modesta, obtida por sua oposição às ditas práticas integrativas de saúde no SUS — um guarda-chuva que inclui homeopatia, florais, imposição de mãos e ozonioterapia — e pela publicação da revista online *Questão de Ciência*, dedicada a desbancar mitos como astrologia, terapias quânticas ou colares de âmbar. Com a entrada da divulgação científica na ordem do dia, a agenda do IQC mudaria radicalmente e escolheria um novo alvo a ser desbancado. "A gente estava preparado para a cloroquina por causa da fosfoetanolamina", conta Paulo Almeida, diretor-executivo do instituto. "E quando caiu a pandemia, a gente estava pronto pra enfrentar combativamente o que quer que aparecesse."

Entre março e maio de 2020, a revista *Questão de Ciência* dedicaria nada menos do que dez artigos à hidroxicloroquina. Em 19 de março, mesmo dia em que o artigo de Didier Raoult invadira as redes, Pasternak e o microbiologista Luiz Gustavo de Almeida apontariam as falhas do estudo, que teria "tanto valor como recomendação médica quanto uma receita psicografada".[51] Menos de uma semana depois, voltaria ao ataque com um artigo do professor de química da USP Adriano Andricopulo discutindo os riscos do medicamento[52] e outro de Paulo Almeida apontando os conflitos de interesse de Gregory Rigano e outros proponentes iniciais da droga. Em abril, o Instituto se voltaria para o uso político da droga no Brasil, com o jornalista e diretor de comunicação Carlos Orsi anunciando que a cloroquina virara um "espetáculo de oportunismo" e que "a atribuição da cura a esses fármacos se reduz a bravata".[53]

A cruzada continuaria ao longo de 2020: "A gente parou tudo o que estava fazendo e voltou as atenções exclusivamente para a pandemia", conta Paulo. "Nossa primeira atuação foi alertar para o problema [da hidroxicloroquina], e sem falsa modéstia, em parte a gente pautou a mídia." A ascensão midiática do Instituto, até então pouco conhecido fora do meio acadêmico, foi catalisada pela consolidação de Natalia Pasternak como fonte de opiniões sobre a covid-19. Bem articulada e dona de um discurso afiado com pitadas de humor, ela se tornaria onipresente na mídia brasileira, com um estilo que alguns veículos definiriam como "lacrador", utilizando o termo cunhado para quem tenta encerrar debates de maneira veemente em redes sociais.[54]

Numa de suas primeiras participações na televisão, em 16 de maio, ela debateria na CNN Brasil com o reumatologista Ricardo Azêdo e o cardiologista Dante Senra, ambos moderadamente otimistas com o uso da hidroxicloroquina nas fases iniciais da doença.[55] Após a participação dos médicos, Pasternak lança um ataque frontal sobre os motivos para não usar a droga: os ensaios clínicos com resultados negativos nas fases iniciais e tardias da doença, a prevalência de covid-19 em pacientes que usam o medicamento para doenças autoimunes, a potencialização dos riscos de arritmia pela doença, o fracasso da droga como antiviral em outros tipos de infecções e a ausência de efeito do fármaco contra o SARS-CoV-2 em células respiratórias, roedores e macacos. Depois de seis minutos de explicação, ela conclui: "Não é uma boa droga candidata, não precisamos de mais estudos, já é hora de deixar a cloroquina descansar. Ela está prejudicando o andamento da política no Brasil, e é ridículo a gente ter dois ministros que caíram pelo mesmo motivo". A intervenção se perpetuaria nas redes sociais, com títulos como "Microbiologista Natalia Pasternak humilha médicos negacionistas que defendem o uso de cloroquina".[56]

O mote da queda dos ministros parece improvável, mas era plenamente compreensível àquela altura. No dia 16 de abril, o ortopedista Luiz Henrique Mandetta fora demitido do cargo após entrar em conflito com Bolsonaro em diversas frentes, incluindo a falta de apoio à sua droga de estimação, com a gota d'água vindo em uma entrevista ao *Fantástico* em que Mandetta se queixara dos discursos discordantes do Ministério e da Presidência.[57] Seu sucessor, o oncologista Nelson Teich, pediria demissão em menos de um mês, atribuindo sua decisão explicitamente à pressão do governo para ampliar o uso da cloroquina.[58] O mesmo motivo levaria à demissão do secretário de Ciência e Tecnologia da pasta, o médico e biofísico Antônio Carlos Campos de Carvalho. Em entrevista à *Folha de S.Paulo*, Carvalho compararia a situação a uma pelada de rua: "Se não interessa qual a opinião do Ministério, a opinião do corpo técnico, é 'eu quero porque quero', torna-se impossível qualquer grau de racionalidade. É como o menino que pega a bola na pelada e diz 'acabou porque a bola é minha'".[59]

Teich seria substituído por Eduardo Pazuello, general do Exército sem formação médica que ficaria notório por seu apoio incondicional às posições de Bolsonaro,[60] o que acabaria por torná-lo alvo de um processo administrativo do Exército por subir no palanque do presidente.[61] Sob o comando de Pazuello, o protocolo orientando o uso da cloroquina para a covid-19 finalmente veria a luz em 20 de maio, com nove páginas descrevendo esquemas de tratamento com cloroquina ou hidroxicloroquina e azitromicina para pacientes com sintomas leves e moderados.[62] O próprio documento, porém, concedia que "ainda não há metanálises de ensaios clínicos multicêntricos, controlados, cegos e randomizados que comprovem o benefício inequívoco dessas medicações para o tratamento da covid-19", e que a prescrição ficava "a critério do médico", amparando-se num parecer do Conselho Federal de Medicina que defendia a autonomia médica em prescrever o uso *off-label* (fora do previsto na bula) de tais medicações.[63] Notavelmente, o documento não explicava em momento algum a lógica da recomendação, limitando-se a enfileirar dez páginas de referências não citadas no texto, que incluíam artigos científicos, documentos do Ministério, registros de ensaios clínicos e uma notícia do site G1. Também não continha menção a seus autores e parecia ignorar a posição contrária do corpo técnico do Ministério.[64] Não por acaso, seria rejeitado pelo Conselho Nacional de Secretários de Saúde, contrariando a versão de que o documento teria sido "amplamente pactuado" com a entidade.[65]

Para além das críticas pelo modo com que foi construído, porém, o protocolo já nascia datado. No mesmo mês de maio, os primeiros estudos clínicos de maior porte sobre o uso da hidroxicloroquina começavam a sair, e os resultados não eram particularmente animadores. No dia 7, o *New England Journal of Medicine* publicaria um estudo observacional de 1446 pacientes tratados em um hospital de Nova York. Não era um ensaio clínico randomizado, o que dá margem a uma série de vieses em potencial: como a decisão de usar ou não a droga pode estar relacionada às condições dos pacientes, é possível que os mais graves tenham uma maior — ou menor — tendência a receber a medicação, criando diferenças entre os grupos não causadas pelo tratamento. Tentando controlar esses fatores da melhor forma possível, porém, o estudo não via nenhum sinal de efeito da hidroxicloroquina.[66]

Ele seria seguido por um estudo ainda mais amplo no *Lancet*, que sugeria um aumento de mortalidade com o uso de hidroxicloroquina, cloroquina e suas combinações com azitromicina em mais de 96 mil pacientes, o que faria com que diversos ensaios clínicos com a droga fossem interrompidos. O feito de reunir tantos pacientes em tão pouco tempo, no entanto, logo se revelaria prodigioso demais para ser verdade: inconsistências nos dados — ao que tudo indica forjados pela Surgisphere, uma empresa que alegava reuni-los a partir de hospitais ao redor do mundo — levaram à retratação do artigo em menos de duas semanas.[67] O evento contribuiria para fomentar a desconfiança dos partidários da cloroquina na literatura científica, que veriam na fraude uma tentativa de desacreditar a droga.

A despeito dos dados observacionais — que eram controversos, já que outros estudos vindos de países como Espanha,[68] China[69] e Arábia Saudita[70] mostravam benefícios —, a hidroxicloroquina tinha problemas maiores no horizonte. A partir de meados de maio, uma sequência de ensaios clínicos randomizados testaria a droga em diferentes cenários, colocando o conhecimento sobre o medicamento em um patamar mais sólido.

O primeiro deles foi um ensaio clínico chinês publicado em maio de 2020 no *British Medical Journal*,[71] mostrando taxas semelhantes de negativação dos testes de PCR em pacientes com quadros leves de covid-19 tratados ou não com hidroxicloroquina. Curiosamente, o estudo havia sido inicialmente publicado como *preprint* enfatizando a aparente eficácia da droga em diminuir sintomas. Mas o resultado positivo dependia de uma série de ajustes estatísticos e foi suprimido durante o processo de revisão por pares. O incômodo dos revisores se devia ao fato de a análise não ter sido planejada de antemão[72] — ao contrário da dos resultados de PCR — e ilustra um problema comum em pesquisa clínica: ao comparar dois grupos de pacientes usando muitos critérios, não é difícil encontrar por acaso algum aspecto em que o grupo tratado parece se sair melhor, mesmo que o tratamento não tenha efeito. Essa é a razão pela qual ensaios clínicos geralmente estabelecem um "desfecho primário" de antemão e concentram-se em analisar as diferenças encontradas nesse quesito, tratando outras medidas de efeito como secundárias.

Em junho, surgiria o primeiro ensaio clínico avaliando a hidroxicloroquina como tratamento profilático em pacientes expostos à covid-19.[73] O estudo do infectologista David Boulware, da Universidade de Minnesota, trataria 821 indivíduos assintomáticos com hidroxicloroquina ou placebo para determinar as chances de contrair a doença. No grupo placebo, 14,3% dos pacientes desenvolveriam sintomas, contra 11,8% no grupo tratado. A diferença, no entanto, passava longe dos critérios normalmente utilizados para definir a chamada "significância estatística". Pesquisas na área biomédica costumam considerar "significativa" uma diferença que teria, no máximo, 5% de chances de ocorrer num estudo daquele tamanho caso não haja um efeito real — o famoso "$p < 0{,}05$". No caso do estudo de Boulware, esse valor era de 0,35 — o que significa que, em cada três estudos com drogas totalmente inúteis, um deles apresentaria uma diferença tão grande como a encontrada —, não permitindo que o resultado fosse tomado como evidência da eficácia da hidroxicloroquina. A frequência de efeitos adversos, porém, era claramente maior no grupo tratado: 40,1% dos pacientes contra 16,8% no grupo controle, com p < 0,001.

No mês seguinte, Boulware publicaria um novo estudo, encabeçado pelo também infectologista Caleb Skipper, dessa vez com 491 pacientes no estágio inicial da doença.[74] Depois de catorze dias, 24% daqueles tratados com hidroxicloroquina e 30% dos tratados com placebo seguiram com sintomas, com a diferença na severidade destes ao longo do período ainda falhando em atingir os critérios clássicos de significância estatística — mas passando mais perto, com um valor "p" de 0,12. Assim como no primeiro estudo, a frequência de efeitos colaterais era maior no grupo tratado. Efeitos semelhantes foram encontrados pelo grupo espanhol liderado por Oriol Mitjà, que trataria 293 pacientes no início dos sintomas e não observaria praticamente nenhuma diferença na carga viral após três ou sete dias.[75] O mesmo grupo publicaria pouco tempo depois o maior estudo de hidroxicloroquina como profilaxia em contatos de indivíduos infectados. Dos 2314 pacientes, 5,7% do grupo tratado e 6,2% do grupo controle acabariam infectados — uma diferença novamente distante da significância estatística. O grupo controle teve doze hospitalizações e oito mortes, contra onze hospitalizações e cinco mortes no grupo tratado — o que também poderia facilmente ser fruto do acaso. Com isso, os autores concluiriam que "não existe evidência convincente para sugerir que a hidroxicloroquina é efetiva".[76]

No front dos pacientes graves, os resultados eram ainda mais desanimadores. Em julho, um estudo randomizado feito por pesquisadores em vários hospitais brasileiros, reunidos sob o nome de Coalizão Covid-19, foi publicado no *New England Journal of Medicine*, comparando 667 pacientes tratados com hidroxicloroquina, hidroxicloroquina e azitromicina ou placebo.[77] Os resultados não mostravam melhora em escalas de severidade com nenhum dos tratamentos. A pá de cal, porém, viria com o RECOVERY, uma iniciativa gigantesca do sistema público de saúde britânico para avaliar o efeito de diversos tratamentos contra a covid-19.[78] Os resultados, anunciados à imprensa em 5 de junho, não só sugeriam que a droga não era eficaz, como poderia ser danosa: dos 4716 pacientes do estudo, os tratados com hidroxicloroquina tiveram chances discretamente menores de receber alta após 28 dias (59,6% contra 62,9% no grupo controle) e levemente maiores de evoluir para intubação ou morte (30,7% contra 26,9%). A piora ficava próxima da significância estatística, com um "p" de 0,15 na análise de mortalidade, já que, dado o alto número de pacientes, mesmo diferenças pequenas como as encontradas não seriam tão prováveis de ser observadas por acaso.

Os resultados dos ensaios clínicos foram acompanhados em clima de torcida organizada por ambos os lados do espectro político, com cada fracasso da hidroxicloroquina alardeado como mais uma prova de que Bolsonaro estava errado. "Quanto melhor conduzido o estudo mais a cloroquina não mostra benefício. Hora de mandar ela de volta para a malária e para o lúpus", declararia o pneumologista Fred Fernandes, que se descrevia no Twitter como "contra o autoritarismo e negacionismo científico".[79] O jornalista e diretor de televisão André Fran faria coro: "A essa altura já era pra cloroquina ser considerada o terraplanismo da covid-19 [...]".[80]

Do outro lado da arquibancada, o entusiasmo da oposição em ver a aposta de Bolsonaro derretendo seria usado por apoiadores do presidente como prova de que, como articulado pelo assessor da Casa Civil Felipe Pedri, "a Direita torce pela cura e a Esquerda torce pela doença".[81] E por mais que a acusação pareça exagerada, sou o primeiro a confessar que ela tinha seu quê de razão. A cada novo estudo que aparecia em meu WhatsApp, os segundos entre clicar no link e ver o resumo dos dados carregavam uma apreensão semelhante a de se inteirar dos resultados de um concurso, um prêmio ou um jogo de futebol. Ainda que racionalmente fosse óbvio torcer por um resultado positivo, a ideia de que Bolsonaro pudesse ter razão era instintivamente mais desagradável do que uma pandemia sem tratamento. E cada fracasso da hidroxicloroquina trazia consigo uma dose de alívio — não porque o mundo ficasse melhor, mas por reforçar minha posição de estar do lado certo da história.

O efeito dos resultados do RECOVERY seria imediato: no dia 15 de junho, a FDA revogaria a autorização de uso emergencial para o uso da cloroquina e da hidroxicloroquina para a covid-19, e o tratamento parecia relegado ao esquecimento: o próprio Trump, ao ser infectado pelo vírus em outubro, não veria a droga em sua prescrição. Para além de sua base, a insistência de Bolsonaro na droga passou cada vez mais a transparecer como charlatanice, ou, para usar uma palavra que cairia na ordem do dia, negacionismo. A situação seria resumida na folclórica cena em que Bolsonaro tenta oferecer sem sucesso uma caixa do medicamento para as emas que habitam os jardins do Palácio da Alvorada, fracassando em sua última tentativa de propagandear a droga.[82]

Um ano depois da publicação do RECOVERY, Natalia Pasternak seria chamada a depor na CPI da Covid junto com o médico sanitarista Claudio Maierovitch. Em sua fala, ela é categórica sobre a evidência de eficácia da cloroquina: "Não funciona em células do trato respiratório, não funciona em camundongos, não funciona em macacos, e também já sabemos que não funciona em humanos. Senhores, a cloroquina já foi testada em tudo: a gente testou em animais, a gente testou em humanos e a gente só não testou em emas porque as emas fugiram".[83]

Pasternak ainda adiciona: "Isso é negacionismo, senhores. Isso não é falta de informação. Negar a ciência e usar esse negacionismo em políticas públicas não é falta de informação, é uma mentira que no caso triste do Brasil é orquestrada pelo governo federal e pelo Ministério da Saúde. Essa mentira mata, porque ela leva a pessoa a comportamentos irracionais que não são baseados em ciência". E à proposta do senador governista Eduardo Girão de que haja um debate que inclua especialistas favoráveis ao uso do medicamento para "ouvir os dois lados", ela responde: "É importante salientar que princípios do jornalismo — e da política também — de sempre observar o contraditório não se aplicam para a ciência, porque a ciência é um processo investigativo dos fatos, da realidade. E aí não cabe o contraditório. A ciência não tem dois lados".[84]

O LAMAÇAL

"Cada um pode exercer a verdadeira autonomia, que só se alcança quando se confia em si mesmo. [...] E assim, de consciência limpa, podemos exercê-la guiados pela própria inteligência. Não há verdadeira autonomia sem o conhecimento. E certamente não há autonomia seguindo cegamente a opinião de outros, sejam sociedades especializadas, sejam governos, sejam entidades internacionais." Com essas palavras, o dermatologista Diego Bet, moderador do evento "Descomplicando as evidências científicas sobre tratamento precoce", promovido pela Prefeitura Municipal de Chapecó (SC), passa a palavra para Flavio Abdenur.

Já é janeiro de 2021 quando Abdenur tenta explicar para a plateia de profissionais de saúde, que assiste pela tela do computador, o que o credencia a estar ali. "Eu não sou um profissional da saúde. Sou um profissional de dados, de análise quantitativa. [...] Minha vocação é aliar estatística, matemática e análise para entender dados do mundo real." Formado em economia, ele fez doutorado em matemática no Instituto de Matemática Pura e Aplicada (Impa) e foi professor da PUC-Rio até 2011. A partir daí, saiu da academia para trabalhar no mercado financeiro.

Depois de mencionar o grupo com quem trabalha no tema da covid-19, que ele descreve como "muito forte e muito interdisciplinar", Abdenur mostra uma figura com os desfechos de sete estudos clínicos randomizados com hidroxicloroquina em pacientes ambulatoriais. No eixo vertical, uma linha divide o gráfico ao meio, traçando o limite entre as evidências favoráveis e as contrárias. Já o eixo horizontal aponta os valores de "p" — a medida de significância estatística de cada resultado. Nenhum dos quinze pontos no gráfico — cada um representando um desfecho dos estudos citados — chega ao limiar tradicional de 0,05 que faria o resultado ser chamado de "significativo". Mas todos eles estão na metade superior do gráfico, na área que aponta um resultado melhor no grupo tratado.

"Vocês podem ver que tem um padrão muito claro aqui", diz ele. Logo depois, porém, adiciona: "Vou incluir muitas ressalvas [...], porque a verdadeira análise de dados sempre tem muita incerteza [...]. Desconfiem sempre de gente com muita certeza, principalmente num assunto tão complicado assim". Ele prossegue mostrando os resultados de cada um dos estudos, até concluir em letrinhas verdes que a hidroxicloroquina é segura nas doses e durações testadas para a covid-19. De acordo com Abdenur, ela não promove redução de carga viral ou diminuição de testes positivos, mas causa reduções da ordem de 20% em desfechos como sintomas e hospitalizações. "A probabilidade de não existir um efeito clínico é baixa", ressalta. "Mas não é um benefício muito radical." E prossegue para a conclusão: "Há um Fla-Flu em que um dos lados diz 'não funciona, não pode funcionar, é superperigoso'. Isso é falso. Mas, do outro lado da polarização, tem gente dizendo que 'não, não precisa de vacina porque a hidroxicloroquina resolve'. Não, não é uma bala de prata, pelo amor de Deus".

Ao finalizar sua apresentação, Abdenur passa a palavra para o matemático Daniel Tausk, professor do Instituto de Matemática e Estatística (IME) da USP, que faz ressalvas semelhantes: "A ciência não nos leva a ter certeza das coisas. Tem esse mito na mídia de que a ciência 'provou' qualquer coisa, e não é bem assim que funciona. A ciência vai te dando evidências cada vez melhores. Tem situações extremas em que as evidências ficam tão boas que é meio coisa de maluco duvidar. Mas muitas situações são intermediárias".

Depois de quase vinte minutos explicando conceitos de estatística, Tausk se debruça sobre os ensaios clínicos com hidroxicloroquina, mostrando reanálises possíveis dos estudos e "coincidências interessantes que este remédio sortudo está tendo". Por fim, junta todos eles em uma metanálise — um método estatístico para agregar dados de diferentes estudos — que sugere que a droga causa cerca de 24% de redução nos desfechos de interesse, com um intervalo de confiança — a popular "margem de erro" das pesquisas eleitorais, em que você esperaria acertar o valor real do que está medindo em 95% das vezes — entre 3% e 41%. Em seguida, conclui: "Provou que funciona? Não provou? [...] Se vocês entenderam alguma coisa da minha exposição, vocês devem ter entendido que ciência não é assim. [...] Tem esse monte de evidências aqui". E adiciona: "Mas cabe a cada um decidir o que fazer com elas".

Meses depois, os dois matemáticos tentariam me explicar como se meteram no assunto. "Eu tenho um pai com oitenta anos de idade", diz Abdenur, afirmando que, antes do SARS-CoV-2 chegar ao Brasil, viu vários especialistas na mídia minimizando o problema. "Isso me levantou a luz amarela de que não dá pra confiar no que está sendo divulgado, e eu comecei a correr atrás", conta. "Comecei a chamar gente boa de análise de dados, e pra ter o know-how da área, comecei a chamar médicos. A ideia era ter uma espécie de *brain trust* com gente que entende de números e dados e gente que trata pacientes." O tema, porém, logo se tornou uma causa maior para ele. "Depois fiquei pensando que meu pai não é o único pai do mundo, né? Tem outros velhinhos por aí, tem pessoas não tão velhas que estão morrendo, e claramente tem políticas públicas sub-ótimas."

Tausk conta uma história parecida. Diz que começou tentando entender a progressão da epidemia a partir de dados epidemiológicos, um tema mais acessível a um matemático.

"Mas quando você começa a falar de um assunto nas redes sociais, as pessoas começam a interagir com você", conta ele, o que acabou desembocando na questão do tratamento. O assunto se revelou espinhoso, e não só pela complexidade dos dados. "Alguns desses grupos se radicalizaram muito. Em grupos [de WhatsApp] que focavam em tratamento precoce, tendia a entrar uma galera de direita e um pessoal radical, *antivax*, e daqui a pouco virava uma loucura", diz Abdenur. "Eu acabei me retirando da maioria e criei um grupo cujo título é 'Grupo Não Maluco Sobre Covid'. Eu sou o único administrador e uso o meu critério de não ser maluco." Quando pergunto quantas pessoas se enquadram no critério, ele responde: "Umas dez".

Tausk concorda com a impressão: "Minha experiência de falar sobre tratamento nas redes sociais é horrível", resume. "Muitas pessoas que me seguem me aplaudem quando eu falo de tratamento, e eu vejo pelos perfis que várias são bolsonaristas ou de direita. Já entre meus colegas da USP, a imensa maioria me ataca quando falo de tratamento." Ele explica: "Se criou uma ideia de que defender essas coisas é terraplanismo, uma coisa louca que não tem o menor sentido, então isso gera uma reação muito visceral. Não tive quase nenhuma oportunidade de ter uma conversa com pessoas que não concordavam comigo, mas eram ponderadas".

É curioso que os dois se definam como equidistantes dos extremos do espectro político. Flávio costumava se dizer um liberal clássico, mas hoje em dia tem ressalvas à posição e não se considera nem de esquerda, nem de direita. Tausk sempre votou no PSDB, vê o bolsonarismo com péssimos olhos e se considera oposição à nova direita. Mas ambos concordam quando o assunto é hidroxicloroquina. Abdenur diz que o medicamento é seguro e provavelmente ajuda um pouco quando usado no início da doença. "Mas não é o que você vê na imprensa, não é o que você vê no site do NIH." Tausk faz a ressalva de que o efeito da droga parece pequeno. "O tempo que eu investi nela acabou sendo exagerado." Mas concorda que "é muito improvável que você não tenha nenhum efeito para nada".

O que faria com que dois analistas de dados chegassem a uma conclusão diferente da dos próprios artigos que eles citam? A resposta simples é a dada por Tausk: a ciência não prova nada, apenas acumula evidências, e pessoas diferentes vão tirar conclusões diferentes dos mesmos dados. Indo mais a fundo, podemos listar camadas distintas de motivos que justificam divergências nas interpretações.

A primeira questão que salta aos olhos é o chamado "poder estatístico": a capacidade de um estudo clínico de detectar um efeito de determinado tamanho, caso ele de fato exista. Como o prognóstico da covid-19 costuma ser favorável, hospitalizações e mortes são raras entre os pacientes incluídos nos estudos de tratamento precoce — de forma geral mais jovens, saudáveis e bem atendidos do que a média da população. Com isso, estudos com algumas centenas de pacientes, como a maioria dos que avaliaram a hidroxicloroquina, vão observar poucos desses eventos. No estudo de Skipper e colaboradores, por exemplo, foram dez hospitalizações no grupo controle e quatro no grupo hidroxicloroquina entre quase quinhentos pacientes, com apenas uma morte em cada grupo.

No caso de estudos que pretendem usar a droga como profilaxia, a questão é ainda mais complicada. No estudo de Boulware, com mais de oitocentos pacientes, pouco mais de cem desenvolveram a doença, e um único paciente em cada grupo foi hospitalizado. Já no de Mitjà, com mais de 2 mil pessoas, houve cinco mortes no grupo tratado e oito no grupo controle. Um otimista poderia concluir que houve uma redução entre 30% e 40% na mortalidade com o tratamento, mas isso seria tão ingênuo quanto concluir que uma moeda é viciada depois de tirar cinco caras e oito coroas em uma sequência de lançamentos. Ambos os resultados podem ocorrer muito facilmente ao acaso — o que, em linguajar científico, significa que seu valor de "p" é alto (por volta de 0,59) e que eles não são considerados estatisticamente significativos.

A ausência de significância estatística, porém, não pode ser considerada uma prova de ausência de efeito — até porque é impossível provar que algo não tem efeito nenhum. O que um estudo "não significativo" indica, quando bem interpretado, é que o resultado encontrado seria improvável caso existisse um efeito real do tamanho utilizado como referência para calcular o número de pacientes a serem incluídos no estudo. Nos estudos de profilaxia, por exemplo, esse número costuma ser calculado para que o estudo tenha uma probabilidade de 80% a 90% de detectar uma redução de 50% nas infecções sintomáticas, caso a droga de fato tenha um efeito dessa magnitude. Isso significa que, se as consequências clínicas são reduzidas em 20%, como defendem Tausk e Abdenur, não seria esperado que qualquer um dos estudos individuais encontrasse um resultado significativo. Dito isso, vários deles apresentam tendências não significativas de menos sintomas, hospitalizações ou mortes no grupo tratado, o que pode nos levar a uma conclusão distinta ao avaliá-los em conjunto.

A maneira usual de fazer isso formalmente é a metanálise: uma síntese estatística de diversos estudos para avaliar seu efeito agregado com um poder estatístico maior. Entre setembro e outubro de 2020, duas metanálises dos estudos sobre tratamento precoce ou profilaxia com hidroxicloroquina seriam publicadas com um intervalo de duas semanas entre si. A primeira, liderada pelo epidemiologista Harvey Risch, de Yale, encontraria uma redução de 24% nos desfechos clínicos dos vários estudos, com um valor de "p" de 0,025.[85] A segunda, liderada pelo estatístico Miguel Hernán, de Harvard, se concentraria nos estudos de profilaxia e encontraria uma redução de 22%, com um valor de "p" discretamente abaixo dos 0,05 de praxe.[86] Esta última seria atualizada em 2021, com a diferença caindo para 16%, e acabaria publicada no *European Journal of Epidemiology* somente em 2022, sugerindo um efeito de 28%, com uma margem de erro de 5% a 45%, mas apenas para a profilaxia iniciada antes da exposição ao vírus.[87]

Caso encerrado em favor da hidroxicloroquina? Infelizmente, a questão continua não sendo simples. Para atingir o poder estatístico necessário, a metanálise de Risch mistura desfechos distintos, como infecção confirmada por PCR, hospitalização ou morte. Com isso, os estudos incluídos na análise não medem exatamente a mesma coisa. Se tomarmos esses desfechos separadamente, como fazem pelo menos três metanálises de autores brasileiros,[88] não conseguimos encontrar os mesmos efeitos — ainda que nesse caso o poder estatístico volte a ser mais baixo para cada um dos desfechos. Já o trabalho de Hernán começa juntando ensaios de profilaxia pré e pós-exposição para depois decidir separá-los em sua versão mais recente — o que também leva a conclusões diferentes em cada um dos casos.

Isso demonstra que opções de análise podem levar a resultados diferentes em estudos clínicos, e nem sempre é óbvio dizer qual delas é a mais válida. Mais do que isso: como a ciência é feita por seres humanos, é difícil separar as escolhas feitas do resultado desejado pelo analista. Não parece ser por acaso que a metanálise com resultado mais positivo seja capitaneada por Risch, um entusiasta da hidroxicloroquina desde o princípio da pandemia.[89] Ou que as mais pessimistas tenham vindo do Brasil, em que a hidroxicloroquina — e a oposição a ela dentro do meio acadêmico — se tornou uma bandeira política mais forte do que em qualquer outro lugar do mundo.

Por fim, as complicações não se encerram com a análise dos dados. As metanálises de Risch e Hernán, pelo menos em sua versão inicial, encontram resultados semelhantes; no entanto, as conclusões dos artigos são bem diferentes. Risch e seus colegas concluem que "o uso de hidroxicloroquina em pacientes ambulatoriais reduz a incidência do desfecho composto de infecção por covid-19, hospitalização e morte". Já os espanhóis capitaneados por Hernán ficam em cima do muro, concluindo que a análise "não pode excluir um efeito moderado da hidroxicloroquina", que a interpretação inicial dos ensaios clínicos foi equivocada e que mais estudos seriam necessários para chegar a conclusões mais precisas. Mas se eximem de fazer qualquer recomendação em favor do uso da droga, mesmo nas versões mais atualizadas do trabalho.

Seria esperado que cientistas olhando os mesmos dados chegassem a conclusões tão distintas? A resposta, que pode parecer contraintuitiva para os que creem no caráter objetivo da ciência, é que é exatamente assim que ela deveria funcionar. Tudo o que as análises estatísticas tradicionais — conhecidas como "frequentistas" — nos dizem é o quanto determinados resultados são prováveis — ou improváveis — de ser observados caso uma hipótese seja verdadeira. O valor de "p" de um ensaio clínico, por exemplo, é a chance de uma diferença tão grande quanto a encontrada entre os grupos acontecer aleatoriamente na *ausência* de um efeito real do tratamento — a chamada "hipótese nula". Um valor baixo — ou "estatisticamente significativo" — significa que seria pouco provável encontrar tais resultados caso o tratamento não possuísse efeito, e com isso aumenta nossa confiança de que deva existir um efeito real.

Resultados científicos, porém, não ocorrem no vácuo — e têm de ser analisados ante o que já sabemos a respeito do mundo. E por mais que resultados estatisticamente significativos aumentem nossa confiança em uma hipótese, nossa conclusão dependerá do que já pensávamos sobre ela antes do experimento. É o que a estatística costuma definir como "lógica bayesiana", em homenagem ao teorema desenvolvido pelo reverendo Thomas Bayes no século XVIII para combinar probabilidades, baseado em seus estudos de jogos de azar.[90] Para ilustrar o conceito, imagine que você pegasse uma moeda em sua carteira, jogasse-a cinco vezes para cima e tirasse cara em todas elas. A chance de isso acontecer por acaso é de cerca de 3% — improvável o suficiente para que o resultado do experimento seja considerado "estatisticamente significativo". Quase ninguém desconfiaria, porém, de que a moeda tivesse duas caras ou fosse fortemente viciada. Como tais moedas não costumam circular em nossos bolsos, a explicação de que as cinco caras seguidas tenham sido um golpe de sorte parece muito mais provável.

A situação se inverte, contudo, caso as cinco caras tenham vindo de um sujeito que apostou contra você na rua num jogo de "quem tira mais caras", com cada um usando sua própria moeda. Nesse caso, seria ingênuo acreditar na hipótese do acaso, e a maior parte das pessoas concluiria que um aproveitador está usando algum truque para levar o seu dinheiro. O resultado do experimento é o mesmo, mas a conclusão que tiramos dele não é. E tudo o que mudou foi a probabilidade inicial — ou a priori, no linguajar bayesiano — de a moeda ser viciada, que é muito maior quando ela não saiu do seu bolso, e sim do de um desconhecido que lhe propôs uma aposta em dinheiro.

Assim, as coincidências um tanto improváveis — mas não impossíveis — nos estudos de tratamento precoce com hidroxicloroquina podem ser vistas de forma diferente dependendo de quem as examina. "Não é que não tenha plausibilidade. A questão é que a probabilidade pré-teste [de a hidroxicloroquina funcionar] é baixa, se você olhar como aquilo surgiu", argumenta Luis Correia. Ele cita que o medicamento não foi desenhado para tratar o SARS-CoV-2 e já não apresentara efeito benéfico em outras doenças virais. Como contraexemplo, cita outros tratamentos, como os corticoides. "Se a covid-19 é uma doença inflamatória e corticoide funciona para todas as doenças inflamatórias do pulmão, como asma e DPOC, você tem uma probabilidade a priori maior de que vai funcionar." E acrescenta: "As ideias que vingaram, como vacinas e anticorpos monoclonais, são ideias de maior probabilidade". Mas ele mesmo assume a incerteza da conclusão: "Estou dizendo que hidroxicloroquina tem 0% de chance de funcionar? Não. Mas a chance é muito menor do que a de outras coisas". Dito isso, Correia admite que colocar estas probabilidades em números é difícil: "A gente tem um problema enquanto seres humanos de não sentir probabilidades. É fácil sentir temperatura, mas quando se fala em probabilidade, a gente é totalmente descalibrado".

Como uma ressalva adicional, há de se considerar que parte da razão para o tratamento precoce ter se tornado o foco dos defensores da hidroxicloroquina foi o fracasso do tratamento em pacientes hospitalizados, com metanálises sugerindo que a droga pode aumentar discretamente a mortalidade destes[91] — o que reduz, ainda que não exclua, a probabilidade a priori de o medicamento funcionar no início da doença. Além disso, mesmo Tausk e Abdenur concedem que não há evidências para um efeito da droga sobre a probabilidade de infecção ou carga viral, o que os leva a atribuir o suposto benefício clínico a seu efeito anti-inflamatório. Mas quando focamos os protocolos e desfechos que parecem mais positivos entre os vários possíveis, é natural que os valores de "p" sejam baixos, já que a escolha do que se está analisando não foi aleatória. É o equivalente a tirar cinco caras em sequência, mas após três ou quatro tentativas — o que ainda é improvável, mas impressiona bem menos.

E como se todas essas fontes de incerteza não bastassem, ainda há a questão do que levar em conta. Estudos científicos podem variar em inúmeras medidas de qualidade: randomizados ou observacionais, duplos-cegos ou abertos, registrados prospectivamente ou não, e assim por diante. Dependendo da régua que se use para determinar o que vale como evidência, as opções de análise — e de resultados a serem encontrados — se multiplicam. Um exemplo clássico desse princípio é o c19study, um impressionante compêndio de dados de quase 2 mil estudos sobre mais de quarenta tratamentos diferentes para a covid-19.[92] O site, mantido desde 2020 por autores anônimos,[93] utiliza análises complexas — e um filtro notoriamente frouxo para incluir estudos[94] — para concluir que mais de 80% dos tratamentos analisados são efetivos, o que na maioria dos casos vai frontalmente contra o consenso acadêmico.

Defensores da medicina baseada em evidências adoram ridicularizar o c19study na mídia:[95] o *Estadão Verifica*, por exemplo, o considerou "uma plataforma de desinformação [...] com uma roupagem de trabalho científico".[96] No entanto, as críticas ignoram o esforço dos autores para justificar suas conclusões a partir de números e análises reais, bem como para rebater de forma exaustiva seus detratores usando uma lógica internamente coerente, ainda que bastante particular. Como afirma o psiquiatra Scott Alexander, sobre quem falaremos adiante, "mesmo um ateu pode apreciar uma catedral, e mesmo um cético [...] deveria conseguir apreciar esse site".[97] Se o c19study é um monumento, ele homenageia a liberdade quase infinita nas opções para analisar evidência científica — particularmente quando ela é abundante, dispersa e vinda de inúmeros pequenos estudos. Nesses casos, as conclusões acabam ficando ao gosto do freguês — o que, num mundo em que há fregueses dos mais diversos, pode facilmente tomar proporções surpreendentes.

OS CARANGUEJOS

Dividindo o espaço de seu canal do YouTube com outras catorze janelas do Zoom, ocupadas por médicos e um intérprete de Libras, o jornalista Alexandre Garcia inicia sua live de 28 de junho de 2020 com palavras fortes: "Isso é uma reunião de emergência, quase uma reunião de guerra", diz ele. "Por absurdo que possa ser, há gente que cavalga no coronavírus. Mas hoje vamos deixar a política de lado e focar na ciência e na experiência dos médicos."

Garcia passa a palavra para a anestesiologista Luciana Cruz, que descreve como os profissionais ali reunidos se encontraram a partir de um grupo formado em Belém (PA). "Esse movimento foi se expandindo, e hoje temos grupos de médicos em todos os estados que são a favor do tratamento precoce", conta ela. Quem organiza a live é o grupo do Distrito Federal, cuja coordenadora, Carine Petry, começa dizendo que "há muito tempo nós, médicos, falamos que o ideal em várias doenças é intervir precocemente". Mas, para a covid-19, segundo ela, "ouvimos que é pra procurar um hospital só quando tiver falta de ar. Estamos aqui para dizer que isso não é verdade". Depois de uma breve queda de conexão, ela enumera drogas que podem ser úteis no início dos sintomas da doença, que incluem não só a cloroquina e a hidroxicloroquina, mas também os antiparasitários ivermectina e nitazoxanida, e o anticoagulante enoxaparina. "Não temos evidência científica nível A, mas temos evidências observacionais de que elas são seguras e podem diminuir a mortalidade."

Logo a seguir, vem o depoimento de Cássio Prado, cirurgião, intensivista e prefeito de Porto Feliz, município paulista com pouco mais de 50 mil habitantes. Filiado ao PTB, ele conta como, a partir de abril, instituiu na cidade o tratamento ambulatorial de pacientes apresentando sintomas respiratórios com um kit que inclui hidroxicloroquina, azitromicina, ivermectina e enoxaparina, além de antieméticos, anti-inflamatórios e antitérmicos. Prado relata que o município faz profilaxia em todos os contatos de pacientes de covid-19 com ivermectina e em todos os profissionais de saúde com ivermectina ou hidroxicloroquina. "Os únicos dois médicos que se recusaram a fazer desenvolveram covid", revela. Afirma que, de 994 pacientes tratados profilaticamente, nenhum necessitou de terapia intensiva, e os únicos três óbitos da cidade não fizeram tratamento precoce. "Os pacientes de cidades vizinhas estão invadindo a minha cidade em busca do protocolo." Depois da fala, Alexandre Garcia diz que foi tranquilizado e mostra uma caixa de ivermectina. "Na semana que vem, vou tomar a segunda dose. Eu tenho oitenta anos, sou grupo de risco."

O palestrante mais ufanista, porém, é o imunologista Roberto Zeballos. Ao descrever seu protocolo com abordagens distintas nas três fases da doença, afirma que "não tem igual no mundo". "Esse protocolo é brasileiro [...] ele funciona, não há dúvida de que ele funciona em quaisquer circunstâncias." O afã patriótico não arrefece, e mais adiante ele adiciona: "São cientistas brasileiros que elaboraram um protocolo perfeito. Essa doença tem cura, e só vamos acabar com o medo quando pudermos impor o tratamento. Eu tenho dois estudos em andamento: um deles é o milagre do Pará [...]; no outro, já tenho mais de cem pacientes no meu consultório [...] e não perdi nenhum".

O "milagre do Pará" é então revelado por Vania Brilhante, infectologista da Unimed do estado. Ela conta que montou um esquema de distribuição de medicações que tratou mais de 50 mil pessoas. "Não tinha muita burocracia, era só passar no drive-thru com uma receita e pegar o kit." Ao tentar mostrar um gráfico com os resultados, no entanto, ela tem dificuldades para compartilhar a tela e envia o arquivo pelo celular para que Luciana Cruz o apresente. Quando por fim os dados surgem, vemos uma queda rápida no número de pacientes aguardando por leitos, que vai de 127 no final de abril para níveis muito baixos ao final de maio. Vania confessa que nem todos os pacientes receberam o mesmo tratamento: "Começamos com hidroxicloroquina, mas logo acabou no mercado local, e aí fomos pro difosfato [de cloroquina] mesmo". Com isso, ela explica que ainda precisa olhar melhor os dados: "A gente está com a intenção agora de dar uma randomizada nisso e ver quem recebeu hidroxicloroquina, quem recebeu cloroquina e quem recebeu azitromicina".

Um crítico poderia argumentar que os gráficos de Brilhante mostram curvas de internações não tão diferentes dos picos da covid-19 em Manaus ou no Rio de Janeiro na mesma época. Ou que o conceito de "randomização" não faz nenhum sentido quando os pacientes já foram tratados, e obviamente foi usado de forma inapropriada. Ainda assim, os dados impressionam os participantes. Como coloca o anestesiologista Paulo Guimarães, do Hospital das Forças Armadas de Brasília: "Eles sempre rebatem a gente falando que não há evidências científicas. Mas se não há evidências científicas, do que é que nós ficamos aqui falando por duas horas, mostrando números de sucesso, de pessoas que estão sendo salvas, de reversão de colapso dos serviços de saúde? Isso são evidências muito fortes. Talvez nós não tenhamos evidência 3A publicadas na *Lancet* ou no *New England*. Mas o que foi isso que falamos aqui se não são evidências?".

Curiosamente, a live de Alexandre Garcia ocorria na mesma época em que o conjunto dos ensaios clínicos randomizados — no sentido estrito da palavra, e não na interpretação heterodoxa de Brilhante — parecia enterrar a hidroxicloroquina como promessa terapêutica para a covid-19. A despeito disso, ela seria assistida por quase 2 milhões de pessoas nas duas semanas seguintes, antes de ser retirada do YouTube por conta das políticas de controle de conteúdo da plataforma. Coincidência ou não, também foi nesse período que o tema do tratamento precoce ou profilático da covid-19 reemergiria nas minhas próprias redes sociais.

"Boa noite, paciente com RT-PCR positivo, no quarto dia de sintomas, tomando há dois dias Annita, azitromicina e hidroxicloroquina, deveria fazer também a ivermectina? Qual a experiência dos colegas? A ivermectina é melhor?" Em poucos minutos, alguém responde: "Eu tenho usado esse esquema que você está usando, só que dez dias de hidroxicloroquina e seis dias de Annita, mais vitamina D, zinco, bromexina e budesonida. Se for calvo ou obeso, bicalutamida. Se tiver grande risco de trombose, Clexane".

O diálogo acima é um exemplo dos incontáveis intercâmbios sobre tratamento precoce em um grupo de WhatsApp chamado "Rio Vencendo a Covid-19". Eu passaria a integrar o grupo, que inclui mais de duzentos médicos[98] de diferentes especialidades no estado do Rio de Janeiro, através de um colega de faculdade, que me colocaria em contato com uma das administradoras. Ela me daria as boas-vindas, achando ótimo que um professor universitário estivesse interessado no grupo — que, além de discutir tratamento, se propõe a trocar ideias sobre outros dilemas cotidianos de seus integrantes, como autorizar testes de covid-19 por convênios, encontrar colegas simpáticos a suas posições em hospitais específicos, pressionar secretarias de saúde para instituírem o tratamento precoce e fazer vaquinhas para comprar medicamentos de difícil obtenção.

Na altura em que entrei no grupo, com poucos meses de pandemia, não era só a importância do tratamento precoce que tinha crescido: as receitas também haviam ficado mais longas. Ainda que hidroxicloroquina, azitromicina e zinco permanecessem como carro-chefe, elas haviam sido acrescidas de medicamentos como ivermectina, nitazoxanida, vitamina D, bromexina, anticoagulantes e antiandrogênicos. Ao começarem a ser usados, todos eles tinham uma base de evidência ainda mais limitada do que a da hidroxicloroquina: geralmente um número reduzido de estudos observacionais ou pequenos ensaios clínicos sugerindo resultados positivos. Por conta disso, a maior parte passa à margem de protocolos de órgãos governamentais ou sociedades médicas.

A cautela das recomendações oficiais, porém, é vista com desconfiança entre os simpatizantes do tratamento precoce. Como opina o jornalista Victor Silva, que assim como eu perambulou infiltrado em grupos sobre tratamento precoce no WhatsApp,[99] a definição de expertise de seus participantes é fortemente baseada na experiência prática: "Eles se importam com quantos pacientes você tratou, e não com a sua qualificação acadêmica. E o médico nesses grupos costuma ser um cara meio experimentador: ele não segue o protocolo porque acha que o protocolo foi feito por pessoas burocráticas que estão afastadas da clínica".

Os membros do Rio Vencendo a Covid-19 fazem coro: "AMB e SBI proíbem médicos de tratar os doentes por covid e os condenam ao cadafalso domiciliar, com dipirona e oxímetro na mão", escreve um deles, referindo-se à Associação Médica Brasileira e à Sociedade Brasileira de Infectologia. Mais do que burocrática, a recusa do tratamento precoce pelas sociedades é vista como repleta de segundas intenções: o presidente da

SBI, Clóvis Arns da Cunha, por exemplo, é acusado repetidamente de ser "esquerdista" e "comprometido ideologicamente". Em resposta a esta última acusação, alguém responde que ele "está comprometido é financeiramente. Bancado pela Gilead". Em algum momento, alguém envia a lista de conflitos de interesse de Arns — que inclui ligações como consultor ou palestrante para dez laboratórios diferentes — e comenta que "há mais farmácia ali do que em toda a avenida Paulista".

Curiosamente, a lista não inclui a Gilead Sciences, fabricante do remdesivir, um dos primeiros antivirais aprovados para o tratamento da covid-19, a despeito da evidência frágil de efeitos relevantes.[100] Dentro do universo do tratamento precoce, o laboratório se tornou um dos vilões favoritos para explicar o descaso da medicina acadêmica com a hidroxicloroquina — uma droga sem patente e com décadas de uso que teria sido deixada de lado para favorecer medicações novas e caras. A teoria foi aventada inclusive por Didier Raoult, que publicou um artigo mostrando que a posição pública de infectologistas franceses sobre a hidroxicloroquina se correlacionava com a quantidade de verba de projetos recebida da Gilead.[101] Como prova da ligação de Arns com o laboratório, o grupo circula fotos da cúpula da SBI falando em um evento científico, com um círculo verde desenhado ao redor do logo da farmacêutica, um dos patrocinadores dos congressos da sociedade. O veredito do grupo para tais conflitos de interesse é claro: "Deveria haver um tribunal de Nuremberg".

As desconfianças em relação à medicina acadêmica mostram que há mais coisas em comum entre as visões de mundo dos médicos do Rio Vencendo a Covid-19 do que a simpatia em relação ao tratamento precoce. A primeira delas é a sensação de que algo importante na prática médica se perdeu com a medicina baseada em evidências. A ideia de que a clínica é maior do que a ciência é expressa com ironia em expressões como "prefiro estar empiricamente vivo do que cientificamente morto". Não por acaso, a maior parte dos membros do grupo vem de uma época em que protocolos e dados científicos detinham menos importância. Em dado momento, alguém pergunta: "Quantos aqui têm menos de cinquenta anos? Será que só os do 'grupo de risco' fazem o atendimento precoce? Será porque estes têm a consciência de que a clínica e o paciente também importam? Ou o jovem foi catequizado pela 'ciência pura da MBE [medicina baseada em evidências] e o que dizem os grandes laboratórios e a mídia?".

A segunda característica compartilhada pelos membros do grupo é uma orientação ideológica claramente alinhada à direita política. Críticas ao presidente só ocorrem por falta de um apoio maior do Ministério da Saúde ao tratamento precoce. Elogios, por outro lado, são profusos e, por vezes, degeneram em propaganda explícita, seja em declarações pessoais, mensagens compartilhadas a partir de outras redes ou fotos de seus integrantes vestindo verde e amarelo em manifestações pró-governo. As posições do grupo também levam seus membros a justificar a resistência ao tratamento precoce por instituições como a Anvisa ou o Conselho Nacional de Saúde pela oposição política a Bolsonaro. Em um áudio circulado que acabaria célebre ao ser reproduzido na CPI da covid-19,[102] a secretária de Gestão do Trabalho e da Educação na Saúde, Mayra Pinheiro, ataca a Fiocruz: "Eles têm um pênis na porta [...]. Todos os tapetes das portas são a figura do Che Guevara, as salas são figurinhas do Lula Livre, da Marielle Vive".

A agitação política não significa que não haja discussão de conteúdo médico ou científico no grupo, mas faz com que ele surja de forma esporádica e um tanto caótica. Parte desse conteúdo são protocolos de tratamento, que podem vir de instâncias oficiais, grupos auto-organizados de médicos ou profissionais individuais. Outros são depoimentos em vídeo de médicos ou pacientes falando de sua experiência com o tratamento. Quando aparecem links para artigos científicos, eles frequentemente vêm acompanhados de explicações em linguagem simplificada para a divulgação por WhatsApp. E referências controversas como o c19study são mencionadas de forma recorrente — no tempo em que acompanhei o grupo, o link para o site seria enviado mais de vinte vezes, por vezes junto com textos sensacionalistas de conteúdo variado. Meu favorito é o que diz:

NOTÍCIA PÉSSIMA PARA AS BIG FHARMAS [sic] FABRICANTES DE VACINAS, AGORA INICIA A QUEDA DESSA QUADRILHA COM OBJETIVO DE ANGARIAR BILHÕES DE DÓLARES DOS GOVERNOS NO MUNDO TODO... e pra tristeza dos esquerdopatas.
BOMBA.
BOMBA.
BOMBA.
INFORMAÇÃO DE AGORA DO SITE OFICIAL indicado abaixo.
Saiu o teste Randomizado da IVERMECTINA.
Também foi aprovada a Hidroxicloroquina. Não conseguiram esconder mais a eficácia de ambas as drogas, que estavam sendo desacreditadas mentirosamente por serem baratas. Mais eficazes do que vacinas.

E, após tudo isso, conclui: "Pronto, está aí a comprovação científica".

O fato de médicos se informarem por grupos de WhatsApp — em que protocolos de tratamento se misturam com mensagens virais em caixa-alta, vídeos e figurinhas de Bolsonaro — pode parecer escandaloso para alguns. Na prática, porém, a ideia de que profissionais de saúde acompanham regularmente a literatura científica para se manter atualizados é uma utopia que subestima drasticamente o volume e a complexidade do que há para ser lido. É claro que há médicos que leem artigos científicos com resultados originais de estudos clínicos — em particular especialistas que tentam se manter a par de uma área específica ou acadêmicos envolvidos em pesquisa. Para a maioria dos profissionais, porém, é impossível acompanhar a avalanche de conhecimento para além de alguns temas restritos, e ainda por cima conciliar isso com a atividade assistencial que ocupa a maior parte de sua rotina.

Como colocam os cientistas cognitivos Steven Sloman e Philip Fernbach, seres humanos costumam superestimar sua capacidade de formar opiniões individuais e não percebem o quanto do que pensamos é determinado pelo que eles chamam de "mente social".[103] Não surpreende, assim, que o conhecimento médico siga a mesma regra. Essa base social sempre foi construída de forma presencial, através de conversas com colegas, palestras de especialistas ou encontros com representantes de laboratório. Por conta disso, o fluxo de informações na área médica foi tradicionalmente controlado pela aliança informal entre a academia e a indústria farmacêutica. Ainda que os protagonistas de congressos médicos sejam pesquisadores respeitados, a verba para trazê-los costuma vir de laboratórios que enchem estandes publicitários e ganham espaço no programa para indicarem palestrantes.[104] O sistema mantém a chancela da medicina acadêmica e preserva como estrelas os médicos com carreiras sólidas em universidades. Mas também carrega a chaga do conflito de interesses, já que esses profissionais, identificados pelos laboratórios como formadores de opinião, passam a se tornar beneficiários de suas dádivas, como verbas de pesquisa, consultoria ou contratos para palestras.

As redes sociais, no entanto, trouxeram uma revolução na comunicação médica, em que as vozes que falam já não são filtradas nem pela reputação acadêmica, nem pela indústria. Com a pandemia de covid-19, que dissolveu os eventos científicos presenciais, médicos sem tempo para ler o dilúvio de literatura sobre a nova doença foram forçados a se informar pelas redes sociais, em que um novo elenco de atores disputava o estrelato. Para além das lives com especialistas com contas no Instagram e no Facebook — a maior parte dos quais não encontraria espaço em um congresso médico tradicional —, redes como o WhatsApp preencheram o vácuo da conversa entre colegas, ocupando a cognição social dos médicos e trazendo consigo todo um novo conjunto de vieses.

No dia 24 de agosto de 2020, os grupos de WhatsApp dedicados ao tratamento precoce amanhecem em alvoroço. Desde a noite anterior, chegavam fotos de profissionais reunidos em Brasília vestindo máscaras brancas com o logotipo "Eu sou médico, apoio o tratamento precoce". Àquela altura, o Brasil já acumulava 115 mil mortes pela doença — uma marca ainda pequena quando comparada ao que estava por vir. Ainda assim, o clima é de celebração no evento em que o presidente Bolsonaro recebe os médicos representantes do movimento Brasil Vencendo a Covid.[105]

Depois do Hino Nacional, o assessor especial da presidência, Arthur Weintraub, assume o microfone e agradece a oportunidade de participar.[106] "O presidente sempre defendeu que existe um tratamento precoce que envolve o uso *off-label* da hidroxicloroquina e da cloroquina", afirma, repetindo o argumento de que a droga foi prejudicada por uma discussão "mais ideológica do que científica". Passa então a palavra para o anestesista Luciano Azevedo, que diz representar um grupo de 10 mil médicos espalhados por todas as unidades da Federação e favoráveis ao tratamento precoce. "Essas estratégias vêm para acabar com o pânico da população, encher o coração de esperança e devolver a vida normal para as pessoas", diz ele.

O discurso que viralizaria nas redes, porém, seria o de Raíssa Soares, médica de família de Porto Seguro, notória no meio do tratamento precoce por um vídeo em que pedia a Bolsonaro para que enviasse cloroquina para o município.[107] Eloquente, ela diz que representa os médicos que optaram pela ousadia. "A verdade é uma só", afirma Raíssa, depois de mencionar seu "vídeo abençoado", que a colocou em contato com o movimento. "Nação, nós viemos aqui nesse ato simbólico que eu digo que é profético. [...] Nós já temos evidência 2A. Nós podemos e devemos medicar pacientes", criticando as revistas científicas por terem perdido a credibilidade e fazendo alusão à "nossa linda e velha hidroxicloroquina". Em tom dramático, lamenta seu único óbito em Porto Seguro: "Nós não estamos aqui em festa", antes de encerrar com um minuto de silêncio.

A eloquência de Raíssa se contrapõe à inépcia de Bolsonaro, que fecha o evento com um discurso no qual se refere a Didier Raoult como "um médico cabeludo de quem eu não me lembro o nome". Seus argumentos, porém, são uma versão mais tosca da mesma narrativa. "Pior que uma decisão mal tomada é uma indecisão", afirma, fazendo alusão a seu passado militar. E, ao saudar os médicos, afirma que "dos fracos, covardes e omissos a história jamais se lembrará. Nós nos lembraremos sempre de todos vocês".

Ainda que tenha ganhado celebridade naquele momento, o Médicos Vencendo a Covid-19 era uma articulação informal, cujo número alardeado de 10 mil médicos tem procedência incerta:[108] no início do ano seguinte, um abaixo-assinado apoiando o tratamento precoce angariaria menos de 2 mil assinaturas, levando os próprios profissionais do grupo a questionarem a cifra. Outros grupos, porém, viriam a assumir a defesa do tratamento precoce de forma mais institucional, dos quais o de maior visibilidade seria a Associação Médicos pela Vida. Sediada em Recife e contando com CNPJ, a organização tem como presidente o oftalmologista Antônio Jordão. Em seu site, que foi se estruturando cada vez mais ao longo da pandemia, a associação divulga orientações médicas, promove lives para discutir aspectos ligados ao tratamento e à vacinação, e providencia contatos de médicos simpatizantes do tratamento precoce.[109]

Quando falo com Jordão em 2022, ele me conta a história do grupo em meio a um plantão particularmente tranquilo de fim de semana. "O Médicos pela Vida começou lá em casa quando os colegas foram me procurar dizendo: 'A gente tem que ajudar as pessoas'. Os colegas estão com medo de tratar, de serem perseguidos. Não tem um livro, não tem um protocolo." A partir daí, o grupo elaboraria um manifesto e começaria articulações com os grupos de WhatsApp formados em diversos estados, como o Entre Médicos e o Brasil Vencendo a Covid-19. "Não fizemos nada de extraordinário nem reinventamos a roda. Fizemos apenas o que a medicina sempre fez: trocar experiências entre os médicos e acumulá-las para salvar vidas." Ele descreve que o grupo tem uma coordenação nacional de cerca de cinquenta pessoas que se reúne semanalmente de forma remota e toma as decisões sobre as pautas. "Do ponto de vista local, os estados têm seus coordenadores, e há grupos de município, região etc. Tem gente de todos os estados, e contribuições de médicos de outros países."

Jordão menciona que o grupo se sustenta através de trabalho e doações voluntárias, principalmente dos próprios médicos. "A gente ainda é muito amador." Dito isso, o Médicos pela Vida ganharia notoriedade nacional por conta de uma blitz de anúncios estampando seu manifesto em prol do tratamento precoce em jornais de grande circulação em fevereiro de 2021.[110] Mais tarde, a CPI da Covid revelaria que eles foram pagos pela Vitamedic, uma das produtoras de ivermectina no país.[111] Jordão alega que a publicação foi obra do grupo Empresários em Ação Contra a Covid-19 em Favor da Vida, liderado pelo folclórico empresário bolsonarista Luciano Hang,[112] e que ele mesmo não sabia da ligação com a empresa. "Eles pediram autorização pra publicar o nosso manifesto, e não sabíamos quem é que ia pagar. Depois é que a gente soube. Eu autorizei a divulgação de algo que era público."

Ligações econômicas à parte, o grupo claramente tem conexões políticas relevantes, tendo sido recebido pelo presidente Bolsonaro, pelo governador do Rio Grande do Sul[113] e pelo presidente do CFM.[114] Afora isso, os integrantes da direção têm trânsito tanto pela política médica quanto pela partidária. Antônio Jordão é ex-presidente do Sindicato dos Médicos de Pernambuco, o gastroenterologista Eduardo Leite foi candidato a deputado estadual pelo Patriota da Bahia, e o radiologista Jandir Loureiro foi candidato a vereador em Rio Bonito (RJ) pelo Pros.

A conexão do tratamento precoce com a política médica, aliás, não é acidental. Na reportagem "Jalecos em guerra", publicada na revista *piauí* em outubro de 2020, o jornalista Bernardo Esteves descreve como, depois do rompimento com o governo Dilma por conta do programa Mais Médicos, as organizações médicas brasileiras se aproximaram do bolsonarismo em troca do apoio a causas como a revalidação de diplomas obtidos no exterior e a carreira de médico de Estado.[115] Em uma decisão polêmica,[116] o Conselho Federal de Medicina reafirmou desde o início da pandemia a autonomia dos médicos em prescreverem medicações *off-label*.[117] Ainda que a argumentação em prol da autonomia médica seja razoável — e amplamente tolerada em outras áreas da medicina —, muitos viram na posição um sinal de adesismo a um governo que nadava contra a evidência científica disponível. Como colocado por um colega meu, o apoio à cloroquina era uma "prova de fé" capaz de separar aliados de inimigos.

É natural pensar que o elo entre o bolsonarismo e os grupos que apoiam o tratamento precoce se dê em parte por razões de conveniência. Conselhos e sindicatos médicos representam a velha política médica — uma espécie de Centrão da medicina, a quem interessa estar próximo do poder, independentemente de quem o ocupe. Mas é ingênuo pensar que a conexão entre esses grupos médicos e a direita política é sustentada apenas por interesses diretos. Da mesma forma que a ascensão do bolsonarismo atropela a racionalidade da política tradicional, a popularidade do tratamento precoce entre médicos só pode ser compreendida sob a ótica dos anseios que são atendidos por sua narrativa.[118]

O termo "populismo médico" é anterior à pandemia de covid-19, tendo sido originalmente cunhado nas Filipinas pelo médico Gideon Lasco e pela socióloga Nicole Curato.[119] Tomando por base o trabalho do cientista político Benjamin Moffitt, para quem o discurso populista cria uma oposição entre o cidadão comum e o establishment corrompido, Lasco e Curato descrevem como sua versão médica cria um imaginário semelhante de traição de médicos e pacientes pelo "sistema" — no caso, as companhias farmacêuticas e a burocracia dos sistemas de saúde. Para exemplificar o conceito, usam o ex-presidente sul-africano Thabo Mbeki, conhecido por defender que a teoria de que o HIV causava a aids era uma conspiração do Ocidente para vender fármacos antirretrovirais. Ainda que a narrativa seja absurda, ela foi eficaz em unir a população negra da África do Sul contra um inimigo comum que, apesar de imaginário, guardava conexões suficientes com o racismo neocolonialista para parecer plausível.

De acordo com Lasco e Curato, o populismo médico possui três características principais: o apelo ao "homem comum", a ênfase nas crises e a narrativa simplificada e dramatizada — todas as quais fazem eco ao discurso populista no campo político. A descrição de Bolsonaro como o homem comum que lutava contra um sistema corrupto, por mais incompatível que fosse com um deputado que militava desde 1988 em partidos nanicos, sempre foi usada à exaustão por seus simpatizantes. Da mesma forma, a ênfase na crise explica seu investimento pessoal em se chocar contra as recomendações de cientistas e instituições, argumentando que estas representavam uma ameaça à subsistência das pessoas. Dentro dessa estratégia, o tratamento precoce é apresentado como solução simples e intuitiva, aliada à dramatização com base nas vidas que poderiam ter sido salvas se ele tivesse sido implantado de forma ampla.[120]

"A cloroquina parecia uma aposta furada em algum momento", argumenta a matemática e professora da UFRJ Tatiana Roque, que analisou a disseminação da causa do tratamento precoce no YouTube no início da pandemia. "Mas Bolsonaro foi até o fim, falando disso em todas as lives, porque sabia que isso estava organizando a base dele."[121] Em última análise, o discurso compartilhado em torno do medicamento é capaz de estabelecer uma visão de mundo. "Era uma retórica fácil: a gente tem um tratamento, e tem alguém negando ele pra você, dizendo que não funciona e suprimindo isso", diz Roque. Como trunfo, os defensores do tratamento precoce tinham para si o prognóstico favorável da covid-19 na maioria dos casos, o que tornava sua narrativa não apenas intuitiva como também "confirmada" pelas inúmeras pessoas tratadas que se recuperaram, incluindo o próprio presidente.

Para além do campo político, o discurso populista ainda carrega o apelo do empoderamento dos profissionais. Se imprensa, universidades e especialistas se encontram aparelhados pela esquerda corrupta e pela indústria farmacêutica, resta ao médico independente do sistema o poder de salvar vidas, ao se posicionar contra o consenso científico. Uma vez mais, isso remete a um outro tempo, em que a relevância individual do profissional de saúde era maior do que evidências, protocolos ou diretrizes institucionais. "Eu quero que a profissão da minha filha médica seja a profissão que eu vivi", me diria Antônio Jordão. "A gente está lutando pela sobrevivência da medicina hipocrática. Da medicina raiz."

Em novembro de 2020, Didier Raoult e seus colegas do IHU publicariam uma "metanálise comparativa entre big data e o mundo real" da eficácia da droga.[122] O fato de o trabalho usar abordagens claramente inapropriadas[123] não chega a importar, pois os resultados são menos interessantes do que a retórica. Sua conclusão é de que os grandes estudos conduzidos por experts de saúde pública com base em prontuários eletrônicos possuem resultados diferentes daqueles conduzidos diretamente por médicos que cuidaram dos pacientes, os quais seriam uniformemente positivos. De acordo com Raoult, a análise dos epidemiologistas está desconectada da realidade dos pacientes e indica o nascimento de algo previsto pelo sociólogo Jean Baudrillard: "Um mundo paralelo de análise numérica completamente desconectado da realidade".

A referência a Baudrillard é apenas a versão rebuscada do discurso que inunda os grupos de WhatsApp favoráveis ao tratamento precoce: a verdadeira medicina é a dos profissionais da linha de frente, e os acadêmicos que escrevem artigos em escritórios com ar-condicionado não têm nada a dizer sobre ela. Tal discurso é previsivelmente popular entre médicos que, desconectados da academia, costumam ser tratados como baixo clero por seus colegas da universidade. O ressentimento de representar a fatia menos reconhecida — e remunerada — da profissão os coloca na categoria dos "incluídos que perderam", descrita como um dos pilares do bolsonarismo pelo cientista político Miguel Lago: não os excluídos reais do sistema, mas os que tiveram a oportunidade de competir e ficaram em segundo plano.[124] Tal frustração é potenciada pela diminuição relativa na autoridade e na remuneração da classe médica nas últimas décadas — comumente associada ao avanço de outras categorias profissionais dentro da lógica multiprofissional "esquerdista" do SUS. Não é surpresa, portanto, que a conjunção de fatores crie um solo fértil para o florescimento do bolsonarismo — e de suas vertentes médicas, das quais o tratamento precoce se tornou a mais visível.

É importante ressaltar que o discurso do populismo médico não é completamente desconectado da realidade: não é infrequente, afinal, que a academia de fato se distancie da prática médica. Como observa Luis Correia, a própria expressão "medicina baseada em evidências" tende a afastar os médicos do paradigma: "Eu vejo muito de um discurso tecnicista em demasiado, de 'eu sei fazer revisão sistemática' como se aquilo fosse medicina", diz ele. Da mesma forma, os conflitos de interesses com a indústria apontados pelo movimento são verdadeiros e permanecem não solucionados.[125] Tais fatos concretos deságuam ao natural na teoria de que pesquisadores, revistas científicas e agências regulatórias conspiram para suprimir a eficácia de drogas não protegidas por patentes, que representariam uma ameaça aos lucros com medicamentos mais caros, ou mesmo com vacinas, cuja autorização emergencial supostamente dependeria da inexistência de tratamentos.[126] A tese, porém, esbarra no fato de que a primeira droga claramente efetiva para a covid-19, a dexametasona, seja um medicamento de baixo custo (cerca de quinze dólares por um tratamento de dez dias)[127] que não tem patente, não foi boicotada por ninguém e tampouco impediu que as vacinas contra o SARS-CoV-2 trouxessem lucros enormes para seus fabricantes.

Ainda assim, a manutenção da conspiração é útil para o populismo, já que a crença na corrupção das instituições abre espaço para a tentativa de fazer tábula rasa delas e instituir novas figuras de autoridade. "A nossa democracia é construída por instituições intermediárias de especialistas com autoridade", argumenta Tatiana Roque, citando cientistas, professores e jornalistas. "A extrema direita tem como projeto disputar esses espaços para retirar a legitimidade das mãos daqueles que sempre os ocuparam." O físico Yurij Castelfranchi, professor de sociologia da ciência na UFMG, concorda: "O interesse em jogo não era tanto vender cloroquina como angariar uma base para outras disputas mais amplas". E vaticina: "O que eles estão construindo é a impossibilidade de confiar nas instituições". E como a base da direita política dentro dessas instituições é pequena — o que torna universidades ou sociedades científicas resistentes à ocupação por dentro —, a alternativa é estender a batalha para além desses espaços e abrir os muros da ciência para qualquer um que se anime a entrar.

OS PEIXES FORA D'ÁGUA

Olhando fixo para a tela, com ar perplexo e uma luz indireta dramática sobre o rosto, Filipe Rafaeli conta ao mundo sobre seu envolvimento com a hidroxicloroquina. "Eu comecei a ser zoado pelos meus amigos", fala, enquanto reproduz áudios perguntando se ele tomaria desinfetante segundo a recomendação do "papai Trump". "Comecei a ser tratado como idiota igual aos bolsonaristas. E aí eu expliquei: 'Só fazendo uma reportagem absolutamente completa pra explicar essa bagunça.'" O próximo áudio que ele recebe, porém, é veemente. "Filipe, até lá, poupa a gente de ouvir você defendendo essa questão. Na hora que você tiver com essa matéria pronta, você coloca pra gente ouvir, criticar. Mas até lá, cara, eu só vejo imbecil defendendo essa porra."[128]

Ainda era junho de 2020 quando Rafaeli colocou no YouTube a primeira versão de sua reportagem, intitulada "Hidroxicloroquina: A narrativa de que não funciona é a maior farsa da história recente da humanidade". "É um trabalho jornalístico contando uma história com começo, meio e fim, num formato parecido com os programas do Gregório Duvivier", explica ele. Vários meses depois, Rafaeli, que é designer e tetracampeão brasileiro de acrobacia aérea, tentaria me explicar como se meteu nessa história — na qual ele gastaria boa parte de seu tempo acordado dali pra frente.

"Comecei a pesquisar antes de Trump e Bolsonaro falarem, porque eu quero sair vivo da pandemia. Eu não vou esperar ter um médico, ter a doença, eu quero saber as minhas opções antes. E, a partir do momento em que eu fui juntando a história, comecei a chegar a algumas conclusões." Autor de outros documentários, Rafaeli usou a pesquisa para construir o vídeo de quase duas horas — que passaria em branco pelo YouTube, com meras 6 mil visualizações da última vez em que o assisti.

Ao passar a história para o formato escrito, contudo, ele teria mais sucesso. "Escrevi pra amigos, mas, quando fui ver, tinha lá 30 mil visualizações, 50 mil. Aí traduziram para o francês, saiu na *France-Soir*,[129] e eu traduzi para o inglês também." O texto acabaria censurado da plataforma Medium, mas seria resgatado por um norte-americano desconhecido. "Um cara de Atlanta falou: 'Vou criar um site e pôr o seu texto lá'. Eu falei: 'Pode fazer, e já põe a versão em português também.'" O site também sairia do ar, e o texto segue disponível apenas em versões arquivadas da web.[130]

O texto de Rafaeli — bem como os outros que se seguiram em sua página do Substack — é uma obra ímpar.[131] Por um lado, é ágil, bem escrito, e reúne com destreza centenas de notícias e artigos científicos para sustentar suas conclusões — várias das quais bastante lúcidas para um leigo no assunto. Por outro, oscila entre tentativas de apropriação nem sempre bem-sucedidas da lógica científica e uma linguagem pé no chão que apela sem pudores ao senso comum, como na defesa da autenticidade dos números de Didier Raoult: "Basta você se colocar na posição de um médico no IHU-Marselha:

eu sou um médico, trabalho com Didier, vou alterar atestados de óbito, o que é crime em qualquer país minimamente civilizado, correndo o risco de ser preso, perder meu diploma de médico, só para que meu chefe apareça em capas de revistas? Não, porra!". Ou, mais adiante, sobre o estudo da Prevent Senior: "Para o medicamento não estar funcionando e esse estudo ser apenas um plano de marketing, precisa produzir uma teoria de conspiração de deixar Olavo de Carvalho se sentindo em um buffet infantil".

Ímpar também é o fato de que, ao contrário de quase toda a comunidade reunida em torno do tratamento precoce, Filipe se diz esquerdista convicto e atribui a recusa da opinião pública em aceitar a eficácia da hidroxicloroquina aos péssimos propagandistas que a droga recebeu. Na visão de Rafaeli, ver a droga defendida por Trump e Bolsonaro, que ele descreve como "aberrações políticas", fez cientistas cerrarem fileiras contra ela por questões de psicologia de grupo — ou pelos interesses financeiros dos que têm conexões com a indústria. A posição política divergente de Rafaeli não impediu que ele se aproximasse de médicos e cientistas envolvidos com o tratamento precoce. "Um cara com quem eu frequentemente troco e-mails é o professor Harvey Risch, de Yale, um dos cientistas mais fodidos do mundo. Já tomei cerveja com o Flávio Cadegiani, com o Paolo Zanotto. O Zanotto é bolsonarista no último, mas, quando não é esse assunto, a gente conversa." Mais adiante, isso também o levaria a se tornar redator no site do Médicos pela Vida, além de participar de inúmeras lives do grupo como jornalista convidado.

Leigos opinando sobre assuntos complexos foram uma constante na pandemia de covid-19. Em março de 2020, logo após o SARS-CoV-2 se espalhar de vez, um longo artigo no Medium intitulado "Coronavirus: Why You Must Act Now" [Coronavírus: por que você deve agir agora],[132] assinado pelo francês Tomas Pueyo, teve mais de 40 milhões de visualizações e foi traduzido para quarenta línguas, sendo instrumental em conscientizar pessoas e governos sobre a necessidade de medidas de distanciamento social.[133] Seu autor, porém, não tinha nenhuma credencial na área: Pueyo era um engenheiro trabalhando com tecnologia, mas reunia a capacidade de escrever bem e de traduzir dados em linguagem acessível. Com isso, acabou se tornando uma referência inesperada ao longo da pandemia, com artigos posteriores — como "The Hammer and the Dance" [O martelo e a dança][134] — influenciando políticas públicas ao redor do mundo.

Nem todas as incursões de leigos na epidemiologia, porém, se mostrariam exitosas. Em abril de 2020, circularia pelo WhatsApp brasileiro um PDF intitulado "Quando acaba? Projeção término fase aguda da covid-19", de autoria de Roberto Carvalho Dias, engenheiro e CEO do hospital cirúrgico BrSurgery.[135] A modelagem, que assumia que milhões de brasileiros teriam se contaminado no Carnaval de 2020, previa que a maioria passara a ter imunidade no meio de abril, e que a pandemia se encerraria em maio com pouco mais de 2 mil óbitos. Na mesma época, um site de um laboratório de inovação em uma universidade de Cingapura correria o mundo com previsões automatizadas para o fim da pandemia, previsto no Brasil para junho de 2020.[136] Ambas as projeções contrariavam qualquer previsão feita por epidemiologistas, mas seja pelo viés otimista, seja pela roupagem "científica", foram compartilhadas tanto por leigos quanto por médicos em minhas redes sociais.

A liberdade no uso de gráficos e dados epidemiológicos em um ambiente de opiniões polarizadas tende a dar suporte à máxima de que, ao torturar os números, eles confessarão o que você quer. No Brasil, o deputado federal e ex-ministro Osmar Terra se notabilizou por suas inúmeras aparições na mídia usando alguma combinação de evidências para provar que a pandemia acabaria no mês seguinte.[137] O fato de suas previsões serem transferidas sistematicamente para o próximo mês, sem nunca se concretizarem, fez dele uma figura folclórica. É sintomático, porém, que Terra quase sempre tivesse um gráfico e uma explicação "científica" para sustentar suas previsões. Tal roupagem, somada a seu diploma de médico e suas credenciais políticas, acabou contribuindo para que ele fosse ouvido como especialista pela mídia por algum tempo antes de esgotar sua credibilidade.

A flexibilidade de interpretação é potenciada pelo fato de que números e gráficos relacionados à covid-19 nunca foram difíceis de encontrar. Sites como Worldometer,[138] Our World in Data[139] e a interface de visualização de dados do jornal *Financial Times*[140] tornaram fácil e intuitiva a tarefa de coletar dados sobre casos e mortes em qualquer lugar do mundo. Somados às possibilidades infinitas de atribuição de causas para diferenças entre países — fossem elas políticas públicas, hábitos da população ou condições ambientais —, os números criaram solo fértil para que qualquer teoria acabasse encontrando uma prova — num processo ironicamente coroado no Twitter com a criação do "selo Osmar Terra de análise freestyle de dados" por pesquisadores brasileiros.[141]

Se as previsões das redes sobre a evolução da pandemia fizeram uso profuso de dados epidemiológicos, não haveria de ser diferente na arena do tratamento precoce. O perfil do analista de dados Juan Chamie-Quintero[142] é uma fonte inesgotável de gráficos mostrando a ascensão e queda de números de casos ou mortes por covid-19 em diversos países do mundo, invariavelmente correlacionadas com a adoção de algum tratamento. As análises de Chamie — que, assim como Tomas Pueyo, não tem formação médica — são baseadas em dados públicos e permeiam tanto as redes sociais quanto a literatura científica. A partir do final de 2020, ele publicaria análises extensas do curso da epidemia em diversos países, geralmente tendo como estrela principal uma única droga associada a declínios precipitosos de mortalidade: a ivermectina.

No Peru, as análises iniciais de Chamie mostram que a distribuição de ivermectina em diversos estados através de um programa militar denominado Megaoperación Tayta, na metade de 2020, foi seguida por uma diminuição de catorze vezes nas mortes em excesso do país.[143] Já no início de 2021, após o novo presidente restringir o uso do medicamento, as mortes subiriam ao patamar anterior.[144] No Japão, a recomendação da droga pelo presidente da Associação Japonesa de Medicina, em agosto de 2021, foi seguida por redução significativa de mortes.[145] E no estado de Uttar Pradesh, na Índia, um programa de testagem e tratamento da doença em resposta à onda de mortes causada pela variante delta do SARS-CoV-2 foi seguido por queda expressiva no número de casos, que permaneceriam em níveis baixíssimos até a chegada da ômicron em 2022.[146]

As análises de Chamie figuram de forma proeminente nas organizações ligadas ao tratamento precoce e inspiraram opiniões mundo afora.[147] Quando converso com Filipe Rafaeli no final de 2021 sobre o sucesso de diferentes estratégias de controle da covid-19, ele recorre aos mesmos argumentos. "Sabe o que é sucesso? Vou explicar pra você o que é sucesso: Uttar Pradesh. Com a porra da ivermectina nos kitzinhos deles lá, erradicaram a porra da doença. Acabou. Não morre mais ninguém. Aquilo é sucesso. O Japão erradicou a doença, porque, além de vacinar, meteram ivermectina em todo mundo, depois que o cara lá da associação de Tóquio falou 'usem ivermectina', porque não tem ninguém metendo pau todo dia lá." Convicto, ele compartilha a tela e busca no Google um gráfico com as mortes no país. "Morreram seis pessoas de covid nos últimos sete dias. Eliminou, zerou, acabou."

Ausente da fala de Rafaeli, porém, está o fato de que os eventos mencionados em Uttar Pradesh têm conexões extremamente tênues com a ivermectina. O gráfico que cativou entusiastas do medicamento mostra o aumento catastrófico dos casos e mortes por covid-19 em abril e maio de 2021, com a chegada da variante delta, seguida por queda igualmente rápida. Mas a ivermectina já estava em uso em protocolos do estado desde agosto de 2020 — ou seja, inclusive no período de aumento exponencial dos casos.[148] O evento ocorrido em maio de 2021, que, de acordo com Juan Chamie e outros, foi o ponto de virada do estado indiano, representa o início de um programa de testagem, isolamento e tratamento da covid-19 promovido pela Organização Mundial da Saúde, em que aparentemente alguns dos kits de tratamento continham ivermectina. No entanto, conforme apontam críticos como o epidemiologista australiano Gideon Meyerowitz-Katz, o número de kits distribuídos — em torno de 5 milhões — não teria como ter impacto tão grande em um estado com mais de 200 milhões de habitantes.[149] Mais provavelmente, o declínio abrupto das mortes é explicável pela imunidade populacional — seja pela vacinação, seja pelo número gigantesco de infecções, já que se estima que a Índia tenha um dos maiores graus de subnotificação de mortes por covid-19 no mundo.[150]

Da mesma forma, é improvável que uma declaração pessoal do presidente da Associação Japonesa de Medicina possa ter tido impacto relevante nos padrões de prescrição do medicamento — e elas certamente não mudaram os protocolos oficiais do Japão, que nunca chegaram a incluir a droga.[151] No Brasil, em contrapartida, opiniões em favor do tratamento precoce foram emitidas até pelo presidente da República, e protocolos oficiais foram publicados pelo Ministério da Saúde, mas nenhum desses eventos parece ter tido grande impacto sobre as mortes por covid. Dito isso, depois que os fatos já ocorreram, é fácil selecionar aqueles que interessam para criar uma narrativa — e com acontecimentos conectados com determinado tratamento se desenrolando o tempo todo, é quase inevitável que algum deles coincida com o declínio da doença em algum lugar do mundo. Como quase ninguém fora da Índia sabe muitos detalhes sobre o que se passa em Uttar Pradesh, esses fatos dispersos são rapidamente incorporados como evidência pelas redes sociais.[152] Tudo o que é necessário são evangelistas dedicados a encontrar e divulgar essas conexões — e, no caso particular da ivermectina, eles certamente não estiveram em falta.

Ao contrário do que ocorreu com a hidroxicloroquina, a história da ivermectina para a covid-19 começou longe dos holofotes e das declarações de políticos. A ideia partiu inicialmente de um estudo in vitro da Universidade Monash, na Austrália, em abril de 2020, mostrando que a droga possuía atividade antiviral em uma linhagem celular de macacos.[153] O estudo tinha uma série de limitações — em particular o fato de que a concentração utilizada era mais alta do que a atingida com doses usuais em humanos, o que tornava improvável que os efeitos fossem transponíveis para a clínica.[154] Isso não impediu, no entanto, que ele chamasse a atenção num início de pandemia com poucas opções terapêuticas. A ivermectina — medicamento que revolucionou o tratamento de doenças parasitárias e rendeu o prêmio Nobel a seus descobridores em 2015 — tinha a seu favor o custo baixo e um perfil de segurança extremamente favorável, estabelecido com o uso de bilhões de doses no mundo em campanhas de eliminação de verminoses. Com isso, não demorou para que médicos a experimentassem no tratamento da covid-19.

O próximo passo, curiosamente, viria de personagens também envolvidos na história da hidroxicloroquina, mas no sentido oposto. Dados da empresa Surgisphere — a mesma que descrevera um aumento de mortalidade com o antimalárico — sugeriram em um *preprint* que pacientes tratados com ivermectina nas Américas do Norte e do Sul, na Europa e na Ásia tinham mortalidade 80% menor do que a dos demais.[155] Como ficaria claro após o imbróglio da hidroxicloroquina, é provável que os dados analisados no artigo nunca tenham existido. Quando isso foi descoberto, porém, já era tarde para parar o bonde. Pouco depois da publicação, países latino-americanos como Peru, Honduras e partes do Equador e da Colômbia já haviam incorporado o medicamento em programas de saúde pública. Experimentos com ele também seriam iniciados em hospitais individuais ao redor do mundo, desde a Flórida até Bangladesh.

No Brasil, a adoção da ivermectina seria mais lenta, começando de forma independente pelas redes de médicos ligados ao tratamento precoce. Um vídeo divulgado pela radiologista paulista Lucy Kerr no final de maio de 2020, em que ela afirmava ter tratado vinte pacientes com o medicamento sem nenhuma morte, seria assistido centenas de milhares de vezes no YouTube antes de ser retirado da plataforma.[156] Outras declarações da médica sobre o tema seguem no ar enquanto escrevo, com mais de 1 milhão de visualizações.[157] Gradualmente, a publicidade boca a boca surtiria efeito, e a droga seria adotada por municípios como Porto Feliz (SP) e Itajaí (SC) ao longo de 2020.

Conspicuamente ausentes da história na época, porém, estavam testes da droga em experimentos controlados. Fora o artigo da Surgisphere, a única evidência clínica disponível em junho de 2020, quando o medicamento começava a se popularizar, era um estudo observacional da Flórida, ainda não revisado por pares, que sugeria mortalidade 50% menor em pacientes tratados com ivermectina, com significância estatística marginal.[158] Nele, os autores concluíam que os achados justificavam a avaliação da droga em ensaios clínicos randomizados. Diferentemente da hidroxicloroquina, no entanto, a popularidade de nicho da ivermectina — associada à inexistência de patentes ou lucros em potencial a serem conquistados — faria com que a evidência clínica não só demorasse a chegar, como também despontasse longe dos centros tradicionais da ciência mundial.

Em outubro de 2020, um estudo randomizado de quatrocentos pacientes ambulatoriais em Bangladesh, comparando uma combinação de ivermectina e do antibiótico doxiciclina contra placebo, teria seus resultados postados na plataforma ClinicalTrials.gov. Eles mostravam uma evolução melhor no grupo tratado, em que o tempo para que metade dos pacientes se recuperassem foi de sete dias, contra nove no grupo placebo.[159] Ainda que pequena, a diferença era estatisticamente significativa, com um valor de "p" de 0,003, indicando que uma discrepância tão grande entre os grupos só seria esperada por acaso em 0,3% dos estudos daquele tamanho se a droga não tivesse efeito. Os números de pacientes que apresentaram progressão da doença ou seguiam apresentando um teste de PCR positivo depois de catorze dias também foram menores no grupo tratado.

Dez dias depois, resultados ainda mais surpreendentes viriam da Argentina. Hector Carvallo, endocrinologista e professor aposentado da Universidade de Buenos Aires, publicaria um artigo relatando que a aplicação profilática de ivermectina em gotas na língua, em combinação com um spray de iota-carragenina, um polissacarídeo extraído de algas, havia prevenido 100% das infecções de SARS-CoV-2 em profissionais de saúde.[160] No grupo controle, 237 (58%) dos 407 profissionais haviam sido infectados pelo vírus, contra nenhum de 788 profissionais tratados — um resultado nada menos do que milagroso. Já um estudo iraquiano usando uma combinação de ivermectina e doxiciclina encontraria melhoras tanto no tempo de recuperação quanto na mortalidade de pacientes, ainda que esta última não atingisse os critérios convencionais de significância estatística.[161]

Um efeito na mortalidade, no entanto, logo seria demonstrado por um estudo egípcio capitaneado por Ahmed Elgazzar, da Universidade de Benha, que compararia grupos tratados com ivermectina e hidroxicloroquina entre si. No grupo tratado com hidroxicloroquina, 22% dos pacientes com doença leve ou moderada e 30% dos pacientes com doença severa foram a óbito. No grupo tratado com ivermectina, esses números eram de 1% e 4%, em uma diferença extremamente significativa.[162] Resultados igualmente impressionantes foram obtidos em um estudo iraniano que encontraria taxas de mortalidade entre 17% e 20% nos grupos controle e entre 0% e 10% em grupos tratados com diferentes doses e posologias de ivermectina.[163]

O acúmulo de evidência em favor da ivermectina no final de 2020 logo chamaria a atenção do Front Line Covid-19 Critical Care Alliance (FLCCC), uma organização de médicos formada nos Estados Unidos no início da pandemia para promover protocolos de tratamento para a covid-19.[164] Liderado pelos médicos intensivistas Pierre Kory e Paul Marik, o grupo havia se juntado inicialmente para avaliar o efeito de corticosteroides e da vitamina C — que já haviam sido tema de estudo de Kory e Marik em outras formas de sepse — em pacientes hospitalizados com a doença. A intuição dos médicos estava parcialmente certa: a aposta nos corticosteroides, que a organização promoveria desde o início da pandemia, seria validada pelo RECOVERY, que publicaria resultados com a droga em junho de 2020. No final de outubro, ao revisar os diversos estudos com ivermectina, a organização faria dela seu novo carro-chefe, indicando o medicamento tanto como profilaxia quanto como tratamento.

Em 8 de dezembro, Kory seria chamado como testemunha no Senado dos Estados Unidos pelo senador republicano Ron Johnson. A sessão foi fortemente criticada pela mídia devido à presença de testemunhas com opiniões contrárias ao uso de máscaras e medidas de distanciamento social, e acabou esvaziada, com apenas três senadores presentes além de Johnson. Um deles — o democrata Gary Peters — deixaria a sala antes das falas dos convidados, depois de fazer críticas à sessão em seus comentários de abertura.[165] Ainda assim, o registro em vídeo do desempenho de Kory foi eloquente o suficiente para correr o mundo e chegar ao grupo de WhatsApp do meu condomínio.

"Eu gostaria de registrar minha ofensa com a declaração de abertura [*do senador democrata*]", começa Kory. "Fui desacreditado como um político. Sou um médico e um homem de ciência. Não fiz nada, nada além de me comprometer com a verdade científica e com o cuidado de pacientes. E ouvir que eu estou aqui por causa de um ângulo político? Eu não sou um político, sou um médico." Kory prossegue elogiando as credenciais de seus colegas no FLCCC ("temos mais de 2 mil publicações revisadas por pares") e dizendo que seu objetivo é revisar a literatura sobre tratamento de covid-19. Em seu favor, sustenta que esteve no Senado em maio falando sobre corticosteroides, o que se revelara "uma recomendação salvadora de vidas".[166]

Kory então traz aos senadores sua nova menina dos olhos. "Temos uma solução para essa crise. Há um medicamento que está provando ter um impacto milagroso. E quando falo em milagre, eu não uso o termo levianamente nem quero ser sensacionalizado." Ele então desafia o NIH, órgão norte-americano responsável pelas recomendações de tratamento, a mudar sua posição de desaconselhar o uso da ivermectina fora de estudos controlados. "Montanhas de dados emergiram de vários centros e países mostrando a efetividade milagrosa da ivermectina. Ela basicamente oblitera a transmissão do vírus. Se você a tomar, não ficará doente", fazendo referência ao estudo de Hector Carvallo. Mais tarde, Kory mostra os gráficos de Juan Chamie com números de casos e mortes antes e depois de distribuições em massa da ivermectina no Peru e nos estados de Alto Paraná, no Paraguai, e Chiapas, no México. Ao final de sua participação, reitera o apelo. "Tudo o que eu peço é que o NIH revise os dados que compilamos. Temos quase trinta estudos. Todos eles são confiavelmente e reprodutivelmente positivos, mostrando os impactos dramáticos da ivermectina."

A recomendação de Kory, porém, seria ignorada pelo NIH. Em janeiro de 2021, o instituto atualizaria sua posição, mas concluiria que os dados eram insuficientes para fazer uma recomendação — fosse ela favorável ou contrária — sobre o uso da ivermectina. Entre os motivos citados estavam as amostras pequenas dos ensaios clínicos existentes, a grande variabilidade de doses e esquemas de tratamento e o uso de grupos controle com outras drogas que poderiam confundir o efeito da ivermectina. Todas as críticas eram razoáveis; ainda assim, agregando todos os estudos, a impressão de um benefício da ivermectina, inclusive sobre o desfecho crítico de mortalidade, era difícil de negar.

No início de 2021, duas metanálises confirmariam isso. Um estudo liderado por Andrew Hill, da Universidade de Liverpool, encontraria evidências de redução de 75% na mortalidade da doença em um agregado de seis estudos, com um valor de "p" de 0,0002.[167] Pouco tempo depois, outro trabalho de autoria de Andrew Bryant e Tess Lawrie — que se tornaria a face mais visível do ativismo pró-ivermectina no Reino Unido através do grupo Bird (British Ivermectin Recommendation Development)[168] — analisaria quinze estudos, encontrando uma redução de 62%, com margem de erro entre 27% e 81%.[169] Ambas as análises alertavam para a qualidade questionável da evidência, vinda de trabalhos ainda não revisados por pares e sob risco de viés. Ainda assim, a metanálise de Lawrie concluía que havia "certeza moderada" de um efeito benéfico; a de Hill, mais conservadora, argumentava que ele deveria ser validado em ensaios clínicos maiores. Mais conservadora ainda, a tradicional colaboração Cochrane, associação dedicada à revisão de evidência médica, optaria por ignorar boa parte dos estudos devido ao alto risco de viés e concluiria que o benefício da droga era incerto.[170]

Ainda assim, em meio a uma pandemia, causou estranhamento aos ativistas da ivermectina a relutância em aprovar uma droga com histórico sólido de segurança e número razoável de estudos — como exemplo, a hidroxicloroquina havia recebido autorização de uso emergencial com muito menos evidência a seu favor. A própria aprovação da ivermectina como antiparasitário ocorrera com base em cinco artigos com menos de setecentos pacientes no total[171] — bem menor do que o número tratado nos estudos de covid-19. A experiência com a hidroxicloroquina, porém, deixara as agências mais cautelosas em relação a medicamentos reposicionados para o tratamento da doença. Afora isso, para além da avaliação usual de risco de viés com base na metodologia dos estudos, outras dúvidas pesavam sobre eles, ainda que elas fossem mais difíceis de formalizar em critérios.

Egito, Argentina, Iraque, Irã e Bangladesh não são exatamente os epicentros da ciência mundial — e talvez fosse injusto esperar que os pesquisadores por trás desses trabalhos estivessem completamente familiarizados com as convenções da pesquisa clínica. Mas os sinais de alerta presentes nos estudos iam além da pouca tradição científica de seus países. Os artigos do egípcio Elgazzar e do iraniano Morteza Niaee têm vários pontos incompreensíveis, seja pelo inglês macarrônico, seja pelos métodos pouco ortodoxos, com inúmeros grupos experimentais e drogas distintas. Nenhum deles, porém, causava tanto estranhamento quanto o estudo de Hector Carvallo publicado no *Journal of Biomedical Research and Clinical Investigation*, uma obscura revista científica que, apesar de contar com menos de dez artigos publicados em sua história, cobrava dos autores 1950 dólares por publicação — um exemplo clássico de "periódico predatório" em que, pagando bem, qualquer trabalho acaba aceito.[172] O artigo usa gráficos de qualidade precária, e não é sequer capaz de apresentar suas estatísticas sem que o leitor some manualmente os números descritos para cada hospital. Mais do que isso, o resultado de infecção zero em um grupo contra 237 infectados em outro é simplesmente difícil de crer num mundo em que a ciência raramente produz resultados tão milagrosos. Como resume Gideon Meyerowitz-Katz: "Eu li o artigo e pensei 'esse é um dos piores estudos que eu já li na vida'. Mas vários meses depois, as pessoas continuavam enviando-o para mim".

Filipe Rafaeli, porém, tem outra opinião. "Os estudos não foram feitos por brancos de olhos azuis da Inglaterra", ele me diria, questionando a razão de eles não terem sido levados a sério pelo NIH e por outras instituições do Primeiro Mundo. Com veia progressista, ele discutiria o fato também em um de seus textões, com o título provocativo de "Studies from Black People Don't Matter".[173]

Fosse pela esquerda ou pela direita — ainda que muito mais por esta última —, a história do tratamento que operava milagres no Terceiro Mundo mas fora suprimido pelas instituições corruptas dos países ricos se encaixaria perfeitamente no imaginário popular. No Brasil, a ivermectina se tornaria mais um personagem do debate amplo sobre o "tratamento precoce" iniciado pela hidroxicloroquina. Já nos Estados Unidos, ela viraria a estrela inquestionável das polêmicas sobre a covid-19 ao longo de 2021. Inflamando a discussão, a ascensão da droga ocorreria em paralelo ao início da vacinação contra a doença, criando um embate entre as duas abordagens e alavancando o medicamento através do palanque já armado pelo movimento antivacina estabelecido na América do Norte e na Europa em décadas anteriores.

Associações de médicos conservadores como o America's Frontline Doctors, celebrizado no início da pandemia pelo ativismo em torno da hidroxicloroquina — e pelas conexões de seus membros com imbróglios improváveis, como a invasão do Capitólio[174] e alegações sobre relações entre cistos no ovário e sexo com demônios[175] —, pivotariam seus esforços em direção à nova droga, fazendo parcerias com sites de telemedicina que cobravam por consultas para prescrevê-la.[176] Já o FLCCC, liderado por Kory, que se identifica como um liberal,[177] tentaria se distanciar de seus colegas mais radicais.[178] Mas, na prática, ambos os grupos acabariam falando para a mesma audiência — e fornecendo em seus sites sugestões de farmácias e médicos dispostos a prescreverem a droga pelo país.

A necessidade de uma prescrição médica se revelaria um obstáculo importante para o acesso à ivermectina nos Estados Unidos. Ainda que as prescrições formais do medicamento tenham disparado (de cerca de 3600 por semana antes da pandemia para mais de 88 mil por semana em agosto de 2021),[179] elas atendiam apenas quem arcasse com o custo e o trabalho de encontrar um médico que as fornecesse. Com isso, muita gente optou por contornar o empecilho através de formulações para uso veterinário, popularmente conhecidas como "*moo juice*" ou "*horse paste*". Em grupos dedicados ao tratamento em redes sociais, são trocadas doses, receitas e sugestões para tornar o produto mais palatável, como misturá-lo com banana, pão ou geleia de morango — como sugerido por um usuário do Reddit que "se identifica como um cavalo e não relata efeitos colaterais da dose recomendada por profissionais tomada semanalmente".[180] A mídia liberal norte-americana adoraria a história, passando a se referir à ivermectina como "vermífugo de cavalos" em suas manchetes.[181] E até a FDA tuitaria em tom de desabafo: "Você não é um cavalo. Você não é uma vaca. Sério, parem".[182]

Mas nem nos Estados Unidos nem no Brasil as pessoas pararam. Victor Silva, que perambulou virtualmente como jornalista em grupos de pacientes no Facebook e no WhatsApp, arrisca uma explicação: "Fiquei impressionado com a força de mobilização que o tratamento precoce tinha, mesmo em situações extremas da pandemia", conta ele. "Até então, a forma como a imprensa e o debate público se relacionavam com o tema era 'isso é fake news e acabou, quem acredita nisso é maluco, doido e tal'. Mas comecei a perceber que tinha muitas pessoas comprando esse discurso que eram vulneráveis e não pareciam malucas."

Silva interpreta essa adesão de forma simples: "Essas pessoas não podiam parar. Como elas tinham que se expor ao vírus, elas precisavam de alguma proposta que desse conta disso, e essa proposta era o tratamento precoce". "Todo mundo está te falando que você é um impotente, que você vai morrer, e o remédio te dá a saída pra retomar o controle da sua vida", argumenta. "E o bolsonarismo foi quem melhor deu legitimidade para isso, com esse discurso de enfrentar a doença de peito aberto. Essas coisas pareciam insensíveis pra quem tinha pessoas próximas morrendo, mas, pra quem tinha necessidade de se expor como uma questão de vida ou morte, isso legitimava essa necessidade." Tatiana Roque concorda: "Acho que o Bolsonaro acredita nisso, não acho que é artificial, não. E um bom líder é aquele que pensa de fato como os seus liderados".

Para além dos políticos, porém, os grandes líderes do movimento do tratamento precoce foram os profissionais que, pelo menos no discurso, tomaram o lado das pessoas contra as instituições. Tais heróis, porém, não seriam escolhidos pelas universidades: com a substituição do artigo científico pelo vídeo filmado com o celular, a medicina baseada em evidências daria lugar ao que alguns chamaram de "medicina baseada em eloquência",[183] em que a força da evidência depende da impressão que se consegue provocar no espectador.

Em março de 2021, um vídeo propagado nas redes pelo vereador Rodinei Candeia, da cidade de Passo Fundo (RS), trazia "uma notícia maravilhosa". Nele, um obscuro cirurgião do interior gaúcho fazia uma declaração contundente. "Eu, Luiz Cristiano Maciel Cardoso, médico da cidade de São Gabriel, no Rio Grande do Sul, brasileiro, venho através desta declarar que a covid-19 está conquistada. A covid-19 está vencida. A covid-19, como nós conhecemos até hoje, acabou. Ela vai voltar lá pra onde ela veio, para a natureza, para o meio dos morcegos, porque entre nós ela não tem mais guarida."

Depois disso, ele conta como todos os seus pacientes que "estavam indo para o tubo" haviam sido curados pelo uso do antiandrogênico flutamida, 250 mg, dado a cada oito horas de sete a catorze dias. "Eu vim aqui declarar a vitória, avisar o povo gaúcho, o povo de São Gabriel, o povo brasileiro, que a covid-19 está conquistada, e que agora só dependemos da organização para o uso dessa medicação. Faço essa declaração em nome dos gabrielenses, dos gaúchos e dos brasileiros. E também em nome do imortal tricolor, e do nosso coirmão Internacional."[184] Por fim, diz que vai tomar um chimarrão para comemorar e deseja a seus espectadores que fiquem com Deus.

O anúncio de Cardoso parece um pastiche do regionalismo gaúcho à moda do pseudojornal satírico *O Bairrista*.[185] O estilo, porém, não é acidental. "Autoria é importante", pondera Yurij Castelfranchi. Ele afirma que em seu país natal, a Itália, os remédios milagrosos que estariam sendo encobertos pelas instituições foram os anticoagulantes. "Quem decidiu cavalgar essa história na Itália inventou que quem tinha descoberto isso era um médico do serviço público italiano que estava sendo reprimido. Ou seja, tem que ter um herói local na história, né?" Castelfranchi prossegue: "Quando você territorializa a controvérsia, você tem que dizer que é alguém que está dizendo a verdade, criar um Davi contra Golias. Alguém que as pessoas achem que é real, com quem possam se identificar."

Filipe Rafaeli é tácito sobre sua confiança nesse tipo de heurística. "Não sai ator bom assim a qualquer minuto. Eu não preciso esperar o *New England Journal of Medicine* pra entender que o que o cara está falando é verdade. Um médico vir lá e falar: 'Eu só costumava dar atestado de óbito, e aí passei a dar alta pra paciente'?", questiona ele. "Me importa mais olhar para a cara do sujeito do que acreditar na *New England* — apesar de eu querer saber o resultado tabelado bonitinho, também, e ler o que sai na *Lancet*, né? É óbvio, eu não sou louco. Mas isso me faz não ter dúvidas sobre os dados como as pessoas têm."

A tentativa de Cardoso de lançar-se para o mundo não daria certo: depois dos seis minutos e 45 segundos de fama com o vídeo da flutamida, sua próxima aparição na mídia se deveria a uma suspensão determinada pelo Conselho Regional de Medicina por agredir colegas.[186] Vários outros médicos, porém, seriam mais bem-sucedidos como heróis populares. Da "linha de frente" do combate a covid, eles saltariam para o estrelato das redes sociais e se transformariam nos protagonistas da história do tratamento precoce no Brasil.

AS LAGOSTAS

Com arpejos de piano ao fundo, um armário de remédios surge na tela acompanhado da longa lista de seu conteúdo: ivermectina, enxaguante bucal, vitamina C, vitamina D3, zinco, quercetina e melatonina. Logo abaixo está o logotipo do FLCCC. A pintora e escritora Betsy Ashton, diretora criativa da associação, anuncia que no webinário de hoje falaremos da variante delta e de outra ainda pior que está sendo enfrentada com sucesso no Brasil.[187] Ela então apresenta Pierre Kory e Paul Marik, que surgem em frente a um fundo de desenho animado tirado da sala de *Os Simpsons*. Kory diz que está entusiasmado em anunciar o novo membro do comitê de assessoramento científico da organização, que ele descreve como o "caçador de covid brasileiro": um "internista, endocrinologista, ph.D., médico, acadêmico, pesquisador, com consultório cheio", que assim como ele e Marik, "também tem sofrido muita censura e muitos ataques". Surge então na tela, de avental e com o cabelo loiro arrumado em um topete, a figura sorridente do brasileiro Flavio Cadegiani.

Ao longo da hora e meia de duração do episódio, Cadegiani fala sobre sua trajetória como pesquisador em covid-19. Conta como, no município de Coari, no Amazonas, em meio a inúmeras localidades sofrendo com a escassez de oxigênio, encontrou o hospital vazio. Revela então que o secretário de Saúde da cidade confessou que tinha providenciado ivermectina para a população nos últimos dois meses: "Eu pensei que vocês nos acusariam de prescrever tratamentos não comprovados", teria dito o secretário. Também argumenta que "a ciência de verdade, não aquela vendida pela mídia, é a ciência que admite hipóteses diferentes. Na ausência de certeza, e na ausência de alternativas, temos que usar as opções que temos, especialmente as que não apresentam risco, como a ivermectina".

No momento mais inusitado da transmissão, Kory surpreende Cadegiani com uma proposta inesperada: "Flavio, você parece musculoso. Mostre o seu braço, cara. Isso é o que você traz para essa luta. Sim, olhem pra ele!". O público que comenta o episódio através do chat parece concordar com a impressão do intensivista sobre o físico avantajado de Cadegiani. "*The ladies like Flavio*", diz um dos comentários. "Guapo Flavio," diz outro. Alguém comenta que Flavio está enrubescendo. Sobre Kory, a audiência não é tão elogiosa. O motivo? "Ele fala demais."

Para quem acompanha a discussão sobre o tratamento precoce no Brasil e no mundo, Flavio Cadegiani é um ícone onipresente. Ainda que figuras como a oncologista e imunologista Nise Yamaguchi tenham tido mais visibilidade no início da pandemia, foi Cadegiani quem, aos poucos, assumiu a posição de líder científico do movimento. Dentre os médicos brasileiros envolvidos no tema, ele foi o que teve mais influência fora do país, como autor de uma série de estudos publicados em revistas internacionais. Além de participar regularmente dos eventos do FLCCC, foi entrevistado em podcasts conservadores norte-americanos[188] e marcou presença nas edições de 2021 e 2022 do Dia Mundial da Ivermectina, evento em que "as pessoas de todo o mundo se reúnem para celebrar a ivermectina por um dia, focado na unidade, no amor e na gratidão por esse precioso medicamento".[189]

Entre os médicos do Rio Vencendo a Covid-19, Cadegiani é visto como um guru. Opiniões suas sobre tratamento e diagnóstico são profusamente compartilhadas, com legendas do tipo "Dicas do mestre Flávio Cadegiani direto do forno". Alguém o descreve como "nosso colega, pesquisador brilhante, humano, sempre se posicionando com muita humildade e sabedoria". Uma mensagem anuncia que o "DR. CADEGIANI é editor-chefe da revista *NATURE*! Conhecido mundialmente, agora terá respeitada sua pesquisa. Com 500 mil de investimento próprio, descobre nova droga com 90% de eficácia para a COVID-19". Filipe Rafaeli, por sua vez, o descreve em seus textos como "um dos cientistas mais proeminentes do mundo".[190]

Os elogios não parecem ser à toa: o currículo de Cadegiani na empresa Applied Biology, da qual ele foi diretor clínico, o descrevia como "expert internacional em endocrinologia e medicina do esporte" e "autor do único livro sobre a síndrome de *overtraining*, uma doença prevalente em atletas profissionais e amadores. É responsável por

70% dos artigos publicados mundialmente no campo nos últimos cinco anos e revisor de mais de 90% dos manuscritos". O texto arrematava dizendo que "seus feitos superlativos incluem um dos doutorados mais rápidos da história da Unifesp (sete meses) e medalhas de ouro simultâneas nas Olimpíadas Brasileiras de Matemática, Química e Física em sua adolescência".[191]

Tais credenciais, é claro, são um tanto exageradas. Por qualquer métrica acadêmica, Cadegiani seria considerado, no máximo, um pesquisador de notoriedade modesta — suas 489 citações na base de dados Scopus, no momento em que escrevo,[192] são compatíveis com as de um pesquisador em início de carreira, distante do status de sumidade internacional. A reputação de "editor-chefe da *Nature*" — a revista científica mais tradicional do mundo — é uma apropriação indevida de uma declaração sua sobre pertencer ao corpo editorial de "uma revista do grupo Nature" — na verdade, a *BMC Endocrine Disorders*, um dos mais de 3 mil periódicos científicos pertencentes ao conglomerado Springer-Nature.[193] Um doutorado em apenas sete meses seria ilegal pelas regras da pós-graduação brasileira e não corresponde à informação que consta no currículo Lattes de Cadegiani.[194] E a história dos 500 mil reais do próprio bolso, segundo Filipe Rafaeli, veio do Facebook do médico, mas não consegui confirmá-la, já que ele nunca atendeu a meus pedidos de entrevista.

No início da pandemia, Cadegiani era um ilustre desconhecido. Endocrinologista de formação, suas aparições na mídia se resumiam a uma matéria do G1 do Distrito Federal que contava como ele tinha passado de um "ex-gordinho" que sofria bullying a especialista em obesidade.[195] A história que o faria entrar de cabeça na pesquisa em covid-19 é tortuosa: em agosto de 2020, um grupo liderado pelos dermatologistas Carlos Wambier e Andy Goren — o primeiro, brasileiro e baseado nos Estados Unidos; o segundo, norte-americano — proporia que a calvície era um fator de risco para hospitalização por covid-19.[196] A partir daí, eles hipotetizariam que hormônios androgênicos como a testosterona potenciariam a doença, ao promoverem a expressão do gene TMPRSS2, que codifica uma enzima importante para a entrada do SARS-CoV-2 em células humanas. A ideia geraria uma solicitação de patente para o uso de medicações antiandrogênicas para a covid-19 por parte da Applied Biology, empresa presidida por Goren, à qual Wambier e Cadegiani se associariam como membros do conselho clínico.[197]

Como primeiro passo para estudar os antiandrogênicos na covid-19, Cadegiani realizaria um estudo com diferentes modalidades de tratamento precoce, a fim de decidir o melhor grupo controle para futuros ensaios clínicos. Em um estudo confuso, publicado como *preprint* em novembro de 2020,[198] ele trataria 585 pacientes com ivermectina, nitazoxanida, hidroxicloroquina ou associações entre elas, em combinação com outros fármacos como azitromicina, espironolactona e o androgênico dutasterida. O trabalho não encontraria grande diferença entre os três tratamentos, mas, comparando os desfechos dos pacientes tratados com os de um "grupo controle baseado em uma revisão de artigos e declarações de sociedades médicas" — procedimento bastante heterodoxo, para dizer o mínimo —, concluiria que todos obtiveram grande êxito em prevenir hospitalizações e mortes. O artigo — que seria comparado no WhatsApp a "uma corrida entre Porsche, Ferrari e McLaren" — concluiria que não seria ético conduzir ensaios clínicos controlados por placebo, dado o perfil de eficácia e segurança encontrado, e daria ao endocrinologista um reconhecimento entre seus pares do tratamento precoce que só cresceria dali em diante.

Cadegiani, é claro, está longe de ser o único líder dentro da comunidade brasileira do tratamento precoce. Em um meio marcado pelo personalismo, médicos com coragem para experimentar novos tratamentos, alguma destreza para lidar com dados científicos e habilidade de comunicação com o grande público se tornaram favoritos instantâneos dos círculos ligados ao tema, bem como das redes sociais de direita em geral. O movimento seguiria seu curso longe da grande mídia e da academia, e cultivaria uma fauna colorida de personagens que, cada qual ao seu estilo, amealhariam milhares de seguidores.

Uma das primeiras profissionais a ganharem visibilidade nesse universo foi Marina Bucar, médica piauiense radicada na Espanha, por conta de seu protocolo de tratamento com hidroxicloroquina no hospital Puerta del Sur, em Madri, em uma época em que a experiência de médicos brasileiros com a covid-19 ainda era esparsa.[199] O protocolo, divulgado em entrevistas e lives em seu canal no Instagram,[200] que hoje conta com mais de 80 mil seguidores, foi amplamente propagandeado nos meses iniciais da doença como tendo sido responsável por salvar inúmeras vidas. No Rio Vencendo a Covid-19, ele seria compartilhado à exaustão, geralmente tendo como referência os vídeos da autora nas redes sociais.

Em maio de 2020, o infectologista e professor da UFRJ Edimilson Migowski, figura frequente na mídia antes da pandemia, também começou a propagandear seu protocolo *off-label* de tratamento, que tinha como carro-chefe o antiparasitário nitazoxanida.[201] A posição o colocaria em choque com a universidade, que afirmaria não partilhar da mesma opinião sobre o protocolo, adotado por Migowski num momento em que não havia nenhum dado sobre a eficácia clínica do medicamento.[202] Isso também levaria a imprensa a distanciar-se dele, o que seria rebatido pelo médico com a acusação de que, ainda que a Rede Globo estivesse indo "contra a vida e a ciência", os atores globais seguiam procurando-o para se tratar.[203] Migowski acabaria convidado pelo governador fluminense Cláudio Castro, simpatizante bolsonarista, para a presidência do comitê científico de enfrentamento à doença no estado.[204] O comitê teria atuação discreta, em contraste com a presença do médico nas redes sociais, que se tornaria cada vez mais ativa: seu canal do YouTube, com mais de 420 mil inscritos,[205] se autointitula o "melhor canal de saúde do mundo" e divulga conteúdo sobre inúmeros temas, contando com seu filho João Migowski como diretor-executivo, além de um diretor de mídia, um gerente comercial e uma jornalista.

Se Edimilson Migowski se tornaria o rosto da nitazoxanida, a pioneira do evangelismo da ivermectina seria Lucy Kerr. Ultrassonografista e conhecida anteriormente por seus ataques à mamografia, uma prática que ela considera ineficaz e causadora de malefícios,[206] Kerr era uma líder improvável para o movimento, já que radiologistas são especialistas diagnósticos que não costumam tratar pacientes. Ainda assim, por conta de vídeos virais contando sua experiência com o antiparasitário, ela se tornaria figurinha carimbada em lives do Médicos pela Vida, em palestras densas com títulos como "A droga maravilhosa", nas quais enumera incontáveis mecanismos de ação da ivermectina. No painel sul-americano do Dia Mundial da Ivermectina de 2021, ela descreve o medicamento como antibacteriano, anti-inflamatório, antiviral, anticoagulante e modulador do sistema imune ("Com uma única droga, eu trato meus pacientes"), contando que o próprio marido passou a usá-lo para uma doença reumática. E conclui sua participação ressaltando que a ivermectina, descoberta a partir de compostos naturais extraídos da bactéria *Streptomyces avermitilis*, é uma droga vinda da natureza. "Ela não foi criada pelo ser humano, foi criada por Deus."

Em oposição ao espiritualismo otimista de Kerr está a fúria negativista do infectologista Francisco Cardoso, que inicialmente irrompeu na mídia ao dizer que médicos que não prescrevem cloroquina "[lavariam] as mãos com o sangue das vítimas" em um depoimento à Justiça Federal do Piauí.[207] Desbocado e aparentando um mau humor permanente, Cardoso se popularizou por comprar brigas no Twitter com críticos do tratamento precoce, tendo chamado Natalia Pasternak de "especialista em c*, bióloga sem registro, pseudocientista H-index 2 cujo Lattes tem só quatro artigos de e.coli (bactéria de 💩)", fazendo referência à carreira da divulgadora científica como microbiologista. Por essas e outras, Cardoso teve seu perfil na rede — no qual se descrevia como "pai, médico, político, cidadão" — suspenso em 2022.[208] Ainda assim, segue despejando virulência no Facebook e conta com mais de 130 mil seguidores no Instagram.[209] Em 2022, seria condenado a três meses de detenção em regime aberto pela Justiça paulista por ter chamado o ginecologista César Fernandes, então candidato à presidência da AMB, de "abortista".[210]

Outra influenciadora suspensa do Twitter foi a infectologista potiguar Roberta Lacerda, que no início de 2021 viralizaria numa entrevista para uma rádio de Natal em que afirmava que a "ivermectina tem o poder de parar a pandemia". Ela se tornaria uma figura influente na rede social, com quase 70 mil seguidores, até ter a conta excluída em 2022 por posicionamentos críticos à vacinação contra a covid-19.[211] A essa altura, ela já havia criado seu próprio site, o CovidFlix,[212] uma mistura de blog e plataforma de vídeos em que divulgava conteúdo favorável ao tratamento precoce e contrário ao uso de vacinas. Ele inclui notícias sobre casos esporádicos de morte súbita em cantos obscuros do país com títulos como "Mais um caso isolado", entre aspas, que dão a entender que tais eventos se devem a efeitos colaterais da vacinação.[213]

Esses são apenas alguns dos personagens mais visíveis do universo do tratamento precoce nas redes sociais, que inclui ainda o ufanismo bronzeado de Roberto Zeballos, a dramaticidade de Raíssa Soares e as previsões aparentemente científicas — e quase sempre equivocadas — do toxicologista Anthony Wong,[214] que faleceria por complicações da covid-19 em 2021. Ainda que cada um tenha seu estilo particular, eles são unânimes no discurso sobre o tratamento. E quando aparecem em lives coletivas, organizadas em seus próprios canais ou por organizações como o Médicos pela Vida, as divergências de opinião são praticamente inexistentes.

Os figurões do tratamento precoce também têm em comum a discrição de suas credenciais acadêmicas. A maioria é de fato composta de médicos da "linha de frente", como eles mesmos se intitulam, e passa longe dos círculos universitários. E mesmo os raros professores, como Wong e Migowski, vêm de uma geração que chegou à docência pela atuação clínica e têm produção científica discreta. Isso chama a atenção dos críticos, que os consideram "subautoridades". "Eles não sabem coisas básicas de pesquisa científica porque nunca foram pesquisadores, mas ganharam autoridade junto à sociedade", argumenta Leandro Tessler, notório por chocar-se contra os defensores do tratamento precoce nas redes sociais. "O cara sabe tão pouco sobre uma área que não se dá conta do quanto ele não sabe, e aí começa a apitar", diz, fazendo menção ao efeito Dunning-Kruger, nome dado à tendência de pessoas que pouco entendem de um tema de superestimarem seu conhecimento sobre ele.[215]

Os críticos podem fazer pouco caso de sua autoridade, mas o discurso dos especialistas do tratamento precoce é internamente coerente e carregado de referências científicas — ainda que elas costumem ser quase sempre as mesmas e citadas de forma seletiva. Parece injusto, porém, taxá-los de negacionistas, como a grande mídia e os críticos costumam fazer. Uma definição mais precisa talvez seja o conceito de *alt-science*[216] — um movimento encabeçado por cientistas rebeldes que questionam o mainstream científico e criam sua própria base de evidência. Em condições normais, tais figuras permaneceriam na obscuridade, mas o intenso interesse público pela pandemia lançou os ativistas do tratamento precoce a um estrelato improvável. Da mesma forma que, décadas atrás, "viradas de mesa" costumavam levar times da segunda divisão às finais de campeonatos no futebol brasileiro, Cadegiani e seus colegas passaram a dividir holofotes — ainda que nunca em debate direto — com seus pares mais reconhecidos dentro da academia. E, no imaginário de uma parcela significativa da população, eles de fato se tornaram os cientistas proeminentes que tentam transparecer em seus currículos.

Como ocorre em qualquer situação de estrelato, é natural que os holofotes tragam seus atrativos. Vários desses influenciadores, como Francisco Cardoso, oferecem links ou números de telefone para agendamento de consultas em suas redes.[217] Conforme levantado por Victor Silva em matéria no Intercept Brasil,[218] o negócio é lucrativo: os preços das consultas online em fevereiro de 2022 eram de 1290 reais para Cadegiani, 1045 reais para Lucy Kerr, 1800 reais para Roberto Zeballos e 2100 reais para o neurocirurgião Paulo Porto. Com o arrefecimento da pandemia, o foco mudaria do tratamento precoce para outros temas, como o tratamento da covid longa e a emissão de atestados para pacientes que se recusam a vacinar-se. Para além da medicina, diversos expoentes do tratamento precoce usariam a notoriedade conquistada de trampolim para se lançar a candidaturas parlamentares nas eleições de 2022 em partidos alinhados a Bolsonaro, como o PL e o Pros.

Para além dos benefícios concretos, é difícil negar que a atenção recebida nas redes possui um valor em si própria. Não há postagem de Cadegiani nas redes que não receba dezenas ou centenas de respostas do tipo "Orgulho, Doc", "Parabéns pelo belo trabalho", "Deus te abençoe!" ou "Um Nobel é pouco pra vocês" — bem como acusações aos "críticos, invejosos e agentes ideologicamente motivados" que lutam para suprimir seu trabalho. Em um ciclo de reforço positivo, tais comentários costumam estimular longos desabafos do médico sobre a difícil missão de perseguir a verdade em um mundo intelectualmente corrompido.[219] A atenção recebida nas redes sociais, porém, nem sempre corresponde àquela dada pelo mundo fora delas, que teria de ser conquistada de outras formas.

Em 10 de março de 2021, Cadegiani sentava à mesa em frente ao logotipo da Samel Health Tech, centro de inovação e tecnologia do Grupo Samel, operadora de saúde privada com mais de quarenta anos de atuação no Amazonas.[220] Eram tempos sombrios: o país assistia a uma escalada dramática das mortes por covid-19, e Manaus experimentara recentemente o segundo colapso de seu sistema de saúde, com histórias macabras de pacientes morrendo por falta de oxigênio em hospitais. Ainda assim, a mensagem do grupo reunido ali era de esperança.

O presidente da Samel, Luis Alberto Nicolau, inicia dizendo-se orgulhoso de participar de um momento divisor de águas no tratamento da covid em escala mundial. Passa então a palavra para Andy Goren, *chief medical officer* da Applied Biology, que anuncia que o estudo é "a mais monumental e importante" das descobertas de sua equipe sobre a teoria antiandrogênica da covid. Depois da breve fala de Goren, é a vez de Cadegiani apresentar em slides os resultados do estudo clínico recém-concluído pelo grupo com a proxalutamida: um ensaio clínico randomizado, duplo-cego e controlado por placebo, com mais de seiscentos pacientes em doze hospitais e nove municípios do Amazonas.

Os resultados são nada menos do que assombrosos: a mortalidade relatada é de 3,7% no grupo tratado com a droga, contra 47,6% no grupo placebo — uma redução acachapante de 92%, sem nenhum efeito adverso grave. Cadegiani diz que nunca viu nada parecido, apesar de pesquisar muito e ser "revisor e editor-chefe de uma das revistas da Nature". Os números de Cadegiani são apoiados pelos testemunhos pessoais de Daniel Fonseca, diretor técnico da Samel, e Michael Correia, médico da cidade de Itacoatiara. Por fim, a palavra passa para Ricardo Zimerman, o único infectologista entre os presentes, que explica sobre a ação da TMPRSS2 na entrada do vírus e diz esperar que a droga siga sendo efetiva contra novas variantes. No momento em que a mesa abre para perguntas, alguém quer saber quando ela estará disponível, e Goren e Cadegiani respondem que esperam obter uma aprovação emergencial no Brasil e nos Estados Unidos em breve. Ao encerrar a mesa, Nicolau diz que deseja que a droga supere a burocracia dos governos, e que o grupo está "escrevendo uma nova história com um final muito mais feliz".

A revelação da Samel naquela tarde parecia revolucionária: nenhum medicamento havia se mostrado tão eficaz contra a covid-19, e como ocorrera com a hidroxicloroquina, a notícia logo se espalharia pelas mídias sociais de direita e alcançaria o Twitter de Eduardo Bolsonaro.[221] No dia seguinte, Filipe Rafaeli descreveria a coletiva como "um dia glorioso para a ciência brasileira", afirmando que o estudo cumpria "todos os protocolos para agradar os mais exigentes analistas da televisão". A descoberta, porém, seria basicamente ignorada pela mídia: quando *O Globo* finalmente resolveu atentar para o estudo, semanas depois, seria para associar Cadegiani, o "pesquisador de remédio tido como 'milagroso' por bolsonaristas", com o polêmico aplicativo TrateCov, lançado e logo renegado pelo Ministério da Saúde, que sugeria o uso de tratamentos controversos para covid, incluindo hidroxicloroquina, ivermectina, azitromicina, doxiciclina e zinco, a partir de dados clínicos informados pelo usuário.[222] Além disso, as menções de Jair Bolsonaro ao medicamento fariam com que ele logo ganhasse o apelido de "nova cloroquina" na mídia, ainda que os dois medicamentos guardassem pouco ou nada em comum entre si.[223]

O link de Cadegiani com o TrateCov de fato existia — ele e Zimerman eram os autores do escore clínico usado para calcular a chance de um diagnóstico de covid a partir dos dados do usuário.[224] O endocrinologista, no entanto, afirmara em matéria do Intercept Brasil[225] que só soubera pela imprensa da existência do aplicativo. *O Globo* também questionaria a divulgação dos resultados em coletiva de imprensa sem que tivessem sido publicados — prática bastante criticada, mas comum durante a pandemia[226] —, além de apontar incongruências entre os dados e o protocolo de pesquisa registrado e chamar a atenção para a extraordinária rapidez do recrutamento do estudo, que amealhara seus mais de seiscentos pacientes em menos de um mês.

Mais do que qualquer outra coisa, porém, o que causava incredulidade entre especialistas era o tamanho do efeito. São raros os tratamentos capazes de reduzir a mortalidade de qualquer doença em mais de 90%. Em sua cobertura sobre a publicação dos resultados em *preprint*, que só aconteceria três meses após a coletiva de imprensa, a revista *Science* manifestaria ceticismo.[227] Em depoimento à revista, o cardiologista e guru da medicina digital Eric Topol seria curto e grosso: "Os resultados são bons demais para serem verdade". Na matéria, Cadegiani alega que o estudo foi recusado pelo prestigioso *New England Journal of Medicine* pelo mesmo motivo: a eficácia milagrosa levara o editor da revista a afirmar que os dados primários teriam de ser revisados, o que ele alegava não ter capacidade para fazer, apesar de Cadegiani afirmar tê-los oferecido para verificação.[228]

Mas haveria de fato razões para desconfiar de Cadegiani e seus colegas? Ou seria a antipatia da mídia um reflexo automático contra o entusiasmo de Bolsonaro pela história? A resposta é complicada. Ainda que o endocrinologista seja articulado e consistente ao defender seus resultados, chama a atenção o fato de que tudo o que ele se propõe a testar parece funcionar. Isso vale para hidroxicloroquina, nitazoxanida e ivermectina — que, apesar de não terem sido propriamente comparadas a um grupo controle, foram amplamente alardeadas por Cadegiani como efetivas. Passa pelo antiandrogênico dutasterida, que diminuiu o tempo de recuperação e parâmetros inflamatórios num estudo pequeno.[229] E chega a seu ápice com a proxalutamida, que não teve resultados milagrosos apenas no Amazonas. Em um estudo realizado pelo endocrinologista em Brasília com pacientes ambulatoriais, o medicamento reduziu a taxa de hospitalização em mais de 90% quando usado precocemente: contra 26% de hospitalizações no grupo placebo, houve apenas 2,2% no grupo tratado.[230]

Tais números indicam que Cadegiani, quase sozinho, descobriu mais tratamentos efetivos para a covid entre 2020 e 2021 do que qualquer outro pesquisador no mundo. O "quase sozinho", aliás, não é exagero — em vários desses estudos, ele parece ser o único responsável pelo recrutamento e pelo tratamento dos pacientes. Ainda que o artigo sobre a proxalutamida em pacientes ambulatoriais tenha quinze autores, os outros catorze são pesquisadores dos Estados Unidos, da Espanha, da Croácia, da Austrália, do Chipre, de Manaus e de Porto Alegre; todos os pacientes, porém, eram de Brasília. Carlos Wambier, o último autor do estudo (e um dos quatro do da dutasterida), me confirmaria pessoalmente que sua contribuição havia sido apenas intelectual, e que ele não se envolvera com o recrutamento. Para um endocrinologista de formação trabalhando sozinho, a capacidade de Cadegiani em amealhar pacientes com covid-19 parece notável, ainda que possa ter sido facilitada pela celebridade conquistada nas redes sociais — o que, para muitos, representava mais um sinal de alerta de que talvez aquilo tudo não fosse real.

* * *

Curioso com a polêmica, eu mesmo resolvi entrar na história — se o *New England Journal of Medicine* se recusava a checar os dados primários do estudo da proxalutamida, talvez eu pudesse dar uma olhada. Meu contato inicial com os autores, porém, foi respondido com questionamentos sobre se eu também estava investigando o estudo da Fiocruz em Manaus no ano anterior, em que "todos os cinco cardiopatas graves haviam caído no grupo das doses tóxicas". Uma tentativa de obter os dados pelas vias usuais — escrevendo um e-mail ao autor correspondente, o norte-americano John McCoy — foi negada, mesmo que o *preprint* dissesse que estes estavam disponíveis mediante solicitação.[231] Por fim, me comuniquei com Cadegiani pelo Twitter, onde ele parecia mais fácil de ser contatado do que por e-mail, mas a resposta também foi negativa. Para justificar a negativa, ele questionou se eu havia feito a solicitação "aos demais estudos" de tratamentos e vacinas como forma de avaliar minha imparcialidade.[232] E terminaria apelando para o desabafo, argumentando que não ganhou nada pelo estudo ("o salário não paga nem um quarto do tempo que teria na clínica — e se você ligar lá saberá que não é por falta de pacientes") e que "às vezes dá vontade de jogar tudo pro alto e voltar à rotina de consultório".

Vendo a história como uma parábola da incapacidade da ciência em realizar um controle de qualidade efetivo contra possíveis fraudes, resolvi contar sobre minha tentativa frustrada de conseguir os dados em um blog da *Folha de S.Paulo*. Mas o resultado confirmaria que era impossível falar sobre o tema sem ser tragado pela batalha das redes sociais. O artigo saiu em 30 de julho de 2021 com o título "La garantía soy yo" — referência ao comercial da Semp Toshiba em que um "japonês paraguaio" tentava empurrar um videocassete sem garantia.[233] A referência calhava de combinar com o recente anúncio por parte da Kintor, fabricante da proxalutamida, da aprovação emergencial do medicamento pelo Paraguai,[234] que seria aparentemente negada pelo Ministério da Saúde do país alguns dias depois, de acordo com reportagem do *Estado de Minas*.[235]

A partir da publicação do artigo, em questão de horas minha conta no Twitter foi invadida por uma multidão de críticos. Inicialmente, o próprio Cadegiani comentaria que fizera muito bem em não compartilhar os dados comigo, me acusando de "perda da imparcialidade travestida de análise". A seguir, viria o exército de seus seguidores. Entre os conhecidos, Marcelo Hermes-Lima, fundador do Docentes pela Liberdade, disse que eu me achava "um gênio da ciência, com os melhores argumentos da Via Láctea", e que "esperava que não precisasse usar tratamento precoce escondido caso pegue o vírus". Já uma série de desconhecidos me qualificaram de "medíocre", "negacionista-padrão", "leigo cheio de maldisfarçadas pretensões", "torcedor contra o tratamento precoce" e "um legítimo 💩".

O *troll* mais ativo de todos, porém, era Ricardo Zimerman, coautor do estudo e ícone das redes sociais de direita por suas críticas vocais e eloquentes contra medidas restritivas tomadas pelo poder público na pandemia. Ainda que meu artigo citasse Zimerman apenas de passagem, mencionando que sua ligação com figuras de extrema direita causava desconfiança na comunidade científica, ele viria me atacar pessoalmente nas redes sociais. "Parar o que se está fazendo para responder ao Olavo? Sério? Conheço ele desde a faculdade e ainda não conseguiu fazer nada de relevante. Um perdido."[236] Também me pediria uma declaração de conflitos de interesses, apontando que eu tinha recebido verbas de pesquisa do Instituto Serrapilheira, "o mesmo que financia o Atila". Por fim, declararia que eu devia desculpas ao povo do Paraguai, dizendo que meu artigo era "elitista e xenofóbico", e que o país estava tentando defender sua população.[237]

No dia seguinte, ele manteria o ataque me acusando de ter sido retuitado por Leandro Tessler, um "*hater* de carteirinha" e "zero à esquerda" que "não sabia nem o que era um valor de 'p'".[238] Logo em seguida, contudo, uma tropa de choque viria em minha defesa, mesmo sem ter sido chamada. O oncologista Otavio Clark perguntaria por que os dados tinham sido excluídos da submissão da "proxalutacoisa" para aprovação na Anvisa. Cadegiani responderia que o pedido foi em pacientes ambulatoriais, e os dois bateriam boca por alguns posts até que mais gente entrou na conversa. "Libera os dados aí. O que tem a esconder?" "Libera aí e para de mimimi." Em meio à conversa, alguém mandaria um enigmático gif de um chimpanzé lambendo uma câmera. A conversa logo entraria no radar da intensivista Ana Carolina Peçanha Antonio, que anunciou: "Também sigo no aguardo do envio do *raw data*, Ricky. LIBERA ESSE DADINHO, RICKY!!!".[239]

Os dados primários do estudo acabariam liberados apenas na sua publicação na revista *Cureus*, que ocorreria em dezembro.[240] Dito isso, a análise deles — que sugere problemas com a randomização já aparentes no *preprint*,[241] mas que não invalidariam por si só os resultados[242] — é menos interessante do que a reação passional promovida pelo tema. A história contada por Ana Carolina para justificar seu envolvimento na história, aliás, não é tão diferente da minha. Depois de ter dado depoimentos sobre o artigo tanto para a matéria da *Science* quanto para *O Globo*, ela levaria Zimerman a se queixar nas redes sociais de que "vivemos em um mundo onde alguém que não tem NENHUM artigo em COVID-19 consegue atrapalhar a pesquisa de pessoas sérias, sem apresentar ABSOLUTAMENTE NENHUMA crítica que não a absurda frase 'Bom demais pra ser verdade'".[243] Ao ter seu perfil pessoal marcado na postagem do Instagram, a intensivista foi coberta de ameaças e xingamentos. "Veio aquela manada, aquela seita enlouquecida me mandando mensagens privadas, gente dizendo que eu tinha as mãos sujas de sangue." Mas o incidente também levaria Ana Carolina a ganhar seguidores e simpatizantes, que acabariam formando seu próprio bloco de ação nas redes, unidos pelo inimigo em comum.

* * *

Em janeiro de 2021, em plena ascensão da onda gama, o jornalista e professor da Ufes Fábio Malini postaria no Twitter um gráfico intitulado "Luz e trevas".[244] Nele, um emaranhado de conexões mostra as ligações na rede social entre perfis classificados como favoráveis (21 206) e contrários (5633) ao tratamento precoce nas semanas anteriores. Na parte superior, nomes como os de Atila Iamarino, do psiquiatra Luís Fernando Tófoli e da cardiologista Mariana Sbaraini estão coloridos em amarelo e, de acordo com Malini, fazem "um esforço [...] na defesa da verdade". Do outro lado, coloridos em cinza e puxados por Jair Bolsonaro e seus asseclas, como a deputada Carla Zambelli e o médico Alessandro Loiola, está "a insistência daqueles que, sem nenhuma evidência, desinformam sobre o tal 'tratamento precoce'". Pode parecer curioso que um estudioso de redes sociais opine de forma tão convicta sobre o tratamento da covid-19 — àquela altura, no entanto, isso já não era novidade para ninguém.

O que de fato surpreenderia seria sua análise seguinte, realizada apenas seis dias depois. Ainda colorido, na descrição messiânica de Malini, em "cinza treva" e "amarelo luz", o gráfico mostrava uma virada radical nas cores, com as luzes engolindo as trevas.[245] As causas da reversão de opinião ainda eram incipientes: a catástrofe de Manaus, o vexame do TrateCov e o início da vacinação no país, apesar dos esforços contrários de Bolsonaro, começavam a consolidar a opinião pública contra o governo. A piora vertiginosa dos indicadores da covid-19 ao longo dos meses seguintes só aumentaria o descontentamento, levando a uma reorganização de forças em que a causa do tratamento precoce deixaria de ser uma polêmica para se transformar em uma iguaria a ser devorada.

O ABATE

"Mas esse é um caso que, na minha opinião, está claramente certo que a hidroxicloroquina não funciona, até porque a senhora deve saber, por exemplo, qual é a diferença entre um protozoário e um vírus. A senhora sabe qual é? A senhora sabe qual é a diferença, dra. Nise? Eu estou perguntando à senhora."[246]

Na posição de convidada no plenário da CPI da covid-19, Nise Yamaguchi chega a esboçar uma resposta à pergunta do senador Otto Alencar, do PSD baiano. Mas ela é imediatamente interrompida pelo político, que repete: "A senhora sabe dizer qual é a diferença entre um protozoário ou um vírus?".

Alguém reclama ao presidente da CPI, Omar Aziz, sobre o comportamento do senador, ao que Aziz responde: "Ele está perguntando à dra. Nise se ela sabe a diferença entre um protozoário e um vírus". Com a deixa, Alencar retoma a investida: "Diga, do ponto de vista científico, o que é um protozoário e o que é um vírus, a composição de um e de outro". Yamaguchi tenta falar, mas, antes que possa responder, é interrompida uma vez mais por Alencar: "A senhora vai me responder agora o que é um protozoário e um vírus. A senhora me defina do ponto de vista orgânico, o que é um protozoário e um vírus. A senhora é médica formada [...]. Me diga, por favor, o que é um protozoário e o que é um vírus, a diferença entre um e outro, só isso".

Quando a médica finalmente consegue espaço para dizer algo, responde de forma bastante singela que protozoários são organismos celulares, enquanto vírus são organismos que possuem um conteúdo de DNA ou RNA. Imediatamente, porém, é cortada por Alencar: "Não senhora, não senhora, tenha paciência, não é bem assim, não. A senhora não é infectologista, se transformou de uma hora para outra, como muitos no Brasil se transformaram em infectologistas, e não é assim. Protozoários são organismos mono ou unicelulares, e os vírus são organismos que têm uma proteção proteica, capsídeo e internamente o ácido nucleico. Completamente diferente do que a senhora falou aí".

A afirmação de Alencar é no mínimo peculiar, já que sua definição é muito parecida com a de Yamaguchi — DNA e RNA, afinal, são ácidos nucleicos. Mas não há tempo para que alguém faça essa ressalva, pois o político segue argumentando que vírus não são nem considerados seres vivos, e que uma medicação para protozoários — fazendo alusão à atividade antimalárica da hidroxicloroquina — nunca cabe para vírus.

"Quando surgiu a gripe H1N1, a ciência foi atrás de um mecanismo antiprotozoário ou antiviral?", pergunta Alencar. E mesmo que Yamaguchi, que agora esboça um sorriso desorientado, pareça responder o que ele quer, o senador tergiversa para perguntas irrelevantes como: "A que família pertence o covid-19?". Antes que a médica possa respondê-las, Alencar prossegue: "A senhora não sabe. Infelizmente a senhora não sabe nada de infectologia. Nem estudou, doutora. A senhora foi aleatória mesmo. Superficial." Ele volta ao formato de sabatina escolar, com perguntas aleatórias como a data do primeiro caso do coronavírus no mundo. A essa altura, a médica começa a revirar papéis mecanicamente. Alencar ironiza: "Pode pegar o livro aí porque a senhora não tem na cabeça, certamente não leu, não estudou. Ai, doutora. De médico audiovisual esse plenário está cansado".

A cena correria as redes sociais brasileiras em junho de 2021, desencadeando respostas contraditórias. Em perfis de esquerda, a ênfase foi no vexame da "cloroquiner" — o próprio Lula, no ano seguinte, cumprimentaria Alencar pelo "esculacho [...] naquela médica japonesa".[247] De ambos os lados do espectro político, porém, não foram poucos os que viram sinais de abuso por parte do senador. No dia seguinte, o CFM publicaria uma moção de repúdio à "ausência de civilidade e respeito" com os médicos convidados à CPI,[248] e seu presidente, Mauro Ribeiro, taxaria o tratamento recebido por Yamaguchi de inaceitável.[249] A imunologista processaria Alencar e Aziz por misoginia e humilhação, referindo-se ao incidente como um "massacre moral" e pedindo 160 mil reais de cada um deles em indenização.[250]

A cena foi a caricatura mais marcante da investida da CPI contra o tratamento precoce, mas não constituiu um fato isolado. Duas semanas depois, Ricardo Zimerman e Francisco Cardoso marcariam presença no plenário como convidados da bancada governista.[251] Assim como Yamaguchi, Zimerman entra em cena evitando o conflito: numa tentativa de estabelecer neutralidade, ele afirma que "serve seu país", tendo trabalhado como consultor do Ministério da Saúde nos governos Lula e Dilma, e dizendo que "deveríamos deixar o assunto despolitizado". No plano científico, suas palavras também são mais cautelosas do que as que costuma destilar nas mídias sociais. Contrariando sua posição usualmente contundente sobre a eficácia do tratamento precoce, ele define a decisão de usar fármacos reposicionados como uma postura racional frente a uma situação de incerteza, mencionando o equilíbrio entre o potencial benefício de diversos tratamentos e seu risco relativamente baixo.

De forma estratégica, ele se concentra em medicamentos menos politizados, como os corticoides inalatórios e a nitazoxanida, que, de acordo com ele, levam a reduções de 85% a 90% nas hospitalizações em estudos científicos. Um observador atento poderia acusá-lo de seletividade: o estudo da budesonida tinha apenas 146 pacientes,[252] enquanto o da nitazoxanida não mostrava diferença alguma entre os grupos em seu desfecho primário de tempo de recuperação.[253] Ademais, estimativas posteriores dos efeitos dos medicamentos se mostrariam muito menores[254] ou nulas.[255] Ainda assim, é inegável que a argumentação de Zimerman é embasada, deixando na poeira o nível médio das discussões observadas na CPI — em particular as declarações cientificamente aleatórias dos senadores.

Já Cardoso, mais combativo, começa sua participação lendo em alta velocidade um texto em que resume o histórico da hidroxicloroquina no país. Ele chama a atenção para o uso de doses equivocadas no estudo da Fiocruz do Amazonas, o qual, sozinho, seria responsável pelo aumento de mortalidade em metanálises de estudos com pacientes internados. Também ataca a politização do assunto, alegando que "a batalha política deste país está fazendo com que cidadãos pobres não tenham acesso ao tratamento mínimo para covid". Por fim, reclama do assédio e da perseguição aos médicos favoráveis ao tratamento precoce, argumentando que "as salas de emergência foram invadidas por juízes, políticos e repórteres". "Por trás dessas falhas, existe uma narrativa negacionista ocorrendo", argumenta Cardoso. "Pense duas vezes antes de escutar esse tipo de discurso. Acredite no seu médico."

Tão logo as falas iniciais dos médicos se encerram, o senador alagoano Renan Calheiros (MDB), relator da CPI, assume o microfone para criticar declarações do presidente Jair Bolsonaro de que se teria imunizado naturalmente ao contrair covid-19 e que não precisaria se vacinar. Em uma associação confusa, ele diz que, "em função desse escárnio, desse descaso, eu me recuso a fazer hoje, mesmo como relator dessa CPI, qualquer pergunta para os expoentes". A seguir, ele deixa a sessão, junto com seus colegas Randolfe Rodrigues (Rede) e Humberto Costa (PT), em uma estratégia já anunciada de "não dar palco" à oposição — a qual, por coincidência ou não, imita a atitude da bancada democrata durante o depoimento de Pierre Kory no Senado norte-americano meses antes.[256]

Ao perceberem o truque, os governistas chiam. O senador gaúcho Luiz Carlos Heinze (PP) reclama de "dois pesos e duas medidas", fazendo alusão à atenção do relator a Claudio Maierovitch e Natalia Pasternak na semana anterior. Em resposta à alegação de Calheiros de que ele não tem o que perguntar, Heinze exclama: "Não tem porque não lhe interessa", e levanta uma curiosa placa de "16 077 483 vidas salvas", aludindo ao número de recuperados da covid-19 alardeado no "Placar da Vida" do Ministério da Saúde.[257] Alguém lança a pergunta: "Salvas pelo tratamento precoce?", o que poderia gerar uma discussão interessante, mas ela se perde em meio à balbúrdia. "O papel que Vossa Excelência está fazendo é deprimente!", exclama Calheiros, que recebe como retorno um igualmente cortês: "Deprimente é Vossa Excelência". Depois que ele sai, resta aos senadores governistas tirarem suas conclusões. "Não interessa [a essa CPI] a busca pela verdade, apenas uma parte da verdade. [...] Isso ficou explícito aqui hoje", diz Jorginho Mello, do PL catarinense. Seu colega de partido de Rondônia, Marcos Rogério, completa: "O que ficou evidente é que o relator já tem uma sentença debaixo do braço".

O termo *no-platforming* — a estratégia de prevenir a disseminação de certas ideias através da recusa a discutir com seus proponentes — tem sua origem no enfrentamento de instituições vistas como racistas ou fascistas por movimentos estudantis nos anos 1970.[258] A proposta ganharia popularidade na comunicação pública da ciência a partir da popularização do conceito de "negacionismo científico", definido em 2007 pelos irmãos Mark e Chris Hoofnagle — um biólogo e um advogado — como "o uso de argumentos retóricos para trazer uma aparência de debate científico legítimo onde não existe nenhum".[259] A ideia tem sua origem em trabalhos como os de Naomi Oreskes,[260] que mostram como, ao repercutir vozes dissidentes plantadas estrategicamente em nome do princípio jornalístico de "ouvir os dois lados", a mídia pode alimentar o público com dúvidas sobre questões resolvidas há décadas.

A estratégia sugerida pelos Hoofnagle para lidar com o problema é não entrar no debate. Como pontuam os autores, "não discutimos com malucos. Parte de entender o negacionismo é saber que é fútil argumentar com ele, e que lhe dar mais um fórum é desnecessário". No Brasil, a visão é repercutida por figuras como Natalia Pasternak e Carlos Orsi, cujo livro *Contra a realidade: A negação da ciência, causas e consequências* segue de perto a linha dos Hoofnagle. Durante a pandemia, a palavra "negacionista" — junto com sua irmã "terraplanista" — seria amplamente usada no debate público para se referir a atitudes anticientíficas do governo federal e seus apoiadores.[261] Com o tempo, seu uso se expandiria para abraçar com avidez os defensores do tratamento precoce no meio médico, como Zimerman e Cardoso.

A postura de Calheiros na CPI seria acompanhada pela mídia, em que a participação dos dois infectologistas teria uma fração ínfima da repercussão dada a Maierovitch e Pasternak na semana anterior.[262] Escrevendo em *O Globo*, o cientista político Miguel Lago argumentaria que a convocação de especialistas favoráveis e contrários ao tratamento precoce criava um falso debate, transformando a Comissão em uma "trincheira anticiência".[263] "Se a CPI quisesse de fato representar a discussão científica", escreve ele, "um lado teria 26 experts contrários ao tratamento — e zero defendendo." Em retrospectivas da mídia depois da CPI, depoimentos de defensores do tratamento precoce seriam igualmente repercutidos como "negacionistas".[264]

Em sua participação na CPI, Zimerman ironizaria a postura de Lago: "Foi dito que hoje seria a sessão anticiência. Ora, eu tenho pelo menos nove ou dez artigos em covid-19, mais alguns em andamento". Também diz que desconhece quantos artigos sobre o tema os convidados da semana anterior tinham, em uma alfinetada direcionada a Pasternak, uma divulgadora de ciência que deixou a carreira acadêmica: "A pessoa tem lastro moral pra falar ou quando ela trata pacientes, ou quando ela faz ciência, não quando ela é colunista". No grupo do Rio Vencendo a Covid-19, fervilhariam declarações como "Ricardo foi cirúrgico e firme como uma rocha!", "Ricardo é luz e classe", e memes em que Calheiros se esconde atrás de um muro perguntando: "O dr. Ricardo Zimerman já foi embora?". Para além dos fãs de carteirinha, porém, pouca gente teria paciência para assistir às oito horas da sessão, e o boicote da mídia seria suficiente para fazer com que a eloquência de Zimerman passasse em branco para o público em geral. O destaque midiático só o alcançaria alguns meses depois, mas de forma bem mais indigesta.

No dia 24 de agosto de 2021, o microcosmo do tratamento precoce seria abalado por uma reportagem em um pequeno veículo de imprensa gaúcho, o jornal online *Matinal*.[265] A matéria, escrita pelo repórter Pedro Nakamura, descrevia em detalhes como o Hospital da Brigada Militar do Rio Grande do Sul havia testado a proxalutamida sem autorização da Anvisa e, aparentemente, sem passar pela aprovação de qualquer comitê de ética, já que não havia registro de nenhum estudo aprovado no hospital pela Conep (Comissão Nacional de Ética em Pesquisa). Por trás do estudo, estavam Zimerman — não por acaso médico do hospital — e seu colega Cadegiani.

As suspeitas sobre irregularidades éticas nos estudos com a proxalutamida não eram novidade. Desde abril, o blog da jornalista Malu Gaspar em *O Globo* vinha noticiando indícios de irregularidades no estudo de Manaus. De acordo com o blog, a Conep havia acionado os autores para que esclarecessem questões como a ausência de notificação das mortes ocorridas, a aparente inexistência de um comitê de monitoramento independente e o fato de o estudo ter sido aprovado para realização em Brasília, mas ter ocorrido em Manaus.[266] Apesar das manchetes em tom bombástico, como "Estudo da 'nova cloroquina' de Bolsonaro tem indícios de fraude e falhas graves", "Antes de estudo pró-proxalutamida, pesquisadores militaram a favor da cloroquina" e "Comissão de Ética prepara denúncia ao MP sobre estudo da 'nova cloroquina' de Bolsonaro" — em que curiosamente as palavras "cloroquina" e "Bolsonaro" aparecem mais do que o nome da droga ou dos pesquisadores —, o blog de Gaspar não angariaria a mesma atenção que a reportagem de Nakamura, em que entrevistas com médicos e pacientes e levantamentos de prontuários tornavam a história mais palpável.

Para além do mérito jornalístico, porém, talvez tenha sido o detalhe de a história ocorrer num hospital militar que chamou a atenção da mídia — e também da justiça. No mesmo dia, o Ministério Público Federal do Rio Grande do Sul abriria um inquérito sobre o caso.[267] Duas semanas depois, a Conep acionaria a entidade[268] com um extenso relatório sobre as infrações éticas ocorridas na pesquisa. Em resumo, o estudo fora originalmente submetido para ser realizado com 294 pacientes que não estivessem em ventilação mecânica pela Flavio Cadegiani Endocrinologia e Serviços Médicos, instituição sediada em Brasília. No entanto, acabaria incluindo mais de seiscentos pacientes muito mais graves em dois outros estados, com a autorização para as modificações tendo sido requisitada à Comissão apenas em 26 de abril, mais de um mês depois do anúncio dos resultados de Manaus.

A reação de Cadegiani e Zimerman às acusações foi imediata — e, como de hábito, ventilada nas redes sociais. No Twitter, Cadegiani postaria uma foto da matéria com um carimbo de "100% Fake News",[269] usando um print da aprovação do estudo pela Conep como prova de que ele tinha sido "aprovado sem especificação dos locais, ou seja, em caráter nacional".[270] Adicionaria ainda um print com os diversos centros cadastrados em uma emenda ao projeto, sem mencionar que ela havia sido submetida depois do estudo e não havia sido aprovada. De resto, a reação é marcada pelos desabafos de hábito. Cadegiani tuitaria: "Cá estou eu, interrompendo a confecção de um outro estudo, para 'esclarecer' o óbvio de mais um 'jornalista investigativo'",[271] enquanto Zimerman descreveria ter sido contatado por "militantes disfarçados de 'jornalistas'".[272]

Com a denúncia da Conep ao Ministério Público, eles subiriam o tom em postagens com manchetes bombásticas, como: "A assustadora verdade sobre as práticas (no mínimo) questionáveis da Conep. O alerta que todo O BRASIL PRECISA SABER".[273] O argumento de Cadegiani era de que o fato de a aprovação da pesquisa ter sido dada a sua empresa, sem especificação de hospitais ou centros, permitiria que ela fosse realizada em qualquer lugar, e que o protocolo informava apenas o número mínimo de participantes, mas não o máximo.[274] O endocrinologista também postaria um gráfico da "influência (muito) provável do estudo da proxalutamida no curso da pandemia no Amazonas", com linhas mostrando uma inclinação maior da queda de mortes no estado do que em outros do país.[275] E terminaria postando uma foto sua na piscina olhando o mar, com a legenda de que as acusações "significam que estamos no rumo certo".[276]

As respostas, no entanto, surtiriam pouco efeito na opinião pública. Parte disso passa pela fragilidade dos argumentos: uma leitura rápida da regulamentação brasileira sobre ética em pesquisa deixa claro que um estudo não pode ser aprovado para realização em qualquer lugar, com um número ilimitado de voluntários, e o Conselho Nacional de Saúde tem resoluções bastante específicas sobre a tramitação de projetos multicêntricos.[277] Já o argumento de que o estudo, que tratara pouco mais de trezentos pacientes no Amazonas, pudesse fazer uma diferença epidemiologicamente relevante num estado com quase 4 milhões de habitantes não chegou a convencer nem mesmo o público do Twitter, a julgar pelas respostas irônicas ("Você não sabia que o Amazonas tem uma população de 317 pessoas?!?!"). Para além dos argumentos, porém, a opinião pública já havia cerrado fileiras contra Cadegiani e Zimerman, principalmente por conta de sua associação, ainda que bastante indireta, com a resposta do governo federal à crise sanitária. Depois da tragédia em Manaus, o aparecimento de um estudo com violações éticas importantes no mesmo local caía como uma luva em uma narrativa em que eles já eram os vilões da história.

Ainda assim, é inegável que o grau de vilania foi potenciado pela mídia — em particular através da divulgação exaustiva do número de mortes ocorridas no estudo. O G1 diria que a Conep solicitara "investigação de duzentas mortes durante pesquisa com proxalutamida",[278] enquanto o *El País Brasil* diria que Cadegiani era o médico "responsável por estudo [...] que pode ter levado à morte de duzentas pessoas".[279] A ideia de que o experimento teria ceifado vidas também seria levantada pelo Conselho Nacional de Saúde, que argumentaria que "não se descarta a hipótese [de] que o grupo controle tenha recebido inadvertidamente fármaco diferente de placebo com potencial tóxico" por conta do alto índice de falência renal e hepática no grupo.[280] Ainda que não houvesse nenhuma evidência concreta nesse sentido, a ideia seria repercutida nas redes sociais por críticos do tratamento precoce,[281] que passariam a se referir ao estudo com a hashtag #FarsaDaProxa. Leandro Tessler disse no Twitter que "os envolvidos na #FarsaDaProxa precisam ser punidos cível e criminalmente. Para satisfazer seus egos narcisistas e incompetentes eles realizaram experimentos que mataram gente. Isso só se compara com os períodos mais tenebrosos da história da humanidade".[282]

Ainda que a parte sobre "egos narcisistas" pareça convincente após um passeio pelas mídias sociais dos envolvidos, há um evidente non sequitur na segunda parte da acusação. Não há nada nas denúncias da Conep que comprove — ou mesmo que sugira — que a proxalutamida tenha levado à morte de pacientes. Há evidentes irregularidades éticas na condução do estudo, que podem ter sido fruto da inépcia ou do descaso dos pesquisadores com a regulamentação de pesquisa — que transparece em declarações como "decidimos que entraves e burocracias inadequadas não podem atrasar ainda mais a divulgação e publicação de resultados de grande importância para [a] saúde pública mundial, em plena pandemia", feita por Zimerman no Instagram.[283] Ainda assim, nada indica que mortes tenham sido causadas pelo tratamento: na verdade, a julgar pelos resultados publicados pelos pesquisadores, mais de 160 delas ocorreram no grupo placebo, o que significaria que a droga teria *evitado* um número significativo de óbitos. E mesmo um cético que acreditasse que os dados tivessem sido fabricados não teria razão para fazer uma acusação tão grave: se os resultados não são verdadeiros, que diferença faz o número de mortes relatado?

Os resultados do estudo, porém, ficariam em segundo plano na imprensa. Em meio aos números catastróficos da pandemia, experimentos com violações éticas eram um alvo fácil para motivar alusões ao Holocausto e comparações com atrocidades nazistas.[284] O fato de a Rede Latino-Americana e do Caribe de Bioética, ligada à Unesco, ter descrito o caso como uma das infrações da ética em pesquisa mais graves da história da América Latina[285] também foi amplamente repercutido pela mídia como evidência do escopo dos delitos. Ao final da CPI da covid-19, Cadegiani acabaria indiciado por "crime contra a humanidade", com base no artigo 7º do Tratado de Roma, que enquadra homicídio, extermínio, escravidão, deportação, encarceramento forçado, tortura, estupro, perseguições racistas, desaparecimento forçado e outros atos desumanos de caráter similar que, de forma intencional, causem grande sofrimento ou atentem gravemente contra a integridade ou a saúde mental ou física das pessoas.

A maré de denúncias éticas durante a CPI não pararia em Cadegiani. Em setembro de 2021, a mídia noticiaria um dossiê assinado por quinze médicos da Prevent Senior denunciando irregularidades nas condutas da empresa. O material cobria desde a coerção de profissionais a prescreverem determinadas medicações ou trabalharem infectados com covid-19 até fraudes em prontuários para gerar os resultados positivos apresentados pela operadora.[286] A GloboNews noticiaria que, no estudo divulgado pelo WhatsApp em 2020, teria havido sete mortes no grupo tratado com hidroxicloroquina que, apesar de constarem nas planilhas dos autores, foram ocultadas dos resultados.[287] O dossiê também acusava a empresa de ter incluído pacientes no estudo sem consentimento, o que novamente desencadearia alusões a violações éticas ocorridas na Segunda Guerra Mundial.[288]

No dia 22 de setembro, o diretor-executivo da Prevent Senior, Pedro Batista Jr. — o mesmo que apresentara o protocolo de tratamento precoce da empresa um ano e meio antes — subiria ao plenário da CPI para se defender.[289] Segundo ele, a política de remover o código associado à covid-19 na Classificação Internacional de Doenças (CID) do prontuário dos pacientes depois de catorze a 21 dias de internação era uma forma de sinalizar que tais pacientes não necessitavam mais permanecer em isolamento. No entanto, ela também fazia com que não se pudesse confiar nos números de mortes por covid da empresa. Tal fato levaria os senadores a acusarem Batista de desonestidade ("O senhor realmente não tem condição de ser médico", bradaria Otto Alencar). Ele acabaria indiciado por perigo para a vida e saúde de outrem, omissão de notificação de doença e falsidade ideológica. Também se juntaria a seus colegas Rodrigo Esper, Carla Guerra e Fernando Oikawa, aos donos da Prevent Senior, Fernando e Eduardo Parrillo, e a Cadegiani no roldão de acusados por crime contra a humanidade.[290]

Para além das violações éticas, a conduta da empresa em promover o uso de kits de tratamento precoce foi questionada não apenas por sua suposta ineficácia, mas pela forma com que eram distribuídos. De acordo com as denúncias, havia pressão sobre os médicos para que metas de entrega fossem cumpridas.[291] Além disso, o fato de que boa parte das prescrições era idêntica e feita pelo diretor-executivo da empresa gerava suspeitas de que a avaliação dos pacientes não era levada em conta.[292] Tal conduta levaria o Ministério Público de São Paulo a acionar o Conselho Regional de Medicina do estado, que instauraria inúmeras sindicâncias contra a empresa.[293] As investigações culminariam num termo de ajuste assinado pela Prevent Senior em outubro,[294] em que ela se comprometia a "não entregar, distribuir, enviar, promover, prescrever ou receitar, onerosa ou gratuitamente [...] o denominado 'Kit Covid' aos seus pacientes", sob pena de multa de 10 mil reais por kit entregue.

Não era só no Brasil que o cerco em torno do tratamento precoce começava a se fechar. A febre da hidroxicloroquina já havia abrandado no cenário internacional, mas sua substituta, a ivermectina, permaneceu com um lobby forte ao longo de 2021, por conta da ausência de grandes estudos que validassem — ou não — os resultados promissores vindos de países como Egito, Argentina ou Irã. Antes mesmo que eles surgissem, porém, a base de evidência da droga seria minada por sucessivas revelações de suas próprias inconsistências.

A história tem um início improvável quando o jornalista inglês Jack Lawrence recebeu, como parte do seu curso de mestrado em biomedicina, a tarefa de fazer uma revisão crítica do artigo de Ahmed Elgazzar. O que deveria ter sido apenas um trabalho de faculdade, porém, logo tomaria uma dimensão maior. O primeiro aspecto a chamar a atenção de Lawrence foi que o texto do artigo continha fragmentos notoriamente plagiados de outros trabalhos ou sites.[295] A prática era evidente em traduções macarrônicas nas quais termos técnicos como "síndrome respiratória aguda grave" se transformavam em pastiches como "síndrome respiratória intensa extrema". O deslize poderia ser atribuído por um observador generoso à parca familiaridade dos autores com a língua inglesa, mas o caso se complicaria quando, após pagar nove dólares e chutar uma senha de quatro caracteres — um previsível "1234" —, Lawrence conseguiu acesso aos resultados originais num serviço de compartilhamento de dados. A partir das planilhas, ficava óbvio que eles continham inconsistências: no caso mais grave, diversos pacientes aparentavam ser clones uns dos outros, num trabalho amador de "copiar e colar" com alguns dados modificados como tentativa de disfarçar a manobra.[296]

Para não carregar sozinho o peso da checagem, Lawrence entraria em contato com alguns colegas ao redor do mundo. Eles incluíam Nick Brown,[297] um analista de dados aposentado que assumira a detecção de fraudes científicas como uma espécie de hobby tardio na vida,[298] Kyle Sheldrick, um médico e estudante de doutorado australiano, James Heathers, um cientista que desenvolvera técnicas automatizadas para detecção de dados suspeitos antes de deixar a academia,[299] e o já referido Gideon Meyerowitz-Katz, que se tornara uma subcelebridade no Twitter durante a pandemia comentando assuntos relacionados à covid-19 sob a alcunha de Health Nerd.[300]

Ao me descrever a parceria, Meyerowitz-Katz seria cândido sobre seu caráter amador. "É difícil ser sistemático. Kyle é um médico tentando terminar seu ph.D. Eu sou um epidemiologista na mesma situação. James é o *chief scientific officer* de uma start-up. Nick é um analista aposentado tentando aproveitar a vida, e Jack é um estudante de ciências médicas. Não é como se fôssemos pagos para fazer esse trabalho das nove da manhã às cinco da tarde." Ainda assim, o quinteto começaria a divulgar seus achados em blogs, nas redes sociais e em contatos com revistas científicas. Ao receber os comentários de Lawrence e seus colegas, a plataforma Research Square retiraria o *preprint* egípcio do ar em julho de 2021, citando "preocupações éticas". O fato atrairia a atenção de veículos como o *Guardian* e a *Nature*,[301] catapultando o grupo para o centro do debate público sobre a ivermectina.

O próximo alvo seria o artigo de Hector Carvallo. As suspeitas sobre o artigo já eram óbvias numa leitura casual: resultados milagrosos, descrições incompreensíveis e gráficos amadores feitos por alguém evidentemente não qualificado para a tarefa. As tentativas de Sheldrick em obter os dados brutos para análise, porém, esbarraram na recusa de Carvallo, que prometeu liberá-los "quando a pandemia tivesse acabado". As negativas levaram um dos coautores a retirar seu nome do trabalho e motivaram uma investigação do BuzzFeed News. De acordo com o site, alguns dos hospitais argentinos em que os voluntários teriam sido recrutados declararam jamais terem participado do estudo ou o aprovado em seus comitês de ética.[302] Lawrence e companhia não parariam por aí e seguiriam solicitando e analisando dados brutos dos artigos mais influentes sobre o uso da ivermectina na covid-19. Diversos deles, como o de Niaee e colaboradores no Irã, apresentavam inconsistências que colocariam em dúvida pelo menos o fato de terem sido randomizados adequadamente.[303] Outros, como o estudo de Mahmud e colaboradores em Bangladesh, sobreviveriam bem à verificação.

Previsivelmente, a devassa acabaria por chegar a Flavio Cadegiani. Uma análise do banco de dados do estudo com ivermectina, nitazoxanida e hidroxicloroquina[304] feita por Sheldrick mostraria que as variáveis binárias no banco de dados compartilhado por Cadegiani — como presença de diabetes, obesidade ou atividade física regular — possuem um padrão para lá de estranho.[305] Quando um paciente em determinada linha tinha um "sim" como resposta a uma delas, o seguinte geralmente apresentava um "não". A ausência de repetições observada na coluna de exercício, de acordo com Sheldrick, tem uma chance em 2 milhões de ocorrer por acaso, ou um valor de "p" de 0,0000006. O padrão é difícil de explicar — exceto por um ser humano digitando dados e tentando fazê-los parecer aleatórios. Ao ser questionado por Sheldrick, Cadegiani ofereceu mostrar os prontuários originais do estudo se o australiano viesse ao Brasil, o que não aconteceu. Para além da oferta, contudo, os autores não conseguiram dar uma explicação plausível, limitando-se a dizer que "o estudo não era randomizado", o que não aborda a questão levantada.

Os "policiais de dados" publicariam suas análises em blogs e redes sociais, mas sua contribuição à literatura científica se resumiria a uma carta à revista *Nature Medicine* em que argumentam sobre a necessidade de compartilhamento de dados primários.[306] Com isso, sua análise também seria criticada por falta de transparência,[307] e enquanto escrevo segue disponível de forma bastante incompleta — o que Meyerowitz-Katz atribuiria, em dezembro de 2021, à falta de tempo do grupo. Ainda assim, o trabalho seria coberto por veículos como a BBC, que noticiaria que mais de um terço dos trabalhos analisados apresentava sinais de erros graves ou fraudes, dando substância à narrativa de que a ascensão da ivermectina havia se dado com base em "ciência falsa".[308]

Os eventos levariam Andrew Hill, responsável por uma das metanálises que haviam sugerido a eficácia da ivermectina, a revisar seus dados, retirando os trabalhos suspeitos em julho de 2021.[309] A postura do pesquisador renderia a ele um "*Fuck you*" de Pierre Kory no Twitter,[310] bem como ameaças de morte anônimas contendo imagens de criminosos de guerra nazistas enforcados.[311] Tess Lawrie, também autora de metanálises sobre ivermectina, acusaria Hill de ter mudado suas conclusões por pressão do seu patrocinador, a iniciativa filantrópica Unitaid, usando como evidência a gravação de uma conversa entre ambos no Zoom em janeiro do mesmo ano.[312]

O trabalho de revisão de dados da ivermectina também seria criticado por Cadegiani, que chamaria os analistas de "piratas"[313] alinhados aos que "estão neste planeta para destruir",[314] e sugeriria que Sheldrick era pago pela Pfizer para perseguir seu trabalho, com base em sua associação com a AO Foundation, um consórcio de cirurgiões na área músculo-esquelética.[315] Também seria veemente no sentido de apontar que a atenção dos "analistas freestyle" e suas "ferramentas inadequadas" eram unidirecionais e não se voltavam aos inúmeros estudos da indústria sobre vacinas e outras intervenções que não têm seus dados compartilhados.[316]

A posição de Cadegiani pode parecer defensiva — e, por vezes, beirar a paranoia —, mas ela contém um ponto válido: a maior parte dos estudos clínicos jamais tem seus dados checados, já que a literatura científica tende a assumir a boa-fé dos autores. Com isso, não é óbvio se os artigos sobre ivermectina são piores do que a média, ou se a droga simplesmente foi vítima de sua popularidade ao chamar a atenção dos críticos. Em 2020, o editor da revista *Anaesthesia*, John Carlisle, concluiria que 14% dos artigos submetidos à revista continham dados falsos, e outros 8% caíam na categoria "artigos-zumbi", com falhas terminais. Pior do que isso, a solicitação de dados primários de artigos vindos de países específicos — Egito, China, Índia, Irã, Japão, Coreia do Sul e Turquia — mostraria que a prevalência de dados falsos era de 44%, chegando a 70% entre os trabalhos vindos do Egito.[317] Isso levaria o ex-editor do *British Medical Journal* Richard Smith a se perguntar em 2021 se não seria a hora de "assumir que toda pesquisa clínica é fraudulenta até prova em contrário"[318] – já que para a imensa maioria dela, tudo o que temos para atestar a veracidade dos resultados é a palavra dos autores. O corolário assustador é que avaliar evidência, o que já era complicado, se torna impossível se não há como confiar nos resultados publicados.

A onda de desconfiança se tornaria um prato fértil no acalorado debate sobre o tratamento da covid-19 e geraria outras vítimas. A estrela inicial do universo da hidroxicloroquina, Didier Raoult, teria dezenas de trabalhos antigos colocados em questão pela microbiologista Elizabeth Bik, especialista na detecção de falsificações em imagens de experimentos de laboratório.[319] Em resposta, Bik receberia ameaças legais de Eric Chabrière, colaborador de Raoult, que a acusaria de assédio moral e tentativas de chantagem e extorsão, alegando que a cientista teria se oferecido a parar de criticar os estudos se fosse paga para isso.[320] Chabrière postaria no Twitter um documento acionando a Justiça francesa contra Bik e Boris Barbour, fundador do site PubPeer, que congrega comentários e críticas a artigos científicos.[321] A comunidade científica responderia com uma carta aberta em favor da microbiologista,[322] cujo trabalho não possui financiamento acadêmico e é mantido por crowdfunding no site Patreon.[323]

A maré contra o tratamento precoce em 2021 se mostraria tão forte que não era necessário sequer estar envolvido em pesquisas no tema para ser alvo de investigações. Depois de ter alcançado destaque na mídia com a defesa da hidroxicloroquina no início da pandemia, Paolo Zanotto havia se afastado dos holofotes, cedendo lugar às vozes de seus correligionários médicos. A situação mudaria com a divulgação de um vídeo em que Zanotto, num evento no Palácio do Planalto em 2020, sugeria ao presidente Bolsonaro a criação de um *shadow cabinet* para acompanhar o processo de desenvolvimento de vacinas.[324] A revelação capturaria a atenção da CPI da covid-19, que se reorientaria para tentar enquadrar parte de seus acusados no "gabinete das sombras".

O conceito de *shadow cabinet* vem da política britânica, em que membros da oposição criam uma estrutura paralela à do governo como forma de propor políticas alternativas às oficiais. De acordo com o virologista, sua sugestão era de que o presidente formasse um grupo paralelo de especialistas em vacinas e imunologistas para acompanhar o trabalho dos órgãos oficiais, a fim de "evitar problemas na escolha de plataformas vacinais e pressão das fornecedoras".[325] A associação com as sombras não cairia bem, no entanto, e somada às dúvidas expressas por Zanotto sobre as vacinas em desenvolvimento no mesmo vídeo, fez com que ele passasse à condição de investigado pela CPI.[326] O episódio também o catapultaria de volta à mídia, que cobriria com interesse a narrativa do cientista brilhante que "chocara" seus colegas com "adesão a teses bolsonaristas".[327]

A postura de Zanotto causaria incômodo também dentro da universidade, sendo alvo de cartas de repúdio do Centro Acadêmico Rosalind Franklin[328] e da Associação dos Pós-Graduandos do Instituto de Ciências Biomédicas (ICB) da USP.[329] As entidades estudantis questionavam a decisão da direção do ICB de aprovar o afastamento de Zanotto por dois anos para uma estadia como professor visitante no British Columbia Institute of Technology, no Canadá, sob alegações de "falta de conduta institucional, descumprimento de deveres em sala de aula [e] defesa pública de informações negacionistas não respaldadas por evidências científicas sob nome desta universidade" por parte do virologista. A direção do ICB publicaria um comunicado defendendo a liberdade de expressão e a diversidade de opiniões dos membros de sua comunidade.[330] Mas, sob pressão, convocaria uma reunião fechada de seu colegiado para ouvir as reclamações e revisar a decisão de conceder a licença.

Zanotto descreveria a situação como "uma brutal tentativa de cancelamento e assassinato moral", comparando-a aos autos de fé da Inquisição.[331] Também faria circular mensagens pelo WhatsApp pedindo cartas à direção do ICB para defendê-lo. Sem economizar no drama, o texto dizia que "é importante que as manifestações sejam enviadas antes de 13 de julho, às nove horas da manhã, quando me levarão à forca". No dia da reunião, ao saber que a presença de um de seus advogados não seria permitida, ele gravaria um vídeo alegando que "tudo o que eles estão fazendo é completamente inconstitucional"[332] e chamando a reunião de *monkey trial*, em referência ao famoso caso do estado de Tennessee contra John Scopes, professor de ensino médio processado por ensinar evolução em uma escola pública dos Estados Unidos em 1925. No fim das contas, o ICB manteria o afastamento; seu vice-diretor, Gustavo Amarante, justificaria a decisão à *Folha de S.Paulo* dizendo que os conselhos da universidade não são fóruns investigativos.[333]

Dentre as vozes que viriam em defesa de Zanotto estava a de Filipe Rafaeli, que publicaria uma petição em defesa do pesquisador.[334] Nela, Rafaeli alega que não cabe discutir o mérito das opiniões de Zanotto, mas sim "a liberdade de pensamento científico e a necessidade de que a pluralidade seja mantida nas instituições, sem pressões aos acadêmicos". Para defender o argumento, dá exemplos de posições institucionais revisadas ao longo da pandemia, como a não recomendação de máscaras por parte da OMS e a postura contrária ao uso de corticosteroides da SBI, argumentando que a tentativa de "institucionalização da verdade" é prejudicial. "A perseguição por posições científicas é inaceitável e, ao longo da história, se mostrou capaz de produzir erros enormes", conclui Rafaeli. "Deixem em paz o prof. Paolo Zanotto. Deixem que ele expresse e trabalhe suas opiniões do jeito que quiser, porque mesmo que eventualmente se mostrem erradas, a contradição é o motor da ciência." A petição teve cerca de 40 mil assinaturas e mais de 150 mil leituras durante o tempo em que esteve no ar. Depois de uma semana, porém, Rafaeli recebeu uma mensagem do Change.org dizendo que "as informações que você incluiu em seu abaixo-assinado violam nossas Diretrizes da Comunidade" e que ele havia sido retirado do ar — um destino irônico para um abaixo-assinado contra a censura.

É difícil vislumbrar por que a diplomática petição de Rafaeli teria violado as diretrizes do Change.org, que visam coibir violência, discurso de ódio, conteúdos falsos, intimidações, exposições de crianças e violações da lei.[335] O texto se abstém de julgar as opiniões de Zanotto ou a eficácia de tratamentos, limitando-se a dizer que elas são sustentadas por outros cientistas e merecem ser ouvidas. Se há algum trecho polêmico no abaixo-assinado, talvez seja sua posição sobre agências de checagem de fatos — que Rafaeli usa como exemplo do "fiasco dessa visão centralizada e institucionalizada de verdade". "As agências de checagens de fatos servem para descobrir se uma fotografia foi tirada em um lugar, se alguém disse mesmo alguma coisa", escreve. "Alçadas ao patamar de juízas das fronteiras da discussão científica, escolhendo os 'especialistas' que dão substância às suas narrativas, para as quais concorrem interesses de natureza política e financeira, são ultrajantes. Vamos substituir o *peer review*, o debate científico, pelas agências de checagem da mídia?"

A checagem de fatos, que ao longo do século XX costumava ser realizada como expediente interno em grandes veículos de mídia, passou a se estabelecer como atividade independente a partir do início do século XXI. Sua importância foi catapultada pela inundação das redes sociais por notícias falsas — as ditas fake news —, um fenômeno mais visível, ou pelo menos mais valorizado, a partir da eleição de Donald Trump para a presidência americana em 2016. De lá para cá, jornais, sites e plataformas de mídia social passaram a recorrer a agências independentes para avaliar informações postadas nas redes ou mencionadas por figuras públicas. A pandemia de covid-19 foi o primeiro grande debate científico encarado pelo formato, e ele se provaria um desafio nada trivial.

Uma doença causada por um agente infeccioso até então desconhecido é, por definição, um cenário de incerteza. Não surpreendentemente, opiniões iniciais sobre o curso da pandemia se mostraram divergentes, e mesmo experts respeitados, como o epidemiologista greco-americano John Ioannidis, conhecido por décadas de críticas aguçadas à reprodutibilidade da ciência,[336] expressariam visões radicalmente distintas das previsões do status quo epidemiológico.[337] Consensos iniciais também se mostraram volúveis, e instituições como a Organização Mundial da Saúde demoraram para reconhecer a transmissão da doença por aerossóis e a importância do uso de máscaras na comunidade, evidenciando que recomendações institucionais podem ser pouco confiáveis por sua falta de agilidade em se atualizarem.[338]

Em situações em que estudos, experts e instituições divergem entre si, como uma agência de checagem consegue estabelecer o que é um fato científico? A questão não tem respostas óbvias: por mais que jornalistas possam consultar recomendações oficiais ou especialistas, eles terão que escolher em quem se basear quando há opiniões divergentes. Com isso, o resultado da checagem acaba sendo mera consequência das fontes escolhidas, cujas posições públicas geralmente são conhecidas de antemão. Como aponta o oncologista Vinay Prasad, outro polêmico diletante da pandemia, os especialistas consultados costumam ser figuras populares das redes sociais, com visões já alinhadas às defendidas pela mídia.[339] Com isso, as agências acabam chegando a um veredito previsível que ele define como "kafkiano", ao julgar artigos "com base em celebridades do Twitter cuja opinião já é conhecida".

No front do tratamento precoce, a situação não haveria de ser diferente. O problema começa com a dificuldade filosófica de atestar definitivamente que uma droga "funciona" ou "não funciona". Ainda que estudos possam sugerir a eficácia de um tratamento — ou a ausência dela —, é frequente que haja margem para a dúvida. Isso é particularmente verdadeiro para tentativas de provar a ausência de efeito de um medicamento: como os estudos têm poder estatístico limitado, é impossível afastar a presença de um benefício (ou malefício) pequeno. Com isso, resultados ou afirmações de um estudo podem constituir um "fato", mas as conclusões tiradas dele não o são: o efeito real do tratamento pode ser maior ou menor do que o encontrado, e sempre é possível que ele não exista e a diferença não passe de um acidente estatístico. Tais sutilezas probabilísticas, porém, não cabem na rotina de jornalistas acostumados a carimbar afirmações como "fato" ou "fake".

Num exemplo ilustrativo, uma notícia de WhatsApp escrutinada por diversas agências de checagem foi a de que "a tão esperada metanálise chegou! O trabalho da Universidade de Yale, EUA, do PhD DrDrinks Harvey Risch — conclui que o uso da hidroxicloroquina é seguro, além de ser efetivo na diminuição de infecção, hospitalização e morte". A rigor, não há nada de falso na frase acima — com exceção do cômico título "DrDrinks", que parece ter sido gerado por um corretor automático de texto: a metanálise de Risch existe e de fato chega a essa conclusão. Mas, em visível esforço para caracterizarem a notícia como falsa, agências de checagem como Lupa[340] e Aos Fatos[341] apontariam que os próprios estudos citados na metanálise "demonstrariam que o remédio é ineficaz", o que é um argumento ilógico — a ideia de uma metanálise é exatamente considerar os estudos em conjunto para identificar efeitos não detectáveis pelos estudos individuais. A agência Aos Fatos ainda erra em questões básicas de interpretação de texto, afirmando que "tampouco procede que o artigo tenha se baseado em 111 estudos observacionais", quando a mensagem claramente diz que, "em conjunto com os mais de 111 trabalhos observacionais, esse trabalho dá o tão exigido NÍVEL DE EVIDÊNCIA 1 para tratamento da covid-19" (esta última sim uma afirmação questionável).

Na prática, a impressão que esses e outros exemplos passam é de que os checadores de fatos já têm sua conclusão na cabeça ao começar seu trabalho — depois de meses ou anos de debate nas redes sociais, afinal, só os bolsonaristas ainda acreditam que a hidroxicloroquina funciona — e que seus argumentos são recolhidos para sustentar o que já se pensa. Os especialistas consultados reforçam a impressão: críticos vocais do medicamento, como Natalia Pasternak, Carlos Orsi, Leandro Tessler, o infectologista Mauro Schechter ou a biomédica Mellanie Fontes-Dutra são repetidamente citados, ainda que suas opiniões sobre o tema sejam conhecidas por qualquer um que os acompanhe nas redes sociais, e que alguns deles não possuam expertise formal no tema. E a própria redação do texto, em alguns casos, parece indicar uma opinião formada: uma checagem da notícia sobre a metanálise de Risch pelo Boatos.org começaria dizendo que "ainda tem gente falando que hidroxicloroquina é a solução contra a covid-19" e acabaria concluindo com "não me levem a mal, mas vou colocar em caixa-alta para vocês entenderem: NÃO HÁ EVIDÊNCIAS CIENTÍFICAS QUE COMPROVEM QUE A HIDROXICLOROQUINA É EFICAZ NO TRATAMENTO DA COVID-19".

Nesse caso, mesmo que a opinião do checador possa estar correta, seu procedimento não é válido: se você já sabe a que conclusão pretende chegar, "juntar evidências" para prová-la é uma busca tautológica pelo que você já conhece. Em um mundo de informações profusas, é fácil encontrar inúmeras evidências sugerindo tanto a eficácia quanto a ineficácia de um tratamento. Não por acaso, o Médicos pela Vida costuma fazer suas próprias checagens de fatos da imprensa, com formatos semelhantes e conclusões opostas.[342] A prática dá suporte à visão do ambiente online pelo filósofo britânico Daniel Williams como um "mercado de racionalizações" — uma fonte inesgotável de argumentos a serem consumidos para sustentar convicções preexistentes.[343] Com isso, as checagens de ambos os lados se tornam um mero expediente para carimbar como "comprovadas" opiniões já formadas há tempos — não pelo processo de checagem, mas por um caldeirão de informações, vieses e redes de confiança, no qual é difícil separar o que é "científico" do que não é.

Talvez o exemplo mais sintomático de como a mídia acaba por fugir à ciência para fornecer racionalizações seja um artigo da *Folha de S.Paulo* de outubro de 2021. Nele, a repórter Ana Bottallo se propõe a discutir "os remédios que funcionam contra a Covid, os que não funcionam e os que estão em teste".[344] Depois de passar pelos medicamentos "aprovados" (com escolhas polêmicas como o remdesivir), "em teste" (que incluem tratamentos com evidência predominantemente negativa na época, como o plasma convalescente), "com benefício evidente" (que inclui os anticoagulantes, outra escolha controversa), "com evidência de benefício contraditória" e "sem benefício evidente", a matéria encerra com a categoria dos "comprovadamente ineficazes", que reúne cloroquina, hidroxicloroquina, ivermectina, nitazoxanida, o spray nasal EXO-CD24 e proxalutamida. O próprio artigo se contradiz, porém, ao mencionar que os dois últimos ainda estão em testes iniciais e não têm eficácia comprovada, sem mencionar um único resultado negativo. E, ao olhar o conjunto escolhido como "comprovadamente ineficaz", fica óbvio que a única coisa que os medicamentos têm em comum — e que os diferencia de seus pares com "evidência contraditória" e "sem benefício evidente" — é o fato de todos eles, em algum momento, terem sido alvo da atenção de Jair Bolsonaro.

Para a literatura científica, um expediente equivalente ao da checagem de fatos é tradicionalmente realizado através de revisões sistemáticas. A ideia do método é revisar toda a evidência existente sobre determinado tema por meio de buscas sistemáticas na literatura — o que pode envolver semanas, meses ou anos de trabalho — e eventualmente sintetizá-la através de uma metanálise. Um marco na história das revisões sistemáticas foi a criação da colaboração Cochrane em 1993.[345] Batizada em homenagem ao escocês Archie Cochrane, um dos pioneiros da medicina baseada em evidências, a organização se tornou a principal referência metodológica internacional na área e conta hoje com a participação de mais de 37 mil experts ao redor do mundo.

Em novembro de 2021, o departamento de comunicação da Cochrane foi surpreendido por uma decisão do Instagram. A rede social aparentemente havia imposto um bloqueio à conta da colaboração, que não podia ser mencionada por usuários na rede porque "postou repetidamente conteúdo que vai contra as diretrizes da comunidade sobre conteúdo falso a respeito de covid-19 ou vacinas".[346] Do alto de sua autoridade dentro da esfera médica, o Twitter da Cochrane se daria ao luxo de responder ironicamente com um "hum, Instagram, vocês erraram",[347] e a decisão seria revertida alguns dias depois.

Para além do paradoxo de uma das instituições mais respeitadas da medicina ser acusada por uma rede social de espalhar conteúdo falso, o episódio se torna mais kafkiano pela falta de detalhes sobre a acusação. A Cochrane especularia que a censura provavelmente teria acontecido por uma revisão sistemática sobre ivermectina — mesmo que esta chegasse à conclusão de que a evidência era insuficiente para sustentar o uso da droga[348] — ou por uma revisão sobre a eficácia limitada do uso de máscaras na prevenção de transmissão de vírus respiratórios.[349] Na prática, o incidente nunca foi esclarecido — e se repetiria em 2022, quando uma postagem celebrando um prêmio recebido pela organização por uma revisão sistemática sobre hidroxicloroquina para a covid-19 — que também concluíra por sua ineficácia como tratamento — seria rotulada pelo Twitter como "enganosa".[350] O tradicional *British Medical Journal* (*BMJ*) também se veria envolvido num imbróglio com os checadores de fatos do Facebook e chegaria a publicar uma carta aberta a Mark Zuckerberg protestando contra a marcação de uma reportagem investigativa sobre irregularidades em estudos de vacinas como "descontextualizada".[351]

Tais eventos criam manchetes quando atingem vacas sagradas da literatura médica como a Cochrane ou o *BMJ*, mas fazem parte do dia a dia dos que advogam em favor do tratamento precoce nas redes sociais. Boa parte da patrulha parece se dar por algoritmos que buscam termos controversos como "hidroxicloroquina" ou "ivermectina", o que levou defensores das drogas a primeiro esbravejarem, e depois se resignarem a usar denominações como "ywermmeqtynah",[352] "setenquina"[353] ou simplesmente "i"[354] para se referir às drogas. Curiosamente, a estratégia permite que a discussão dos tratamentos ocorra, mas não consegue evitar que o compartilhamento de artigos científicos sobre os temas seja bloqueado,[355] numa curiosa inversão de posições em que as redes sociais se tornam uma instância superior à revisão da comunidade científica.

Para além das trapalhadas algorítmicas, cabe discutir até que ponto é possível para as redes sociais — ou qualquer outra instância — desenhar uma linha clara entre informações corretas e enganosas em temas sobre os quais a literatura científica é volúvel. As diretrizes do YouTube sobre desinformação médica[356] fazem um esforço enorme para especificar que tipo de conteúdo é considerado "desinformação". Dentro do rótulo, estão "recomendações do uso de ivermectina ou hidroxicloroquina para o tratamento da covid-19", "afirmações de que a hidroxicloroquina é um tratamento efetivo para a doença", "afirmações categóricas de que ivermectina é um tratamento para covid-19" ou "afirmações de que ambas são seguras para a prevenção da doença". As diretrizes avançam em um rol ainda mais longo sobre vacinas, que incluem "afirmações que contradigam o consenso de autoridades de saúde locais ou da OMS" ou de que "uma vacina aprovada para covid-19 possa causar morte, infertilidade, abortos, autismo ou outras doenças infecciosas".

Afora os esforços extremos em tentar demarcar sutilezas — o que diferenciaria uma afirmativa "categórica" de uma simples afirmativa? —, as diretrizes inevitavelmente acabam errando. Ao que tudo indica, vacinas para covid-19 causaram algumas mortes ao redor do mundo, como indicado por agências oficiais como o CDC[357] — ainda que elas tenham sido raras e relacionadas a eventos incomuns de trombose e outras ocorrências. A plataforma pode achar que falar delas faz mais mal do que bem, mas é equivocado classificar tais afirmações como "desinformação". Para além disso, banir qualquer afirmação que vá contra o consenso de autoridades de saúde efetivamente impede um debate científico que pode ser necessário, já que as instituições nem sempre acertam. E, em casos extremos em que haja divergências entre diferentes autoridades, isso pode inclusive justificar a censura de qualquer informação sobre um tema.

É bem provável que as políticas do YouTube tenham sido efetivas em remover grandes quantidades de conteúdo falso postado por malucos ao redor do mundo. Mas também levaram consigo debates sérios — inclusive aqueles entre posições discordantes — o que conduz a um questionamento de até que ponto não pode haver bebês escorrendo junto com a água do banho. Uma conversa entre Gideon Meyerowitz-Katz e Tess Lawrie sobre a ivermectina promovida pela Rebel Wisdom, organização dedicada a criar discussões que transponham conflitos ideológicos, foi retirada da plataforma sob a alegação de desinformação.[358] O vídeo voltaria ao ar depois de um apelo, mas outras opiniões não teriam a mesma sorte — como as de Pierre Kory no Senado americano.[359] Ativistas da ivermectina alegam que mesmo o bioquímico japonês Satoshi Omura, prêmio Nobel de medicina em 2015 pela descoberta da droga, teria sido censurado pela plataforma por defender seu uso, ainda que a afirmação seja difícil de comprovar.[360] É óbvio que ter um diploma de médico, publicar artigos científicos, ou mesmo ganhar um Nobel não faz com que alguém esteja certo sobre qualquer assunto, e a história é prolífica em exemplos de cientistas que usaram sua reputação em uma área para sustentar opiniões absurdas em outras. Ainda assim, parece estranho que as opiniões das autoridades do Vale do Silício tenham precedência sobre as de indivíduos com credenciais acadêmicas reconhecidas.

Se médicos e cientistas não resistiram à artilharia contra o tratamento precoce, jornalistas que abraçaram a causa não teriam sorte diferente. O veterano Alexandre Garcia, ex-diretor de jornalismo da Rede Globo, seria demitido unilateralmente da equipe de comentaristas da CNN Brasil com a justificativa de ter reiterado a defesa do tratamento precoce contra a covid-19 com o uso de medicamentos sem eficácia comprovada.[361] Para um jornalista em fim de carreira que havia tomado a defesa do governo Bolsonaro em instâncias bem mais questionáveis[362] e culpado o sol pelo aquecimento global,[363] além de ter sido secretário de Imprensa da ditadura de João Figueiredo, é curioso que o pecado definitivo tenha vindo da defesa da hidroxicloroquina e da ivermectina, que à primeira vista poderia soar como uma causa mais inocente — ou pelo menos mais defensável.

E após tomar conta das redes sociais e da mídia, era apenas apropriado que o afã por varrer o tratamento precoce do mapa fechasse um ciclo e apontasse suas armas contra a própria literatura científica. Em setembro de 2021, o *Journal of Antibiotics*, da editora Springer-Nature, retrataria um artigo de revisão dos otorrinolaringologistas Asiya Kamber Zaidi e Puya Dehgani-Mobaraki sobre mecanismos da ação da ivermectina contra o SARS-CoV-2.[364] Na nota de retratação, o editor-chefe afirmaria que, "depois da publicação, preocupações foram levantadas sobre a metodologia e as conclusões do artigo". De forma semelhante, uma revisão capitaneada por Pierre Kory na revista *Frontiers in Pharmacology*, que constava como provisoriamente aceita após o processo de revisão por pares, seria retirada do ar pelos editores sob a alegação de que continha afirmações não substanciadas.[365] A onda acabaria por atingir Flavio Cadegiani, cujo artigo sobre tratamento ambulatorial com proxalutamida na *Frontiers in Medicine* seria retratado em 2022 por questões metodológicas não muito bem esclarecidas.[366]

Ainda que tais acontecimentos possam parecer corriqueiros, eles são extremamente raros. Estimativas sugerem que menos de 0,01% dos artigos na área biomédica seja retratado,[367] o que costuma ocorrer quando há evidências de fabricação, falsificação ou manipulação de dados, plágio ou outras formas de má conduta científica — ou quando existem erros evidentes em artigos que relatam dados primários. Nada disso se aplica a artigos como o de Zaidi e Dehgani-Mobaraki: revisões sugerindo teorias ou efetividade de tratamentos sem grande base de evidência pululam aos milhares na literatura científica e quase sempre são tratadas como opiniões válidas, mesmo que especulativas — a não ser quando tocam em um tema visto como tabu pela comunidade científica. A retirada sequencial de artigos sobre ivermectina por decisões editoriais, assim, sugere que a defesa do medicamento ganhou um status reservado a posturas radicalmente heterodoxas, como a homeopatia e o terraplanismo. A resposta da comunidade do tratamento precoce, é claro, não poderia ser diferente: "Pra mim, esta é a nova forma de queimar livros. Sig [sic] Heil", comentaria Ricardo Zimerman no Twitter, aludindo à saudação nazista de "salve a vitória".[368]

A FRATURA

Já é junho de 2021 quando o filantropo e empreendedor americano Steve Kirsch se junta ao imunologista Robert Malone, autointitulado "inventor das vacinas de mRNA", no popular podcast *Dark Horse*, do jornalista e biólogo Bret Weinstein.[369] Ao apresentar Kirsch, Weinstein não poupa elogios, dizendo que seu artigo no site TrialSiteNews[370] funciona como uma "pílula vermelha" sobre os riscos da vacinação contra a covid-19, em alusão à opção entre verdade e ilusão oferecida a Keanu Reeves no filme *Matrix*.

O entrevistado concorda, chamando a reação de incredulidade das pessoas ao artigo de "dissonância cognitiva" e dizendo que ela é típica de pessoas que "tomaram a pílula azul e estão vivendo na Matrix, achando que tudo está bem".

Kirsch conta que suas ressalvas em relação à vacina começaram quando seu limpador de carpetes lhe contou que havia recebido a vacina da Pfizer e tido um ataque cardíaco dois minutos depois, enquanto sua mulher havia começado a sentir tremores na mão. "Ter não só uma pessoa, mas ele e sua mulher, é como ter um raio caindo duas vezes no mesmo lugar. Se essa realmente fosse uma vacina segura, isso seria impossível." Esse é apenas o começo do episódio, em que ele e Malone investem mais de três horas destilando elocubrações enciclopédicas sobre riscos que estariam sendo ignorados pelas agências regulatórias. Com base em sua interpretação dos dados do VAERS, o sistema de alerta de efeitos adversos de vacinas do governo norte-americano,[371] que ele reiteraria em uma audiência pública da FDA alguns meses depois, Kirsch alegaria que as vacinas teriam causado de dezenas a centenas de milhares de mortes nos Estados Unidos, ou "duas para cada vida salva".[372]

A argumentação de Kirsch é compilada em seus textos na plataforma Substack, que incluem uma extensa lista de "quase cem indicadores de que a narrativa da segurança está caindo por terra".[373] Entre os indicadores, há renúncias de membros do CDC, alegações sobre "cânceres turbo", mortes em casamentos de celebridades conservadoras, números do VAERS, pedidos de pensão entre pilotos de avião, mortes súbitas de comediantes, médicos e atletas, medidas de excesso de mortalidade no Reino Unido, depoimentos de embalsamadores de cadáveres e fabricantes de caixões, declarações de seguradoras de saúde, matérias de tabloides de extrema direita, dados demográficos sobre quedas de natalidade, cancelamentos de turnês por razões médicas, desistência de atletas em eventos esportivos, pesquisas online organizadas pelo próprio Kirsch,[374] evidências de que o SARS-CoV-2 foi criado em laboratório, evidências de que o uso de máscaras aumenta a chance de contrair covid, conflitos de interesse de políticos norte-americanos, depoimentos de médicos, enfermeiras e administradores hospitalares não identificados, lacunas de dados por parte do CDC, evidências de fraude em estudos da Pfizer, aumento na incidência de doenças causadas por príons e o silêncio de revistas científicas e especialistas em relação a seus desafios e perguntas.[375] As manchetes citadas são berrantes, como ENCOMENDAS SEM PRECEDENTES DE CAIXÕES INFANTIS.[376] "Eles estão sendo comprados em massa pela primeira vez em trinta anos. Poderia ser só uma coincidência?", pergunta o empreendedor.

A entrada de Kirsch nessa história, porém, começa bem antes de sua conversa com o limpador de carpetes. Em novembro de 2020, um antidepressivo com quase quatro décadas de uso encerraria a má fase dos tratamentos reposicionados nas grandes revistas médicas. Num estudo publicado no *Journal of the American Medical Association* (JAMA) e liderado pela psiquiatra Angela Reiersen, da Washington University de St. Louis, nenhum dos oitenta pacientes tratados precocemente com fluvoxamina desenvolveria covid-19 severa, contra seis de 72 pacientes controle.[377] Embora os números fossem pequenos, eles preenchiam os critérios formais de significância estatística, ainda que de raspão, e garantiriam a publicação pela tradicional revista.

O estudo era financiado pelo Covid-19 Early Treatment Fund,[378] estabelecido por Kirsch para encontrar tratamentos baratos com perfil de segurança estabelecido. Depois de receber 1 milhão de dólares do próprio Kirsch e amealhar financiamento adicional de outros investidores, o fundo tinha na fluvoxamina seu primeiro sucesso. Ainda que não tivesse formação na área de saúde, Kirsch — um engenheiro cujas credenciais incluem a invenção do mouse ótico e a criação do Infoseek, um dos primeiros buscadores da internet[379] — assumiria o papel de empresário do fármaco. Ele discutiria os resultados em um evento da Harvard Business School com o médico David Seftel,[380] que algum tempo depois trataria um surto de covid-19 em trabalhadores de um jóquei clube da Califórnia. Das 65 pessoas que optaram por tomar a fluvoxamina, nenhuma foi hospitalizada, contra seis das 48 que não tomaram o remédio.[381] Mais marcante ainda era a diferença no número de pacientes com sintomas depois de catorze dias de infecção: nenhum no grupo tratado contra 29 no grupo controle.

A história acabaria no programa de TV americano *60 Minutes*[382] e levaria Kirsch a advogar publicamente pelo uso da fluvoxamina: em um texto no Medium, ele descreveria o remédio como "o tratamento rápido, fácil, seguro, simples e barato para a covid que funcionou 100% das vezes para prevenir hospitalizações, sobre o qual ninguém quer falar".[383] A afirmação de Kirsch parecia um tanto sensacionalista: ainda que "100% das vezes" não estivesse exatamente errado, a margem de erro ao redor de um número baseado em seis hospitalizações no grupo controle — ou mesmo doze, se contarmos o estudo observacional do jóquei clube — é gigantesca. A falta de cautela incomodaria alguns dos membros do comitê científico do fundo estabelecido por Kirsch, que veriam em seu ativismo uma repetição do que ocorrera com a hidroxicloroquina e outros fármacos.[384]

A fluvoxamina, porém, sobreviveria melhor ao próximo teste do que seus predecessores. Em agosto de 2021, o estudo TOGETHER, uma colaboração incluindo pesquisadores canadenses, americanos e brasileiros, anunciaria que pacientes tratados com a droga tiveram uma chance 32% menor de passarem pelo menos seis horas em ambiente hospitalar, no auge do estrago feito pela variante gama no Brasil, em 2021. Mais dramaticamente, ao analisarem apenas os pacientes que tomaram mais de 80% das doses — em uma decisão que carrega o viés de eliminar pacientes que tenham interrompido o tratamento por ausência de resposta ou efeitos colaterais —, os autores observaram uma única morte no grupo fluvoxamina contra doze no grupo placebo.[385] Os resultados animariam mesmo críticos de carteirinha de outras formas de tratamento precoce, como o infectologista David Boulware, responsável pelos estudos que haviam enterrado a hidroxicloroquina nesse cenário. Ele se tornaria um dos maiores entusiastas da fluvoxamina, advogando pelo uso da droga em cartas a revistas científicas[386] e nas redes sociais,[387] e publicaria, no final de 2021, uma metanálise que estimava uma redução de risco de hospitalização com o fármaco entre 20% e 30% com base no agregado dos estudos disponíveis.[388]

Apesar disso, o resultados do TOGETHER não mudariam as diretrizes oficiais: em dezembro, o NIH manteria uma recomendação de evidência insuficiente para recomendar contra ou a favor do tratamento.[389] Para justificá-la, citaria a relevância questionável do desfecho de seis horas na emergência, a arbitrariedade das 80% de doses tomadas para a análise que sugerira uma redução na mortalidade e os efeitos colaterais do tratamento — ainda que antidepressivos sejam prescritos por muito mais tempo para aproximadamente 10% da população americana sem grandes temores.[390] Os resultados também teriam pouca repercussão na mídia, ainda que encontrassem defensores em veículos específicos, como a jornalista americana Kelsey Piper, da Vox.[391] E mesmo nas redes sociais, ele seria visto com desinteresse: uma busca no WhatsApp do Rio Vencendo a Covid-19 mostra dezessete ocorrências do nome da droga em dois anos, contra 1198 de "ivermectina" e 996 de "hidroxicloroquina" ou "HCQ". Boa parte remetia a posts de Flavio Abdenur, que assumiria o papel de advogado solitário do fármaco nas redes brasileiras.[392] "Há meses imploro para que colunistas (inteligentes) da imprensa escrevam sobre isso. Mostro os dados e artigos de fluvoxamina e budesonida. Quase todos tiraram o seu da reta, alguns com desculpas esfarrapadas", escreveria ele no Twitter, mencionando que perguntara para cinco ou seis médicos se eles conheciam os estudos com o medicamento e que nenhum dera uma resposta positiva.

Gideon Meyerowitz-Katz me explicaria o fracasso da fluvoxamina em mobilizar as redes pelo fato de que o mesmo TOGETHER não havia encontrado um efeito significativo da ivermectina.[393] "É difícil criticar o estudo por ele ter encontrado que a ivermectina é inefetiva, e ao mesmo tempo promovê-lo por conta da fluvoxamina." Katz também reconhece um pessimismo excessivo do outro lado do debate. "O tratamento precoce se tornou um golpe de pseudocientistas que disseram que isso iria eliminar a pandemia e prevenir qualquer problema. Então muita gente foi para o outro lado e não quer acreditar que possa existir algum tratamento precoce efetivo porque tantos deles foram mentiras ou propaganda enganosa."

Para além da falta de apelo político, a fluvoxamina ainda tinha contra si a falta de interesse da indústria em um medicamento cuja patente expirara havia muito tempo. Quando Boulware e outros pesquisadores decidiram pedir autorização de uso emergencial para a droga na covid-19 por parte da FDA, eles se depararam com o fato de que o órgão não tinha um procedimento para lidar com submissões que não fossem feitas por uma companhia farmacêutica.[394] O próprio Boulware teria que se responsabilizar por submeter o pedido de aprovação em dezembro de 2021, o qual seria rejeitado quatro meses depois pela agência.[395] Em sua resposta, a FDA levava em conta o fato de que, depois do TOGETHER, dois estudos subsequentes, o STOP COVID 2[396] e o COVID-OUT,[397] haviam falhado em mostrar um benefício da droga.[398]

Depois da negativa, Boulware concederia que os dados atualizados apontavam uma eficácia bastante modesta;[399] ainda assim, argumentaria que a evidência disponível era semelhante à de tratamentos aprovados pela agência, como o molnupiravir, da Merck. Para ele, a FDA havia "deliberadamente criado um sistema de dois níveis" que usa critérios diferentes para julgar tratamentos reposicionados e submissões de Big Pharma.[400] Sua colega Angela Reiersen faria coro, descrevendo nas redes sociais alguns dos medicamentos aprovados pelo órgão como "novas drogas chiques que funcionam pior do que genéricos reposicionados".[401]

A indiferença sobre a fluvoxamina, no entanto, teria um impacto bem maior sobre Steve Kirsch. O milionário já tinha um histórico de divergências com o mundo acadêmico, tendo entrado em conflito com o próprio Boulware por acreditar que os dados sobre a hidroxicloroquina eram mais positivos do que o pesquisador dava a entender.[402] Kirsch tomaria uma rota de colisão mais radical depois de ver seu texto sobre a "droga que funciona 100% das vezes" censurado pelo Medium, levando o milionário a ser banido da plataforma. "O Medium revogou minha conta permanentemente. Meu crime? Falar a verdade", publicaria em um tuíte.[403]

Ser colocado ao lado das vozes caladas pelo sistema também fez Kirsch se aproximar das visões do FLCCC e passar a promover tratamentos como a ivermectina. Ele argumentaria que as recomendações de tratamento do NIH e da OMS estavam equivocadas, alegando que cientistas de dados teriam lhe dito que "era IMPOSSÍVEL que a droga não funcionasse" e chamando a recomendação neutra do NIH de "mais do que ridícula". E, em uma estratégia que passaria a usar recorrentemente, ofereceria 1 milhão de dólares para quem enviasse um argumento convincente de que as recomendações das agências sobre ivermectina ou fluvoxamina faziam sentido.[404] Até onde se sabe, ninguém recebeu o prêmio — o que pode ter relação com o fato de que o árbitro sobre o que contaria como um argumento convincente era o próprio Kirsch.

O comportamento do filantropo levaria os doze membros do comitê científico do Covid-19 Early-Treatment Fund a renunciarem coletivamente em maio de 2021, o que radicalizaria ainda mais as posturas de Kirsch, que a partir daí começaria a investir também contra a vacinação. Por conta disso, ele renunciaria à posição de CEO da empresa de blockchain M10[405] e passaria a postar obsessivamente sobre o tema em seu blog no Substack, desafiando o CDC[406] e o ex-presidente Barack Obama[407] a enfrentá-lo em debates sobre o tema com prêmios de 1 milhão de dólares para o vencedor. O desafio seria repetido em caixa-alta para veículos de mídia, dizendo que "ninguém nos desafia porque temos os fatos e a ciência do nosso lado. Encontre qualquer um que encare um debate gravado se você quer saber quem está falando a verdade".[408]

Apesar de ter se estabelecido no imaginário popular, a conexão entre o ativismo antivacina e o tratamento precoce é menos óbvia do que parece. Em 2021, as vacinas contra a covid-19 eram uma realidade consolidada, e mais da metade da população americana já havia recebido pelo menos uma dose. Ao contrário do pântano de dúvidas estatísticas dos estudos sobre tratamento, a eficácia das vacinas em prevenir infecções sobre covid-19 parecia inquestionável. Os imunizantes da Pfizer e da Moderna, principais produtos disponíveis nos Estados Unidos, haviam mostrado cerca de 95% de proteção contra o desenvolvimento da covid-19.[409] E ainda que os ensaios clínicos individuais não tivessem poder estatístico para avaliar a diminuição de casos graves, o agregado dos estudos com diferentes vacinas, junto com estudos observacionais realizados após o início da vacinação, fornecia evidências muito fortes da efetividade das vacinas em prevenir hospitalizações e mortes pela doença.[410]

Isso não quer dizer que riscos não existissem: já nos primeiros meses de uso da vacina da AstraZeneca, a agência de medicamentos europeia (ema) emitiu um alerta de que ela tinha sido associada a casos atípicos de trombose venosa de veias cerebrais e abdominais, alguns deles com consequências fatais.[411] Da mesma forma, as vacinas de mRNA seriam ligadas a casos de miocardite e pericardite, particularmente em homens jovens.[412] Ainda assim, os benefícios da vacinação para a maior parte da população adulta pareciam exceder de longe os riscos num cenário pandêmico,[413] fazendo com que a recomendação da vacinação por instâncias oficiais se tornasse consensual.

Nada disso, porém, eliminava a necessidade de tratamentos, já que as vacinas não eram 100% efetivas, particularmente depois do surgimento de novas variantes do sars-CoV-2. Da mesma forma, na ausência de tratamentos totalmente efetivos — que só existem nos gráficos toscos de Hector Carvallo e em postagens antigas de Steve Kirsch —, vacinas são evidentemente importantes. Com isso, não parece haver razão para que defensores de uma coisa fossem opositores de outra, pelo menos à primeira vista.

Tal oposição, aliás, não parecia existir de forma explícita ao longo de 2020, enquanto os primeiros ensaios clínicos com vacinas eram publicados. Em janeiro de 2021, quando o Brasil se preparava para iniciar a vacinação, alguém lançaria uma enquete entre os médicos do Rio Vencendo a Covid-19 sobre sua intenção de se vacinar e encontraria respostas divididas. Ainda que membros mais radicais do grupo dissessem que não fariam isso "nem sob a mira de uma arma", boa parte dos médicos pró-tratamento precoce mencionaria que pretendia se vacinar, embora deixando claro que "só com a de Oxford". A "vachina" CoronaVac de João Doria seria universalmente rechaçada, mais por conta de suas associações políticas e geográficas do que por qualquer dado clínico.

Ao longo do primeiro semestre de 2021, alguns materiais contrários à vacinação circulariam no grupo, mas, no geral, a postura dos membros seria de defender a prática — ou, no mínimo, de manter neutralidade, para não prejudicar a imagem do tratamento precoce. Tal comportamento era ecoado pelos defensores mais visíveis da causa: em entrevista à jornalista Leda Nagle, Flavio Cadegiani se declararia "super a favor da vacina".[414] Em sua participação na CPI, Francisco Cardoso reiteraria que "essa narrativa de que quem é a favor do tratamento precoce ou imediato é contra vacina faz parte da narrativa política [...]. Isso é absolutamente nefasto e tem que ser afastado." Já Ricardo Zimerman ressaltaria na mesma sessão o fato de ter postado fotos se vacinando com a CoronaVac em seu perfil do Instagram. Seus companheiros do FLCCC ecoavam a postura: em abril de 2021, Pierre Kory e o médico sul-africano Colleen Aldous argumentariam que as vacinas "oferecerão proteção melhor e mais duradoura do que qualquer droga", ainda que isso não excluísse a necessidade do tratamento.[415]

O discurso sobre vacinas dos mesmos médicos nas redes sociais, porém, logo se tornaria mais ambíguo, talvez para não contrariar uma audiência à direita do espectro político com suspeitas crescentes sobre a vacinação. Para seguir agradando seu público sem assumir uma postura explicitamente antivacina, a estratégia do FLCCC e do Bird foi desviar do tema e focar na defesa da ivermectina, declarando que a postura de seus membros sobre vacinação era "irrelevante".[416] Com o tempo, essa postura evoluiria para uma espécie de ceticismo moderado, em que defensores do tratamento precoce evitariam se posicionar sobre a vacinação em adultos — que dificilmente seria questionável —, mas passariam a aproveitar brechas para criticá-la em situações específicas — e assim continuar agradando sua base. Elas incluem a ocorrência de complicações — com ênfase no risco de miocardite em indivíduos jovens[417] —, a vacinação de crianças e adolescentes[418] e a imposição da vacinação através dos ditos "passaportes vacinais".[419] Esta última em particular se tornaria objeto de uma retórica libertária, comparando limites impostos aos não vacinados a práticas de segregação nazistas, com direito a memes de suásticas em forma de seringa e protestos contra mandados pró-vacina em diversos países.

Com a radicalização progressiva do tema nas redes sociais, o público acabaria por perder a paciência com quem não descesse do muro. Em outubro de 2021, Ricardo Zimerman postaria uma foto em seu Instagram tomando uma dose de reforço da Pfizer — de acordo com ele, por conta da baixa eficácia da CoronaVac. Mesmo com a ressalva do médico de que "não recomenda vacinação em massa com qualquer vacina para pessoas de baixo risco", a foto receberia centenas de comentários com críticas como: "Que decepção, doutor", "O que não faz o dinheiro?", "Mais um que se vendeu!",

"Não entendi nada", "Cobaia voluntária desta droga experimental?", "Viva a $$$iência" e "Mais um que não faz o que prega".[420] Não demoraria para que o recado logo fosse entendido — e atendido — pelas lideranças do movimento.

Em setembro de 2021, o Médicos pela Vida deixaria o tratamento precoce de lado para fazer uma live intitulada "Vacinas covid-19: Verdades; efeitos; contradições; o que ninguém quer falar".[421] Antônio Jordão abre o evento dizendo que "temos propostas vacinais em andamento, não temos vacina para covid-19, temos propostas vacinais. [...] Vacinas são a da poliomielite, do tétano, da difteria, a da rubéola, a varíola [...] as que todos tomamos e demos para nossos filhos tomarem". Ele chama as vacinas para covid-19 de "inoculações experimentais", usando o argumento de que os ensaios clínicos com as vacinas que haviam começado no ano anterior durariam até 2025. De Jordão, a palavra passa para Arlene Graf, mãe de um jovem falecido por um AVC hemorrágico após receber a vacina da AstraZeneca.[422] Expulsa de redes sociais por compartilhar conteúdo crítico às vacinas[423] e acusada pelo jornal *Brasil de Fato* de "falsear" a causa da morte do filho,[424] Graf encontraria no Médicos pela Vida uma recepção bem mais empática à perda sofrida, e sua simpatia pelo grupo não parece acidental.

A live seria seguida por inúmeras outras, com títulos como "Vacinação covid-19 não obrigatória", "Os efeitos da vacinação em massa no front da saúde pública", "Vacinar crianças para covid: Será mesmo necessário?", "O manejo dos efeitos colaterais das vacinas", "Por amor à futura geração, informe-se", "Código genético humano pós-pandemia: Quebrado?", "A epidemia de infartos, mortes súbitas e tromboses: O que as vacinas covid-19 têm a ver com isso?", "Reações adversas: O que a grande mídia não te conta?" e "O tratamento dos efeitos adversos causados pelas vacinas experimentais". A evolução na estridência dos títulos é visível e se dá num período relativamente curto — entre setembro de 2021 e maio de 2022 —, curiosamente o mesmo em que a vacinação e a emergência da variante ômicron reduziriam de maneira radical a morbimortalidade da covid-19, tornando a questão do seu tratamento menos urgente.

Quando pergunto a Jordão sobre a postura do grupo em relação às vacinas, ele é cândido: "No início, a gente evitava entrar em rota de colisão. Dizia que não precisava de vacina porque tínhamos fármacos reposicionados. A vacina era uma aventura. Mas a gente começou a ver o que acontecia com as pessoas, e aí a gente teve que se posicionar", diz ele, mencionando uma "epidemia de efeitos adversos" que, assim como outras convicções do grupo, parece estar baseada mais em experiências pessoais de seus membros do que em dados. Coincidência ou não, a mudança de foco coincidiria com a diminuição do interesse sobre o tratamento precoce. Em contraponto aos milhões que assistiram à live de Alexandre Garcia em junho de 2020, a primeira investida do Médicos pela Vida sobre vacinas era acompanhada ao vivo por pouco mais de mil pessoas. Os comentários, porém, refletiam a fidelidade do público. No chat, alguém comenta que "em Israel estão instalando desfibriladores nos prédios, assim como extintores de incêndio, de tanta gente infartando". Com menos sutileza e mais letras maiúsculas, outros postam "VASSASSINA", "NÃO PRECISA DE MUITOS NEURÔNIOS PARA COMPREENDER QUE UMA VACINA DE VERDADE IMUNIZA COM UMA DOSE", "VACINAS TÊM GRAFENO", "TUDO ESTÁ SENDO ABAFADO" e "NÃO APLIQUEM ESSAS PORCARIAS EM GESTANTES, CRIANÇAS E ADOLESCENTES".

A sensação de radicalização e esvaziamento reflete o que ocorria no grupo Rio Vencendo a Covid-19 no mesmo período. Ao longo de 2021, as dúvidas e discussões sobre vacinas dariam lugar a um ativismo escancarado e consensual contra a imunização — seja porque seus membros haviam mudado de opinião, seja porque os mais moderados resolveram abandonar o grupo. Médicos influentes no campo do tratamento precoce dentro e fora do Brasil, como Roberta Lacerda e Vladimir Zelenko, também assumiriam explicitamente a oposição à prática[425] e acabariam censurados das redes sociais.[426] Outros, como Alessandro Loiola e Francisco Cardoso, passariam a se dedicar à emissão de atestados médicos para eximir pacientes de se vacinarem, de acordo com matéria do *Intercept Brasil*.[427]

Por fim, surgiria como filão o tratamento de complicações antivacina — no qual, em um exemplo notável de sincretismo entre as crenças do grupo, a ivermectina desponta como estrela incontestável. De acordo com Lucy Kerr em live do Médicos pela Vida, a ivermectina é a melhor opção por "atuar em dez níveis de ação anti-inflamatória, inibir 52 proteínas virais tóxicas ou das *spike* vacinas RNA e refazer nervos periféricos".[428] Luciane Berti, pediatra rondoniense, faz coro e adiciona itens na prescrição. No congresso do Médicos pela Vida, em 2022, ela anuncia aos gritos: "Nós precisamos tratar essas crianças que chegam com dor no peito e dormência no braço porque tomaram a vacina. O tratamento da reação vacinal é hidroxicloroquina, é ivermectina, é corticoide em pulso! Nós temos que resolver essas crianças porque tem cura!", passando ao largo da pergunta do quão raro é encontrar uma criança com complicações cardíacas por conta da vacinação, o que torna altamente improvável que ela tenha visto muitas delas.[429]

A radicalização causada pela investida contra a vacinação também fez com que a comunidade formada em torno do tratamento precoce passasse a dar abertura a profissionais e práticas cada vez mais heterodoxos. A otorrinolaringologista Maria Emília Gadelha Serra é um exemplo paradigmático: formada em medicina biológica, homotoxicologia e medicina hiperbárica, e presidente da Associação Brasileira de Ozonioterapia, ela era uma das poucas profissionais com postura abertamente antivacina no país antes da pandemia de covid-19, tendo ganhado notoriedade em 2019 ao atribuir sintomas de origem obscura em meninas do Acre à vacina do HPV.[430] Com a virada do Médicos pela Vida, ela se tornaria uma figura recorrente nas lives do grupo, não só criticando vacinas, como também promovendo "práticas integrativas" controversas, como a ozonioterapia e a biorressonância, que também desenvolve em sua clínica particular.[431]

Em agosto de 2021, Gadelha entregaria ao presidente Bolsonaro um documento endereçado aos membros do Judiciário e do Ministério Público para alertar sobre os riscos das "vacinas experimentais". Ao longo de quinze páginas, o autointitulado "Manifesto Hipocrático" faz questionamentos sobre a ausência de garantias de segurança, a importância da farmacovigilância de efeitos graves, a existência de tratamentos reposicionados, a falta de estudos de segurança em animais, os riscos desconhecidos da vacinação em massa, os riscos conhecidos do polietilenoglicol, polissorbato 80 e hidróxido de alumínio, os números de eventos adversos relatados em bancos de dados, o aumento no número de casos de covid-19 na vigência de vacinação e os conflitos de interesse dos profissionais que ditam diretrizes. Depois disso, recomenda a invalidação de passaportes sanitários, a obrigatoriedade de um termo de consentimento livre e esclarecido para a vacinação, a notificação obrigatória de efeitos adversos, a realização de autópsias em vacinados falecidos e diversas análises sobre vacinas, pois "é possível que estejamos diante de um novo crime contra a humanidade, sem precedentes".[432] Subscrito por apenas 241 médicos — uma fração ínfima dos profissionais em atividade do país —, o documento tinha sido circulado para assinatura nas redes do tratamento precoce, sob a coordenação de Gadelha e de Filipe Rafaeli.

Da primeira vez que falo com Rafaeli sobre vacinas, no final de 2021, ele admite que elas não são um tema sobre o qual ele havia estudado muito. Sua obsessão naquele momento continuava sendo o tratamento precoce, com ênfase no desconhecimento de profissionais de saúde sobre a fluvoxamina. "Liga lá no Sírio-Libanês ou no Einstein, que são referência neste país, ou na USP. E pergunta: 'Escuta, tem um randomizado duplo-cego, controlado por placebo, com resultado importante e significância estatística publicado na *Lancet*. Vocês estão usando?'", ele me proporia. "Sabe quem está usando? As pessoas que eram chamadas de charlatãs, os médicos que faziam tratamento precoce há um milhão de anos." Quando tento puxar o tema das vacinas, Rafaeli tergiversa para o argumento da liberdade individual. "Eu sou a favor de cada um fazer o que quiser. O cara quer tomar vacina, toma, se não quer, deixa o cara não tomar, porra." Por fim, revela que ele mesmo não se vacinou. "Não vou dizer que não funciona, acho que funciona com um custo muito alto de efeitos colaterais por um prazo muito curto. Eu não quero ficar tomando essa merda a cada três meses", menciona, afirmando que as vacinas de covid são as mais perigosas da história, com base nos números do VAERS. "A vacina da Pfizer é o Fiat Marea das vacinas."

Dali em diante, porém, Rafaeli seguiria o percurso de Steve Kirsch, embrenhando-se cada vez mais no universo antivacina. No artigo "O dia que eu entendi o bom alemão",[433] também publicado no *France-Soir*, ele compara a exclusão de imigrantes não vacinados por países europeus à contenção da epidemia de tifo no gueto de Varsóvia pelo extermínio de judeus. Também dá espaço em sua newsletter no Substack para entusiastas do tratamento precoce convertidos em críticos de vacinas, como Edimilson Migowski — que afirmaria que "se 1 milhão de adolescentes apresentassem a covid-19 e não fossem tratados, apenas um seria internado", para depois, em resposta a críticas, confessar que tinha tirado a estimativa de sua experiência pessoal com mil adultos tratados.[434] Em 2022, Rafaeli já havia tomado partido aberto nas redes sociais, em afirmações por vezes pouco conectadas com a realidade. "Vacinas? Vamos dar o nome que temos que dar: terapias gênicas experimentais. As de mRNA, que ganharam a guerra comercial, são todas uma merda. AstraZeneca, morta e enterrada." Seguiria dizendo que "a única, por aqui, que funcionou razoavelmente foi a CoronaVac", mas que "todas elas são muito inferiores à eficácia de ivermectina, própolis, vitamina D e hidroxicloroquina".[435]

Ao acompanhar Rafaeli ao longo do processo, me parece claro que seu mergulho no movimento antivacina não foi instantâneo — nem fruto do acaso. É de esperar que a reação monotônica da mídia em classificar como charlatanice todo tratamento reposicionado — mesmo aqueles em torno dos quais havia alguma evidência — faça com que alguém com conhecimento do assunto comece a desconfiar do consenso médico sobre outros temas. Como coloca o psiquiatra racionalista Scott Alexander, um dos melhores analistas do fenômeno da ivermectina nos Estados Unidos:

> Entusiastas da ivermectina têm uma crença perfeitamente razoável de que, se dúzias de estudos dizem que uma droga funciona muito bem, ela provavelmente funciona muito bem. E quando as elites dizem "não tome esse remédio", sua conclusão extremamente natural é de que ela funciona realmente bem, mas as elites estão encobrindo isso.[436]

Para alguém minimamente afeito a teorias da conspiração, passar do ceticismo pontual à desconfiança generalizada em relação à ciência acadêmica e às autoridades sanitárias parece um salto pequeno. Como o próprio Rafaeli me diria em 2022, "todo mundo do lado [do tratamento precoce] entendeu o poder da indústria farmacêutica de enterrar a coisa. Agora tá todo mundo curioso pra saber o que mais foi enterrado".

O cientista político dinamarquês Michael Bang Petersen foi um dos conselheiros do governo da Dinamarca em sua resposta à pandemia — em larga escala bem-sucedida, pelo menos em termos de mitigar o excesso de mortalidade.[437] Também é um pesquisador acadêmico interessado no tema dos conflitos de informação em redes sociais. Para Petersen, uma das ameaças mais significativas trazidas pela pandemia foi a perda de confiança dos cidadãos nas instituições devido à polarização do tema.[438] Ao opinar sobre a resposta da Dinamarca, ele aponta a manutenção do apoio da população às autoridades de saúde como uma das maiores conquistas do país.[439] A receita de Petersen para manter tal confiança é a transparência:[440] sua própria pesquisa acadêmica sugere que comunicar incertezas sobre vacinas pode diminuir a adesão à vacinação, mas aumenta a confiança nas autoridades sanitárias — o que, para ele, supera os riscos envolvidos.[441]

Ao examinar a mobilização em torno das vacinas no Brasil, porém, é inegável que dar abertura à dúvida nunca foi uma prática muito popular. Slogans como "Vacina boa é vacina no braço" — propagado por divulgadores científicos e autoridades sanitárias em oposição à escolha de imunizantes específicos por parte da população[442] — têm um caráter paternalista inegável. Mais do que isso, o argumento usado para embasá-lo — de que as vacinas disponíveis eram igualmente eficazes em prevenir formas graves da doença — simplesmente não era verdade. À medida que a vacinação avançava, foi ficando claro que a CoronaVac tinha eficácia menor do que os imunizantes baseados em mRNA e adenovírus.[443] Ainda assim, o bordão de que "todas as vacinas protegem de forma similar" foi repetido de forma exaustiva por figuras como Natalia Pasternak (que depois voltaria atrás em sua posição),[444] mesmo quando a evidência apontava o oposto.[445] Similarmente, outros temas em que dúvidas eram razoáveis — como a vacinação de crianças e adolescentes[446] — ou em que a evidência mudou ao longo do tempo — como a eficácia de vacinas em prevenir a transmissão da doença para terceiros[447] — acabaram polarizados de forma messiânica.

E como tudo o mais, a divisão das opiniões seguiria as linhas já estabelecidas pelas redes sociais. No Evidence-Based Healthcare, grupo de WhatsApp destinado a "ensinar, inspirar e gerar conhecimento rumo a uma revolução científica", médicos, fisioterapeutas, nutricionistas, profissionais de educação física e alguns jornalistas de ciência e saúde entrariam de cabeça na defesa da vacinação — e na oposição a tratamentos sem evidência sólida de eficácia — ao longo de 2021. E por mais que a formação mais diversa e mais sólida do grupo seja um alívio para quem passou meses acompanhando o Rio Vencendo a Covid-19, não é raro perceber ali a imagem em espelho da comunidade do tratamento precoce — a começar pela importância de ter um inimigo em comum. Nesse caso, as instituições acadêmicas corrompidas são substituídas pelos oportunistas individuais, com a exposição de charlatães, picaretas e vendedores de terapias alternativas e curas quânticas. Durante a pandemia, isso se estendeu aos figurões do tratamento precoce de covid-19, com animosidade particular contra Flavio Cadegiani e Ricardo Zimerman. No auge da polêmica sobre a proxalutamida, alguém clamaria: "Tem que levantar as favas éticas. Os desvios de protocolos. A falsificação dos dados, e a Malu [Gaspar, jornalista de *O Globo*] escreve outra reportagem. Com vagabundo sociopata, a briga tem que ser em jornal. Pública". Em 2022, quando ambos foram alvo de busca e apreensão pela Polícia Federal por conta das denúncias da Conep, o fato seria aplaudido e comemorado pelo grupo com memes de dancinha.[448]

Mas os dois lados só interagem entre si pelo túnel das redes sociais — em discussões que frequentemente degeneram em argumentos infantis sobre o topete de Cadegiani[449] ou os músculos de Zimerman.[450] "Esses caras só aparecem em live com os parças e programa com pauta combinada", alguém comentaria no Evidence-Based Healthcare. "Não há como debater de forma honesta. É só gritaria." E, como em qualquer gritaria em redes sociais, a ironia acaba se revelando a moeda suprema. Figurinhas do "selo Ricardo Zimerman de ética médica" e do "selo Nise Yamaguchi de Freestyle Science" são postas para circular ocasionalmente para risadas gerais. E ainda que alguns integrantes do grupo digam que tentam se controlar para não se engajar no debate com o campo oposto, o autocontrole não parece funcionar no nível coletivo, já que vários deles são figurinhas carimbadas na gritaria das redes.

Tudo isso deixa a impressão de que falar de tratamento precoce ao longo da pandemia foi, mais do que qualquer outra coisa, uma forma de falar sobre pessoas e definir identidades — algo que move a humanidade desde os seus primórdios. O aspecto mais sintomático do fenômeno é que a discussão, por vezes, não se aplica nem mesmo a um objeto real: não raro se veem na mídia,[451] nas redes sociais ou mesmo em decisões judiciais[452] afirmações taxativas sobre o "tratamento precoce" ou "o kit Covid",[453] sem que seja sequer definido o que estaria contido nele. Nada disso surpreende: termos vagos como "kit Covid", "lockdown" ou "ideologia de gênero", que podem ser definidos de inúmeras formas para projetar convicções, medos ou afinidades ideológicas, são estratégicos para unir pessoas em torno de uma causa. Ser contra ou a favor de algo que não é definido com precisão é fácil, já que cada um pode interpretar o conceito à sua maneira. Enquanto a direita política alega que o lockdown não preveniu as centenas de milhares de mortes no país, a esquerda clama que nunca houve lockdown — e, na ausência da definição do termo, é impossível estar errado. Tais polêmicas são um prato cheio para cumprir a função maior das redes sociais, pelo menos para seus acionistas: estabelecer campos da sociedade em posições opostas para garantir o engajamento de seus usuários, dando a todos eles a convicção de estar do lado certo da história.

O NEGACIONISMO

Em junho de 2022, o Médicos pela Vida daria início ao seu 2º Congresso Mundial.[454] Com patrocínio da Havan, da empresa de telemedicina Doctor8, do instituto de medicina integrativa BioFao e da Fisioquantic, vendedora de florais frequenciais e suplementos naturais, o evento reúne entusiastas do tratamento precoce em Foz do Iguaçu para assistir a uma mistura inusitada de expoentes nacionais e internacionais do tema, como Nise Yamaguchi, Flavio Cadegiani e Robert Malone. Algumas estrelas estrangeiras, como o oftalmologista americano Richard Urso, estão presentes ao vivo, mas a maioria aparece de forma remota. Eu acompanho o congresso pelo Zoom, em uma transmissão trilíngue repleta de complicações em que, por vezes, é impossível encontrar o áudio no idioma desejado, com slides fora de foco que motivam reclamações da audiência ("o cameraman é o mesmo do último congresso", alguém comentaria: "Mr. Magoo").

No palco, os protocolos de tratamento ainda estão em cena, mas consomem uma parcela pequena do tempo, que em sua maior parte é ocupado pela pregação contra as autoridades de saúde e a indústria farmacêutica. Nise Yamaguchi mostra slides em inglês com palavras de ordem em caixa-alta como "GUERRA OU NARRATIVAS COM MEDO DISSEMINADO", "ASSASSINATO DE REPUTAÇÃO" e "LOCKDOWNS DRACONIANOS, PRISÃO DOMICILIAR, FOME", enquanto aproveita para alardear sua pré-candidatura ao Congresso nacional. "Se a gente não tivesse o Médicos pela Vida, empresários, o Brasil inteiro se mobilizando, a gente não teria ficado de pé", discursa ela sob aplausos efusivos. Palestrantes de outros países, como os argentinos Juan Garberi e Hector Carvallo e o uruguaio Javier Sciuto, fazem coro a Nise, falando de perseguições e censura e acusando governos e a OMS de terem feito suas populações de cobaias. O público online concorda, com comentários cheios de maiúsculas e pontos de exclamação — "EXCELENTE!!! QUANDO SERÁ INSTITUÍDO O NUREMBERG?", "QUE CRIME!! PIOR QUE O HOLOCAUSTO!!!" ou "MEU DEUS!! QUEM VAI INTERROMPER ESSE GENOCÍDIO?".

Entre um discurso inflamado e outro, relatos de efeitos adversos de vacinas vêm de todos os lados. O virologista independente Geert Vanden Bossche[455] mostra modelos teóricos em que toda a população vacinada acabará sofrendo de uma severa forma de covid-19 amplificada pela vacina, enquanto os não vacinados serão protegidos de tudo isso. A dentista boliviana Liliana Zelada Rück argumenta que as vacinas contêm óxido de grafeno, trazendo como evidência uma sequência em loop de imagens amadoras obtidas com um microscópio, que dão a nítida impressão de ser sujeira. E os argentinos Walter Fano e Germán Sarlangue,[456] um engenheiro e um cientista político, relatam em um inglês macarrônico as investigações de um grupo de "experts independentes" denominado Quinta Coluna[457] sobre a emissão de sinais de Bluetooth por indivíduos vacinados, com direito a experimentos em cavernas e fotos de artigos científicos sublinhados à mão.

Tão curioso quanto o ativismo antivacina é a proliferação de terapias alternativas, que, com a radicalização do Médicos pela Vida, se tornaram um dos novos filões do grupo. Presumivelmente, elas são descritas como altamente efetivas contra a covid-19 e as reações vacinais. A catalã María Teresa Ilari fala sobre um tratamento com água marinha, enquanto alguém comenta no chat: "Fantástico... o tratamento mais barato. Vai bater pesado nos bolsos do *Gates of Hell* e da *World Hell Organization*". A ortopedista boliviana Patricia Callisperis traz sua experiência com dióxido de cloro — um desinfetante vendido em círculos alternativos com o nome de Miracle Mineral Solution. Até Maria

Emília Gadelha deixa a propaganda antivacina em segundo plano para falar da ozonioterapia. E, no momento mais singular do congresso, o médico Nelson Modesto, vendedor do "selo 5G de energia escalar",[458] aparece para dizer que desenvolveu uma forma de biorressonância para detectar as partículas de grafeno com "frequências de todos os vírus maléficos" introduzidas nas vacinas, que são mais intensas do que o próprio vírus e se transmitem entre indivíduos pelo contato físico. "É só dar a mão e é uma forma de vacina através da pele." Dito isso, ele já apresenta a solução para a ameaça. "Com ivermectina, eu já tenho 650 pacientes tratados e acompanhados. Tenho certeza de que regride tudo. É praticamente incrível. Mas não se esqueçam de que isso é frequência. É um vírus que não pode ser detectado." Assistindo pelo Zoom, não consigo avaliar a reação da plateia: não ouço aplausos, mas tampouco vejo alguém fazer o comentário óbvio de que tudo isso é completamente maluco.

Em 1956, os psicólogos Leon Festinger, Henry Riecken e Stanley Schachter publicaram *When Prophecy Fails* [Quando a profecia falha], em que contam em detalhes a história de um culto apocalíptico baseado nos Estados Unidos que alegava ter recebido mensagens de alienígenas do planeta Clarion alertando para a destruição da Terra por uma enchente em 21 de dezembro de 1954. Suspeitando que isso não aconteceria, e interessados em estudar o que acontece com indivíduos mobilizados por uma profecia que se mostra falsa, os autores se infiltram entre os seguidores do culto enquanto estes se preparam para escapar do planeta.

Com a presença dos psicólogos infiltrados, o grupo se congrega na casa de sua líder espiritual, Dorothy Martin, para ser resgatado à meia-noite de 20 de dezembro por um disco voador — o qual, como é de se supor, não aparece. Depois de algumas horas de choque e perplexidade, Martin recebe uma mensagem dos alienígenas dizendo que o Deus da Terra havia decidido poupar o planeta por conta do grupo, uma força do Bem como nunca havia existido. "Uma luz como a que ilumina este quarto agora ilumina a Terra inteira", dizia a mensagem, para júbilo de parte dos presentes. A explicação não convenceria a todos: um dos fiéis se levanta e vai embora sem falar nada, e outros debandam da causa nos dias seguintes. Mas, para vários deles, a explicação não só se mostra satisfatória como motivadora, levando a novas previsões e demonstrações públicas de fé que acabariam desembocando em um mandado de prisão contra os líderes do grupo alguns dias depois.

A observação é usada pelos psicólogos para testar sua hipótese de que a não confirmação das profecias de uma crença pode levar a um aumento da dedicação a ela, no caso de cinco condições serem preenchidas: (a) a crença deve ser profunda e relevante para a forma de agir do indivíduo; (b) o crente deve ter se comprometido com sua crença através de ações que não podem ser desfeitas; (c) a crença deve ser suficientemente específica para que eventos possam refutá-la inequivocamente; (d) tal refutação deve ocorrer e ser percebida pelo indivíduo; e (e) o indivíduo tem de ter suporte social de pessoas da mesma fé. Nesse cenário, é plausível esperar que a decepção inicial seja substituída por um evangelismo renovado, num esforço de eliminar a dissonância cognitiva entre o esperado e o ocorrido através da conversão de novos indivíduos — ainda que isso nem sempre aconteça.[459]

O ano de 2022 não foi fácil para a ivermectina. Depois de um longo tempo em que a ausência de estudos bem controlados manteria a causa viva entre os convertidos, uma sequência de ensaios clínicos randomizados traria más notícias em sequência, tornando as alegações iniciais sobre a eficácia milagrosa da droga implausíveis. A maré de azar do fármaco em revistas médicas prestigiosas começara ainda em 2021, quando um artigo colombiano no *JAMA* com quatrocentos pacientes não mostraria nenhum benefício da droga em acelerar a resolução dos sintomas, ainda que dez infectados fossem hospitalizados ou levados para a CTI no grupo controle e apenas quatro no grupo placebo.[460] Em fevereiro de 2022, um estudo malaio com 490 pacientes no *JAMA Internal Medicine* chegaria a conclusões semelhantes: no desfecho primário do estudo, a progressão para doença severa apresentaria poucas diferenças. Ainda assim, foram observadas dez mortes no grupo controle, e apenas três no grupo ivermectina.[461]

A pá de cal sobre a reputação acadêmica da ivermectina viria do mesmo TOGETHER Trial que enterrara a fluvoxamina, cujo braço com ivermectina seria publicado em março de 2022.[462] Mais uma vez, os 679 pacientes tratados com ivermectina se sairiam discretamente melhor, com cem pacientes necessitando de atendimento hospitalar por mais de seis horas contra 111 no grupo controle. A diferença, porém, não atingia o grau de probabilidade bayesiana requerido para se declarar o sucesso do tratamento.[463] A droga tampouco se mostraria efetiva no estudo americano COVID-OUT, cujo resultado não mostraria efeito em prevenir hipoxemia, visitas à emergência ou hospitalizações em 410 pacientes tratados com a droga.[464] Os resultados foram alardeados pela mídia mundial como prova da inutilidade da ivermectina,[465] o que se repetiria com a publicação do ACTIV-6. Com mais de 1500 pessoas, o estudo encontraria uma discreta diferença em favor da ivermectina no tempo de resolução dos sintomas (doze contra treze dias) com 91% de chance de dever-se ao tratamento, de acordo com a análise bayesiana realizada. Ainda assim, não mostrava nenhum benefício nos desfechos de hospitalização e mortalidade.[466]

Com isso, o antiparasitário repetiria a trajetória cumprida dois anos antes pela hidroxicloroquina: uma série de estudos randomizados com resultados negativos levaria o mainstream médico a abandonar a droga, sacramentando a opinião de que sua eficácia era uma fantasia criada por charlatães de extrema direita. Ainda assim, na maioria dos estudos há alguma variável em que o grupo tratado parece se sair melhor. O fenômeno pode dever-se apenas a ruído estatístico, mas é suficiente para que a chama da dúvida permaneça acesa entre os que se propõem a mantê-la — embora qualquer benefício potencial certamente fique longe das profecias iniciais de seus defensores.[467]

A reação aos estudos, porém, mudaria ao longo do tempo. A publicação do TOGETHER foi seguida de críticas intensas da comunidade do tratamento precoce: Pierre Kory descreveria o ensaio clínico como um "estudo desenhado para falhar", com "laços profundos com a Big Pharma [...] e a Bill & Melinda Gates Foundation".[468] Entre as críticas, ele aponta o uso disseminado da ivermectina no Brasil na época do estudo — o que poderia ter comprometido o grupo controle —, a curta duração do tratamento, seu início tardio (até sete dias depois de os sintomas começarem) e o cegamento ineficaz, concluindo que o estudo deveria ser "considerado uma fraude pela comunidade científica". Tal discurso seria reverberado por apoiadores do tratamento precoce, com o c19study listando dezenas de aspectos problemáticos do estudo para rotular seus dados como "impossíveis".[469]

Os estudos negativos que se seguiriam ao TOGETHER, porém, causariam bem menos alvoroço. Talvez menos por não haver problemas a serem levantados do que pelo fato de os defensores da ivermectina terem aos poucos desistido de se importar com a ciência oficial. Como no livro de Festinger, cada fracasso da droga em um grande estudo parece ter servido para reforçar entre seus defensores a noção de que a ciência é um jogo de cartas marcadas. A resultante natural do processo é a facilidade cada vez maior para descartar a evidência contrária às próprias crenças, até chegar ao ponto de ignorá-la por completo.

Em agosto de 2022, Flavio Cadegiani argumentaria em um artigo na página TrialSiteNews[470] que "os ensaios clínicos randomizados falharam miseravelmente na covid-19 — e deixaram de ser o tipo padrão ouro de estudo clínico". Alguns meses antes, em uma live do Médicos pela Vida,[471] Lucy Kerr afirmava que a ivermectina não só é antiviral, como também anticoagulante, antineoplásica, moduladora de imunidade, além de proteger o coração de hipóxia e miocardite, controlar colesterol e diabetes, proteger o fígado de agrotóxicos e modular a esteatose hepática. Ela prossegue afirmando que o medicamento reverte os efeitos danosos das vacinas e ainda traz uma sensação de bem-estar, citando o caso de uma criancinha que, a cada vez que vinha tomar a profilaxia semanal com ela, celebrava aos pulos porque "se sentia realmente muito bem". Numa bolha cada vez mais isolada da medicina mainstream, o discurso se tornava livre para a improvisação plena.

Cadegiani e Kerr, aliás, seriam corresponsáveis pela manchete mais estrondosa sobre a ivermectina em 2022: a de que a profilaxia com ela teria reduzido em dois terços as hospitalizações por covid-19 em Itajaí (SC), num estudo observacional baseado em dados da prefeitura.[472] O estudo seria publicado na polêmica revista *Cureus*, um porto seguro para a produção científica de Cadegiani que chegaria a conceder ao autor uma láurea por suas "extraordinárias contribuições".[473] Não por acaso, ele seria sujeito a uma saraivada de críticas — relacionadas a mudanças de números entre versões subsequentes e o descompasso com dados da própria prefeitura, que alegavam que apenas uma minoria das pessoas teria tomado o medicamento de forma continuada.[474] Também sofreria uma correção para apontar os conflitos de interesse dos autores como consultores para a Vitamedic, fabricante da ivermectina do Brasil.[475]

Isso não impediu que o artigo fosse seguido por outro, ainda mais bombástico, que concluía que o uso "regular" da droga, aferido pelo número de comprimidos retirados pelos usuários, estaria associado a uma redução de mortalidade de 92%.[476] Os resultados seriam interpretados por críticos como a simples consequência de que pacientes que morreram no meio do caminho não tinham como seguir retirando seus comprimidos, o que fez com que só os sobreviventes pudessem ser caracterizados como usuários regulares.[477] Apesar da polêmica, a eficácia da ivermectina como profilaxia não seria confirmada por estudos randomizados — à exceção do de Hector Carvallo —, mas tampouco seria refutada de forma convincente, dada a falta de interesse generalizado da ciência médica em estudar o medicamento àquela altura.[478]

Não se pode dizer o mesmo, porém, da hidroxicloroquina, que havia sido estudada extensivamente como profilaxia para a covid-19 no início da pandemia. Em agosto de 2022, o grupo de Miguel Hernán publicaria a versão final de sua metanálise sobre a droga nesse cenário.[479] O trabalho era uma continuidade dos *preprints* de 2020 e 2021; dessa vez, porém, contava com um corpo mais substancial de estudos, possibilitando aos autores analisarem separadamente a profilaxia realizada antes e depois da exposição ao vírus. Além disso, vinha com o diferencial de ter sido revisado por pares e publicado numa revista razoavelmente respeitada, a *European Journal of Epidemiology*.

Os resultados eram surpreendentes: com base na evidência disponível, os pesquisadores estimam uma redução de 28% na chance de desenvolver covid-19 com o uso profilático da hidroxicloroquina antes da exposição ao vírus. A estimativa alcança os níveis tradicionalmente estabelecidos de significância estatística, com uma "margem de erro" entre 5% e 45%. Seja por falta de convicção, seja por cautela política, os autores se abstêm de concluir sobre a eficácia da droga, apontando apenas que um benefício não pode ser afastado e que o fato de os resultados "não estatisticamente significativos" terem sido interpretados erroneamente como evidência de falta de eficácia havia prejudicado a continuidade das pesquisas, num período em que os dados teriam sido úteis.

O trabalho passaria desapercebido pela mídia mundial, sem fazer grandes manchetes — exceto no Brasil. No dia seguinte à sua publicação, o site do Médicos pela Vida publicaria um texto escrito por Filipe Rafaeli, com o título "Estudo de Harvard comprova hidroxicloroquina para profilaxia da covid-19".[480] A descrição dos resultados seria seguida por desafios aos checadores de fatos. "O estudo é uma revisão sistemática com metanálise, o mais alto nível de evidência científica. Vão dizer que não presta?" E terminaria com: "Está aí. Tudo que vocês discursam desde o início da pandemia. Absolutamente todos os supostos [...] requisitos. Estamos, desde já, curiosos para ver quem vocês vão achar para dizer que nada disso presta". A mídia de direita celebraria o resultado, com a *Gazeta do Povo*,[481] a *Revista Oeste*[482] e o *Brasil sem Medo*[483] repercutindo os achados.

A notícia acenderia o sinal de alerta na comunidade da medicina baseada em evidências: no Evidence-Based Healthcare, alguém mandaria uma matéria do Poder360 sobre o estudo[484] perguntando: "Alguém viu isso? Vi o resumo do estudo e não parece que a matéria está distorcendo". Mas logo alguém responderia: "Conversamos com o professor Leo Costa sobre ele. O trabalho é horroroso". E adicionaria: "O resumo é malfeito, escolheu os trabalhos (ignorou outros publicados no mesmo período porque iam mudar o resultado) e [é] cheio de malabarismos estatísticos". E ainda: "Um estudo feito por *belivere* [sic], para provar que funciona". As respostas seriam reconfortantes: "Essa era minha dúvida, confesso que fiquei com preguiça de ler tudo rs".

Curioso, fui atrás do que tinha dito Leo Costa, fisioterapeuta, professor da Universidade Cidade de São Paulo e um dos principais influencers da rede de prática baseada em evidências do Brasil, com quase 200 mil seguidores no Instagram.[485] Em um vídeo de oito minutos intitulado "Por que a 'revisão de Harvard' sobre klorokina [sic] é inválida",[486] ele faz o que chama de "uma análise técnica do assunto", explicando o princípio de "*garbage in, garbage out*", que faz com que uma revisão de estudos ruins também chegue a conclusões ruins. Alega ainda que os autores "não pegaram toda a evidência, [pois] alguns estudos que estão na *Cochrane Review* não estão nela, mesmo atendendo os critérios de inclusão", adicionando que esses estudos, "por curiosidade", eram negativos. Por fim, diz que "os estudos são péssimos", mas que "os autores foram frouxos na sua análise de risco de viés". Conclui dizendo que "a 'revisão de Harvard' é um cara vestido com a roupa do Batman, mas na hora que você conversa com ele, não é o Batman", em um final peculiar para uma análise técnica.

A conclusão é no mínimo curiosa, já que a revisão da Cochrane de 2021, sobre tratamento e prevenção da covid-19 com hidroxicloroquina,[487] contém doze estudos, mas apenas um sobre profilaxia, tema sobre o qual ela se abstém de tirar conclusões, enquanto a metanálise de Hernán inclui onze estudos sobre o assunto. Quando entrevisto Leo Costa pessoalmente para entender sua posição, sua resposta é de que "não saberia dizer de cabeça" nem quais estudos estavam faltando, nem quais estudos tinham sido mal avaliados nas análises de risco de viés. Ele propõe estudar o assunto e me dar uma resposta mais tarde, mas acabaria não conseguindo fazer isso por questões pessoais — o que me faz desconfiar de que ele nunca soube de fato o que estava faltando.

Como em outras instâncias na pandemia, os argumentos das redes sociais não tardariam em ser incorporados pelos checadores de fatos. Na checagem do projeto

Comprova,[488] o infectologista Leonardo Weissmann repetiria o argumento de que a revisão "tem menos artigos analisados do que a revisão Cochrane" e falha na análise de viés. O Aos Fatos diria que "é falso que estudo de Harvard comprovou que hidroxicloroquina é eficaz",[489] entrevistando Leandro Tessler e citando metanálises da Cochrane, da revista *Nature Communications* e do *Jornal Brasileiro de Pneumologia*, sem mencionar que todas elas dizem respeito ao tratamento, e não à profilaxia. A checagem mais extensa, porém, viria da agência Reuters.[490] Nela, a epidemiologista Denise Garrett repetiria o argumento de que "uma metanálise é tão boa quanto os artigos que você está avaliando". O infectologista Alexandre Naime Barbosa diria que "ela foi uma tentativa de reunir estudos ruins que levam a uma conclusão incorreta". E o cirurgião vascular Seleno Glauber argumentaria que "os autores juntaram estudos diversos, sem objetivos ou metodologias em comum, e analisaram todos em conjunto". A Reuters ainda diria que "a maior parte dos estudos incluídos afastaram a eficácia da hidroxicloroquina na prevenção da covid-19", fornecendo uma lista de "pesquisas sólidas [que] demonstraram ineficácia" — que curiosamente inclui três dos artigos incluídos na metanálise, classificados como "ruins" alguns parágrafos antes.[491]

O argumento mais peculiar de todos para provar a falsidade da matéria, contudo, usado tanto pela Reuters quanto pelo Comprova, é a alegação de que o estudo "não é da Universidade Harvard", pois teria sido realizado não pela universidade, mas por membros de seu corpo docente. Ele é tecnicamente correto, mas evidentemente retórico: como o próprio Hernán pontua em sua resposta à Reuters, "estudos não são conduzidos por universidades, mas por pessoas", o que não impede que a mídia fale o tempo todo sobre "pesquisa de Harvard" ou "pesquisa da USP" sem ser importunada por checadores de fatos. A crítica, assim, soa como um esforço canhestro para espremer "falsidades" nas letras miúdas para justificar o carimbo de "enganosa" dado à notícia.

As inconsistências não passariam desapercebidas por Filipe Rafaeli, que faria uma categórica "checagem dos checadores" no site do Médicos pela Vida alguns dias depois, acusando a Reuters de "sofismar" sobre o uso da palavra "comprovação" (algo tecnicamente impossível em ciência) e o termo "pesquisa de Harvard" para invalidar o artigo.[492] Sua checagem carrega diversos dos vieses que ela mesma critica, pisando em ovos para contornar o fato de que os autores do estudo não parecem convencidos do benefício da hidroxicloroquina. Ainda assim, deixa claro que Rafaeli, designer e piloto de acrobacias, é capaz de compreender uma metanálise melhor do que os checadores de fatos da Reuters e está mais a par do assunto do que a maioria dos experts consultados.

Um último estudo sobre hidroxicloroquina no tratamento precoce da covid-19 sairia em 2022 no *Lancet Regional Health Americas*, também sem grande alarde. O ensaio clínico Coalizão 5, capitaneado pelo cardiologista Álvaro Avezum, do Hospital Alemão Oswaldo Cruz, em São Paulo, se propunha a testar o tratamento ambulatorial com a droga, numa colaboração de 56 centros brasileiros. Abarcando um total de 1372 pacientes, o estudo mais uma vez não mostraria diferença estatisticamente significativa, mas encontraria 23% menos hospitalizações no grupo tratado (44 contra 57) — quase exatamente o benefício estimado por Harvey Risch um ano e meio antes. O artigo seguiria o ensaio clínico com uma metanálise de todos os estudos disponíveis sobre hospitalizações por covid-19, que chegaria ao mesmo número, com uma "margem de erro" de -4% a 43% de benefício. Ainda assim, o estudo é taxativo em reiterar que os achados não dão suporte ao uso de rotina da droga em pacientes ambulatoriais.[493]

Os resultados do estudo também são compatíveis com uma metanálise realizada informalmente por Daniel Tausk em julho do ano anterior, que estimava cerca de 20% de eficácia da droga, com um valor de "p" de 0,055. A estimativa se manteria semelhante após a inclusão do Coalizão 5, com um benefício de 25% e um valor de "p" de 0,06. A metanálise de Tausk, porém, não existe publicamente em lugar algum — eu só vim a tomar conhecimento dela por ter entrevistado o matemático no final de 2021 e recebido uma cópia do trabalho, e só saberia de sua atualização através do Twitter de Filipe Rafaeli.[494] Quando pergunto ao matemático o porquê de não ter publicado o documento, ele é cândido: "Na época em que eu estava terminando de escrever isso, estava bem no meio da CPI e os ânimos estavam muito quentes, estavam indiciando gente. Então você começa a ficar assustado". Tausk diz que depois criou coragem para fazer circular o trabalho na USP e não se importou em me mandar os resultados. "Mas fiquei meio 'low-profile' por um tempo. Fiquei meio assustado com a reação que as pessoas tinham a esse tema", mencionando ataques via redes sociais e em sala de aula.

Meses depois, ele publicaria em seu Facebook uma demonstração dos problemas na interpretação da metanálise de Hernán pela mídia, simulando estudos a partir de uma droga fictícia que diminuísse em 30% as chances de uma complicação. De dez estudos pequenos com poder estatístico limitado, apenas um mostra resultados significativos, ainda que a metanálise indique um benefício. O matemático termina sua história — que seria republicada no site do Médicos pela Vida[495] — contando que "agências checadoras de fatos convocaram então os seus 'especialistas' para comentar o assunto. Continuaram repetindo que, como o gráfico na própria metanálise mostra, há nove estudos que afastaram a eficácia do medicamento". Por fim, as agências fictícias de Tausk chegam ao seu previsível veredito: "Conclusão: FALSO, a metanálise não prova nada. Podemos todos dormir com a consciência tranquila, afinal, ninguém morreu à toa".

Enquanto o pessoal do Médicos pela Vida se encontrava em congressos para trocar figurinhas sobre teorias da conspiração, a medicina mainstream também retomaria seu curso. Em dezembro de 2021, a Sociedade Brasileira de Infectologia faria seu congresso anual em Goiânia.[496] Como patrocinadores ouro, MSD (Merck Sharp & Dohme), Janssen e Glaxo-Smith-Kline; na categoria prata, Pfizer, União Química e Gilead; e, na normal, a AstraZeneca. Todos os laboratórios teriam simpósios patrocinados no programa para falar de vacinas, antibióticos ou antivirais.

As sociedades médicas podem não ter mudado ou aprendido nada com a pandemia. Mas a indústria está sempre aprendendo, e encontraria novas formas de aumentar sua influência. O popularíssimo canal de divulgação científica Olá, Ciência!, com mais de 1,3 milhão de inscritos, passaria em 2021 a fazer vídeos de conteúdo patrocinado pela Pfizer, com temáticas selecionadas pelo anunciante — e ostensivamente não relacionadas a seus produtos, como bactérias resistentes a antibióticos.[497] Coincidência ou não, na mesma época o canal faria uma série de vídeos detalhando prós e contras de diferentes marcas de vacinas, afirmando que "ficou claro que a vacina da Pfizer é segura, e com alta capacidade de proteção", sem nenhuma declaração de conflito de interesses ou menção dos financiamentos recebidos pelo canal por conta de outros conteúdos.[498]

No início de 2023, o laboratório faria novas parcerias com divulgadores científicos, patrocinando uma série de três episódios sobre vacinas do *SciCast*, tradicional podcast de ciência brasileiro, que discutem mecanismos, campanhas de imunização e desinformação sobre o tema.[499] O exemplo mais visível da estratégia, porém, seria uma parceria com Atila Iamarino para a divulgação de uma série de vídeos chamada "Fake News não", explicando detalhes sobre o processo de testagem e aprovação de vacinas, discutindo sua eficácia em prevenir hospitalizações e comparando-a com a da imunidade natural conferida pela infecção.[500]

Apesar do título, a série apresenta pelo menos uma informação escancaradamente falsa. No primeiro vídeo, Atila afirma que "quem se expôs à doença como forma de desenvolver imunidade contra ela tem três vezes mais chance de hospitalização e um risco de morte duas vezes maior do que quem pega a doença pela primeira vez". A ideia contraintuitiva parece vir de uma compreensão errônea — mas reiterada na mídia e nas redes sociais[501] — de um artigo científico que mostra apenas que, depois de se contrair covid-19 pela primeira vez, contraí-la novamente acarreta novos riscos.[502] Os próprios autores alertam para que os leitores evitem a interpretação feita por Iamarino, que é diametralmente oposta aos resultados de revisões sistemáticas da literatura: uma infecção anterior pelo SARS-CoV-2 parece diminuir em quase 90% as chances de doença severa[503] — uma proteção comparável àquela induzida pela vacinação.

Ainda assim, o contrassenso passaria batido por Iamarino, pela Pfizer, pela política de desinformação do Instagram e pela legislação brasileira que versa sobre publicidade enganosa por parte da indústria farmacêutica. O vídeo permanece no ar até hoje, ainda que eu tenha alertado seu autor a respeito do erro nas redes sociais,[504] por e-mail e em artigos na mídia.[505] E, até onde eu saiba, não foi alvo de um único checador de fatos.

Em contrapartida, uma análise de 2021 encontraria 125 verificações de notícias sobre cloroquina, ivermectina e hidroxicloroquina apenas por parte da agência Aos Fatos[506] — um número que só deve ter crescido desde então.

Em sua descrição do negacionismo científico, os irmãos Hoofnagle definem cinco características fundamentais do movimento: conspiração, seletividade na avaliação de evidências, falsos experts, expectativas impossíveis para aceitar evidência em contrário (*"moving the goalposts"*) e falácias lógicas. Ao ver "artigos de *believers*" sendo descartados por jornalistas, físicos e cirurgiões que argumentam que todos os estudos são ruins — ainda que tenham acatado as conclusões deles em outras situações —, enquanto informações obviamente distorcidas em anúncios de fabricantes de vacinas são aceitas sem questionamento pelas mesmas pessoas,[507] é difícil não chegar à conclusão de que o termo aponta para os dois lados.

Em dezembro de 2021, estrearia com estardalhaço o filme *Não olhe para cima*, de Adam McKay, sobre um par de astrônomos que, ao descobrir um cometa destinado a atingir a Terra, tenta prevenir que o planeta seja destruído. O filme foi ovacionado pela comunidade científica, que viu nele uma alegoria do negacionismo durante a pandemia de covid-19.[508] No Twitter brasileiro, um meme compararia os personagens a suas "versões nacionais": Leonardo DiCaprio e Jennifer Lawrence, os astrônomos, representariam Atila Iamarino e Natalia Pasternak; a presidente Meryl Streep e seu filho Jonah Hill seriam Jair e Carlos Bolsonaro; e o empresário interpretado por Mark Rylance, que tenta se apropriar das riquezas do cometa, corresponderia a Luciano Hang.[509] A própria Pasternak se identificaria com a comparação, chegando a enviar para McKay e DiCaprio pelo Twitter um vídeo de si mesma esbravejando como a protagonista do filme numa entrevista na TV Cultura.[510]

Curiosamente, o filme também seria recebido de forma entusiástica por Filipe Rafaeli — que veria nele a analogia de outro negacionismo, em que "as agências governamentais capturadas, grandes corporações e uma imprensa que se recusa a fazer seu trabalho resolvem todos tocar juntos na mesma orquestra", conforme escreveria em sua newsletter.[511] "A imensa maioria da população, sem senso crítico e acreditando nas instituições, obedeceu. Um ou outro olhou para cima, viu e concluiu: 'estão mentindo pra nós'." Ele compara a experiência dos defensores do tratamento precoce à dos cientistas derrotados e suas famílias, quando estes se sentam à mesa aguardando a chegada do cometa. "O mundo lá fora acabando com hospitais lotados, gente intubada sem conseguir respirar, enterros a todo vapor, e eles ali, com a receita de como acabar com a pandemia, ignorados, atacados, perseguidos e encapuzados." E conclui: "No fim das contas, uma única certeza: quase ninguém entendeu o filme".

As leituras opostas são objeto de um ensaio de Scott Alexander, que aponta que todas as instituições científicas e governamentais do filme mentem para a população, enquanto a astrônoma que conta a verdade é chutada de seu doutorado e acaba como empacotadora no mercado.[512] "Leve isso a sério e a moral óbvia da história é que todas as teorias da conspiração são verdade. Se alguma empacotadora aleatória do mercado disser que todos os cientistas do mundo estão mentindo, você deveria confiar nela", escreve ele, ainda que essa não pareça ter sido a intenção dos roteiristas. Alexander atribui a contradição involuntária ao fato do arquétipo do cientista que denuncia as instituições usado no filme — que remete a Galileu enfrentando a Igreja católica e aos ambientalistas denunciando corporações nos anos 1970 — ter sido assumido no século XXI por criacionistas, terraplanistas e ativistas antivacina como modelo para suas posturas dissidentes. Com isso, tanto a defesa da narrativa oficial como seu questionamento podem ser justificados pela mesma bandeira de "siga a ciência". E, na ausência de uma forma fácil de distinguir de que lado está a ciência de verdade, não é à toa que o filme — como a realidade — acabe comportando intepretações distintas.

É óbvio que, para quem não detém conhecimento especializado sobre um tema, ficar do lado do establishment científico costuma ser uma heurística razoável.[513] Dito isso, as instâncias oficiais nem sempre acertam, como no atraso em reconhecer o impacto potencial de ventilação e máscaras, ou a futilidade de cantar "Parabéns pra você" duas vezes ao lavar as mãos para prevenir a covid-19.[514] Para além disso, elas passam longe da isenção: uma análise da revista *Science* mostrou que 37% dos médicos em comitês da FDA entre 2008 e 2014 havia recebido pelo menos 10 mil dólares em honorários ou verbas de pesquisa dos laboratórios cujas drogas votaram para aprovar.[515] O editor-chefe do *Lancet*, Richard Horton, descreve as grandes revistas médicas como "operações de lavagens de informação para a indústria",[516] um sentimento ecoado por ex-editores do *New England Journal of Medicine* e do *BMJ*.[517] Para além desses conflitos de interesses, há ainda interesses políticos, preferências partidárias, reputações em jogo e outras variáveis interferentes. Em um mundo em que os mensageiros da ciência falam com logotipos de laboratórios ao fundo, como saber a hora de começar a desconfiar?

Scott Alexander propõe que a solução seja um "ceticismo com limites",[518] mas concede que ela depende da capacidade de avaliar a informação oficial e o grau de distorção que se pode esperar dela — o que talvez explique por que Filipe Rafaeli e eu, ambos com ressalvas sobre a indústria farmacêutica, chegamos a conclusões tão diferentes sobre vacinas e tratamentos. Outro crítico frequente dos conflitos de interesse na medicina, Luis Correia, avaliaria o dilema de maneira cândida: "A vida inteira eu falei da valorização da dúvida. E aí, quando chegaram as vacinas de mRNA, eu senti que a dúvida estava sendo sequestrada por quem quer duvidar de algo de que não se deveria duvidar. Mas a alfabetização científica é justamente isso, distinguir onde eu deveria usar a dúvida e onde eu não deveria".

Da minha parte, porém, tenho minhas próprias dúvidas sobre a ideia de que a "alfabetização científica" vá resolver o problema. Em 2017, o pesquisador Dan Kahan, da Universidade Yale, constatou que quanto maior a "inteligência científica" de indivíduos norte-americanos, medida por um questionário sobre fatos científicos, probabilidade e matemática básica, *maior* era a polarização em temas politicamente conflagrados.[519] Para democratas e liberais, quanto mais conhecimento, maior a crença em causas humanas para o aquecimento global, enquanto a relação oposta era observada entre conservadores e republicanos. Na mesma linha, mais conhecimento científico se correlacionava com a adesão à teoria da evolução em pessoas pouco religiosas, mas tinha um efeito mínimo — e no sentido contrário — entre religiosos.[520] A explicação proposta por Kahan é de que indivíduos mais proficientes em ciência sejam melhores em encontrar argumentos que sustentem a posição de seu grupo, ou em racionalizar motivos para rejeitar evidência em contrário.[521] E, dentro desse imenso mercado de racionalizações do qual eu mesmo faço parte, no qual a ciência costuma ter bem mais do que dois lados, não vejo muita opção para me orientar senão olhar para dentro e tentar entender como, quando e por que começamos a acreditar no que acreditamos.

Mais do que qualquer outra coisa nessa história, me incomoda não conseguir responder a essa pergunta. Em poucos dias, fui da busca por hidroxicloroquina na farmácia a integrar o coro dos que preconizavam cautela com a droga. Quando a evidência sobre ela começou a aparecer, o fato de receber os resultados negativos com alívio mostra que eu já tinha tomado partido na questão. Sou incapaz de dizer, porém, de onde veio minha convicção: nos confusos meses de março e abril de 2020, minha apreensão do tema era fragmentária, formada em conversas de redes sociais e artigos lidos às pressas enquanto cuidava de duas crianças pequenas num mundo de escolas fechadas. E se ainda hoje, três anos e mais de cem páginas depois, tanta coisa nessa história ainda me parece em aberto, é quase impossível pensar que eu tivesse razões sólidas para ter certeza sobre qualquer coisa naquela época.

Em um clássico experimento nos anos 1950, o psicólogo polaco-americano Solomon Asch introduziria voluntários em meio a um grupo de sete atores, os quais deveriam dizer qual de três linhas em um cartão tinha o mesmo comprimento de outra linha em um cartão separado. A tarefa era fácil, exceto pelo fato de que os atores — que respondiam antes do sujeito da pesquisa — eram instruídos a dar a resposta incorreta em uma parte substancial das vezes. Em mais de um terço dos casos, os participantes do experimento seguiram o coro e deram a resposta errada, e 75% dos voluntários fizeram isso pelo menos uma vez.[522] Em uma realidade em que as perguntas costumam ser mais complicadas do que medir linhas num papel, parece ainda mais difícil separar nossas próprias opiniões daquelas que nos circundam — se é que de fato existe uma separação.

Curiosamente, uma das pessoas com quem eu costumava trocar opiniões e dúvidas no início da pandemia era Ricardo Zimerman. Antes de se tornar uma celebridade entre apoiadores do tratamento precoce, ele foi meu colega de faculdade e uma das figuras mais interessantes que conheci na minha curta carreira médica. Entre os meus melhores amigos na época, ele se sentara a dois assentos de distância em nossa formatura. Depois disso, nossos caminhos acabariam se afastando por conta da entropia natural da vida. No meio-tempo, seu físico adquiriria as proporções mastodônticas de um fisiculturista e sua orientação política daria uma guinada à direita. Nada disso, porém, afetaria nosso respeito recíproco — pelo menos até a pandemia chegar.

A primeira vez que interagi com Zimerman durante a pandemia foi logo depois de ter compartilhado em meu Facebook o texto de Tomas Pueyo convocando o mundo ao distanciamento social. Numa torrente de mensagens de WhatsApp, seguida de uma série de áudios longos, ele tentaria me convencer da posição contrária. "Meu velho, não é tão simples", começava ele, misturando argumentos sobre estarmos empurrando a epidemia para o inverno e desperdiçando a tolerância da população a medidas restritivas com divagações herméticas sobre polimorfismos do receptor ACE2. Eu escutaria com atenção suas colocações, que me pareciam um contraponto interessante à opinião hegemônica da época e seriam ocasionalmente expostas pelo infectologista na grande mídia, que ainda estava aberta a ouvi-lo.[523] Mesmo que sua régua de avaliação de evidência não me parecesse totalmente calibrada, o diálogo com ele aparentava valer a pena, e eu me daria ao trabalho de apontar notícias falsas compartilhadas em seus perfis[524] — o que o levaria a se corrigir pelo menos um par de vezes.[525]

Com o tempo, porém, nosso diálogo foi rareando. Em um mundo de gente ávida por ouvir opiniões que confirmassem as suas próprias, Zimerman seria alçado ao posto de herói improvável das redes de direita. Com isso, passaria a falar cada vez mais para sua claque, aparecendo em lives com figuras que não eram exatamente luminárias do estudo da pandemia, como Luciano Hang e Osmar Terra,[526] o qual elogiaria o infectologista diversas vezes e viria a se tratar com ele ao ser internado por covid-19. Preocupado com o rumo das coisas, eu faria o comentário de que alguns elogios deveriam preocupar mais do que agradar, mas ele não surtiria muito efeito.

Minha última conversa com Zimerman antes do imbróglio da proxalutamida foi em dezembro de 2020, depois de vê-lo anunciar no Facebook que "não havia sinal de segunda onda de covid no Brasil". A afirmação, feita num momento em que as mortes já estavam claramente em ascensão, se baseava na interpretação equivocada de um gráfico de mortes por data de óbito — que, por razões de demora de registro, subestimava o número real delas nas semanas imediatamente anteriores. Meus argumentos para que ele retirasse o post, no entanto, foram respondidos com uma enxurrada de mensagens de WhatsApp que tergiversavam sem oferecer argumentos convincentes, e a postagem permaneceria no ar até que ele apagasse seu perfil no Facebook no ano seguinte. Infelizmente, as centenas de milhares de mortes por covid-19 no primeiro semestre de 2021 acabariam por me dar razão.

Zimerman romperia relações comigo no final de 2020, em uma conversa unilateral da qual eu só ficaria sabendo por prints de WhatsApp. Num grupo de faculdade do qual eu não fazia parte, alguém citaria meu nome em resposta a uma pergunta sobre se havia algum escritor na turma. Zimerman responderia que "o Olavo é escritor de ficção. Entre as obras dele, destaco 'lockdown funciona e tu deve tirar teus posts assassinos imediatamente'". Ele seguiria num solilóquio em que me chamaria de "escritor com nuances fascistas. Praticamente um Philip K. Dick. Colocaria no nível do 'Homem do Castelo Alto'". Depois disso, a conversa evoluiria para a briga franca com colegas que foram me defender e acabaram atingidos, acusados de "responsáveis diretos por muitas mortes que vi". E, como tantas outras disputas em redes sociais, essa acabaria com Zimerman saindo do grupo: "não sou obrigado a conviver com quem coloca camiseta do Che Guevara em filho. Tenho uma implicação com fã de assassino. Fui".

Meu filho nunca usou camisetas do Che, mas me acusar de fã de Philip K. Dick não é injusto. Eu dificilmente consideraria o autor de ficção científica um "escritor com nuances fascistas" — para mim, ele é importante por ter sido um dos romancistas que melhor conseguiram traduzir a experiência da paranoia, que ele conheceu em primeira pessoa em surtos psicóticos nos anos 1970. O tema atravessa sua obra, cujos protagonistas quase sempre se deparam com dúvidas sobre a veracidade de suas percepções, que acabam por minar sua confiança na própria identidade.

Em *Androides sonham com ovelhas elétricas?* — que se tornaria mais conhecido como a inspiração para o filme *Blade Runner* —, Rick Deckard luta para exterminar androides rebeldes infiltrados na população humana. Ele dispõe de algumas ferramentas para separar pessoas de robôs, como o teste de empatia de Voight-Kampff, que mede respostas corporais a perguntas com carga emocional, mas elas vão se mostrando crescentemente insatisfatórias. Deckard descobre que é capaz de empatizar com androides, como a cantora de ópera Luba Luft, que tenta convencê-lo de que ele mesmo pode ser um robô implantado com memórias falsas. Essa e outras experiências fazem com que ele passe a questionar sua missão e a se perguntar se ele mesmo não é um dos inimigos que se ocupa em destruir. Consumido pela dúvida, Deckard chega a aplicar o teste de

Voight-Kampff em si mesmo — e passa. Ainda assim, a incapacidade de distinguir o que é falso do que é verdadeiro o atormenta até o final do livro.

O tema do investigador que acaba por encontrar o inimigo em si mesmo é ainda mais evidente em *O homem duplo*. Nele, o policial Bob Arctor é um agente infiltrado dentro de uma comunidade de viciados numa droga denominada de substância D. Quando seu comportamento passa a despertar suspeitas, Arctor — que em sua atuação como policial oculta sua identidade por trás de um traje holográfico — ganha a missão de espionar a si mesmo através de dispositivos de vigilância instalados em sua casa, tornando-se investigador e investigado ao mesmo tempo. A experiência perturbadora, junto com o uso das mesmas drogas cujo consumo ele reprime, acaba por levá-lo ao colapso mental e a uma clínica de reabilitação. Lá, é revelado que tudo consistiu num truque da polícia para destruir a sanidade de Arctor e usá-lo como um espião involuntário na clínica, em que os viciados colhem as flores de onde se extrai a droga que os destruiu.

Por algum tempo, Ricardo Zimerman foi minha cantora de ópera androide — alguém cuja existência me trazia a desconfiança saudável de que o negacionismo que eu buscava expor pudesse estar em mim mesmo. Opinar nas redes sociais estando sujeito a críticas de alguém que você respeita torna suas certezas mais relativas, o que me parece cada vez mais raro e cada vez mais necessário. Com o benefício da retrospectiva, consigo identificar pontos em que ele tinha razão — por mais que seus motivos ou métodos possam ser questionados —, como a péssima escolha de "fique em casa" como bordão para conter um vírus de baixa transmissão ao ar livre ou o exagero no fechamento de escolas por períodos prolongados. E, por mais que outras opiniões de Zimerman tenham se mostrado redondamente erradas, tenho a impressão de que gostaria de tê-las mantido na mesa por mais tempo — mesmo que apenas como uma forma de me forçar a revisar as minhas próprias.

Dito isso, ignorar opiniões contrárias se torna fácil quando elas passam a acusá-lo de ser um assassino financiado por banqueiros para levar as pessoas à ruína, como Zimerman acabaria fazendo comigo, para aplausos de seus seguidores.[527] De uma forma ou de outra, experiências semelhantes no vórtex das redes sociais diminuíram o espectro de ideias às quais todos nós estivemos abertos nos últimos anos. E o naufrágio do diálogo nesse redemoinho de elogios e acusações acaba por nos dispensar o esforço de questionar o que pensamos. Num mundo em que o conflito é desconfortável para a maior parte de nós, a forma mais natural de resolver questões complicadas é eliminar as dissonâncias entre as nossas convicções e aquelas do grupo ao qual pertencemos — seja moldando nossas próprias opiniões, seja se afastando daqueles que não as partilham.

Se isso aconteceu comigo, não é difícil imaginar que também tenha acontecido com Zimerman. Como outros defensores do tratamento precoce, ele se vacinou três vezes contra a covid-19, sob vaias e xingamentos das redes sociais — sua formação de infectologista e seu instinto de sobrevivência dificilmente lhe permitiriam fazer o contrário.

A vida, porém, lhe daria uma oportunidade improvável e um tanto trágica de resolver a contradição. Em março de 2022, ele sofreria um infarto do miocárdio — mesma doença que vitimara seu pai ainda jovem. Ainda que admitisse seus diversos fatores de risco, como genética, estresse e hipertensão, a declaração de Zimerman às redes sociais foi de que "não posso deixar de pensar que a vacina da Pfizer que fiz, justamente por ter fatores de risco, não [sic] possa ter contribuído para meu infarto".[528] A comunidade antivacina aplaudiria o mea-culpa, enquanto o campo da #farsadaproxa jocosamente atribuiria a doença ao uso de esteroides anabolizantes[529] ou à inveja,[530] com o vácuo de empatia típico do ambiente online. Arrastados por uma máquina de criar certezas, já estávamos todos habituados a buscar o reforço instantâneo de nossas próprias claques e esquecer o quão pouco sabemos sobre qualquer coisa.

O PORTAL

Em 2 de outubro de 2022, o Brasil começava a eleger o presidente que sucederia a Jair Bolsonaro. A pandemia já havia ficado para trás, dando lugar aos conflitos partidários de sempre. Mas os lados do debate seguiam os mesmos, bem como alguns de seus personagens. Ricardo Zimerman havia vestido verde e amarelo nas manifestações de Sete de Setembro, classificando a descrição de "encontrar o povo que conhece a verdade" como maravilhosa.[531] Eu faria uma campanha um pouco mais tímida no campo contrário, sem saber até que ponto havia algum indeciso para convencer. E a fila para vagas no Legislativo incluía várias das celebridades dessa história, como Nise Yamaguchi, Edimilson Migowski, Raíssa Soares, Mayra Pinheiro e Roberta Lacerda.

Nas redes de WhatsApp, tanto o tratamento precoce quanto as vacinas eram temas datados. O Rio Vencendo a Covid-19 já tinha sua timeline inteiramente dedicada à campanha de Bolsonaro, com Anthony Fauci e a Sociedade Brasileira de Imunologia cedendo lugar a Lula e Alexandre de Moraes como alvos. Do outro lado, o *Lancet*, revista médica conhecida por suas visões progressistas, publicaria um editorial saudando a provável derrota do então presidente.[532] Um dia antes das eleições, os institutos de pesquisa tradicionais apontavam uma possibilidade concreta de vitória de Lula no primeiro turno: o Datafolha marcava 50% dos votos válidos para o petista, contra 36% de Bolsonaro,[533] enquanto o Ipec, descendente do Ibope, apostava em 51% a 37%.[534]

Ainda que a vantagem do ex-presidente fosse consensual entre os grandes institutos, havia discrepâncias. O Instituto Veritá divulgaria uma pesquisa mostrando Bolsonaro à frente com 44,6% contra 41,6% de Lula.[535] Já a Brasmarket Análise e Investigação de Mercado seria ainda mais taxativa, cravando 45,4% dos votos no presidente contra 30,9% em Lula.[536] Ambas as pesquisas se declaravam autofinanciadas, ao contrário do

Datafolha e do Ipec, encomendados pela *Folha de S.Paulo* e pela Rede Globo. Naturalmente, seriam amplamente repercutidas dentro do Rio Vencendo a Covid-19, com vários dos membros do grupo apostando em vitória de Bolsonaro no primeiro turno.

Flavio Cadegiani também divulgaria a pesquisa do Veritá no Twitter, dizendo: "Como CIENTISTA (não da área), posso afirmar: independentemente de resultados, essa é A pesquisa para presidente da república de 2022 MAIS CONFIÁVEL de todas".[537] Como motivos, citaria o maior número de entrevistados, a maior transparência nos dados, sua independência e o fato de a pesquisa ter "captado efeito oposto" em 2018 e "captado mais as variáveis" na eleição atual. Citando o crescimento de Bolsonaro após o debate da Globo e os "eleitores silenciosos", cravaria como palpite 50,8% dos votos válidos no candidato do PL. Já Zimerman diria: "Está muito claro que, salvo ocorra algo que não posso mencionar se não quiser ter meu segundo celular apreendido pela PF, Bolsonaro acaba o primeiro turno na frente".[538] Entre os opositores do tratamento precoce, a admiração pelas pesquisas alternativas não era exatamente compartilhada. Leandro Tessler ironizaria a pesquisa da Brasmarket dizendo que ela concluiu que "79,3% dos brasileiros prefere brócolis no churrasco em vez de picanha", ao ouvir "4367 brasileiros na saída de restaurantes vegetarianos".[539] Também ironizaria as previsões bolsonaristas como vindas do "conselho administrativo do internacionalmente famoso e prestigioso Instituto Tirey Doku".[540]

Dessa vez, porém, não seriam necessários meses esperando ensaios clínicos — ou anos discutindo seus resultados — para definir quem tinha razão. No dia seguinte, Lula cravaria 48,4% nas urnas, contra 43,2% de Bolsonaro. O resultado seria recebido com ceticismo pelos membros do Rio Vencendo a Covid-19, que chamariam os números de "fraude", "um assalto na cara dura" e uma prova de que "os globalistas mandam no mundo". O crescimento gradual de Lula ao longo da apuração — uma consequência natural da disparidade na velocidade de abertura das urnas nos diferentes estados — seria amplamente tomado como evidência de "manipulação algorítmica". E o próprio Cadegiani descreveria o resultado como "exótico", mas apagaria o tuíte mais tarde.

Curiosamente, porém, os institutos de pesquisa tradicionais errariam tanto quanto as previsões bolsonaristas, não só na eleição presidencial, mas também naquelas para governador e senador em diversos estados.[541] O desvio das pesquisas para a esquerda não era um fato novo, tendo ocorrido no Brasil em 2018 e 2020 e se tornado bastante discutido nas eleições presidenciais americanas — com uma das hipóteses sendo a de que uma franja de eleitores de direita teria deixado de responder a pesquisas por falta de confiança.[542] Nem esse nem outros percalços, porém, seriam admitidos pelos grandes institutos. No dia seguinte, diretores do Datafolha[543] e da Quaest[544] diriam não ver nenhum erro nos procedimentos usados e que as enormes disparidades encontradas entre pesquisas se deviam a transferências de votos de última hora — uma hipótese no mínimo questionável, dada a estabilidade das pesquisas ao longo da semana que antecedeu à eleição.

E enquanto as dificuldades metodológicas não assumidas das pesquisas e os delírios de grandeza das redes de direita desviavam projeções para lados opostos, o destino se encarregaria de colocar a votação de Bolsonaro caprichosamente no meio do caminho entre as previsões do Datafolha e as de Cadegiani. Entre a soberba do discurso oficial e os gritos de conspiração de seus detratores, as respostas à teimosia do mundo real em resistir às teorias de ambos os lados pareciam seguir um padrão que eu já tinha aprendido a reconhecer. Mas, como reza o bordão irônico dos ativistas antivacina a cada morte súbita noticiada na mídia, isso pode ser só uma coincidência.

Menos de um mês depois, Lula seria eleito no segundo turno, e as instituições brasileiras — incluindo os institutos de pesquisa — sobreviveriam de raspão à perspectiva de mais quatro anos de bolsonarismo. O Rio Vencendo a Covid-19 degeneraria definitivamente no vórtex da conspiração, entrando de cabeça nos apelos à intervenção militar, com um fervor que remetia claramente às previsões de Leon Festinger sobre profecias que falham. Em algum momento, o medo de que o material compartilhado acabasse por comprometer o grupo junto às autoridades levaria ao bloqueio de postagens pelos administradores e a criação de um novo grupo pelos 78 membros remanescentes, com o nome mais modesto de RioMed2 — no qual a orientação de que "não seriam permitidas postagens sobre política" seria previsivelmente ignorada.

Curiosamente, o mesmo não aconteceria com o Evidence-Based Healthcare, cujo fundador — o médico paraibano Josikwylkson Costa Brito, o Josik — imporia um bloqueio de 24 horas nos dias de eleição, que seria furado apenas por emojis de lulas — o molusco, não o político — e estrelas em resposta a suas mensagens. Passada a eleição, o grupo voltaria a discutir medicina como principal assunto.

Por essa e outra razões, minha tendência inicial de enxergar as duas comunidades de WhatsApp como espelhos uma da outra hoje me parece um tanto injusta. Entre inúmeras diferenças, a descrição do Evidence-Based Healthcare possui um link do Google Drive contendo uma infinidade de livros de saúde, estatística e ficção. Já na do Rio Vencendo a Covid-19, há um previsível link para um vídeo no YouTube. E o fato de ter escolhido escrever sobre essa história em vez de apontar uma câmera para meu rosto deixa bem claro de que lado estou.

Mas há ainda outra diferença importante entre os grupos, na qual a facção à qual pertenço já não é tão clara. Enquanto os defensores do tratamento precoce dizem que já não se fazem — nem se respeitam — médicos como antigamente, o grupo que compartilha livros foi fundado por estudantes e é composto majoritariamente de jovens profissionais. Em setembro de 2021, Josik postaria no grupo uma edição de seu vídeo de formatura.[545] Para uma plateia de colegas usando máscaras e separados por duas cadeiras de espaçamento, ele se refere ao termo *mederi*, raiz da palavra "medicina", que significa "escolher o melhor caminho" para argumentar que "devemos abandonar a figura do médico que acha que é infalível e que opera milagres como se fosse Deus". E conclui dizendo: "Devemos ressignificar a cultura, pois se queremos uma medicina melhor, ela virá de nós". É difícil para mim não me lembrar da minha própria formatura, em que Ricardo Zimerman estava sentado às mesmas duas cadeiras de distância, e pensar se escolhemos o melhor caminho.

Quando falo com Josik no ano seguinte pelo Zoom, ele me atende de um quarto simples com um colchão desforrado ao fundo. "Meu estilo de vida não é luxuoso", confessa, dizendo que trabalha pouco e gasta menos ainda enquanto estuda para a prova de residência em ginecologia e obstetrícia.[546] Quando pergunto sobre o risco de o grupo que ele criou acentuar divisões, ao criar uma bolha com perspectivas parecidas e inimigos em comum, ele parece levar a pergunta a sério. Uma semana depois, me mandaria um áudio de WhatsApp dizendo que estava "conversando consigo mesmo" sobre o assunto. "E percebi uma coisa muito interessante: o ser humano é naturalmente tribal, ele quer se identificar com algumas tribos e cria automaticamente um maniqueísmo. E por mais que eu dissesse que a gente tem que compreender as pessoas e falar com elas, eu me referia a elas como os anticiência, aqueles que estavam fazendo errado, como se basear-se em evidências fosse fazer o certo. Por mais que eu tente fugir disso, o fato de estar envolvido num contexto tribal me faz pensar como os seres humanos pensam."

Josik também me conta sobre sua experiência recente recebendo refugiados ucranianos em Lublin, na Polônia, em uma missão coordenada por uma organização evangélica. Ele menciona que em uma praça da cidade há uma obra de arte chamada *Portal*, que usa tecnologia de videoconferência para transeuntes em contato com outros em Vilnius, na Lituânia.[547] Em seu diário de viagem, Josik anotaria a descrição da obra do lituano Benediktas Gylys: "Ao longo dos séculos, pessoas criaram um sistema devastador no qual nos dividimos entre 'nós' e 'eles'. Fazendo com que, à nossa volta, estejam apenas pessoas de que somos próximos e falam nossa língua, o que nos dá conforto e sensação de estabilidade. Também limita nossa perspectiva de mundo apenas ao círculo dos nossos — um espaço perfeito para elevar as inseguranças em relação aos que estão do lado de fora".

Assim como ele, eu segui conversando comigo mesmo. Vários meses depois, quando terminava de escrever este livro, resolvi ligar para ele e dizer que tinha pensado num final: "Tá a fim de conhecer meu *antivaxxer* favorito?". Logo depois, contatei Filipe Rafaeli e fiz a mesma proposta: "Quer conhecer os vendidos da indústria farmacêutica?". Alguns dias depois, estávamos os três juntos numa sala do Zoom. Ninguém convenceria ninguém a mudar de ideia — e nem sei o quanto aprenderíamos de fato com a conversa. Mas já não importava tanto. Eu apenas tentava cumprir a minha parte: a de criar um portal pra sair dessa história, e talvez fazer com que alguma outra comece.

Agradecimentos

O autor agradece às inúmeras pessoas que concederam seu tempo em entrevistas, conversas e experiências compartilhadas para que este livro pudesse existir. Uma lista provavelmente incompleta inclui Alexandre Tort, Alfredo Canalini, Ana Carolina Peçanha, Ana Korbes, André Azevedo da Fonseca, André Di Paulo, André Luiz da Silva, Andrea Niles, Andressa Behenck, Antônio Jordão, Arn Migowski, Benilton Bezerra Jr., Brasil Silva Neto, Bruna Machado, Carlos Wambier, Celso Heitor Freitas Júnior, Christian Kieling, Cida Moysés, Clarice Rios, Claudio Eizirik, Cristiano Englert, Daniel Galera, Daniel Greca, Daniel Spritzer, Daniel Tausk, Denise Barros, Diogo Lara, Edson Amaro Jr., Élide Soul, Elisa Brietzke, Eugenio Grevet, Fernanda Baeza, Fernanda Bernardo, Filipe Rafaeli, Flavio Abdenur, Flávio Kapczinski, Francisco Ortega, Gabriela Salles, Geovan Araújo, Gercimara Nascimento, Gideon Meyerowitz-Katz, Giovanni Salum, Guilherme Polanczyk, Gustavo Campana, Gustavo Gusso, Iona Heath, Iranice Nascimento, Itaciara Monteiro, Iuli Gerbase, Jairo Pinto, João Damas, João Gabbardo, João Mendes de Jesus, João Menezes, Josikwylkson Costa Brito, Juan Gervás, Juliana Pimenta, Leandro Tessler, Leonardo Costa, Lisiane Porciúncula, Lívia Cunha, Luis Augusto Rohde, Luis Correia, Luís Fernando Tófoli, Luiz Antonio Teixeira, Luiza Muller, Luiza Ugarte, Marc Jamoulle, Marcelo Fleck, Marcelo Tournier, Marcelo Victor, Marcia Sant'Anna, Mariana Negrão, Mariane Radke, Marlene Oliveira, Maurício Kunz, Milton Berger, Nancy Denicol, Natalia Beraldo, Panagiotis Fatouros, Patrícia Ashton-Prolla, Paulo Almeida, Paulo Amarante, Pedro Amaral, Pedro Paulo da Poian, Pedro Schestatsky, Peter Gøtzsche, Rejane Vasconcelos, Ricardo Vigolo, Robert Whitaker, Roberta Andrejew, Roberto Umpierre, Rodrigo Kurata, Rodrigo Olmos, Ronaldo Bordin, Ronaldo Damião, Rossano Lima, Scott Alexander, Sérgio Pena, Simon Mawer, Stefania Teche, Stylianos

Serghiou, Tatiana Roque, Thiago Júlio, Valencius Wurch, Valentim Gentil Filho, Victor Silva, Vinícius Gusmão, Wang Yuan-Pang e Yurij Castelfranchi. Também agradece aos que contribuíram direta ou indiretamente na edição do livro, incluindo Marcelo Ferroni, Daniela Duarte, Matheus Souza, Joaci Furtado, Fernanda Pantoja e Bernardo Esteves, a Flávio Kapczinski e ao Comitê de Ética em Pesquisa do Hospital de Clínicas de Porto Alegre por possibilitarem o acompanhamento da rotina do hospital, e à Universidade Federal do Rio de Janeiro por abarcar as incontáveis horas despendidas neste projeto dentro de seu escopo acadêmico.

Notas

PREFÁCIO [pp. 9-12]

1. Olavo Amaral, "Intoxicado de ofertas". *piauí*, n. 108, set. 2015. Disponível em: <https://piaui.folha.uol.com.br/materia/intoxicado-de-ofertas/>.
2. Id., "Novembro cinza". *piauí*, n. 134, nov. 2017. Disponível em: <https://piaui.folha.uol.com.br/materia/novembro-cinza/>. A versão incluída neste livro tem o dobro da extensão, mas aproveita alguns cortes bem pensados da edição da revista.
3. Id., *Dicionário de línguas imaginárias*. Rio de Janeiro: Alfaguara, 2017.

1. NOVEMBRO CINZA [pp. 13-61]

1. "Secretaria da Saúde não recomenda exames de prevenção do câncer de próstata a todos os homens". *Zero Hora*, 3 nov. 2015. Disponível em: <https://gauchazh.clicrbs.com.br/saude/vida/noticia/2015/11/secretaria-da-saude-nao-recomenda-exames-de-prevencao-do-cancer-de-prostata-a-todos-os-homens-4893280.html>.
2. Bruna Scirea, "O exame de próstata é desnecessário?". *Zero Hora*, 3 nov. 2015. Disponível em: <https://gauchazh.clicrbs.com.br/geral/noticia/2015/11/o-exame-de-prostata-e-desnecessario-4893561.html>.
3. Gavin Yamey, "The PSA Storm". *The BMJ*, v. 324, 2002.
4. Simon Chapman, "Fresh Row Over Prostate Screening". *The BMJ*, v. 326, 2003.
5. William J. Catalona, "History of the Discovery and Clinical Translation of Prostate-Specific Antigen". *Asian Journal of Urology*, v. 1, n. 1, pp. 12-4, 2014.
6. Richard J. Ablin e Ronald Piana, *The Great Prostate Hoax: How Big Medicine Hijacked the PSA Test and Caused a Public Health Disaster*. Nova York: St. Martin's Press, 2014.
7. Thomas A. Stamey et al., "Prostate-Specific Antigen as a Serum Marker for Adenocarcinoma of the Prostate". *The New England Journal of Medicine*, v. 317, n. 15, pp. 909-16, 1987; William J. Catalona et al., "Measurement of Prostate-Specific Antigen in Serum as a Screening Test for Prostate Cancer". *The New England Journal of Medicine*, v. 324, n. 17, pp. 1156-61, 1991.

8. Ian M. Thompson et al., "Operating Characteristics of Prostate-Specific Antigen in Men with an Initial PSA Level of 3.0 ng/mL or Lower". *JAMA*, v. 294, n. 1, pp. 66-70, 2005.

9. American Cancer Society, "Explore Cancer Statistics", 2024. Disponível em: <https://cancerstatisticscenter.cancer.org/#!/cancer-site/Prostate>.

10. Em 2021, o número havia subido para quase 16 300 óbitos. Cf. Instituto Nacional de Câncer (Inca), "Estatísticas de câncer", 23 jun. 2022. Disponível em: <https://www.gov.br/inca/pt-br/assuntos/cancer/numeros>.

11. Rebecca Landy et al., "Impact of Screening on Cervical Cancer Incidence: A Population-Based Case-Control Study in the United States". *International Journal of Cancer*, v. 147, n. 3, pp. 887-96, 2020.

12. Heidi D. Nelson et al., "Effectiveness of Breast Cancer Screening: Systematic Review and Meta--Analysis to Update the 2009 U.S. Preventive Services Task Force Recommendation". *Annals of Internal Medicine*, v. 164, n. 4, pp. 1-20, 2016. Disponível em: <https://www.uspreventiveservicestaskforce.org/uspstf/document/evidence-summary-screening-for-breast-cancer/breast-cancer-screening>.

13. US Preventive Services Task Force, "Screening for Colorectal Cancer". *JAMA*, v. 325, n. 19, pp. 1965-77, 2021. Disponível em: <https://www.uspreventiveservicestaskforce.org/uspstf/recommendation/colorectal-cancer-screening>.

14. E. David Crawford, "Prostate Cancer Awareness Week: September 22 to 28, 1997". *CA: A Cancer Journal for Clinicians*, v. 47, n. 5, pp. 288-96, 1997.

15. Jesse D. Sammon et al., "Prostate-Specific Antigen Screening After 2012 US Preventive Services Task Force Recommendations". *JAMA*, v. 314, n. 19, pp. 2077-9, 2015.

16. Jennifer A. Beaulac, Richard N. Fry e Jay Onysko, "Lifetime and Recent Prostate Specific Antigen (PSA) Screening of Men for Prostate Cancer in Canada". *Canadian Journal of Public Health*, v. 97, pp. 171-6, 2006.

17. National Cancer Institute, "Cancer Stat Facts: Prostate Cancer", 2023. Disponível em: <https://seer.cancer.gov/statfacts/html/prost.html>.

18. American Cancer Society, "Explore Cancer Statistics", 2024. Disponível em: <https://cancerstatisticscenter.cancer.org/#!/cancer-site/Prostate>.

19. Fritz H. Schröder et al., "Screening and Prostate-Cancer Mortality in a Randomized European Study". *The New England Journal of Medicine*, v. 360, pp. 1320-8, 2009.

20. Gerald L. Andriole et al., "Mortality Results from a Randomized Prostate-Cancer Screening Trial". *The New England Journal of Medicine*, v. 360, pp. 1310-9, 2009.

21. Raanan Tal et al., "Erectile Function Recovery Rate After Radical Prostatectomy: A Meta-Analysis". *The Journal of Sexual Medicine*, v. 6, n. 9, pp. 2538-46, 2009.

22. Vincenzo Ficarra et al., "Systematic Review and Meta-Analysis of Studies Reporting Urinary Continence Recovery After Robot-Assisted Radical Prostatectomy". *European Urology*, v. 62, n. 3, pp. 405-17, 2012.

23. Wael A. Sakr et al., "Age and Racial Distribution of Prostatic Intraepithelial Neoplasia". *European Urology*, v. 30, n. 2, pp. 138-44, 1996.

24. H. Gilbert Welch, Lisa Schwartz e Steve Woloshin, *Overdiagnosed: Making People Sick in the Pursuit of Health*. Boston: Beacon Press, 2012.

25. Timothy J. Wilt et al., "Follow-Up of Prostatectomy versus Observation for Early Prostate Cancer". *The New England Journal of Medicine*, v. 377, pp. 132-42, 2017.

26. Virginia A. Moyer "Screening for Prostate Cancer: U.S. Preventive Services Task Force Recommendation Statement". *Annals of Internal Medicine*, v. 157, n. 2, pp. 120-35, 2012. Disponível em: <https://www.uspreventiveservicestaskforce.org/uspstf/recommendation/prostate-cancer-screening-2012>.

27. H. Ballentine Carter et al., "Early Detection of Prostate Cancer: AUA Guideline". *The Journal of Urology*, v. 190, n. 2, pp. 419-26, 2013.

28. A agência segue mantendo a mesma posição nas recomendações mais atuais. Ver Renata Oliveira Maciel dos Santos e Maria Asunción Solé Pla (Orgs.), *Detecção precoce do câncer* (Rio de Janeiro: Inca/ Ministério da Saúde, 2021. Disponível em: <https://www.inca.gov.br/publicacoes/livros/deteccao-precoce-do-cancer>.

29. A mais importante delas, publicada pouco tempo depois da conclusão deste ensaio, foi o CAP (Richard M. Martin et al., "Effect of a Low-Intensity PSA-Based Screening Intervention on Prostate Cancer Mortality". *JAMA*, v. 319, n. 9, pp. 883-95, 2018), um ensaio clínico britânico que avaliou o impacto de um único exame de PSA em 419 582 homens britânicos. O estudo não encontrou uma diminuição de mortalidade significativa por câncer de próstata no grupo submetido ao rastreamento, apesar do aumento no número de diagnósticos realizados precocemente.

30. Notavelmente, o USPSTF viria a mudar suas diretrizes em 2018 para recomendar a decisão compartilhada (US Preventive Services Task Force. "Screening for Prostate Cancer". *JAMA*, v. 319, n. 18, pp. 1901-13, 2018), conforme discutido mais adiante neste capítulo.

31. Uma metanálise de 2009 sugere que, em média, estudos entre 2000 e 2007 mostram uma taxa de recuperação da função sexual de cerca de 56% após a cirurgia (Thiago Fernandes Negris Lima et al., "Prevalence of Post-Prostatectomy Erectile Dysfunction and a Review of the Recommended Therapeutic Modalities". *Internacional Journal of Impotence Research*, v. 33, pp. 401-9, 2021). Alguns estudos mais recentes utilizando cirurgia robótica apresentam resultados melhores (Vincenzo Ficarra et al., "Systematic Review and Meta-Analysis of Studies Reporting Potency Rates After Robot-Assisted Radical Prostatectomy". *European Urology*, v. 62, n. 3, pp. 418-30, 2012), mas prevalências de disfunção erétil abaixo de 20% são raras — até por conta da faixa etária dos pacientes.

32. Em 2023, o site do Instituto citava como missão "mobilizar e engajar a sociedade e gestores da saúde [...], contribuindo para ampliar o acesso aos serviços, da prevenção ao tratamento, e mudar para valer o cenário da saúde no Brasil".

33. Ver <https://us.movember.com/>.

34. O valor corrigido em março de 2024 equivaleria a cerca de 3,7 milhões de reais.

35. Em 2024, a lista de patrocinadores incluía quatro laboratórios (Novartis, AstraZeneca, Bayer e Libbs), além de outras empresas. As sociedades médicas citadas no texto, porém, haviam desaparecido do quadro de apoiadores. Ver <https://ladoaladopelavida.org.br/campanha/1685458317851x913373486338539500>.

36. Ver <https://facebook.com/NovembroAzulOficial/>.

37. Em 2024, o número de profissionais listados no site havia subido para 56.

38. "Ator Ben Stiller defende exames de detecção de câncer de próstata". *Portal da Urologia*, 20 dez. 2017. Disponível em: <https://web.archive.org/web/20230924233414/https://portaldaurologia.org.br/publico/noticias/ator-ben-stiller-defende-exames-de-deteccao-do-cancer-de-prostata/>.

39. Ben Stiller, "The Prostate Cancer Test That Saved My Life". *Medium*, 4 out. 2016. Disponível em: <https://medium.com/cancer-moonshot/the-prostate-cancer-test-that-saved-my-life-613feb3f7c00>.

40. Howard Stern, "Ben Stiller's Battle with Prostate Cancer" (áudio). *The Howard Stern Show*, Soundcloud, 7min23s, 2016. Disponível em: <https://soundcloud.com/howardstern/benstiller_cancer>.

41. Heather Orom et al., "Prostate Cancer Survivors' Beliefs about Screening and Treatment Decision--Making Experiences in an Era of Controversy". *Psyco-Oncology*, v. 24, n. 9, pp. 1073-9, 2015.

42. Daniel Merenstein, "Winners and Losers". *JAMA*, v. 291, n. 1, pp. 15-6, 2004.

43. Em 2015, Merenstein responderia às novas diretrizes do USPSTF recomendando contra o rastreamento com o mesmo pessimismo. Ele alega que, apesar de ter recebido parabéns por ter "vencido" a discussão, a medicina, os pacientes e a sociedade como um todo seguem perdendo (Daniel Merenstein, "PSA Screening: I Finally Won!", *JAMA Internal Medicine*, v. 175, n. 1, pp. 16-7, 2015).

44. A nota de 2018, muito semelhante à de 2016, pode ser acessada em < https://portaldaurologia.org.br/novidades/noticias//nota-oficial-2018-rastreamento-do-cancer-de-prostata/>.

45. Matthew David Hall et al., "Increase in Higher Risk Prostate Cancer Cases Following New Screening Recommendation by the US Preventive Services Task Force (USPSTF)". *Journal of Clinical Oncology*, v. 33, n. 7, 2015.

46. Evelyn C. Y. Chan et al., "Brief Report: Physicians and Their Personal Prostate Cancer-Screening Practices with Prostate-Specific Antigen". *Journal of General Internal Medicine*, v. 21, pp. 257-9, 2006.

47. Aline Moraes de Medeiros, *Análise do posicionamento da mídia brasileira sobre o rastreamento do câncer de próstata*. Rio de Janeiro: Instituto de Ciências Biomédicas, UFRJ, 2018. Monografia (Bacharelado em Biomedicina). Disponível em: <https://osf.io/jgexk/>.

48. Freddie C. Hamdy et al., "10-Year Outcomes after Monitoring, Surgery, or Radiotherapy for Localized Prostate Cancer". *The New England Journal of Medicine*, v. 375, pp. 1415-24, 2016.

49. Anna Bill-Axelson et al., "Radical Prostatectomy or Watchful Waiting in Early Prostate Cancer". *The New England Journal of Medicine*, v. 370, pp. 932-42, 2014. Um estudo posterior com seguimento de quinze anos, porém, observou taxas de mortalidade bem mais baixas, com uma diferença menor entre os grupos (Freddie C. Hamdy et al., "Fifteen-Year Outcomes After Monitoring, Surgery, or Radiotherapy for Prostate Cancer". *The New England Journal of Medicine*, v. 388, pp. 1547-58, 2023).

50. Matthew R. Cooperberg, "Trends in Management for Patients with Localized Prostate Cancer, 1990-2013". *JAMA*, v. 314, n. 1, pp. 80-2, 2015.

51. Um estudo de 2022 sugeriu que apenas 53% de uma amostra de urologistas brasileiros adotava a prática, mesmo para tumores de baixo risco (Marcelo Langer Wroclawski et al., "Knowledge, Attitudes, and Practices of Active Surveillance in Prostate Cancer among Urologists: A Real-Life Survey from Brazil". *BMC Urology*, v. 22, n. 86, 2022).

52. Hashim U. Ahmed et al., "Diagnostic Accuracy of Multi-Parametric MRI and TRUS Biopsy in Prostate Cancer (PROMIS): A Paired Validating Confirmatory Study". *The Lancet*, v. 389, n. 10071, pp. 815-22, 2017.

53. Fritz H. Schröder et al., "Screening and Prostate Cancer Mortality: Results of the European Randomised Study of Screening for Prostate Cancer (ERSPC) at 13 Years of Follow-Up". *The Lancet*, v. 384, n. 9959, pp. 2027-35, 2014.

54. Em 2019, uma nova atualização com dezesseis anos de seguimento (Jonas Hugosson et al., "A 16-Yr Follow-Up of the European Randomized Study of Screening for Prostate Cancer". *European Urology*, v. 76, n. 1, pp. 43-51, 2019) traria esse número para dezoito homens tratados por vida salva.

55. Jonathan E. Shoag, Sameer Mittal e Jim C. Hu, "Reavaluating PSA Testing Rates in the PLCO Trial". *The New England Journal of Medicine*, v. 374, pp. 1795-6, 2016.

56. Análises subsequentes levando isso em conta sugerem que os resultados dos dois estudos são compatíveis entre si e apontam uma redução de mortalidade (Alex Tsodikov et al., "Reconciling the Effects of Screening on Prostate Cancer Mortality in the ERSPC and PLCO Trials". *Annals of Internal Medicine*, v. 167, n. 7, 2017).

57. O pêndulo oscilaria novamente em direção ao ceticismo sobre o rastreamento com a publicação do CAP em 2018 (Richard M. Martin et al., op. cit., nota 29) e metanálises incluindo os três grandes estudos (Dragan Illic et al., "Prostate Cancer Screening with Prostate-Specific Antigen [PSA] Test: A Systematic

Review and Meta-Analysis". *The BMJ*, v. 362, p. k3519, 2018) mostram resultados incertos sobre o benefício da prática.

58. A postura seria ratificada oficialmente em maio de 2018 (US Preventive Services Task Force. "Screening for Prostate Cancer". *JAMA*, v. 319, n. 18, pp. 1901-13, 2018).

59. Ver <https://elidebemcomavida.blogspot.com/>.

60. Campanhas de prevenção ao câncer de pele, não surpreendentemente, nos dizem que sim: Skin Cancer Foundation, "Bob Marley não deveria ter morrido de câncer" (*Sun & Skin News*, 14 fev. 2024. Disponível em: <https://www.skincancer.org/pt/blog/bob-marley-should-not-have-died-from-melanoma/>.

61. Ver <https://medriocheck-up.com.br/>.

62. Med-Rio Check-up (vídeo institucional). YouTube, 5min1, 17 maio 2020. Disponível em: <https://www.youtube.com/watch?v=_pw8f_QjP7s>.

63. Em 2023, o número havia subido para 200 mil.

64. "Campanha do 'Novembro Azul' também é válida para cães e gatos". G1, 24 nov. 2016. Disponível em: <https://g1.globo.com/sao-paulo/sorocaba-jundiai/mundo-pet/noticia/2016/11/campanha-do-novembro-azul-tambem-e-valida-para-caes-e-gatos.html>.

65. The National Canine Cancer Foundation, "Prostate Cancer in Dogs: Guide to Understanding Canine Prostate Cancer", [s.d.]. Disponível em: <https://wearethecure.org/learn-more-about-canine-cancer/canine-cancer-library/prostate-cancer/>.

66. Katherine Fleshner, "The Effect of the USPSTF PSA Screening Recommendation on Prostate Cancer Incidence Patterns in the USA". *Nature Reviews Urology*, v. 14, pp. 26-37, 2017.

67. Laura Esserman, "Rethinking Screening for Breast Cancer and Prostate Cancer". *JAMA*, v. 302, n. 15, pp. 1685-92, 2009.

68. A redução é observada predominantemente nos riscos imediatos — os efeitos colaterais de longo prazo parecem comparáveis aos da cirurgia tradicional (Lan Cao et al., "Robot-Assisted and Laparoscopic vs Open Radical Prostatectomy in Clinically Localized Prostate Cancer: Perioperative, Functional, and Oncological Outcomes. A Systematic Review and Meta-Analysis". *Medicine*, v. 98, n. 2, p. e15770, 2019; Peter Chang et al., "Prospective Multicenter Comparison of Open and Robotic Radical Prostatectomy: The PROST-QA/RP2 Consortium". *Journal of Urology*, v. 207, n. 1, pp. 127-36, 2022).

69. Bec Crew, "Worth the Cost? A Closer Look at the da Vinci Robot's Impact on Prostate Cancer Surgery". *Nature*, pp. S5-7, 22 abr. 2020.

70. Dados de 2017; em junho de 2023, já eram 8285 no mundo (Intuitive, "Investor Presentation, Q1 2023", 2023. Disponível em: <https://isrg.intuitive.com/static-files/dd0f7e46-db67-4f10-90d9-d826df00554e>, e uma matéria de 2020 estimava 55 no Brasil (Gustavo Zeitel, "Da Vinci XI, o cirurgião". *piauí*, n. 162, mar. 2020. Disponível em: <https://piaui.folha.uol.com.br/materia/da-vinci-xi-o-cirurgiao/>). O faturamento da empresa havia saltado para 7,1 bilhões de dólares em 2023 (Macrotrends, "Intuitive Surgical Revenue 2010-2023", 2023. Disponível em: <https://www.macrotrends.net/stocks/charts/ISRG/intuitive-surgical/revenue>.

71. William T. Lowrance et al., "Contemporary Open and Robotic Radical Prostatectomy Practice Patterns Among Urologists in the United States". *The Journal of Urology*, v. 187, n. 6, pp. 2087-93, 2012. Em 2022, a porcentagem subiria para 73% (Daniel J. Lee et al., "Primary Question: How Has the Average Number of Radical Prostatectomies Performed by Urologists Changed Over Time?". *AUA News*, 25 out. 2023. Disponível em: <https://auanews.net/issues/articles/2023/october-extra-2023/primary-question-how-has-the-average-number-of-radical-prostatectomies-performed-by-urologists-changed-over-time>.

72. Em 2019, o Hospital Pedro Ernesto pagaria 16 milhões de reais por um Da Vinci XI (Gustavo Zeitel, "Da Vinci XI, o cirurgião". piauí, n. 162, mar. 2020. Disponível em: <https://piaui.folha.uol.com.br/materia/da-vinci-xi-o-cirurgiao/>.).

73. Keith Epstein, "Is Spending on Proton Beam Therapy for Cancer Going Too Far, Too Fast?". *The BMJ*, v. 344, 2012. Em 2023, algumas revisões sugeriam uma segurança e qualidade de vida maior com a terapia de feixe de prótons em relação à radioterapia convencional, mas seu custo-benefício ainda é um tema em discussão. Ver <https://www.canceraustralia.gov.au/sites/default/files/proton_beam_therapy_a_rapid_review_of_the_evidence_saxinstitute_28_april_23.pdf>.

74. Vincenzo Ficarra et al. "Systematic Review and Meta-Analysis of Studies Reporting Urinary Continence Recovery After Robot-Assisted Radical Prostatectomy". *European Urology*, v. 62, n. 3, pp. 405-17, 2012.

75. M. J. Moore e B. O'Sullivan, "How Expert Physicians Would Wish to Be Treated If They Had Genitourinary Cancer". *Journal of Clinical Oncology*, v. 6, n. 11, 1988.

76. Juan Gervás, "No os midáis el colesterol, sed felices". No Gracias, 7 ago. 2014. Disponível em: <https://www.nogracias.org/2014/08/07/os-midais-el-colesterol-sed-felices/>.

77. Juan Gervás e Mercedes Pérez Fernández, *São e salvo: E livre de intervenções médicas desnecessárias*. Trad. de Gustavo Gusso, Marcela Dohms e Gustavo Landsberg. Porto Alegre: Artmed, 2016.

78. Christopher J. Ruhm, "Are Recessions Good for Your Health?". *The Quarterly Journal of Economics*, v. 115, n. 2, pp. 617-50, 2000.

79. José A. Tapia Granados, "Recession and Mortality in Spain, 1980-1997". *European Journal of Population*, v. 21, pp. 293-422, 2005.

80. O número permanecia em 17,3% em 2022 (Center for Medicare & Medicaid Services, "NHE Fact Sheet", 2022. Disponível em: <https://www.cms.gov/research-statistics-data-and-systems/statistics-trends-and-reports/nationalhealthexpenddata/nhe-fact-sheet>).

81. GBD 2016 SDG Collaborators, "Measuring Progress and Projecting Attainment on the Basis of Past Trends of the Health-Related Sustainable Development Goals in 188 Countries: An Analysis from the Global Burden of Disease Study 2016". *The Lancet*, v. 390, n. 10100, pp. 1423-59, 2017.

82. Eric C. Schneider et al., "Mirror, Mirror 2017: International Comparison Reflects Flaws and Opportunities for Better U.S. Health Care". The Commonwealth Fund, 2017. Disponível em: <https://www.commonwealthfund.org/publications/fund-reports/2017/jul/mirror-mirror-2017-international-comparison-reflects-flaws-and>.

83. Entre 2020 e 2021, o número era de 10% a 12% (The World Bank, "Current Health Expenditure [% of GDP]", 2023. Disponível em: <https://data.worldbank.org/indicator/SH.XPD.CHEX.GD.ZS>).

84. John E. Wenneberg, Elliott S. Fisher e Jonathan S. Skinner, "Geography and the Debate Over Medicare Reform". *Health Affairs*, 2002.

85. "Jovens são presos com cocaína colorida para 'Outubro Rosa' na BA". G1, 31 out. 2016. Disponível em: <https://g1.globo.com/bahia/noticia/2016/10/jovens-sao-presos-com-cocaina-colorida-para-outubro-rosa-na-ba.html>.

86. Siddhartha Mukherjee, *O imperador de todos os males: Uma biografia do câncer*. Trad. de Berilo Vargas. São Paulo: Companhia das Letras, 2012.

87. *Pink Ribbons, Inc.* Direção: Léa Pool. Produção: Ravida Din. Roteiro: Patricia Kearns, Nancy Guerin e Léa Pool. Música: Peter Scherer. National Film Boad of Canada, 2011 (97 min).

88. Margarida Caeiro de Sá, "Check-up Expo Saúde e Bem-Estar: 5 a 8 de novembro". Blog Dicas de Farmacêutica, 5 nov. 2015. Disponível em: <https://dicasdefarmaceutica.blogs.sapo.pt/check-up-expo-saude-e-bem-estar-5-a-8-129466>.

89. Ruben Berta, "Vereadores empregam membros de igrejas e aprovam projetos em benefício de credos". *O Globo*, 19 abr. 2013. Disponível em: <https://oglobo.globo.com/rio/vereadores-empregam-membros-de-igrejas-aprovam-projetos-em-beneficio-de-credos-8158278>.

90. Três anos depois, o estado do Rio de Janeiro adquiriu o primeiro aparelho da Intuitive Surgical para o hospital Pedro Ernesto, da Uerj, a um custo de 16 milhões de reais. Ver Gustavo Zeitel, op. cit.

91. Ramon Arigoni Ortiz, Anil Markandya e Alistair Hunt, "Willingness to Pay for Mortality Risk Reduction Associated with Air Pollution in São Paulo". *Revista Brasileira de Economia*, v. 63, n. 1, 2009. Uma revisão de diversos estudos em 2022 estimaria uma média de 5,68 milhões de reais para esse valor no Brasil (Matheus Stivali, "Valor de uma vida estatística: Uma revisão da literatura empírica para o Brasil". Ipea, jun. 2022. Disponível em: <https://www.gov.br/economia/pt-br/acesso-a-informacao/participacao-social/consultas-publicas/2022/arquivos/arquivos-catalogo-de-parametros-fator-de-conversao-da-taxa-cambial-valor-da-vida-estatistica-e-fator-de-conversao-do-gasto-publico/valor-da-vida-estatistica>).

92. Em 2022, o número foi atualizado para 5,3 milhões de dólares (Australian Government, "Best Price Regulation Guidance Note Value of Statistical Life". Department of the Prime Minister and Cabinet, Office of Best Practice Regulation, ago. 2022. Disponível em: <https://oia.pmc.gov.au/sites/default/files/2022-09/value-statistical-life-guidance-note.pdf>).

93. U.S. Department of Transportation, "Memorandum to Secretarial Officers Modal Administrators", Washington, 8 ago. 2016. Disponível em: <https://www.transportation.gov/sites/dot.gov/files/docs/2016%20Revised%20Value%20of%20a%20Statistical%20Life%20Guidance.pdf>.

94. Chris P. Lee, Glenn M. Chertow e Stefanos A. Zenios, "An Empiric Estimate of the Value of Life: Updating the Renal Dialysis Cost-Effectiveness Standard". *Value in Health*, v. 12, n. 1, pp. 80-7, 2009.

95. Em 2022, o SUS incluiria em seu rol de tratamentos o Zolgensma, medicamento mais caro do mundo, a um custo de 5,7 milhões de reais (Douglas Porto, "Remédio mais caro do mundo para tratamento de AME tipo 1 será distribuído pelo SUS". CNN Brasil, 14 dez. 2022. Disponível em: <https://www.cnnbrasil.com.br/saude/remedio-mais-caro-do-mundo-para-tratamento-de-ame-tipo-1-sera-distribuido-pelo-sus/>).

96. E. A. M. Heijnsdijk et al., "Cost-Effectiveness of Prostate Cancer Screening: A Simulation Study Based on ERSPC Data". *JNCI: Journal of the National Cancer Institute*, v. 107, n. 1, 2015.

97. Ver <http://tabnet.datasus.gov.br/cgi/tabcgi.exe?sih/cnv/qiuf.def>.

98. Prefeitura de Sapucaia do Sul, "17 de novembro: Dia do Combate ao Câncer de Próstata", 17 nov. 2023. Disponível em: <https://www.sapucaiadosul.rs.gov.br/noticias/17-de-novembro-dia-do-combate-ao-cancer-de-prostata/>.

99. Prefeitura de Espigão do Oeste, "Administração em prol da saúde do homem: Novembro Azul", 24 nov. 2021. Disponível em: <https://www.espigaodooeste.ro.gov.br/post/administra%C3%A7%C3%A3o-em-prol-da-sa%C3%BAde-do-homem-novembro-azul>.

100. Governo do Rio Grande do Sul, "Saúde divulga acordo sobre rastreamento do câncer de próstata" (vídeo), 1min46, 3 nov. 2016. Disponível em: <https://estado.rs.gov.br/midia/video/saude-divulga-acordo-sobre-rastreamento-do-cancer-de-prostata>. A nota original seria substituída posteriormente no site pela versão de 2017: Governo do Rio Grande do Sul, "Nota técnica conjunta sobre o câncer de próstata" (27 nov. 2017. Disponível em: <https://www.ufrgs.br/telessauders/documentos/NT_Prostata.pdf>).

101. Andrew Gregory, "NHS Spending Back to the 1950s: Here's the Proof the Tories Are Starving Our Health Service". *The Mirror*, 9 fev. 2017. Disponível em: <https://www.mirror.co.uk/news/politics/nhs-crisis-spending-worst-rate-9789602>.

102. Margaret McCartney, *The State of Medicine: Keeping the Promise of the NHS*. Londres: Pinter & Martin, 2016.

103. Michael Caley et al., "The Impact of NHS Health Checks on the Prevalence of Disease in General Practices: A Controlled Study". *British Journal of General Practice*, v. 64, n. 625, pp. e516-21, 2014. Estudos posteriores mostrariam um aumento na detecção de fatores de risco para doença cardiovascular, diabetes melitus e insuficiência renal crônica (L. Tanner, "NHS Health Check Programme: A Rapid Review Update". *BMJ Open*, v. 12, n. 2, 2022), e o programa seguia ativo em 2024.

104. A revisão foi atualizada em 2019, sem mudar suas conclusões (L. T. Krogsbøll, K. Jørgensen e P. C. Gøtzsche, "General Health Checks for Reducing Illness and Mortality". *Cochrane Database of Systematic Reviews*, v. 1, n. 1, 2019).

105. Christine Laine, "The Annual Physical Examination: Needless Ritual or Necesary Routine?". *Annals of Internal Medicine*, v. 136, n. 9, 2002.

106. Dragan Ilic et al., "Screening for Prostate Cancer". *Cochrane Database of Systematic Reviews*, n. 1, 2013. Disponível em: <https://www.cochrane.org/CD004720/PROSTATE_screening-for-prostate-cancer>.

107. P. C. Gøtzsche e K. Jørgensen, "Screening for Breast Cancer with Mammography". *Cochrane Database of Systematic Reviews*, n. 6, 2013. Disponível em: <https://doi.org/10.1002/14651858.CD001877.pub5>.

108. Peter C. Gøtzsche, *Medicamentos mortais e crime organizado: Como a indústria farmacêutica corrompeu a assistência médica*. Trad. de Daniel Augusto e Ananyr Fajardo. Porto Alegre: Bookman, 2016.

109. Id., *Mammography Screening: Truth, Lies and Controversy*. Abingdon: Routledge, 2012.

110. A opinião de Gøtzsche é minoritária na literatura médica e se contrapõe às recomendações da maior parte das entidades médicas e sistemas de saúde, incluindo o USPSTF (Albert Siu, "Screening for Breast Cancer: U. S. Preventive Services Task Force Recommendation Statement". *Annals of Internal Medicine*, v. 164, n. 4, pp. 279-97, 2016), o Inca (Arn Migowski Rocha dos Santos e Maria Beatriz Kneipp Dias [Orgs.], *Diretrizes para a detecção precoce do câncer de mama*. Rio de Janeiro: Inca, 2015. Disponível em: <https://www.inca.gov.br/publicacoes/livros/diretrizes-para-deteccao-precoce-do-cancer-de-mama-no-brasil>) e a ACS (American Cancer Society, "Recommendations for the Early Detection of Breast Cancer", 2023. Disponível em: <https://www.cancer.org/cancer/types/breast-cancer/screening-tests-and-early-detection/american-cancer-society-recommendations-for-the-early-detection-of-breast-cancer.html>).

111. Por essas e outras questões, em 2018 Gøtzsche seria expulso da coordenação da Cochrane por "um padrão consistente de comportamentos disruptivos e inapropriados" (Cochrane Denmark, "Statement from Cochrane's Governing Board: Wednesday 26th September 2018", 28 set. 2018).

112. Jonas Hugosson et al., "Mortality Results from the Göteborg Randomised Population-Based Prostate-Cancer Screening Trial". *The Lancet Oncology*, v. 11, n. 8, pp. 725-32, 2010. Uma atualização de 2022 estabeleceria a redução em 41% após 22 anos de seguimento.

113. C. G. Lord, L. Ross e M. R. Lepper, "Biased Assimilation and Attitude Polarization: The Effects of Prior Theories on Subsequently Considered Evidence". *Journal of Personality and Social Psychology*, v. 37, n. 11, pp. 2098-109, 1979.

114. J. P. Friesen et al., "The Psychological Advantage of Unfalsifiability: The Appeal of Untestable Religious and Political Ideologies". *Journal of Personality and Social Psychology*, v. 108, n. 3, pp. 515--29, 2015.

115. O número havia chegado a 3200 em 2024. Ver <https://facebook.com/prevquaternaria/>.

116. Ver <https://facebook.com/NovembroAzulOficial/>.

117. Ver <https://www.facebook.com/share/RTjDVzfivuhs59vs/?mibextid=WC7FNe>.

118. Susan Sontag, *Doença como metáfora/Aids e suas metáforas*. Trad. de Paulo Henriques Britto e Rubens Figueiredo. São Paulo: Companhia de Bolso, 2007.

119. Douglas Hanahan, "Rethinking the War on Cancer". *The Lancet*, v. 383, n. 9916, p. 558-63, 2014.

120. Keith I. Marton et al., "Attitudes of Patients Toward Diagnostic Tests: The Case of the Upper Gastrointestinal Series Roentgenogram". *Medical Decision Making*, v. 2, n. 4, 1982.

121. Nancy L. Keating et al., "How Are Patients' Specific Ambulatory Care Experiences Related to Trust, Satisfaction, and Considering Changing Physicians?". *Journal of General Internal Medicine*, v. 17, pp. 29-39, 2002.

122. Harold C. Sox Jr., Iris Margulies e Carol Hill Sox, "Psychologically Mediated Effects of Diagnostic Tests". *Annals of Internal Medicine*, v. 95, n. 6, 1981.

2. MEU CÉREBRO E EU [pp. 62-134]

1. Associação Brasileira do Déficit de Atenção, "ABDA: Histórias reais" (vídeo). YouTube, 6min25, 8 maio 2015. Disponível em: <https://www.youtube.com/watch?v=DgBcKXL4ViM>.

2. Ver <https://tdah.org.br/>.

3. R. Rubio, "Por causa do TDAH, passei 28 anos me achando desastrada". *El País*, 17 dez. 2017. Disponível em: <https://brasil.elpais.com/brasil/2017/11/28/ciencia/1511866352_407799.html>.

4. Frank Wolkenberg, "Out of a Darkness". *The New York Times Magazine*, 11 out. 1987.

5. Wolkenberg viria a formar-se em psicologia e hoje é um terapeuta especializado em TDAH. Ver <https://www.drfrankwolkenberg.com/>.

6. ADHD UK, "Simone Biles", [s.d.]. Disponível em: <https://adhduk.co.uk/2022/08/13/simone-biles/>.

7. Judy Dutton, "How Swimming Saved Michael Phelps: An ADHD Story". *Additude*, 28 jul. 2021. Disponível em: <https://www.additudemag.com/michael-phelps-adhd-advice-from-the-olympians-mom/>.

8. Jasmine Andersson, "Jamie Oliver: I Recorded My Books to Avoid Writing". BBC, 13 abr. 2023. Disponível em: <https://www.bbc.com/news/uk-65260342>.

9. João Paulo Zarkawe, "Hiperatividade". Blog *A Crítica Hiperativa*, 28 set. 2010. Disponível em: <http://criticahiperativa.blogspot.com/2010/09/hiperatividade.html>.

10. Attention Deficit Disorder Association (ADDA), "Adult ADHD Test", [s.d.] Disponível em: <https://add.org/adhd-test/>.

11. Disponível em: <https://www.youtube.com/watch?v=X3LLVBf3NJA>.

12. Adders.org, "Adam Levine Promotes Online Adult ADHD Test", 25 jun. 2011. Disponível em: <http://www.adders.org.uk/news166_adam_levine_promotes_online_adult_adhd_test.htm>.

13. Medical Marketing and Media (MM+M), "Best TV Advertising Campaign", 10 out. 2012. Disponível em: <https://www.mmm-online.com/home/channel/features/best-tv-advertising-campaign/>.

14. Alan Schwarz, "The Selling of Attention Deficit Disorder". *The New York Times*, 14 dez. 2013. Disponível em: <https://www.nytimes.com/2013/12/15/health/the-selling-of-attention-deficit-disorder.html>.

15. Fórum sobre Medicalização da Educação e da Sociedade. "Manifesto", 2010. Disponível em: <http://www.crpsp.org.br/medicalizacao/manifesto_forum.aspx#2>.

16. Conselho Federal de Psicologia (CFP), *Subsídios para a campanha Não à medicalização da vida: Medicalização da educação*. Brasília: CFP, 2012. Disponível em: <https://site.cfp.org.br/wp-content/uploads/2012/07/Caderno_AF.pdf>.

17. Denise Borges Barros, *Os usos e sentidos do metilfenidato: Experiências entre o tratamento e o aprimoramento da atenção*. Rio de Janeiro: Instituto de Medicina Social, Uerj, 2014. Tese (Doutorado em Saúde Coletiva).

18. Associação Brasileira de Psiquiatria (ABP) e Associação Brasileira do Déficit de Atenção (ABDA), "Carta de esclarecimento à sociedade sobre o TDAH, seu diagnóstico e tratamento". Brasília, 13 jul. 2012. Disponível em: <https://www.tdah.org.br/images/stories/manifesto.pdf>.

19. "Campanha contra 'medicalização' de crianças e adolescentes causa polêmica". *Correio Braziliense*, 17 jul. 2012. Disponível em: <https://www.correiobraziliense.com.br/app/noticia/brasil/2012/07/17/interna-brasil,312492/campanha-contra-medicalizacao-de-criancas-e-adolescentes-causa-polemica.shtml>.

20. Paulo Mattos, Luis Augusto Rohde e Guilherme V. Polanczyk, "ADHD Is Undertreated in Brazil (O TDAH é subtratado no Brasil)". *Revista Brasileira de Psiquiatria*, v. 34, n. 4, pp. 513-6, 2012.

21. Carlos R. Maia et al., "The Brazilian Policy of Withholding Treatment for ADHD Is Probably Increasing Health and Social Costs". *Revista Brasileira de Psiquiatria*, v. 37, n. 1, 2015.

22. Claudia Wallis, "Behavior: Attention Deficit Disorder: Life in Overdrive". *Time*, 18 jul. 1994. Disponível em: <https://content.time.com/time/subscriber/article/0,33009,981109,00.html>.

23. Learning Matters, "ADD: A Dubious Diagnosis (1995)" (vídeo). YouTube, 57min18, 14 dez. 2011. Disponível em: <https://www.youtube.com/watch?v=eMNhdvg8kgA>.

24. Lívia Perozim, "A droga da obediência". *Carta Capital*, 20 fev. 2011. Disponível em: <https://web.archive.org/web/20120707191200/http://www.carta.capital.com.br/carta-fundamental/a-droga-da-obediencia/>.

25. Rafael Garcia, "Uso da neurociência é o próximo desafio dos psiquiatras, diz médico brasileiro". *Folha de S.Paulo*, 7 jan. 2013. Disponível em: <https://m.folha.uol.com.br/equilibrioesaude/2013/01/1210439-uso-da-neurociencia-e-o-proximo-desafio-dos-psiquiatras-diz-medico-brasileiro.shtml>.

26. TEDx Talks, "Mitos e verdades sobre o TDAH: Luis Rohde" (vídeo). YouTube, 18min46, 5 out. 2015. Disponível em: <https://www.youtube.com/watch?v=6Xzha28mfV0>.

27. Guilherme V. Polanczyk et al., "ADHD Prevalence Estimates across Three Decades: An Updated Systematic Review and Meta-Regression Analysis". *International Journal of Epidemiology*, v. 43, n. 2, pp. 434-42, 2014.

28. Em 2024, ele ainda era listado no cargo: <https://tdah.org.br/a-abda/diretoria/>.

29. Ver <https://tdah.org.br/sobre-tdah/o-que-e-tdah/>.

30. Paulo Mattos, *No mundo da lua: 100 perguntas e respostas sobre o Transtorno do Déficit de Atenção com Hiperatividade*. 17. ed. São Paulo: Autêntica, 2020 [2008].

31. Denise Foley, "Growing Up with ADHD". *Time*, [s.d.]. Disponível em: <https://time.com/growing-up-with-adhd/>.

32. *Bem Estar* (programa), "Transtorno de déficit de atenção e hiperatividade pode ser identificado depois de três anos" (vídeo). Globoplay, 26 min, 2013. Disponível em: <https://globoplay.globo.com/v/2550192/>.

33. Ver <https://m.facebook.com/ABDATDAH/photos/tdahorgbr/1075369742570853/>.

34. Nikolas Rose, "Disorders without Borders? The Expanding Scope of Psychiatric Practice". *BioSocieties*, v. 1, pp. 465-84, 2006.

35. Ronald C. Kessler et al., "Lifetime Prevalence and Age-of-Onset Distributions of DSM-IV Disorders in the National Comorbidity Survey Replication". *Archives of General Psychiatry*, v. 62, n. 6, pp. 593-602, 2005.

36. D. L. Rosenhan, "On Being Sane in Insane Places". *Science*, v. 179, n. 4070, pp. 250-8, 1973.

37. Ver Andrew Scull, "Rosenhan Revisited: Successful Scientific Fraud". *History of Psychiatry*, v. 34, n. 2, pp. 180-95, 2023.

38. Ver Susannah Cahalan, *The Great Pretender: The Undercover Mission that Changed Our Understanding of Madness*. Nova York: Grand Central Publishing, 2019.

39. Contrariando o estilo do restante do livro, essas informações foram adicionadas durante a edição (o livro de Cahalan é de 2019, sendo posterior à escrita deste ensaio). A conduta foi adotada para evitar que um estudo suspeito seja tomado por verdadeiro por um leitor que não consulte as notas.

40. Professional Staff of the United States-United Kingdom Cross-National Project, "The Diagnosis and Psychopathology of Schizophrenia in New York and London". *Schizophrenia Bulletin*, v. 1, n. 11, pp. 80-102, 1974.

41. Thomas S. Szasz, *The Myth of Mental Illness: Foundations of a Theory of Personal Conduct*. Nova York: Harper Perennial, 2010.

42. Antonin Artaud, *Van Gogh: O suicidado da sociedade*. Rio de Janeiro: Via Verita, 2022.

43. Para um relato histórico do processo, ver M. Wilson, "DSM-III and the Transformation of American Psychiatry: A History" (*The American Journal of Psychiatry*, v. 150, n. 3, pp. 399-410, 1993).

44. American Psychiatric Association e National Committee for Mental Hygiene, *Statistical Manual for the Use of Institutions for the Insane*, 1918. Disponível em: <https://dn790008.ca.archive.org/0/items/statisticalmanu00assogoog/statisticalmanu00assogoog.pdf>.

45. Committee on Statistics of the American Medico-Psychological Association e Bureau of the National Committe for Mental Hygiene, *Statistical Manual for the Use of Institutions for the Insane*. Nova York, 1918. Disponível em: <https://www.turkpsikiyatri.org/arsiv/dsm-1952.pdf>.

46. American Psychiatric Association, *Diagnostic and Statistical Manual of Mental Disorders*. 2. ed. Washington: American Psychiatric Association, 1968. Disponível em: <https://www.madinamerica.com/wp-content/uploads/2015/08/DSM-II.pdf>.

47. Sara E. McHenry, "'Gay Is Good': History of Homosexuality in the DSM and Modern Psychiatry". *The American Journal of Psychiatry*, v. 18, n. 1, pp. 4-5, 2022.

48. Morgan Godvin, "How Veterans Created PTSD". *JSTOR Daily*, 9 nov. 2021. Disponível em: <https://daily.jstor.org/how-veterans-created-ptsd/>.

49. Robert L. Spitzer, Jean Endicott e Eli Robins, "Research Diagnostic Criteria". *Archives of General Psychiatry*, v. 35, n. 6, pp. 773-82, 1978.

50. American Psychiatric Association, *Diagnostic and Statistical Manual of Mental Disorders*. 3. ed. Washington: American Psychiatric Association, 1980. Disponível em: <https://aditpsiquiatriaypsicologia.es/images/CLASIFICACION%20DE%20ENFERMEDADES/DSM-III.pdf>.

51. Tradução do autor a partir da versão em inglês do manual.

52. Harold Bloom, "Freud, the Greatest Modern Writer". *The New York Times*, 23 mar. 1986. Disponível em: <https://www.nytimes.com/1986/03/23/books/freud-the-greatest-modern-writer.html>.

53. Relatado por Gary Greenberg em *The Book of Woe: The DSM and the Unmaking of Psychiatry* (Nova York: Blue Rider Press, 2013).

54. Jon Franklin, "The Mind-Fixers". *The Evening Sun*, 1984. Disponível em: <https://web.archive.org/web/20041125092022/http://www.bylinefranklin.com/writing/mindfixers.htm>.

55. Nancy C. Andreasen, *The Broken Brain: The Biological Revolution in Psychiatry*. Nova York: Harper & Row, 1985.

56. TEDx Talks, "Mental Disorders as Brain Disorders: Thomas Insel at TEDxCaltech" (vídeo). YouTube, 15min5, 8 fev. 2013. Disponível em: <https://www.youtube.com/watch?v=u4m65sbqbhY>.

57. Para um exemplo, ver <https://study.christianleaders.org/mod/page/view.php?id=42468&lang=en>.

58. Para uma revisão da linha de pesquisa, ver Larry J. Young et al., "Cellular Mechanisms of Social Attachment" (*Hormones and Behavior*, v. 40, n. 2, pp. 133-8, 2001).

59. Mariam Okhovat et al., "Sexual Fidelity Trade-Offs Promote Regulatory Variation in the Prairie Vole Brain". *Science*, v. 350, n. 6266, pp. 1371-4, 2015.

60. Eric R. Kandel, "A New Intellectual Framewok for Psychiatry". *The American Journal of Psychiatry*, v. 155, n. 4, pp. 457-69, 1998.

61. Thomas R. Insel e Remi Quirion, "Psychiatry as a Clinical Neuroscience Discipline". *JAMA*, v. 294, n. 17, pp. 2221-4, 2005.

62. Huda Akil et al., "The Future of Psychiatric Research: Genomes and Neural Circuits". *Science*, v. 327, n. 5973, pp. 1580-1, 2010.

63. A trajetória posterior de Insel é discutida no próximo capítulo deste livro, "n = 1".

64. Patricia P. Garcez et al., "Zika Virus Impairs Growth in Human Neurospheres and Brain Organoids". *Science*, v. 352, n. 6287, pp. 816-8, 2016.

65. Para uma revisão do grupo de pesquisa sobre o modelo, ver Lisiane O. Porciúncula et al., "The Age of Brain Organoids: Tailoring Cell Identity and Functionality for Normal Brain Development and Disease Modeling" (*Frontiers in Neuroscience*, v. 15, 2021).

66. No momento da revisão deste capítulo em 2024, nenhum dado da pesquisa havia sido publicado.

67. Para uma revisão, ver Terje Sagvolden et al., "The Spontaneously Hypertensive Rat Model of ADHD: The Importance of Selecting the Appropriate Reference Strain" (*Neuropharmacology*, v. 57, n. 7/8, pp. 619-26, 2009).

68. Jessica Wright, "Fish Tale Implicates Language Gene in Autism". *Spectrum*, 18 nov. 2010. Disponível em: <https://www.spectrumnews.org/news/fish-tale-implicates-language-gene-in-autism/>.

69. Terra ocupou o cargo de ministro entre 2016 e 2019, e mantém seu mandato de deputado federal até hoje.

70. Osmar Gasparini Terra, *Relação entre o comportamento agressivo e/ou violento e alterações na neuroimagem: Revisão sistemática*. Porto Alegre: Programa de Pós-Graduação em Clínica Médica e Ciências da Saúde, PUCRS, 2009. Dissertação (Mestrado em Ciências da Saúde: Neurociências).

71. Ver <https://www.gov.br/mds/pt-br/acoes-e-programas/crianca-feliz>.

72. A cena de Osmar Terra defendendo evidências científicas viria a ganhar um tom irônico após a pandemia de covid-19, em que o então deputado erraria sistematicamente as previsões sobre sua duração ao longo de muitos meses, levando-o a ganhar a alcunha de "Osmar Terra Plana" ("Justiça determina que Twitter exclua perfis de sátiras contra Osmar Terra". UOL, 16 mar. 2022. Disponível em: <https://noticias.uol.com.br/politica/ultimas-noticias/2022/03/16/justica-determina-que-twitter-exclua-perfis-satiras-contra-osmar-terra.htm>.

73. Vítor Lopes dos Santos e Olavo B. Amaral, "Editorial". *Revista da Biologia*, v. 15, n. 1, p. xi, 2016.

74. Ver <https://www.urbandictionary.com/define.php?term=Neurofication>.

75. Deena Skolnick Weisberg et al., "The Seductive Allure of Neuroscience Explanations". *Journal of Cognitive Neuroscience*, v. 20, n. 3, 2008.

76. Deena Skolnick Weisberg, Jordan C. V. Taylor e Emily J. Hopkins, "Deconstructing the Seductive Allure of Neuroscience Explanations". *Judgment and Decision Making*, v. 10, n. 5, pp. 429-41, 2023.

77. Ver <https://www.discovermagazine.com/blog/neuroskeptic>.

78. Ver <https://neurocritic.blogspot.com/>.

79. Ver <https://neurobollocks.wordpress.com/>.

80. Eric Racine, Ofek Bar-Ilan e Judy Illes, "fMRI in the Public Eye". *Science and Society*, v. 6, pp. 159-64, 2005.

81. Agnieszka Biskup, "Fat Really Does Bring Pleasure". *Agnieszkabiskup.com*, 13 abr. 2004. Disponível em: <https://agnieszkabiskup.com/?p=876>.

82. Martin Lindstrom, "You Love Your iPhone. Literally". *The New York Times*, 30 set. 2011. Disponível em: <https://www.nytimes.com/2011/10/01/opinion/you-love-your-iphone-literally.html>.

83. Steven Poole, "Your Brain on Pseudoscience: The Rise of Popular Neurobollocks". *The New Statesman*, 6 set. 2021. Disponível em: <https://www.newstatesman.com/long-reads/2012/09/your-brain-pseudoscience-rise-popular-neurobollocks>.

84. Jonah Lehrer cairia em desgraça depois que a revista *Tablet* revelou que ele havia inventado citações de Bob Dylan em seu segundo livro, então retirado das prateleiras pela editora (Michael Moynihan, "Jonah Lehrer's Deceptions". *Tablet*, 30 jul. 2012. Disponível em: <https://www.tabletmag.com/sections/news/articles/jonah-lehrers-deceptions>). Malcolm Gladwell, por outro lado, segue nas listas de best-sellers.

85. "Original Zoloft Commercial" (vídeo). YouTube, 1 min, 12 mar. 2009. Disponível em: <https://www.youtube.com/watch?v=twhvtzd6gXA>.

86. Joseph J. Schildkraut, "The Catecholamine Hypothesis of Affective Disorders: A Review of Supporting Evidence". *The American Journal of Psychiatry*, v. 122, n. 5, pp. 509-22, 1965.

87. Kenneth S. Kendler, "Toward a Philosophical Structure for Psychatry". *The American Journal of Psychiatry*, v. 162, n. 3, p. 433-40, 2005.

88. Os exemplos datam da primeira década de 2010 e não parecem mais estar disponíveis online. Em 2022, uma revisão sistemática sobre o tema (Joanna Moncrieff et al., "The Serotonin Theory of Depression: A Systematic Umbrella Review of the Evidence". *Molecular Psychiatry*, v. 28, pp. 3243-56, 2023) parece ter acordado a mídia para a fragilidade da teoria e levou a manchetes no sentido contrário nos mesmos sites (Leon Ferrari, "Depressão não é causada por baixo nível de serotonina, diz estudo". UOL, 22 jul. 2022. Disponível em: <https://www.uol.com.br/vivabem/noticias/agencia-estado/2022/07/22/depressao-nao-e-causada-por-baixo-nivel-de-serotonina-diz-estudo.htm>).

89. Esses e outros exemplos são colecionados por Jeffrey Lacasse e Jonathan Leo, "Serotonin and Depression: A Disconnect between the Advertisements and the Scientific Literature" (*PLoS Medicine*, v. 2, n. 12, p. e392, 2005).

90. Vince Parry, "The Art of Branding a Condition". *Medical Marketing and Media*, pp. 43-9, maio 2003. Disponível em: <https://sdsuwriting.pbworks.com/f/Parry+art+of+branding+a+condition.pdf>.

91. Para uma revisão, ver Joel T. Braslow e Stephen R. Marder, History of Psychopharmacology" (*Annual Review of Clinical Psychology*, v. 15, pp. 25-50, 2019).

92. Robert Whitaker, *Anatomia de uma epidemia: Pílulas mágicas, drogas psiquiátricas e o aumento assombroso da doença mental*. Rio de Janeiro: Fiocruz, 2017.

93. Amy Ellis Nutt, "The Mind's Biology". *The Washington Post*, 19 fev. 2016.

94. Para uma visão crítica da dificuldade em encontrar biomarcadores por parte do establishment psiquiátrico, ver S. Kapur, A. G. Phillips e T. R. Insel, "Why Has It Taken So Long for Biological Psychiatry to Develop Clinical Tests and What to Do about It?" (*Molecular Psychiatry*, v. 17, pp. 1174-9, 2012). Para uma visão recente do autor sobre o tema, ver Olavo Amaral, "Psiquiatras, professores e o paradoxo de Moravec" (*Nexo*, 23 jan. 2024. Disponível em: <https://www.nexojornal.com.br/psiquiatras-professores-paradoxo-moravec-inteligencia-artificial>.

95. American Psychiatric Association, *Manual diagnóstico e estatístico de transtornos mentais: DSM-5-TR*. 5. ed. rev. Porto Alegre: Artmed, 2023.

96. Marcelo Ninio, "Jovens chineses são internados em clínicas para deixarem vício em internet". *Folha de S.Paulo*, 23 fev. 2014. Disponível em: <https://m.folha.uol.com.br/mundo/2014/02/1416532-jovens-chineses-sao-internados-em-clinicas-para-deixarem-de-passar-o-dia-todo-na-internet.shtml>.

97. Zigor Aldama, "Inside the Chinese Boot Camp Treating Internet Addiction". *The Telegraph*, 17 jan. 2015. Disponível em: <https://www.telegraph.co.uk/news/health/11345412/Inside-the-Chinese-boot-camp-treating-Internet-addiction.html>.

98. Sergio Matsuura, "Cuidado: Uso excessivo de internet e celular pode viciar". *O Globo*, 9 jun. 2013. Disponível em: <https://oglobo.globo.com/economia/cuidado-uso-excessivo-de-internet-celular-pode-viciar-8636717>.

99. Kimberly S. Young, *Caught in the Net: How to Recognize the Signs of Internet Addiction and a Winning Strategy for Recovery*. Hoboken: Wiley, 1998.

100. Ver <https://geat.flanp.com/>.

101. Cliente de *internet relay chat* popular para comunicação pela internet nos anos 1990.

102. Isso não impede que o conceito siga vivo na literatura científica, ainda que em outros formatos. Para um exemplo recente, ver Matthias Brand, "Can Internet Use Become Addictive?" (*Science*, v. 376, n. 6595, 2022).

103. Organização Mundial da Saúde (OMS), "International Statistical Classification of Diseases and Related Health Problems (ICD)", [s.d.]. Disponível em: <https://www.who.int/standards/classifications/classification-of-diseases>.

104. Olavo Amaral e Lara S. Junqueira, "A construção do cérebro dependente: Uma análise da mídia brasileira e da literatura científica sobre adição a tecnologias". *Revista da Biologia*, v. 15, n. 1, 2016. Disponível em: <https://www.revistas.usp.br/revbiologia/article/view/114840>.

105. Gustavo Brigatti, "Descubra o que acontece no seu cérebro enquanto você está jogando... jogando". *Zero Hora*, 27 nov. 2014. Disponível em: <https://gauchazh.clicrbs.com.br/comportamento/noticia/2014/11/Descubra-o-que-acontece-no-seu-cerebro-enquanto-voce-esta-jogando-jogando-4651082.html>.

106. M. J. Koepp et al., "Evidence for Striatal Dopamine Release During a Video Game". *Nature*, v. 393, pp. 266-8, 1998.

107. Alice Egerton et al., "The Dopaminergic Basis of Human Behaviours: A Review of Molecular Imging Studies". *Neuroscience & Biobehavioral Reviews*, v. 33, n. 7, pp. 1109-32, 2009.

108. Para um exemplo particularmente claro, ver Chih-Hung Ko et al., "The Brain Activations for Both Cue-Induced Gaming Urge and Smoking Craving among Subjects Comorbid with Internet Gaming Addiction and Nicotine Dependence" (*Journal of Psychiatric Research*, v. 47, n. 4, pp. 486-93, 2013).

109. Simon Cohn, "Disrupting Images: Neuroscientific Representations in the Lives of Psychiatric Patients". In: Suparna Choudhury e Jan Slaby (Orgs.), *Critical Neuroscience: A Handbook of the Social and Cultural Contexts of Neuroscience*. Hoboken: Blackwell, 2012, pp. 179-94.

110. Gary Greenberg, *The Book of Woe: The DSM and the Unmaking of Psychiatry*. Nova York: Blue Rider Press, 2013.

111. Allen Frances, *Voltando ao normal: Como o excesso de diagnósticos e a medicalização da vida estão acabando com a nossa sanidade e o que pode ser feito para retomarmos o controle*. Rio de Janeiro: Versal, 2017.

112. Gary Greenberg, "Inside the Battle to Define Mental Illness". *Wired*, 27 dez. 2010. Disponível em: <https://www.wired.com/2010/12/ff-dsmv/>.

113. Para uma revisão, ver L. Eugene Arnold et al., "Long-Term Outcomes of ADHD: Academic Achievement and Performance" (*Journal of Attention Disorders*, v. 24, n. 1, 2015).

114. Jason Fletcher e Barbara Wolfe, "Long-Term Consequences of Childhood ADHD on Criminal Activities". *The Journal of Mental Health Policy and Economics*, v. 12, n. 3, p. 119-38, 2009.

115. Para uma revisão, ver Nathalie Brunkhorst-Kanaan et al., "ADHD and Accidents Over the Life Span: A Systematic Review" (*Neuroscience & Biobehavioral Reviews*, v. 125, pp. 582-91, 2021).

116. Aubrey Lewis, "Medicine and the Affections of the Mind". *The British Medical Journal*, v. 2, n. 5372, pp. 1549-57, 1963.

117. Organização Mundial da Saúde (OMS), "WHO Remains Firmly Committed to the Principles Set Out in the Preamble to the Constitution", [s.d.]. Disponível em: <https://www.who.int/about/accountability/governance/constitution>.

118. Tanya M. Luhrmann, *Of Two Minds: The Growing Disorder in American Psychiatry*. Nova York: Vintage, 2001.

119. Peter D. Kramer, *Listening to Prozac: A Psychiatrist Explores Antidepressant Drugs and the Remaking of the Self*. Nova York: Viking, 1993. Trecho traduzido pelo autor a partir da edição original. Para uma visão posterior e mais sóbria de Kramer sobre o mesmo tema, ver id., *Ordinarily Well: The Case for Antidepressants* (Nova York: Farrar, Straus and Giroux, 2016).

120. Ver <https://www.ufrgs.br/prodah/>.

121. Guilherme Polanczyk et al., "The Worldwide Prevalence of ADHD: A Systematic Review and Metaregression Analysis". *The American Journal of Psychiatry*, v. 164, n. 6, pp. 942-8, 2007. O trabalho acumulava mais de 3500 citações na base Web of Science em 2024.

122. Sheila Slaughter e Larry L. Leslie, *Academic Capitalism: Politics, Policies, and the Entrepreneurial University*. Baltimore: Johns Hopkins University Press, 1999.

123. Patrick F. Sullivan, "The Psychiatric GWAS Consortium: Big Science Comes to Psychiatry". *Neuroview*, v. 68, n. 2, pp. 182-6, 2010.

124. Nome fictício.

125. Nome fictício.

126. Ver <https://en.wikipedia.org/wiki/Temperament_and_Character_Inventory>.

127. Michael B. First et al., *Entrevista clínica estruturada para os transtornos do DSM-5: SCID-5-CV*. Porto Alegre: Artmed, 2017.

128. Hans-Ulrich Wittchen, "Reliability and Validity Studies of the WHO-Composite International Diagnostic Interview (CIDI): A Critical Review". *Journal of Psychiatric Research*, v. 28, n. 1, pp. 57-84, 1994.

129. Ronald C. Kessler et al., "Lifetime and 12-Month Prevalence of DSM-III-R Psychiatric Disorders in the United States: Results from the National Comorbidity Survey". *Archives of General Psychiatry*, v. 51, n. 1, pp. 8-19, 1994.

130. Id., "Lifetime Prevalence and Age-of-Onset Distributions of DSM-IV Disorders in the National Comorbidity Survey Replication". *Archives of General Psychiatry*, v. 62, n. 6, pp. 593-602, 2005. Um estudo de 2021 colocaria a prevalência de transtornos mentais no último ano em cerca de 23% (SAMHSA, "2021 National Survey on Drug Use and Health [NSDUH] Releases", 2021. Disponível em: <https://www.samhsa.gov/data/release/2021-national-survey-drug-use-and-health-nsduh-releases>).

131. Benedict Carey, "Most Will Be Mentally Ill at Some Point, Study Says". *The New York Times*, 7 jun. 2005. Disponível em: <https://www.nytimes.com/2005/06/07/health/most-will-be-mentally-ill-at-some-point-study-says.html>.

132. Laura Helena Andrade et al., "Mental Disorders in Megacities: Findings from the São Paulo Megacity Mental Health Survey, Brazil". *PLoS ONE*, v. 7, n. 2, p. e31879, 2012.

133. Guilherme V. Polanczyk et al., "Annual Research Review: A Meta-Analysis of the Worldwide Prevalence of Mental Disorders in Children and Adolescents". *The Journal of Child Psychology and Psychiatry*, v. 56, n. 3, pp. 345-65, 2015.

134. O número aumentaria para um em 36 em 2023 (Centers for Disease Control and Prevention [CDC], "Data & Statistics on Autism Spectrum Disorder", [s.d.]. Disponível em: <https://www.cdc.gov/ncbddd/autism/data.html>).

135. National Institute of Mental Health (NIMH), "Attention-Deficit/Hyperactivity Disorder (ADHD)", [s.d.]. Disponível em: <https://www.nimh.nih.gov/health/statistics/attention-deficit-hyperactivity-disorder-adhd>.

136. Carlos Moreno et al., "National Trends in the Outpatient Diagnosis and Treatment of Bipolar Disorder in Youth". *Archives of General Psychiatry*, v. 64, n. 9, pp. 1032-9, 2007.

137. Guilherme V. Polanczyk et al., "ADHD Prevalence Estimates Across Three Decades: An Updated Systematic Review and Meta-Regression Analysis". *International Journal of Epidemiology*, v. 43, n. 2, pp. 434-42, 2014.

138. R. C. Kessler et al., "Comorbidity of DSM-III-R Major Depressive Disorder in the General Population: Results from the US National Comorbidity Survey". *The British Journal of Psychiatry*, v. 168, n. S30, 2018.

139. Cato Romero et al., "Exploring the Genetic Overlap between Twelve Psychiatric Disorders". *Nature Genetics*, v. 54, pp. 1795-1802, 2022.

140. Madeleine Goodkin et al., "Identification of a Common Neurobiological Substrate for Mental Illness". *JAMA Psychiatry*, v. 72, n. 4, pp. 305-15, 2015; Emma Sprooten et al., "Addressing Reverse Inference in Psychiatric Neuroimaging: Meta-Analyses of Task-Related Brain Activation in Common Mental Disorders". *Human Brain Mapping*, v. 38, n. 4, pp. 1846-64, 2017.

141. Cross-Disorder Group of the Psychiatric Genomics Consortium, "Identification of Risk Loci with Shared Effects on Five Major Psychiatric Disorders: A Genome-Wide Analysis". *The Lancet*, v. 381, n. 9875, pp. 1371-9, 2013.

142. Jairo Vinícius Pinto, Thiago C. Moulin e Olavo B. Amaral, "On the Transdiagnostic Nature of Peripheral Biomarkers in Major Psychiatric Disorders: A Systematic Review". *Neuroscience & Biobehavioral Reviews*, v. 83, pp. 97-108, 2017.

143. Para uma visão crítica do processo, ver S. Kapur, A. G. Phillips e T. R. Insel, op. cit.

144. Avshalom Caspi et al., "The p Factor: One General Psychopathology Factor in the Structure of Psychiatric Disorders?". *Clinical Psychological Science*, v. 2, n. 2, 2013.

145. Iniciado em 1972, o estudo hoje já dura mais de cinquenta anos: <https://dunedinstudy.otago.ac.nz/>.

146. Para uma revisão dos autores sobre o conceito, ver Avshalom Caspi e Terrie E. Moffitt, "All for One and One for All: Mental Disorders in One Dimension" (*The American Journal of Psychiatry*, v. 175, n. 9, pp. 831-44, 2018); para uma visão crítica recente, ver Ashley L. Watts et al., "A Critical Evaluation of the p-Factor Literature" (*Nature Reviews Psychology*, v. 3, pp. 108-22, 2024).

147. Thomas Insel, "Director's Blog: Transforming Diagnosis". NIMH, 29 abr. 2013. O texto não se encontra mais disponível no site do NIMH.

148. Ver <https://www.nimh.nih.gov/research/research-funded-by-nimh/rdoc>.

149. Pam Belluck e Benedict Carey, "Psychiatry's Guide Is Out of Touch with Science, Experts Say". *The New York Times*, 6 maio 2013. Disponível em: <https://www.nytimes.com/2013/05/07/health/psychiatrys-new-guide-falls-short-experts-say.html>.

150. Bruce N. Cuthbert, "The Role of RDOC in Future Classification of Mental Disorders". *Dialogues in Clinical Neuroscience*, v. 22, n. 1, pp. 81-5, 2020.

151. Steven E. Hyman, "The Diagnosis of Mental Disorders: The Problem of Reification". *Annual Review of Clinical Psychology*, v. 6, pp. 155-79, 2010.

152. James Mill, *Analysis of the Phenomena of the Human Mind*. Londres: Longmans Green Reader and Dyer, 1869. 2 v.

153. David Dobbs, "The Smartphone Psychiatrist". *The Atlantic*, jul./ago. 2017. Disponível em: <https://www.theatlantic.com/magazine/archive/2017/07/the-smartphone-psychiatrist/528726/>. Insel consolidaria essa visão no livro *Cura: A trajetória pela doença mental até alcançar a saúde mental* (trad. de Caroline Suiter. Rio de Janeiro: Alta Life, 2023).

154. K. S. Kendler, "An Historical Framework for Psychiatric Nosology". *Psychological Medicine*, v. 39, n. 12, pp. 1935-41, 2009.

155. João Paulo Macedo et al., "A regionalização da saúde mental e os novos desafios da reforma psiquiátrica brasileira". *Saúde e Sociedade*, v. 26, n. 1, 2017. O número subiria para mais de 2800 em 2024 (Ministério da Saúde, "Dados da Rede de Atenção Psicossocial [Raps] no Sistema Único de Saúde [SUS]". Brasília, set. 2022. Disponível em: <https://www.gov.br/saude/pt-br/acesso-a-informacao/acoes-e-programas/caps/raps/arquivos/dados-da-rede-de-atencao-psicossocial-raps.pdf/>).

156. Ministério da Saúde, "Rede de atenção psicossocial", [s.d.]. Disponível em: <https://www.gov.br/saude/pt-br/composicao/saes/desme/raps>.

157. Fernando Mussa Abujamra Aith (Coord.), *A regulação dos serviços de saúde mental no Brasil: Inserção no Sistema Único de Saúde e na saúde suplementar*. Brasília: Conselho Federal de Psicologia, Brasília, 2013. Disponível em: <https://site.cfp.org.br/wp-content/uploads/2013/07/Saude_mental.pdf>.

158. Brasil, "Lei n. 10.216, de 5 de abril de 2001. Dispõe sobre a proteção e os direitos das pessoas portadoras de transtornos mentais e redireciona o modelo assistencial em saúde mental". Brasília, abr. 2001.

159. Para uma versão completa do relato de Amarante, ver seu *Loucos pela vida: A trajetória da reforma psiquiátrica no Brasil* (Rio de Janeiro: Fiocruz, 1998).

160. Para uma biografia algo romantizada de Basaglia, ver Mauro Serapioni, "Franco Basaglia: Biografia de um revolucionário" (*História, Ciências, Saúde, Manguinhos*, v. 26, n. 2, 2019).

161. Um dos conceitos centrais de Basaglia era justamente colocar o diagnóstico entre parênteses (Ian Cummins, "Putting Diagnosis into Brackets: Franco Basaglia, Radical Psychiatry, and Contemporary Mental Health Services". *Illness, Crisis & Loss*, v. 26, n. 3, 2016).

162. A afirmação de Terra, feita também em outros contextos, foi investigada pela mídia e descartada como falsa (Marcelo Hartmann, "Ministro Osmar Terra erra ao dizer que maconha é principal causa de mortes no trânsito em Porto Alegre". *Zero Hora*, 5 dez. 2019. Disponível em: <https://gauchazh.clicrbs.com.br/saude/noticia/2019/12/ministro-osmar-terra-erra-ao-dizer-que-maconha-e-principal-causa-de-mortes-no-transito-em-porto-alegre-ck3stc6vl02vc01rzqcbg89t6.html>; <https://lupa.uol.com.br/jornalismo/2017/08/17/osmar-terra-ministro-maconha>).

163. Geraldo retornaria ao cargo de presidente da ABP em 2020, tendo sido reeleito para um novo mandato que deve durar até 2025.

164. Ver <http://lattes.cnpq.br/9471338065453170>.

165. "Casa de Saúde Dr. Eiras é fechada definitivamente no RJ". G1, 23 mar. 2012. Disponível em: <https://g1.globo.com/rio-de-janeiro/noticia/2012/03/casa-de-saude-dr-eiras-e-fechada-definitivamente-no-rj.html>.

166. Associação Brasileira de Saúde Coletiva, "Nota pública contra a nomeação de Valencius Wurch Duarte Filho para a CGMAD/MS", 10 dez. 2015. Disponível em: <https://abrasco.org.br/nota-publica-cgmadms/>.

167. Escola Nacional de Saúde Pública Sergio Arouca, "Saúde mental vence mais uma luta: Valencius Wurch é exonerado do cargo". *Informe ENSP*, 9 maio 2016. Disponível em: <https://informe.ensp.fiocruz.br/noticias/39572>.

168. Gabriele Bonat, "Maconha para uso medicinal é ilusão e ingenuidade, diz psiquiatra". *Gazeta do Povo*, 5 ago. 2022.

169. Ver a definição de Vanessa Barbara, "O louco de palestra" (*piauí*, n. 49, out. 2010. Disponível em: <https://piaui.folha.uol.com.br/materia/o-louco-de-palestra/>.

170. Ver <https://pt.wikipedia.org/wiki/Escola_sem_Partido>.

171. Carolina Sarres, "Psicólogos e psiquiatras divergem sobre campanha contra 'medicalização' de crianças e adolescentes". *Agência Brasil*, 17 jul. 2012. Disponível em: <https://memoria.ebc.com.br/agenciabrasil/noticia/2012-07-17/psicologos-e-psiquiatras-divergem-sobre-campanha-contra-%E2%80%9Cmedicalizacao%E2%80%9D-de-criancas-e-adolescentes>.

172. Coordenação Geral de Saúde Mental, Álcool e outras Drogas et al. "Educação permanente na RAPS: A experiência do Percursos Formativos", out. 2015. Disponível em: <http://189.28.128.100/dab/docs/portaldab/documentos/Cooperacao_Horizontal_experiencia_percursos_formativos.pdf>.

173. A campanha segue ativa desde então. Ver <https://www.psicofobia.com.br/>.

174. Patients for Affordable Drugs, "The Hidden Hand: Big Pharma Influence on Patient Advocacy Groups", jul. 2021. Disponível em: <https://patientsforaffordabledrugs.org/wp-content/uploads/2021/06/06-28-21_P4AD_HiddenHandReport_V24.pdf>.

175. Paulo Amarante, op. cit., nota 159.

176. Ver <https://www.loucurasuburbana.org/>.

177. Ver <https://www.instagram.com/tapirandopiradopirou/>.

178. "'Parada do Orgulho Louco' no RS gera polêmica com entidades médicas". G1, 26 out. 2015. Disponível em: <https://g1.globo.com/rs/rio-grande-do-sul/noticia/2015/10/parada-orgulho-louco-no-rs-gera-polemica-com-entidades-medicas.html>.

179. Itamar Melo, "Parada do Orgulho Louco divide profissionais de saúde". *Zero Hora*, 27 out. 2015. Disponível em: <https://gauchazh.clicrbs.com.br/comportamento/noticia/2015/10/parada-do-orgulho-louco-divide-profissionais-de-saude-4887678.html>.

180. Ver <https://pt.wikipedia.org/wiki/F%C3%B3rum_Social_Mundial#FSM_2018>.

181. A definição da época ainda não tinha incluído os grupos adicionais que, posteriormente, expandiriam a sigla para LGBTQIA+, LGBTQIAP+ ou LGBTQIAPN+.

182. Ver <https://pt.wikipedia.org/wiki/Movimento_negro_no_Brasil>.

183. Para críticas de natureza distinta sobre o tema, ver Sheri Berman, "Why Identity Politics Benefits the Right More Than the Left" (*The Guardian*, 14 jul. 2018. Disponível em: <https://www.theguardian.com/commentisfree/2018/jul/14/identity-politics-right-left-trump-racism> e Olúfẹ́mi O. Táíwò, *Elite Capture: How the Powerful Took Over Identity Politics (and Everything Else)* (Londres: Pluto Press, 2022).

184. Hans Asperger, "'Autistic Psychopathy' in Childhood". In: Uta Frich (Org.), *Autism and Asperger Syndrome*. Cambridge: Cambridge University Press, 1991.

185. Ver <https://wrongplanet.net/>.

186. Os depoimentos citados e outros estão reunidos em Sarah M. Parsloe e Austin S. Babrow, "Removal of Asperger's Syndrome from the DSM V: Community Response to Uncertainty" (*Health Communication*, v. 31, n. 4, pp. 485-94, 2016); e David C. Giles, "'DSM-V Is Taking Away Our Identity: The Reaction of the Online Community to the Proposed Changes in the Diagnosis of Asperger Disorder" (*Health*, v. 18, n. 2, 2013).

187. Clare Punshon, Paul Skirrow e Glynis Murphy, "The Not Guilty Verdict: Psychological Reactions to a Diagnosis of Asperger Syndrome in Adulthood". *Autism: The International Journal of Research and Practice*, v. 13, n. 3, 2009.

188. O número subiria para uma em 36 crianças em 2020 (Centers for Disease Control and Prevention [CDC], "Data & Statistics on Autism Spectrum Disorder", [s.d.]. Disponível em: <https://www.cdc.gov/ncbddd/autism/data.html>.

189. Young Shin Kim et al., "Prevalence of Autism Spectrum Disorders in a Total Population Sample". *The American Journal of Psychiatry*, v. 168, n. 9, pp. 904-12, 2011. A estatística seria questionada em levantamentos posteriores usando metodologias distintas (Seung-Mi Yoo et al., "Prevalence and Premature Mortality Statistics of Autism Spectrum Disorder among Children in Korea: A Nationwide Population-Based Birth Cohort Study". *Journal of Korean Medical Science*, v. 37, n. 1, 2022).

190. Benjamin Wallace, "Autism Spectrum: Are You on It?". *New York*, 26 out. 2012. Disponível em: <https://nymag.com/news/features/autism-spectrum-2012-11/>.

191. Ver <https://en.wikipedia.org/wiki/Neurodiversity>.

192. Para um relato pessoal sobre o conflito, ver Manoj Kanagaraj, "I Want to Help Find the Cause of Autism. Some Autistic People Think I'm the Enemy" (*The Washington Post*, 7 abr. 2015). Disponível em: <https://www.washingtonpost.com/posteverything/wp/2015/04/07/i-want-to-help-find-the-cause-of-autism-some-autistic-people-think-im-the-enemy/>.

193. Ver <https://wireddifferently.co.uk/> e outros.

194. Tania M. Luhrmann, op. cit., nota 118.

195. Clare Punshon, Paul Skirrow e Glynis Murphy, op. cit., nota 187.

196. The American Journal of Psychiatry, "Attention Deficit Hyperactivity Disorder in Adults" (editorial). *The American Journal of Psychiatry*, v. 151, n. 5, pp. 633-8, 1994.

197. O site foi descontinuado em 2023. Outros fóruns online incluem <https://psychforums.com/> e <https://mentalhealthforum.net/>, mas boa parte desse tipo de atividade migrou para as redes sociais.

198. Talcott Parsons, *The Social System*. Abingdon: Routledge, 1991.

199. "Grã-Bretanha nega extradição de hacker escocês autista aos Estados Unidos". BBC, 16 out. 2012. Disponível em: <https://www.bbc.com/portuguese/noticias/2012/10/121016_extradicao_hacker_eua_jp>.

200. Para uma discussão mais extensa das contradições inerentes ao transtorno, ver Gary Greenberg, *The Book of Woe* (Nova York: Blue Rider Press, 2013), cap. 15.

201. Benjamin Libet et al., "Time of Conscious Intention to Act in Relation to Onset of Cerebral Activity (Readiness-Potential): The Unconscious Initiation of a Freely Voluntary Act". *Brain*, v. 106, n. 3, pp. 623-42, 1983. Para críticas à interpretação do experimento, ver Steve Taylor, "How a Flawed Experiment 'Proved' That Free Will Doesn't Exist" (Scientific American [blog], 6 dez. 2019. Disponível em: <https://blogs.scientificamerican.com/observations/how-a-flawed-experiment-proved-that-free-will-doesnt-exist/>).

202. Eliezer J. Sternberg, *My Brain Made Me Do It: The Rise of Neuroscience and the Threat to Moral Responsability*. Nova York: Prometheus Books, 2010.

203. Peter D. Kramer, *Ouvindo o Prozac: Uma abordagem profunda e esclarecedora sobre a "pílula da felicidade"*. Rio de Janeiro: Record, 1994.

204. Nikolas Rose, op. cit., nota 34.

205. Michel Foucault, *História da loucura: Na idade clássica*. 2. ed. São Paulo: Perspectiva, 2019.

206. Ver <https://www.maoamiga.org/>.

207. Ver <https://scerts.com/>.

208. Fernanda Nunes e Francisco Ortega, "Ativismo político de pais de autistas no Rio de Janeiro: Reflexões sobre o 'direito ao tratamento'". *Saúde e Sociedade*, v. 25, n. 4, 2016.

209. Dário Pasche et al. (Coords.), *Linha de cuidado para a atenção às pessoas com transtornos do espectro do autismo e suas famílias na Rede de Atenção Psicossocial do Sistema Único de Saúde*. Brasília: Ministério da Saúde, 2015. Disponível em: <https://bvsms.saude.gov.br/bvs/publicacoes/linha_cuidado_atencao_pessoas_transtorno.pdf>.

210. Dário Pasche e Vera Lúcia Ferreira Mendes (Coords.), *Diretrizes de atenção à reabilitação da pessoa com Transtornos do Espectro do Autismo (TEA)*. Brasília: Ministério da Saúde, 2014. Disponível em: <https://www.gov.br/saude/pt-br/assuntos/saude-de-a-a-z/s/saude-da-pessoa-com-deficiencia/publicacoes/diretrizes-de-atencao-a-reabilitacao-da-pessoa-com-transtornos-do-espectro-do-autismo.pdf/view>.

211. Brasil, "Lei n. 12.764, de 27 de dezembro de 2012. Institui a Política Nacional dos Direitos da Pessoa com Transtorno do Espectro Autista; e altera o § 3º do art. 98 da Lei n. 8.112, de 11 de dezembro de 1990". Brasília, dez. 2012.

212. Ministério do Desenvolvimento e Assistência Social, Família e Combate à Fome, "Benefício de Prestação Continuada (BPC)", 25 nov. 2019. Disponível em: <https://www.gov.br/mds/pt-br/acoes-e-programas/suas/beneficios-assistenciais/beneficio-assistencial-ao-idoso-e-a-pessoa-com-deficiencia-bpc>.

213. Para uma visão mais aprofundada dela sobre o tema, ver Clarice Rios e Kenneth Rochel Camargo Júnior, "Especialismo, especificidade e identidade: As controvérsias em torno do autismo no SUS" (*Ciência & Saúde Coletiva*, v. 24, n. 3, 2019).

214. Partido Comunista Brasileiro (PCB), "Derrotar o projeto burguês e a conciliação de classes!", 5 nov. 2023. Disponível em: <https://pcb.org.br/portal2/31040>.

215. Peter Sedgwick, "Illness: Mental and Otherwise". *The Hastings Center Studies*, v. 1, n. 3, pp. 19-40, 1973.

216. Em defesa de Insel, sua trajetória depois de sair do NIMH tem focado menos a neurociência do que as dimensões sociais da saúde mental, vide seu último livro, *Cura: A trajetória pela doença mental até alcançar a saúde mental* (trad. de Caroline Suiter. Rio de Janeiro: Alta Life, 2023).

217. Julian Tudor Hart, "The Inverse Care Law". *The Lancet*, v. 297, n. 7696, pp. 405-12, 1971.

3. n = 1 [pp. 135-94]

1. Aracele Maria de Souza et al., "A Systematic Scoping Review of the Genetic Ancestry of the Brazilian Population". *Genetics and Molecular Biology*, v. 42, n. 3, pp. 495-508, 2019.

2. "23andme Portraits of Health Thisisme Adverts & Commercials Archive" (vídeo). YouTube, 1min3, 12 out. 2012. Disponível em: <https://www.youtube.com/watch?v=v7z0h-m_B0s>.

3. Em 2024, o mesmo teste fornecia avaliações de risco de um total de catorze condições médicas. Ver <https://www.23andme.com/dna-reports-list/>.

4. Ao longo do ano seguinte, outras previsões sobre risco de doenças foram sendo enviadas por e-mail, como hipercolesterolemia familiar, trombofilia hereditária e diabetes tipo 2.

5. Marcelo Leite, "Conhecer o próprio genoma envolve surpresas e decepções". *Folha de S.Paulo*, 10 mar. 2019. Disponível em: <https://www1.folha.uol.com.br/ilustrissima/2019/03/conhecer-o-proprio-genoma-envolve-surpresas-e-decepcoes.shtml>.

6. Tina Hesman Saey, "What Genetic Tests from 23andMe, Veritas and Genos Really Told Me about My Health". *ScienceNews*, 22 maio 2018. Disponível em: <https://www.sciencenews.org/article/review-genetic-tests-23andme-veritas-genos-health-comparison?mode=pick&context=2782>.

7. Razib Khan, "The FDA's Battle with 23andMe Won't Mean Anything in the Long Run". *Slate*, 25 nov. 2013. Disponível em: <https://slate.com/technology/2013/11/fda-letter-to-23andme-won-t-mean-anything-in-the-long-run.html>.

8. O número chegaria a 15 milhões em 2024, segundo o próprio 23andMe. Ver <https://medical.23andme.com/>.

9. Tina Hesman Saey, "Consumer DNA Testing Promises More Than It Delivers". *ScienceNews*, 22 maio 2018. Disponível em: <https://www.sciencenews.org/article/consumer-genetic-testing-dna-genome>.

10. O preço havia sido atualizado para 299 reais em 2023.

11. Ver <https://geneone-dev.azurewebsites.net/>. Depois da conclusão do ensaio, boa parte dos testes de genética médica seria concentrado no portal Dasa Genômica: <https://www.dasagenomica.com/>.

12. Uma gravação da palestra pode ser vista no YouTube (Dr Pedro Neuro [canal], "TEDMED: A um passo da eternidade, Pedro Schestatsky LifeLab" [vídeo]. YouTube, 31min23, 29 out. 2020. Disponível em: <https://www.youtube.com/watch?v=RR8SRNqhDPQ&t=19s>.

13. Em 2023, o congresso seria rebatizado como NextMed Health. Ver <https://www.nextmed.health/>.

14. Ver <https://en.wikipedia.org/wiki/Technological_singularity>.

15. Vernor Vinge, "The Coming Technological Singularity: How to Survive in the Post-Human Era". *The VISION-21 Symposium*, 1993. Disponível em: <https://edoras.sdsu.edu/~vinge/misc/singularity.html>.

16. Ray Kurzweil, *A singularidade está próxima: Quando os humanos transcendem a biologia*. Trad. de Ana Goldberger. São Paulo: Iluminuras, 2018.

17. Em 2024, o número era 335 (e já era maior do que nove na época da palestra). Ver <https://www.spacex.com/launches/>.

18. Filme de 1986 dirigido por Russel Mulcahy, cuja trama é uma fábula envolvendo guerreiros imortais ao longo do tempo.

19. A frase é encontrável em sites de citações, mas não parece corresponder exatamente ao que o filósofo escreveu no prefácio à primeira edição de *O mundo como vontade e representação*, publicada em 1819: "À verdade é permitida apenas uma celebração breve da vitória, a saber, entre os dois longos períodos em que é condenada como paradoxal e desprezada como trivial".

20. O número seguiria aumentando, chegando a 520 start-ups ativas em 2023. Ver <https://materiais.distrito.me/mr/healthtech-report>.

21. Varun Gulshan et al., "Development and Validation of a Deep Learning Algorithm for Detection of Diabetic Retinopathy in Retinal Fundus Photographs". *JAMA*, 29 nov. 2016. Disponível em: <https://static.googleusercontent.com/media/research.google.com/en//pubs/archive/45732.pdf>.

22. Andre Esteva et al., "Dermatologist-Level Classification of Skin Cancer with Deep Neural Networks". *Nature*, v. 542, pp. 115-8, 2017.

23. Scott Mayer McKinney et al., "International Evaluation of an AI System for Breast Cancer Screening". *Nature*, v. 577, pp. 89-94, 2020.

24. Corinne Abrams, "Google's Effort to Prevent Blindness Shows AI Challenges". *The Wall Street Journal*, 26 jan. 2019. Disponível em: <https://www.wsj.com/articles/googles-effort-to-prevent-blindness-hits-roadblock-11548504004>.

25. A empresa foi recentemente incorporada pela Tempus Radiology. Ver <https://www.tempus.com/radiology/>.

26. Ver ⟨https://enlitic.com/⟩.

27. Ver ⟨https://www.qure.ai/⟩.

28. Creative Destruction Lab (canal), "Geoff Hinton: On Radiology" (vídeo). YouTube, 1min24, 24 nov. 2016. Disponível em: ⟨https://youtu.be/2HMPRXstSvQ⟩.

29. European Society of Radiology (ESR), "What the Radiologist Should Know about Artificial Intelligence: An ESR White Paper". *Insights into Imaging*, v. 10, 2019. Disponível em: ⟨https://www.ncbi.nlm.nih.gov/pmc/articles/PMC6449411/⟩.

30. Ver ⟨https://ada.com/pt/⟩.

31. A empresa iria à falência em 2023, e suas operações, inclusive o aplicativo, seriam adquiridas pela americana eMed. Ver ⟨https://www.emed.com/uk⟩.

32. A limitação seria superada pela chegada dos chatbots baseados em grandes modelos de linguagem, como o ChatGPT, cuja acurácia em resolver problemas clínicos tem sido objeto de inúmeros estudos. Ver Alexander V. Eriksen, Sören Möller e Jesper Ryg, "Use of GPT-4 to Diagnose Complex Clinical Cases", *NEJM* AI, v. 1, n. 1, 2023. Disponível em: ⟨ http://doi.org/10.1056/AIp2300031⟩; Justin T Reese et al., "On the Limitations of Large Language Models in Clinical Diagnosis" (preprint), medRxiv, 26 fev. 2024. Disponível em: ⟨https://doi.org/10.1101/2023.07.13.23292613⟩.

33. Em 2024, o site da empresa mencionava mais de quarenta instituições, incluindo algumas no México e no Peru. Ver ⟨https://www.medroom.com.br/⟩.

34. Ver ⟨https://cubo.network/⟩.

35. Jason Del Rey, "Inside Walmart and Amazon's Race to Buy Hot Health Care Startup PillPack: And How Walmart Let It Slip Away". *Fortune*, 13 jun. 2023. Disponível em: ⟨https://fortune.com/2023/06/13/amazon-walmart-winner-sells-all-jason-del-rey-book-excerpt/⟩.

36. Não por acaso, a Cuco seria adquirida pela rede de farmácias Raia Drogasil em 2021 (Diana Cheng, "Raia Drogasil adquire Cuco Health, plataforma focada em aderência ao tratamento". *Money Times*, 1 ago. 2021. Disponível em: ⟨https://www.moneytimes.com.br/raia-drogasil-adquire-cuco-health-plataforma-focada-em-aderencia-ao-tratamento/⟩.

37. Júlio deixaria a Dasa em 2021, e, no momento da edição deste livro, era diretor médico da Memed, empresa de prescrição digital.

38. O aplicativo, mais tarde, se transformaria num escritório de advocacia online e estenderia suas ações para outras áreas do direito do consumidor, mas mantendo o foco na experiência digital. Ver ⟨https://tomazapp.adv.br/⟩.

39. Em 2024, o site parecia ter saído do ar.

40. Equivalente a cerca de 3400 reais em 2024.

41. Depois da conclusão deste ensaio, Schestatsky desenvolveria a ideia em seu livro *Medicina do amanhã: Como a genética, o estilo de vida e a tecnologia juntos podem auxiliar na sua qualidade de vida* (Rio de Janeiro: Gente, 2021).

42. Ver ⟨https://www.ifm.org/⟩.

43. A empresa seria adquirida pela Nestlé Health Science em 2020. Ver ⟨https://www.nestlehealthscience.com/newsroom/press-releases/livingmatrix-acquisition⟩.

44. Ver ⟨https://www.nemo.med.br/⟩.

45. Ver ⟨https://promethease.com/⟩.

46. Ver ⟨https://www.snpedia.com/⟩. A página principal não é atualizada desde 2017, sugerindo que o projeto se encontra inativo há algum tempo.

47. Ver ⟨https://snpedia.com/index.php/Magnitude⟩.

48. Organização Mundial da Saúde (OMS), "The Top 10 Causes of Death", 9 dez. 2020. Disponível em: <https://www.who.int/news-room/fact-sheets/detail/the-top-10-causes-of-death>.

49. Antonio Regalado, "How Wiki Is Keeping Direct-to-Consumer Genetics Alive". *MIT Technology Review*, 19 out. 2014. Disponível em: <https://www.technologyreview.com/2014/10/19/170908/how-a-wiki-is-keeping-direct-to-consumer-genetics-alive/>.

50. John P. A. Ioannidis, "Why Most Published Research Findings Are False". *PLoS Medicine*, v. 2, n. 8, p. 124, 2005.

51. Para uma explicação mais extensa do conceito de significância estatística, ver Brian Resnick, "What a Nerdy Debate about p-values Shows about Science: And How to Fix It" (*Vox*, 31 jul. 2017. Disponível em: <https://www.vox.com/science-and-health/2017/7/31/16021654/p-values-statistical-significance-redefine-0005>).

52. M. Daniele Fallin, Priya Duggal e Terri H. Beaty, "Genetic Epidemiology and Public Health: The Evolution from Theory to Technology". *American Journal of Epidemiology*, v. 183, n. 5, pp. 387-93, 2016.

53. Amit V. Khera et al., "Genome-Wide Polygenic Scores for Common Diseases Identify Individuals with Risk Equivalent to Monogenic Mutations". *Nature Genetics*, v. 50, pp. 1219-24, 2018.

54. Amanda B. Zheutlin et al., "Penetrance and Pleiotropy of Polygenic Risk Scores for Schizophrenia in 106,160 Patients Across Four Health Care Systems". *The American Journal of Psychiatry*, v. 176, n. 10, pp. 846-55, 2019. Dados mais recentes apontam que um escore na faixa dos 1% mais altos confere um risco 5,6 vezes maior em relação à população em geral (Vassily Trubetskoy et al., "Mapping Genomic Loci Implicates Genes and Synaptic Biology in Schizophrenia". *Nature*, v. 604, pp. 502-8, 2022).

55. David M. Howard et al., "Genome-Wide Meta-Analysis of Depression Identifies 102 Independent Variants and Highlights the Importance of the Prefrontal Brain Regions". *Nature Neuroscience*, v. 22, pp. 343-52, 2019.

56. Patrick F. Sullivan, "Genetic Epidemiology of Major Depression: Review and Meta-Analysis". *The American Journal of Psychiatry*, v. 157, n. 10, pp. 1552-62, 2000; Kenneth S. Kendler et al., "The Genetic Epidemiology of Treated Major Depression in Sweden". *The American Journal of Psychiatry*, v. 175, n. 11, pp. 1137-44, 2018.

57. Eugenio López-Cortegano, "Inferring the Nature of Missing Heritability in Human Traits Using Data from the GWAS Catalog". *Genetics*, v. 212, n. 3, pp. 891-904, 2019. Disponível em: <https://academic.oup.com/genetics/article/212/3/891/5931250>.

58. Richard Border et al., "No Support for Historical Candidate Gene or Candidate Gene-by-Interaction Hypotheses for Major Depression Across Multiple Large Samples". *The American Journal of Psychiatry*, v. 176, n. 5, pp. 376-87, 2019.

59. Scott Alexander, "5-HTTLPR: A Pointed Review". *State Star Codex*, 7 maio 2019. Disponível em: <https://slatestarcodex.com/2019/05/07/5-httlpr-a-pointed-review/>.

60. Rebatizado em 2021 como Meta.

61. Os dados são de 2020; em 2024, o valor de mercado da Alphabet, conglomerado capitaneado pelo Google, havia subido para 1,9 trilhão de dólares, enquanto a Meta, do Facebook, se encontrava estagnada em 1,2 trilhão. Ver <https://en.wikipedia.org/wiki/List_of_public_corporations_by_market_capitalization>.

62. Eric Topol, *The Creative Destruction of Medicine: How the Digital Revolution Will Create Better Health Care*. Nova York: Basic Books, 2013.

63. Id., *Medicina profunda, Deep Medicine: Como a inteligência artificial pode reumanizar os cuidados de saúde*. Trad. de André Garcia Islabão. Porto Alegre: Artmed, 2024.

64. Megan Molteni, "23andMe Goes Global in Its Data-Mining Efforts". *Wired*, 18 maio 2018. Disponível em: <https://www.wired.com/story/23andme-outside-researchers/>.

65. Daniel Galera, *Meia-noite e vinte*. São Paulo: Companhia das Letras, 2016.

66. Nos Estados Unidos, por exemplo, o Genetic Information Nondiscrimination Act proíbe o uso de informação genética por empregadores e seguradoras (National Human Genome Research Institute [NHGRI], "Genetic Discrimination", [s.d.]. Disponível em: <https://www.genome.gov/about-genomics/policy-issues/Genetic-Discrimination>). O Brasil ainda carece de legislação específica nesse sentido.

67. Stephen Chen, "'Forget the Facebook Leak': China Is Mining Data Directly from Workers' Brain on an Industrial Scale". *South China Morning Post*, 29 abr. 2018. Disponível em: <https://www.scmp.com/news/china/society/article/2143899/forget-facebook-leak-china-mining-data-directly-workers-brains>.

68. Oscar, "How Do I Get Up with My New Oscar Plan?", [s.d.]. Disponível em: <https://www.hioscar.com/faq/5-steps-to-get-more-out-of-your-new-Oscar-plan>.

69. Em 2023, fontes reportariam números de mais de 6 milhões de testes realizados pela empresa (Kimberly Dawn Neumann e Valeria Williams, "MyHeritage DNA Review [2024]". *Forbes*, 25 set. 2023. Disponível em: <https://www.forbes.com/health/body/myheritage-dna-review/>).

70. Norton, "MyHeritage Data Breach Exposes Info of More Than 92 Million Users", 8 ago. 2018. Disponível em: <https://us.norton.com/internetsecurity-emerging-threats-myheritage-data-breach-exposes-info-of-more-than-92-million-user.html>.

71. A iniciativa daria frutos: após a conclusão desse ensaio, o aplicativo de saúde mental se tornaria o carro-chefe da TNH Health, que passaria a se identificar apenas como Vitalk. Em 2022, a empresa seria adquirida pela Gympass, um serviço de assinaturas de academias e aplicativos de saúde atualmente avaliado na casa dos bilhões de dólares (Gympass, "Vitalk agora é Gympass", 11 abr. 2022. Disponível em: <https://gympass.com/pt-br/blog/noticias-do-gympass/vitalk-agora-e-gympass/>).

72. Esse era o caso em 2019 — atualmente, a Vitalk funciona através de um aplicativo independente.

73. Em 2024, o site do Youper mencionaria mais de 2 milhões de usuários.

74. O Youper publicaria alguns dados de efetividade de seus aplicativos para ansiedade e depressão em 2021 (Ashish Mehta et al., "Acceptability and Effectiveness of Artificial Intelligence Therapy for Anxiety and Depression [Youper]: Longitudinal Observational Study". *Journal of Medical Internet Research*, v. 23, n. 6, 2021). Cabe ressaltar, porém, que se trata de um estudo observacional não controlado, em que não é possível isolar o efeito do aplicativo de outras causas de melhora dos sintomas ao longo do tempo.

75. Além de testar o aplicativo, a empresa tem usado os dados coletados para responder a perguntas mais amplas, como o impacto da pandemia de covid-19 na saúde mental, seguindo os passos de empresas como o 23andMe (Julia S. Yarrington et al., "Impact of the covid-19 Pandemic on Mental Health among 157,213 Americans". *Journal of Affective Disorders*, v. 286, pp. 64-70, 2021).

76. Diogo Lara, *Temperamento forte e bipolaridade: Dominando os altos e baixos do humor*. 10. ed. São Paulo: Benvirá, 2009.

77. Ver <http://www.temperamento.com.br/content/>.

78. Em 2024, o número de downloads anunciado pela empresa havia aumentado para mais de 4 milhões. Apesar da inflação do período, o preço permanecia estável em 199,90 reais ao ano. Ver <https://www.cingulo.com/>.

79. Ainda que a descrição de falta de empatia se aplique aos aplicativos mencionados, os grandes modelos de linguagem parecem destinados a mudar radicalmente esse panorama. Em 2023, um artigo (John W. Ayers et al., "Comparing Physician and Artificial Intelligence Chatbot Responses to a Patient Questions Posted to a Public Social Media Forum". *JAMA Internal Medicine*, v. 183, n. 6, pp. 589-96, 2023) compararia as

respostas de médicos humanos e do ChatGPT a dúvidas de saúde postadas na internet, e o resultado foi uma goleada em favor da máquina: 45% das respostas do chatbot foram consideradas empáticas ou muito empáticas contra apenas 5% das dos médicos.

80. Ver discussões sobre a eficácia dos métodos da empresa em influenciar votantes em Brian Resnick, "Cambridge Analytica's 'Psychographic Microtargeting': What's Bullshit and What's Legit" (*Vox*, 26 mar. 2018. Disponível em: <https://www.vox.com/science-and-health/2018/3/23/17152564/cambridge-analytica-psychographic-microtargeting-what>) e Elizabeth Gibney, "The Scant Science Behind Cambridge Analytica's Controversial Marketing Techniques" (*Nature*, 29 mar. 2018).

81. Nicholas Confessore e Danny Hakim, "Data Firm Says 'Secret Sauce' Aided Trump; Many Scoff". *The New York Times*, 6 mar. 2017. Disponível em: <https://www.nytimes.com/2017/03/06/us/politics/cambridge-analytica.html>.

82. Michal Kosinski, David Stillwell e Thore Graepel, "Private Traits and Attributes Are Predictable from Digital Records of Human Behavior". *PNAS*, v. 110, n. 15, pp. 5802-5, 2013. Disponível em: <https://www.pnas.org/doi/10.1073/pnas.1218772110>.

83. H. Andrew Schwartz et al., "Personality, Gender, and Age in the Language of Social Media: The Open-Vocabulary Approach". *PLoS ONE*, v. 8, n. 9, 2013.

84. Johannes C. Eichstaedt et al., "Facebook Language Predicts Depression in Medical Records". *PNAS*, v. 115, n. 44, pp. 11203-8, 2018.

85. Andrew G. Reece, "Instagram Photos Reveal Predictive Markers of Depression". *EPJ Data Science*, v. 6, n. 15, 2017.

86. Artigos subsequentes relatam taxas de acurácia em detectar depressão de até 91% com dados de redes sociais, por exemplo, Ramin Safa, Peyman Bayat e Leila Moghtader, "Automatic Detection of Depression Symptoms in Twitter Using Multimodal Analysis" (*The Journal of Supercomputing*, v. 78, pp. 4709-44, 2022); entretanto, a ausência de validação em dados independentes do material de treino dos algoritmos sugere que essa precisão esteja artificialmente inflada.

87. Martin Kaste, "Facebook Increasingly Reliant on A.I. to Predict Suicide Risk". *NPR*, 17 nov. 2018. Disponível em: <https://www.npr.org/2018/11/17/668408122/facebook-increasingly-reliant-on-a-i-to-predict-suicide-risk>.

88. Mason Marks, "Suicide Prediction Technology Is Revolutionary. It Badly Needs Oversight". *The Washington Post*, 20 dez. 2018. Disponível em: <https://washingtonpost.com/outlook/suicide-prediction-technology-is-revolutionary-it-badly-needs-oversight/2018/12/20/214d2532-fd6b-11e8-ad40-cdfd0e0dd65a_story.html>.

89. Insel também é citado no capítulo 2, "Meu cérebro e eu".

90. Rachel Metz, "The Smartphone App That Can Tell You're Depressed Before You Know It Yourself". *MIT Technology Review*, 5 out. 2018.

91. Insel, porém, deixaria a empresa em 2019, e esta encerraria suas atividades em 2023 (Emily Olsen, "Mindstrong Sells Tech Assets to SondreMind, Shuts Down Operations". *Mobi Health News*, 22 mar. 2023. Disponível em: <https://www.mobihealthnews.com/news/mindstrong-sells-tech-assets-sondermind-shuts-down-operations>).

92. George Eleftheriou, "The Death of Psychotherapy as We Know It. A Manifesto for Augmented Mental Health". *Augmented Mental Health*, 7 maio 2018. Disponível em: <https://www.augmentedmental-health.com/blog/manifesto-for-augmented-mental-health>.

93. Em maio de 2024, o aparelho seguia aguardando aprovação regulatória para seu lançamento comercial.

94. Em 2022, a empresa publicaria dados mostrando que o uso do aparelho em um programa de terapia cognitivo-comportamental estaria associado à redução de sintomas de ansiedade e depressão, mas a ausência de um grupo de controle não permite atribuir tal redução à tecnologia (Charalampos Tsirmpas et al., "Feasibility, Engagement, and Preliminary Clinical Outcomes of a Digital Biodata-Driven Intervention for Anxiety and Depression". *Frontiers in Digital Health*, v. 4, 2022).

95. No estudo citado acima, os usuários discordaram da avaliação fornecida pelo aparelho em cerca de 13% das vezes.

96. Para uma opinião mais extensa do autor sobre o tema, ver Olavo Amaral, "Psiquiatras, professores e o paradoxo de Moravec" (*Nexo*, 23 jan. 2024. Disponível em: <https://www.nexojornal.com.br/colunistas/2024/01/23/psiquiatras-professores-paradoxo-moravec-inteligencia-artificial>).

97. Yuval Noah Arari, *Homo Deus: Uma breve história do amanhã*. Trad. de Paulo Geiger. São Paulo: Companhia das Letras, 2016.

98. Em 2022, o aplicativo passou a se chamar Zepp Life.

99. Em 2024, o Mi Band 7, versão mais atual do aparelho, saía por 166 reais.

100. Ver <https://www.lark.com/wellness>.

101. Ver <https://quantifiedself.com/>.

102. Rui Chen et al., "Personal Omics Profiling Reveals Dynamic Molecular and Medical Phenotypes". *Cell*, v. 148, v. 6, pp. 1293-307, 2012.

103. Carina Dennis, "The Rise of the 'Narciss-Ome'". *Nature*, 2012.

104. Ver exemplos interessantes de visualização em <https://quantifiedself.com/show-and-tell/>.

105. Ver <https://quantifiedself.com/show-and-tell/>.

106. TED (canal), "Charlie Rose e Larry Page: Para onde a Google vai seguir?" (vídeo). YouTube, 23min30, 22 mar. 2014. Disponível em: <https://www.youtube.com/watch?v=mArrNRWQEso&list=UUAuUUnT6oDeKwE6v1NGQxug&index=2>.

107. Mariana Perroni, "A inteligência artificial pode tornar a medicina mais humana?" (vídeo). *TED*, 13min56, maio 2018. Disponível em: <https://www.ted.com/talks/mariana_perroni_sera_que_a_inteligencia_artificial_tornara_a_medicina_mais_humana?language=pt-br>.

108. Robert C. Green e Nita A. Farahany, "Regulation: The FDA Is Overcautious on Consumer Genomics". *Nature*, v. 505, pp. 286-7, 2014.

109. Gary Wolf, "Why I've Joined the Board of Open Humans". *Quantified Self*, 11 abr. 2019. Disponível em: <https://quantifiedself.com/blog/why-ive-joined-the-board-of-open-humans/>.

110. Eric Topol, *The Patient Will See You Now: The Future of Medicine Is in Your Hands*. Nova York: Basic Books, 2016.

111. "Theranos Elizabeth Ted Talk Full" (vídeo). YouTube, 16min16, 12 set. 2014. Disponível em: <https://www.youtube.com/watch?v=SX7ec3uDlhs>.

112. Joseph Rago, "Elizabeth Holmes: The Breakthrough of Instant Diagnosis". *The Wall Street Journal*, 8 set. 2013.

113. Roger Parloff, "This CEO Is Out for Blood". *Fortune*, 12 jun. 2014.

114. Ken Auletta, "Blood, Simpler". *The New Yorker*, 8 dez. 2014. Disponível em: <https://www.newyorker.com/magazine/2014/12/15/blood-simpler>.

115. John P. A. Ioannidis, "Is Biomedical Innovation Happening Outside the Peer-Reviewed Literature". *JAMA*, v. 313, n. 7, pp. 663-4, 2015.

116. A reputação de Ioannidis no meio acadêmico se tornaria mais controversa após a pandemia de covid-19, quando suas previsões se revelaram menos acertadas (Stephanie M. Lee, "An Elite Group of

Scientists Tried to Warn Trump against Lockdowns in March". BuzzFeed News, 24 jul. 2020. Disponível em: <https://www.buzzfeednews.com/article/stephaniemlee/ioannidis-trump-white-house-coronavirus-lockdowns>).

117. John Carreyrou, "Hot Startup Theranos Has Struggled with Its Blood-Test Technology". *The Wall Street Journal*, 16 out. 2015. Disponível em: <https://www.wsj.com/articles/theranos-has-struggled-with-blood-tests-1444881901>.

118. Holmes seria condenada a onze anos e três meses de prisão por fraude em 2022 pela Justiça da Califórnia.

119. John Carreyrou, *Bad Blood: Fraude bilionária no vale do Silício*. Trad. de Alberto Gassul Streicher. Rio de Janeiro: Alta Books, 2019.

120. Ioana A. Cristea, Eli M. Cahan e John P. A. Ioannidis, "Stealth Research: Lack of Peer-Reviewed Evidence from Healthcare Unicorns". *European Journal of Clinical Investigation*, v. 49, n. 4, abr. 2019. Disponível em: <https://doi.org/10.1111/eci.13072>.

121. Em 2023, a afirmação no site do Youper havia mudado para "83% dos usuários experimentam uma melhora nos sintomas e funcionamento em *apenas duas semanas*", e mesmo essa versão seria removida em 2024. Ainda assim, a afirmação sobre os efeitos de uma única conversa persiste em declarações antigas de executivos da empresa à mídia. Ver <https://web.archive.org/web/20230205232828/https://www.youper.ai/our-impact> e <https://mission.org/it-visionaries/how-a-i-can-revolutionize-mental-healthcare-with-thiago-marafon-cto-of-youper/>.

122. Paul Dagum, "Digital Biomarkers of Cognitive Function". *npj Digital Medicine*, v. 1, n. 10, 2018.

123. Cathy O'Neil, *Algoritmos de destruição em massa: Como o big data aumenta a desigualdade e ameaça a democracia*. Rio de Janeiro: Rua do Sabão, 2021.

124. O problema só se tornaria mais agudo com a chegada dos grandes modelos de linguagem, e ainda que a "explicabilidade" seja colocada como um dos princípios básicos da ética em inteligência artificial (Luciano Floridi e Josh Cowls, "A Unified Framework of Five Principles for AI in Society". *HDSR*, 2019), ninguém sabe ao certo como atingi-la.

125. Kit Huckvale et al., "Smartphone Apps for Calculating Insulin Dose: A Systematic Assesment". *BMC Medicine*, v. 13, n. 106, 2015.

126. Naomi Chuchu et al., "Smartphone Applications for Triaging Adults with Skin Lesions That Are Suspicious for Melanoma". *Cochrane Database of Systematic Reviews*, n. 12, 2018. Uma revisão de 2020 chegaria a conclusões semelhantes sobre a falta de confiabilidade, ainda que com números um pouco melhores (Karoline Freeman et al., "Algorithm Based Smartphone Apps to Assess Risk of Skin Cancer in Adults: Systematic Review of Diagnostic Accuracy Studies". *BMJ*, v. 368, 2020).

127. Joel A. Wolf et al., "Diagnostic Inaccuracy of Smartphone Applications for Melanoma Detection". *JAMA Dermatology*, v. 149, n. 4, pp. 422-6, 2013.

128. Para uma lista de estudos da companhia, ver <https://resourcecenter.omadahealth.com/peer-reviewed-studies>.

129. No momento da revisão deste ensaio em 2024, não havia sinais de que o estudo tivesse sido publicado.

130. Em 2024, o número havia subido para 3 milhões de downloads e quase 300 mil avaliações.

131. Greca deixou a empresa e, desde 2021, é diretor de Saúde Populacional do Hospital Sírio--Libanês.

132. Nicholas J. Schork, "Personalized Medicine: Time for One-Person Trials". *Nature*, v. 520, pp. 609-11, 2015.

133. Para uma discussão mais aprofundada do fenômeno, ver a discussão sobre a eficácia do rastreamento do câncer de próstata no capítulo 1, "Novembro cinza".

134. A. Sofia Warner, "Patient and Physician Attitudes Toward Low-Value Diagnostic Tests". *JAMA Internal Medicine*, v. 176, n. 8, pp. 1219-21, 2016; Nancy L. Keating et al., "How Are Patients' Specific Ambulatory Care Experiences Related to Trust, Satisfaction, and Considering Changing Physicians?". *Journal of General Internal Medicine*, v. 17, pp. 29-39, 2002. Keith I. Marton et al., "Attitudes of Patients Toward Diagnostic Tests: The Case of the Upper Gastrointestinal Series Roentgenogram". *Medical Decision Making*, v. 2, n. 4, 1982.

135. "Some Royal Death-Beds". *The British Medical Journal*, v. 1, n. 2582, pp. 1557-60, 1910.

136. David Casarett, "The Science of Choosing Wisely: Overcoming the Therapeutic Illusion". *The New England Journal of Medicine*, v. 374, pp. 1203-05, 2016.

137. William B. Schwartz, "Medicine and the Computer: The Promisse and Problems of Change". *The New England Journal of Medicine*, v. 283, pp. 1257-64, 1970.

138. William B. Schwartz, Ramesh S. Patil e Peter Szolovits, "Artificial Intelligence in Medicine". *The New England Journal of Medicine*, v. 316, pp. 685-8, 1987.

139. A reação negativa faria as resoluções serem revogadas apenas três semanas depois. Ironicamente, a pandemia de covid-19 no ano seguinte tornaria a resistência à telemedicina uma postura anacrônica.

140. Fernandes é hoje diretor do programa de educação da International Society for Telemedicine and eHealth (ISFTEH).

141. "The Opening Video Clip of the MEDiNISRAEL 2017 Conference" (vídeo). YouTube, 3min19, 13 mar. 2017. Disponível em: <https://www.youtube.com/watch?v=zZ_Sf9NxSgg>.

142. Kurata é atualmente CEO da Inception Consultoria e Pesquisa, dedicada à pesquisa de mercado na área de saúde.

143. O leque de opções seria mais tarde ampliado para incluir perda de peso e tratamento de pele. Ver <https://www.hims.com/>.

144. A campanha é alinhada ao conceito de *condition branding* discutido no capítulo 2, "Meu cérebro e eu".

145. "Pfizer Pelé High Quality Portuguese" (vídeo). YouTube, 1 min, 12 ago. 2012. Disponível em: <https://www.youtube.com/watch?v=0CZLERljqtY>.

146. "1998 Bob Dole Viagra Commercial" (vídeo). YouTube, 1min1, 14 jun. 2019. Disponível em: <https://www.youtube.com/watch?v=oMeulTWdqiY>.

147. Ele talvez se refira a esse ensaio clínico que mostrou maior aderência a dietas no longo prazo em indivíduos que realizaram o teste: Justine Horne et al., "Enhanced Long-Term Dietary Change and Adherence in a Nutrigenomics-Guided Lifestyle Intervention Compared to a Population-Based (GLB/DPP) Lifestyle Intervention for Weight Management: Results from the NOW Randomised Controlled Trial". *BMJ Nutrition, Prevention & Health*, v. 3, n. 1, 2020. Disponível em: <https://doi.org/10.1136%2Fbmjnph-2020-000073>.

148. Bradley P. Turnwald et al., "Learning One's Genetic Risk Changes Physiology Independent of Actual Genetic Risk". *Nature Human Behaviour*, v. 3, pp. 48-56, 2019.

149. Daiva E. Nielsen e Ahmed El-Sohemy, "A Randomized Trial of Genetic Information for Personalized Nutrition". *Genes & Nutrition*, v. 7, pp. 559-66, 2012.

150. Em 2023, o pacote de bem-estar saía por 599 reais, e o de bem-estar e saúde, por 899 reais. O serviço de sequenciamento genético parece não estar mais disponível através do site da empresa.

151. O questionário é descrito em Elissa Epel e Elizabeth Blackburn, *O segredo está nos telômeros: Receita revolucionária para manter a juventude e viver mais e melhor* (São Paulo: Planeta, 2017).

152. Jessie Hewitson, "From Hyperbaric Oxygen Chambers to HumanChargers: Welcome to the Wellness Revolution". *The Times*, 12 jan. 2019.

153. O mesmo argumento aplicado a saúde mental é feito no capítulo 2, "Meu cérebro e eu".

154. Jasson L. Vassy et al., "The Impact of Whole-Genome Sequencing on the Primary Care and Outcomes of Healthy Adult Patients". *Annals of Internal Medicine*, v. 167. n. 3, 2017. Disponível em: <http://www.acpjournals.org/doi/pdf/10.7326/M17-0188?download=true>.

155. Ingrid A. Holm et al., "The BabySeq Project: Implementing Genomic Sequencing in Newborns". *BMC Pediatrics*, v. 18, n. 225, 2018. Resultados iniciais comparando o sequenciamento a exames tradicionais de rastreamento em recém-nascidos foram publicados em Monica H. Wojcik et al., "Discordant Results between Conventional Newborn Screening and Genomic Sequencing in the BabySeq Project" (*Genetics in Medicine*, v. 23, n. 7, pp. 1372-5, 2021).

156. Megan D. Maxwell et al., "Educating Military Primary Health-Care Providers in Genomic Medicine: Lessons Learned from the MilSeq Project". *Genetics in Medicine*, v. 22, n. 10, pp. 1710-7, 2020.

157. Emilie S. Zoltick et al., "Predispositional Genome Sequencing in Healthy Adults: Design, Participant Characteristics, and Early Outcomes of the PeopleSeq Consortium". *Genome Medicine*, v. 11, n. 10, 2019.

158. Para uma discussão extensa da polêmica em torno do rastreamento do câncer de próstata, ver o capítulo 1, "Novembro cinza".

159. William Bruce Cameron, *Informal Sociology: A Casual Introduction to Sociological Thinking*. Nova York: Random House, 1963.

160. Em 2024, cabe a ressalva de que os grandes modelos de linguagem parecem colocados para mudar dramaticamente essa realidade, dada a sua capacidade notável de se adaptar ao seu interlocutor. Ver Terrence Sejnowski, "Largue Language Models and the Reverse Turing Test (*Neural Computation*, v. 35, n. 3, pp. 309-42, 2023).

161. A hipótese de que a efetividade de anúncios direcionados tem sido grosseiramente exagerada pelo mercado é desenvolvida no livro do escritor norte-americano Tim Hwang, *Subprime Attention Crisis* (Nova York: FSG Originals, 2020).

162. Ver <https://en.wikipedia.org/wiki/Arab_Winter>.

163. O argumento sobre o risco existencial da inteligência artificial é classicamente articulado em *Superinteligência: Caminhos, perigos e estratégias para um novo mundo*, do filósofo sueco Nick Bostrom (São Paulo: Darkside, 2018), e tem vindo à tona com cada vez mais frequência. Para uma visão recente do autor deste livro sobre o tema, ver Olavo Amaral, "As formas intermediárias" (*piauí*, n. 199, abr. 2023. Disponível em: <https://piaui.folha.uol.com.br/materia/chatgpt-limites-inteligencia-artificial/>).

4. CIENTISTAS SONHAM COM CLOROQUINAS ELÉTRICAS? [pp. 195-302]

1. Plinio Lins (canal), "Queen of Aerobatics: Filipe Rafaeli Flying Super Decathlon" (vídeo). YouTube, 7min53s, 26 jan. 2016. Disponível em: <https://www.youtube.com/watch?v=tyA7RrojuGc>.

2. Jianjun Gao, Zhenxue Tian e Xu Yang, "Breakthrough: Chloroquine Phosphate Has Shown Apparent Efficacy in Treatment of Covid-19 Associated Pneumonia in Clinical Studies". *BioScience Trends*, v. 14, n. 1, pp. 72-3, 2020.

3. Cláudia Collucci, Phillippe Watanabe e Vinicius Torres Freire, "Médicos entram em 'guerra de WhatsApp' por epidemia de novo coronavírus no Brasil". *Folha de S.Paulo*, 12 mar. 2020. Disponível em: <https://www1.folha.uol.com.br/equilibrioesaude/2020/03/medicos-entram-guerra-de-whatsapp-por-epidemia-de-novo-coronavirus-no-brasil.shtml>.

4. Luis Correia, "Hidroxicloroquina: O dia em que a ciência parou". *Medicina Baseada em Evidências*, 20 mar. 2020. Disponível em: <http://medicinabaseadaemevidencias.blogspot.com/2020/03/hidroxicloroquina-o-dia-em-que-ciencia.html>.

5. Scott Sayare, "He Was a Science Star. Then He Promoted a Questionable Cure for Covid-19". *The New York Times Magazine*, 12 maio 2020.

6. Philippe Gautret et al., "Hydroxychloroquine and Azithromycin as a Treatment of Covid-19: Results of an Open-Label Non-Randomized Clinical Trial". *International Journal of Antimicrobial Agents*, v. 56, n. 1, p. 105 949, 2020. O estudo seria retratado em 2025, por questões relacionadas a aspectos éticos no recrutamento dos pacientes e à metodologia de PCR utilizada (ver <https://doi.org/10.1016/j.ijantimicag.2024.107416>).

7. Scott Sayare, op. cit.

8. Elisabeth Bik, "Thoughts on the Gautret et al. Paper about Hydroxychloroquine and Azithromycin Treatment of Covid-19 Infections". *Science Integrity Digest*, 24 mar. 2020.

9. Frits R. Rosendaal, "Review of 'Hydroxychloroquine and Azithromycin as a Treatment of Covid-19: Results of an Open-Label Non-Randomized Clinical Trial'". *International Journal of Antimicrobial Agents*, v. 56, n. 1, p. 106 063, jul. 2020.

10. Kevin Roose e Matthew Rosenberg, "Touting Virus Cure, 'Simple Country Doctor' Becomes a Right-Wing Star". *The New York Times*, 2 abr. 2020.

11. Vladimir Zelenko, "A Report on Successful Treatment of Coronavirus". *Global Research*, 23 mar. 2020. Disponível em: <http://www.globalresearch.ca/report-successful-treatment-coronavirus/5708056>.

12. Roland Derwand, Martin Scholz e Vladimir Zelenko, "Covid-19 Outpatients: Early Risk-Stratified Treatment with Zinc Plus Low-Dose Hydroxychloroquine and Azithromycin: A Retrospective Case Series Study". *International Journal of Antimicrobial Agents*, v. 56, n. 6, 2020.

13. Flavio Bolsonaro (página), "Rudolph Giuliani entrevistou o médico dr. Zelenko que já tratou cerca de 500 pacientes com covid-19" (vídeo). Facebook, 7min53, 5 abr 2020. Disponível em: <https://www.facebook.com/watch/?v=224430548630591>.

14. "Hidroxicloroquina com dr. Paolo Zanotto (USP), dr. Pedro Batista (Prevent Senior) e Helio Beltrão" (live). Facebook, 1h44min7, 5 abr. 2020. Disponível em: <https://www.facebook.com/watch/live/?ref=watch_permalink&v=1185511281788788>.

15. Rodrigo Barbosa Esper et al., "Empirical Treatment with Hydroxychloroquine and Azithromycin for Suspected Cases of Covid-19 Followed-Up by Telemedicine". Prevent Senior Institute, 2020. Disponível em: <https://static.poder360.com.br/2020/04/2020.04.15-journal-manuscript-final.pdf>.

16. Mariana Desidério, "Hidroxicloroquina precoce reduziu mortes em 60%, diz Prevent Senior". *Exame*, 17 abr. 2020. Disponível em: <https://exame.com/negocios/hidroxicloroquina-precoce-reduziu-mortes-em-60-diz-prevent-senior/>. Em 2024, o estudo seguia não publicado, ainda que tenha sido citado diversas vezes na literatura médica.

17. FDA, "FDA Cautions against Use of Hydroxychloroquine or Chloroquine for Covid-19 Outside of the Hospital Setting or a Clinical Trial Due to Risk of Heart Rhythm Problems", 2020. Disponível em: <https://www.fda.gov/drugs/drug-safety-and-availability/fda-cautions-against-use-hydroxychloroquine-or-chloroquine-covid-19-outside-hospital-setting-or>.

18. Daniel Mello, "Ministério alerta para risco do uso de cloroquina sem indicação médica". *Agência Brasil*, 28 mar. 2020. Disponível em: <https://agenciabrasil.ebc.com.br/saude/noticia/2020-03/ministerio-alerta-para-risco-do-uso-de-cloroquina-sem-indicacao-medica>.

19. "Cientistas publicam carta aberta ao ministro da Saúde". *Brasil sem Medo*, 8 abr. 2020. Disponível em: <https://brasilsemmedo.com/cientistas-publicam-carta-aberta-ao-ministro-da-saude/>.

20. IPVATV (canal), "10 evidências científicas do dilúvio e da arca, dr. Marcos Eberlin" (vídeo). YouTube, 57min2, 2 dez. 2015. Disponível em: <https://www.youtube.com/watch?v=TZL2pKANYa0>.

21. Fábio Zanini, "Referência, virologista choca colegas com adesão a teses bolsonaristas sobre Covid". *Folha de S.Paulo*, 12 jun. 2012. A história dos trajes militares, ocorrida em uma aula de virologia em 2015, me foi relatada pessoalmente por alunos da USP. Disponível em: <https://www1.folha.uol.com.br/equilibrioesaude/2021/06/referencia-virologista-choca-colegas-com-adesao-a-teses-bolsonaristas-sobre-covid.shtml>.

22. James M. Todaro e Gregory J. Rigano, "An Effective Treatment for Coronavirus (Covid-19)", 13 mar. 2020. Disponível em: <https://docs.google.com/document/u/1/d/e/2PACX-1vTi-g18ftNZUMRAj2SwR-PodtscFio7bJ7GdNgbJAGbdfF67WuRJB3ZsidgpidB2eocFHAVjIL-7deJ7/pub>.

23. Elon Musk, post do X (antigo Twitter), 17 mar. 2020. Disponível em: <https://twitter.com/elonmusk/status/1239776019856461824>.

24. ABC News (canal), "Trump Touts Chloroquine, Old Malaria Drug That Doctors Say May Help Treat Coronavirus" (vídeo). YouTube, 1min37s, 19 mar. 2020. Disponível em: <https://www.youtube.com/watch?v=3GuNbGC2D_8>.

25. Rob Savillo, "Over Three Days This Week, Fox News Promoted an Antimalarial Drug Treatment for Coronavirus Over 100 Times". *Media Matters for America*, 27 mar. 2020. Disponível em: <https://www.mediamatters.org/fox-news/over-three-days-week-fox-news-promoted-antimalarial-drug-treatment-coronavirus-over-100>.

26. Jair Bolsonaro, post do X (antigo Twitter), 31 mar. 2020. Disponível em: <https://twitter.com/jairbolsonaro/status/1241434576049840130>.

27. Cailin O'Connor e James Owen Weatherall, *The Misinformation Age: How False Beliefs Spread*. New Haven: Yale University, 2020.

28. Id., "Hydroxychloroquine and the Political Polarization of Science". *Boston Review*, 4 maio 2020. Disponível em: <https://bostonreview.net/articles/cailin-oconnor-james-owen-weatherall-covid-19-and-polarization/>.

29. Poder360 (canal), "Quem é de direita toma cloroquina, quem é de esquerda, Tubaína, diz Bolsonaro" (vídeo). YouTube, 30s, 19 maio 2020. Disponível em: <https://www.youtube.com/watch?v=UrD5nNfVNDE>.

30. Alexandre Schwartsman, post do X (antigo Twitter), 20 maio 2020. Disponível em: <https://x.com/AlexSchwartsman/status/1263158588731727872>.

31. Em 2024, a plataforma ClinicalTrials.gov contabilizava 263 protocolos registrados para o estudo da hidroxicloroquina na covid-19, mas a lista não é exaustiva.

32. Colette DeJong e Robert M. Wachter, "The Risks of Prescribing Hydroxychloroquine for Treatment of Covid-19-First, Do No Harm". *JAMA Internal Medicine*, v. 180, n. 8, pp. 1118-9, 2020.

33. Cláudia Collucci, "'Cloroquina está sendo vista como salvadora, mas não é', diz médica do Incor". *Folha de S.Paulo*, 12 abr. 2020. Disponível em: <https://www1.folha.uol.com.br/equilibrioesaude/2020/04/cloroquina-esta-sendo-vista-como-salvadora-mas-nao-e-diz-medica-do-incor.shtml>.

34. Maicon Falavigna et al., "Diretrizes para o tratamento farmacológico da covid-19. Consenso da Associação de Medicina Intensiva Brasileira, da Sociedade Brasileira de Infectologia e da Sociedade Brasileira de Pneumologia e Tisiologia". *Revista Brasileira de Terapia Intensiva*, v. 32, n. 2, pp. 166-96, 2020.

35. Mayla Gabriela Silva Borba et al., "Effect of High vs Low Doses of Chloroquine Diphosphate as Adjunctive Therapy for Patients Hospitalized with Severe Acute Respiratory Syndrome Coronavirus 2 (SARS-CoV-2) Infection". *JAMA Network Open*, v. 3, n. 4, 2020.

36. Lindzi Wessel, "'It's a Nightmare.' How Brazilian Scientits Became Ensnared in Chloroquine Politics". *Science*, 22 jun. 2020. Disponível em: <https://www.science.org/content/article/it-s-nightmare-how-brazilian-scientists-became-ensnared-chloroquine-politics>.

37. Eduardo Bolsonaro, post do X (antigo Twitter), 17 abr. 2020. Disponível em: <https://twitter.com/bolsonarosp/status/1251132537373630469?lang=en>.

38. "A militância médica esquerdista por trás da pesquisa com alta dosagem de cloroquina em Manaus". *Conexão Política*, 17 abr. 2020. Disponível em: <https://www.conexaopolitica.com.br/ultimas/a-militancia-medica-esquerdista-por-tras-da-pesquisa-com-alta-dosagem-de-cloroquina-em-manaus/?idPost=54030>.

39. David Ágape, "Cloroquina em Manaus: Parentes de 2 pacientes que morreram denunciam superdosagem". *Gazeta do Povo*, 4 jul. 2021. Disponível em: <https://www.gazetadopovo.com.br/vida-e-cidadania/cloroquina-em-manaus-parentes-de-2-pacientes-que-morreram-denunciam-superdosagem/>.

40. Escola Nacional de Saúde Pública Sergio Arouca, "Marcus Lacerda: Cientista precisou de escolta por provar que a cloroquina não funciona". *Informe ENSP*, 15 abr. 2021. Disponível em: <http://informe.ensp.fiocruz.br/noticias/51215>.

41. Katie Thomas e Knvul Sheikh, "Small Chloroquine Study Halted Over Risk of Fatal Heart Complications". *The New York Times*, 12 abr. 2020. Disponível em: <https://www.nytimes.com/2020/04/12/health/chloroquine-coronavirus-trump.html>.

42. Felipe Mateus, "Grupo da Unicamp investiga fake news sobre coronavírus", Unicamp, 18 mar. 2020. Disponível em: <https://www.unicamp.br/unicamp/noticias/2020/03/19/grupo-da-unicamp-investiga-fake-news-sobre-coronavirus>.

43. Ver <https://twitter.com/grupo_infovid>.

44. Ver <https://www.youtube.com/@nerdologia>.

45. Roda Viva (canal), "Roda Viva: Atila Iamarino" (vídeo). YouTube, 1h31min10, 30 mar. 2020. Disponível em: <https://www.youtube.com/watch?v=s00BzYazxvU>.

46. Canal do Pirulla, "Cloroquina: O que sabemos?" (vídeo). YouTube, 52min25, 18 abr. 2020. Disponível em: <https://www.youtube.com/watch?v=M2cIUFqNQuA>.

47. Pirulla, post do X (antigo Twitter), 17 ago. 2018. Disponível em: <https://twitter.com/Pirulla25/status/1030420608511864832?s=20>.

48. Pirulla, post do X (antigo Twitter), 17 ago. 2018. Disponível em: <https://x.com/Pirulla25/status/1030422455716913152?s=20>.

49. Ver <https://www.skeptic.com/> e <https://en.wikipedia.org/wiki/Scientific_skepticism>.

50. Gabriel Alves, "Bióloga cria instituto para combater pseudociência e influenciar debate". *Folha de S.Paulo*, 29 out. 2018. Disponível em: <https://www1.folha.uol.com.br/ciencia/2018/10/biologa-cria-instituto-para-combater-pseudociencia-e-influenciar-debate.shtml>.

51. Natalia Pasternak e Luiz Gustavo de Almeida, "Ninguém provou que hidroxicloroquina cura covid-19". *Questão de Ciência*, 19 mar. 2020. Disponível em: <https://www.revistaquestaodeciencia.com.br/artigo/2020/03/19/ninguem-provou-que-hidroxicloroquina-cura-covid-19>.

52. Adriano D. Andricopulo, "Cloroquina e hidroxicloroquina trazem riscos graves". *Questão de Ciência*, 23 mar. 2020. Disponível em: <https://www.revistaquestaodeciencia.com.br/artigo/2020/03/23/cloroquina-e-hidroxicloroquina-trazem-riscos-graves>.

53. Carlos Orsi, "Cloroquina vira espetáculo de oportunismo". *Questão de Ciência*, 7 abr. 2020. Disponível em: <https://www.revistaquestaodeciencia.com.br/artigo/2020/04/07/cloroquina-vira-espetaculo-de-oportunismo>.

54. Adriana Ferraz, "BBB da CPI: Pasternak lacra com 'ema', 'frango' e 'chá da vovó'". *Estadão*, 11 jun. 2021.

55. "Médicos especialistas divergem sobre o uso de cloroquina e isolamento". CNN Brasil, 16 maio 2020. Disponível em: <https://www.cnnbrasil.com.br/saude/medicos-especialistas-divergem-sobre-o-uso-de-cloroquina-e-isolamento/>.

56. Tarcisio Faria (canal), "Microbiologista Natalia Pasternak humilha médicos negacionistas que defendem o uso de cloroquina" (vídeo). YouTube, 7min11, 23 maio 2020. Disponível em: <https://www.youtube.com/watch?v=3XT7tcpvTgA>.

57. André Shalders, "Mandetta é demitido do Ministério da Saúde após um mês de conflito com Bolsonaro: Relembre os principais choques". BBC News, 16 abr. 2020. Disponível em: <https://www.bbc.com/portuguese/internacional-52316728>.

58. Marcela Mattos, Paloma Rodrigues e Beatriz Borges, "Teich diz que pediu demissão em razão de desejo do governo de 'ampliação do uso da cloroquina'". G1, 5 maio 2021. Disponível em: <https://g1.globo.com/politica/noticia/2021/05/05/teich-cpi.ghtml>.

59. Natália Cancian, "Decisão sobre cloroquina foi precipitada e pode trazer riscos, diz ex-secretário". O Tempo, 20 maio 2020. Disponível em: <https://www.otempo.com.br/brasil/decisao-sobre-cloroquina-foi-precipitada-e-pode-trazer-riscos-diz-ex-secretario-1.2339836>.

60. Guilherme Mazui, "'É simples assim: um manda e o outro obedece', diz Pazuello ao lado de Bolsonaro". G1, 22 out. 2020. Disponível em: <https://g1.globo.com/politica/noticia/2020/10/22/e-simples-assim-um-manda-e-o-outro-obedece-diz-pazuello-ao-lado-de-bolsonaro.ghtml>.

61. Ana Mendonça, "Exército impõe 100 anos de sigilo para processo de Pazuello". Estado de Minas, 7 jun. 2021. Disponível em: <https://www.em.com.br/app/noticia/politica/2021/06/07/interna_politica,1274279/exercito-impoe-100-anos-de-sigilo-para-processo-de-pazuello.shtml>.

62. Ministério da Saúde, "Orientações do Ministério da Saúde para manuseio medicamentoso precoce de pacientes com diagnóstico da covid-19". Brasília, 2020. Disponível em: <https://www.gov.br/saude/pt-br/centrais-de-conteudo/arquivos/orientacoes-manuseio-medicamentoso-covid19-pdf>.

63. Conselho Federal de Medicina (CFM), "Processo-consulta CFM n. 8/2020: Parecer CFM n. 4/2020", 2020. Disponível em: <https://sistemas.cfm.org.br/normas/visualizar/pareceres/BR/2020/4>.

64. Dimitrius Dantas, "Técnicos do Ministério da Saúde atestam que não há eficácia no uso da cloroquina contra covid-19". O Globo, 20 maio 2020. Disponível em: <https://oglobo.globo.com/brasil/tecnicos-do-ministerio-da-saude-atestam-que-nao-ha-eficacia-no-uso-da-cloroquina-contra-covid-19-1-24436556>.

65. Conselho Nacional de Secretários de Saúde (Conass), "Nota oficial 'Orientações do Ministério da Saúde para tratamento medicamentoso precoce de pacientes com diagnóstico da covid-19", 20 maio 2020. Disponível em: <https://www.conass.org.br/nota-oficial-sobre-o-documento-intitulado-orientacoes-do-ministerio-da-saude-para-tratamento-medicamentoso-precoce-de-pacientes-com-diagnostico-da-covid-19-lancado-pelo-ministerio-da/>.

66. Joshua Geleris et al., "Observational Study of Hydroxychloroquine in Hospitalized Patients with Covid-19". The New England Journal of Medicine, v. 382, pp. 2411-8, 2020.

67. Mandeep R. Mehra, Frank Ruschitzka e Amit N. Patel, "Retraction — Hydroxychloroquine or Chloroquine with or without a Macrolide for Treatment of Covid-19: A Multinational Registry Analysis". The Lancet, v. 395, n. 10 240, p. 1820, 2020.

68. Francisco Javier Membrillo et al., "Early Hydroxychloroquine Is Associated with an Increase of Survival in Covid-19 Patients: An Observational Study". Preprints.org, 2020.

69. Bo You et al., "Low Dose of Hydroxychloroquine Reduces Fatality of Critically Ill Patients with Covid-19". Science China Life Sciences, v. 63, pp. 1515-21, 2020.

70. Tarek Sulaiman et al., "The Effect of Early Hydroxychloroquine-Based Therapy in Covid-19 Patients in Ambulatory Care Settings: A Nationwide Prospective Cohort Study". *medRxiv*, 2020.

71. Wei Tang et al., "Hydroxychloroquine in Patients with Mainly Mild to Moderate Coronavirus Disease 2019: Open Label, Randomised Controlled Trial". *The BMJ*, v. 369, 2020.

72. Ver <https://www.bmj.com/sites/default/files/attachments/bmj-article/pre-pub-history/first_decision_17.4.20.pdf>.

73. David R. Boulware et al., "A Randomized Trial of Hydroxychloroquine as Postexposure Prophylaxis for Covid-19". *The New England Journal of Medicine*, v. 383, pp. 517-25, 2020.

74. Caleb P. Skipper et al., "Hydroxychloroquine in Nonhospitalized Adults with Early Covid-19". *Annals of Internal Medicine*, v. 173, n. 8, 2020.

75. Oriol Mitjà et al., "Hydroxychloroquine for Early Treatment of Adults with Mild Coronavirus Disease 2019: A Randomized, Controlled Trial". *Clinical Infectious Diseases*, v. 73, n. 11, pp. E4073-81, 2021.

76. Oriol Mitjà et al., "A Cluster-Randomized Trial of Hydroxychloroquine for Prevention of Covid-19". *The New England Journal of Medicine*, v. 384, pp. 417-27, 2021.

77. Alexandre B. Cavalcanti et al., "Hydroxychloroquine with or without Azithromycin in Mild-to--Moderate Covid-19". *The New England Journal of Medicine*, v. 383, pp. 2041-52, 2020.

78. The RECOVERY Collaborative Group, "Effect of Hydroxychloroquine in Hospitalized Patients with Covid-19". *The New England Journal of Medicine*, v. 383, pp. 2030-40, 2020.

79. Fred Fernandes, post do X (antigo Twitter), 15 jul. 2020. Disponível em: <https://x.com/FredLAFernandes/status/1283458064620945410>. A descrição atual do perfil retirou a menção ao autoritarismo e negacionismo científico.

80. André Fran, post do X (antigo Twitter), 4 jul. 2020. Disponível em: <https://twitter.com/andrefran/status/1279420457884831747>.

81. Felipe Pedri, post do X (antigo Twitter), 7 abr. 2020. Disponível em: <https://twitter.com/FelipePedri/status/1247651184673984512?ref_src=twsrc%5Etfw>.

82. "Bolsonaro exibe caixa de cloroquina para emas no Palácio da Alvorada". UOL, 23 jul. 2020. Disponível em: <https://noticias.uol.com.br/politica/ultimas-noticias/2020/07/23/bolsonaro-exibe-caixa-de-cloroquina-para-emas-no-palacio-da-alvorada.htm>.

83. O Povo (canal), "Natalia Pasternak fala sobre a cloroquina na CPI da Covid: 'Fizemos todos os testes, não funciona'" (vídeo). YouTube, 1min10, 11 jun. 2021. Disponível em: <https://www.youtube.com/watch?v=8VWuHmTbzP4>.

84. "'Esse negacionismo da ciência, perpetuado pelo próprio governo, mata', diz Natalia Pasternak" (vídeo). G1, 49s, 11 jun. 2021. Disponível em: <https://g1.globo.com/politica/video/video-esse-negacionismo-da-ciencia-perpetuado-pelo-proprio-governo-mata-diz-natalia-pasternak-9594719.ghtml>.

85. Joseph A. Ladapo et al., "Randomized Controlled Trials of Early Ambulatory Hydroxychloroquine in the Prevention of Covid-19 Infection, Hospitalization, and Death: Meta-Analysis". *medRxiv*, 2020.

86. Xabier García-Albéniz et al., "Brief Communication: A Meta-Analysis of Randomized Trials of Hydroxychloroquine for the Prevention of Covid-19". *medRxiv*, 2020.

87. Id., "Systematic Review and Meta-Analysis of Randomized Trials of Hydroxychloroquine for the Prevention of Covid-19". *European Journal of Epidemiology*, v. 37, n. 8, pp. 789-96, 2022. A evidência de um benefício, ainda que discreto, do uso profilático do medicamento contra a covid-19, seria reforçada em 2024 pela publicação do COPCOV, maior ensaio clínico realizado sobre o tema até hoje (ver <https://doi.org/10.1371/journal.pmed.1004428>).

88. Paulo Ricardo Martins-Filho et al., "Efficacy and Safety of Hydroxychloroquine as Pre-and Post--Exposure Prophylaxis and Treatment of Covid-19: A Systematic Review and Meta-Analysis of Blinded, Placebo-Controlled, Randomized Clinical Trials". *The Lancet Regional Health*, v. 2, 2021; Suzana E. Tanni et al., "Use of Hydroxychloroquine to Prevent Sars-CoV-2 Infection and Treat Mild Covid-19: A Systematic Review and Meta-Analysis". *Jornal Brasileiro de Pneumologia*, v. 47, n. 5, 2021; Álvaro Avezum et al., "Hydroxychloroquine versus Placebo in the Treatment of Non-Hospitalised Patients with Covid-19 (COPE – Coalition v): A Double-Blind, Multicentre, Randomised, Controlled Trial". *The Lancet Regional Health Americas*, v. 11, 2022.

89. Harvey A. Risch, "Early Outpatient Treatment of Symptomatic, High-Risk Covid-19 Patients That Should Be Ramped Up Immediately as Key to the Pandemic Crisis". *American Journal of Epidemiology*, v. 89, n. 11, pp. 1218-26, 2020.

90. Ver <https://arbital.com/p/bayes_rule/>.

91. Cathrine Axfors et al., "Mortality Outcomes with Hydroxychloroquine and Chloroquine in Covid-19 from an International Collaborative Meta-Analysis of Randomized Trials". *Nature Communications*, v. 12, n. 2349, 2021.

92. C19early.org, "Covid-19 Early Treatment: Real-Time Analysis of 3,963 Studies", [s.d.]. Disponível em: <http://c19early.org>. O número de estudos em 2024 havia subido para 69 tratamentos e mais de 4 mil estudos.

93. Ver <https://c19early.org/faq.html>.

94. Rafael Leite Pacheco et al., "Critical Analysis of Methodological and Conceptual Aspects of 'c19study'". *Journal of Evidence-Based Healthcare*, v. 2, n. 2, 2020.

95. Seleno Glauber de Jesus-Silva e Leandro R. Tessler, "Levar site 'c19study' a sério é mentir para si mesmo". *Questão de Ciência*, 7 abr. 2021. Disponível em: <https://www.revistaquestaodeciencia.com.br/artigo/2021/04/07/levar-site-c19study-serio-e-mentir-para-si-mesmo>.

96. Victor Pinheiro, "Site faz análise enviesada e com erros técnicos para defender uso da ivermectina contra Covid". *Estadão*, 16 mar. 2021. Disponível em: <https://politica.estadao.com.br/blogs/estadao-verifica/site-faz-analise-enviesada-e-com-erros-tecnicos-para-defender-uso-da-ivermectina-contra-covid/>.

97. Scott Alexander, "Ivermectin: Much More Than You Wanted to Know". *Astral Codex Ten*. 17 nov. 2021. Disponível em: <https://www.astralcodexten.com/p/ivermectin-much-more-than-you-wanted>.

98. Em 2024, o grupo, então rebatizado como RioMed, se encontrava reduzido a 77 membros.

99. Victor Silva, "O que dizem no WhatsApp médicos a favor da cloroquina". *Folha de S.Paulo*, 19 jun. 2021. Disponível em: <https://www1.folha.uol.com.br/ilustrissima/2021/06/o-que-dizem-no-whatsapp-medicos-a-favor-da-cloroquina.shtml>.

100. Uma revisão de 2023 concluiu que a droga provavelmente tem pouco ou nenhum efeito sobre a mortalidade por covid-19 (Felicitas Grundeis et al., "Remdesivir for the Treatment of covid-19". *Cochrane Database of Systematic Reviews*, v. 1, n. 1, 2023).

101. Y. Roussel e D. Raoult, "Influence of Conflicts of Interest on Public Positions in the Covid-19 Era, the Case of Gilead Sciences". *New Microbes and New Infections*, v. 38, 2020. As conclusões do artigo são contestadas por uma publicação subsequente, que as atribui a falhas metodológicas (Louis Freget et al., "Conflicts of Interest and Physicians' Attitudes Towards Hydroxychloriquine as a Treatment Against Covid-19". Cold Spring Harbor Laboratory, 2021. Disponível em: <https://scholar.archive.org/fatcat/release/2t7ubhooabgn3nmxg22p673mka>).

102. Ana Mendonça, "Randolfe reproduz áudio de Mayra: 'Pênis na porta' e 'Figuras do Che'". *Estado de Minas*, 25 maio 2021. Disponível em: <https://www.em.com.br/app/noticia/politica/2021/05/25/interna_politica,1270107/randolfe-reproduz-audio-de-mayra-penis-na-porta-e-figuras-do-che.shtml>.

103. Autores de *The Knowledge Illusion: Why We Never Think Alone* (Nova York: Penguin Random House, 2018).

104. Para uma discussão mais ampla da publicidade em congressos médicos, ver Olavo Amaral, "Intoxicado de ofertas" (*piauí*, n. 108, set. 2015. Disponível em: <https://piaui.folha.uol.com.br/materia/intoxicado-de-ofertas/>).

105. Mariana Alvim, "'Vencendo a Covid': O grupo de '10 mil' médicos pró-cloroquina que se aproximou de Bolsonaro com 'evento histórico'". *O Globo*, 3 set. 2020. Disponível em: <https://oglobo.globo.com/epoca/brasil/vencendo-covid-grupo-de-10-mil-medicos-pro-cloroquina-que-se-aproximou-de-bolsonaro-com-evento-historico-1-24621400>.

106. CanalGov, "Presidente Jair Bolsonaro participa do Encontro Brasil vencendo a covid-19" (vídeo). YouTube, 56min49, 24 ago. 2020. Disponível em: <https://www.youtube.com/watch?v=B4PqnnALIjw>.

107. Matheus Adler, "'Eu acordava e conversava com Deus, pedindo instrução', diz médica mineira". *Estado de Minas*, 6 set. 2020. Disponível em: <https://www.em.com.br/app/noticia/gerais/2020/09/06/interna_gerais,1182895/eu-acordava-e-conversava-com-deus-pedindo-instrucao-medica-mineira.shtml>.

108. Mariana Alvim, "O grupo de '10 mil' médicos pró-cloroquina que se aproximou de Bolsonaro com 'evento histórico'". BBC News, 3 set. 2020. Disponível em: <https://www.bbc.com/portuguese/brasil-53994532>.

109. Ver <https://medicospelavidacovid19.com.br/>.

110. "Quem está por trás do 'informe publicitário' negacionista e pró-cloroquina em jornais". *Brasil de Fato*, 24 fev. 2021. Disponível em: <https://www.brasildefato.com.br/2021/02/24/quem-esta-por-tras-do-informe-publicitario-negacionista-e-pro-cloroquina-em-jornais>.

111. Raquel Lopes, "Produtora de 'kit Covid' bancou anúncios de associação pró-tratamento precoce e que atua no gabinete paralelo". *Folha de S.Paulo*, 16 jul. 2021. Disponível em: <https://www1.folha.uol.com.br/poder/2021/07/produtora-de-kit-covid-bancou-anuncios-de-associacao-pro-tratamento-precoce-e-que-atua-no-gabinete-paralelo.shtml>.

112. Sinduscon, "03.03.2021: Campanha 'Empresários em ação contra a covid-19 em favor da vida", 6 fev. 2021. Disponível em: <https://www.sindusconbq.com.br/index.php/noticias/257-03-02-2021-campanha-empresarios-em-acao-contra-a-covid-19-em-favor-da-vida>.

113. Médicos pela Vida, "Comitiva do MPF é recebida pelo governador do Rio Grande do Sul", 2 ago. 2022. Disponível em: <https://medicospelavidacovid19.com.br/noticias/comitiva-do-mpv-e-recebida-pelo-governador-do-rio-grande-do-sul/>.

114. Id., "Conselho Federal de Medicina recebe comitiva MPV em Brasília. Leia as demandas", 24 ago. 2022. Disponível em: <https://medicospelavidacovid19.com.br/noticias/conselho-federal-de-medicina-recebe-comitiva-mpv-em-brasilia-leia-as-demandas/>.

115. Bernardo Esteves, "Jalecos em guerra". *piauí*, n. 169, out. 2020. Disponível em: <https://piaui.folha.uol.com.br/materia/jalecos-em-guerra/>.

116. Paula Ferreira, "Quem é Mauro Ribeiro, presidente do CFM que assinou parecer liberando prescrição de cloroquina e entrou na lista de indiciados pela CPI da Covid". *O Globo*, 1 nov. 2021. Disponível em: <https://oglobo.globo.com/saude/quem-mauro-ribeiro-presidente-do-cfm-que-assinou-parecer-liberando-prescricao-de-cloroquina-entrou-na-lista-de-indiciados-pela-cpi-da-covid-25258202>.

117. Conselho Federal de Medicina (CFM), "Folha de S.Paulo publica artigo do presidente do CFM sobre covid-19", 25 jan. 2021. Disponível em: <https://portal.cfm.org.br/noticias/folha-de-s-paulo-publica-artigo-do-presidente-do-cfm-sobre-covid-19/?lang=en>.

118. Gideon Lasco, "Medical Populism and the Covid-19 Pandemic". *Global Public Health*, v. 15, n. 10, 2020.

119. Gideon Lasco e Nicole Curato, "Medical Populism". *Social Science & Medicine*, v. 221, pp. 1-8, 2019.

120. Matheus Muratori, "Bolsonaro diz, sem comprovação, que 'tratamento precoce salva vidas'". *Estado de Minas*, 4 jan. 2021. Disponível em: <https://www.em.com.br/app/noticia/politica/2021/01/04/interna_politica,1225768/bolsonaro-diz-sem-comprovacao-que-tratamento-precoce-salva-vidas.shtml>.

121. Fernanda Bruno, Isabela Kalil e Tatiana Roque, "O ovo de Colombo está em pé — Ciência, política e desinformação no Brasil durante a pandemia de covid-19: A difusão do 'tratamento precoce' no YouTube". *Conexões do Clima*, 2021. Disponível em: <https://conexao.ufrj.br/wp-content/uploads/2021/10/Tratamento_Precoce_no_YouTube.pdf>.

122. M. Million et al., "Clinical Efficacy of Chloroquine Derivatives in Covid-19 Infection: Comparative Meta-Analysis between the Big Data and the Real World". *New Microbes and New Infections*, v. 38, 2020.

123. Para uma lista de impropriedades metodológicas do estudo, ver Florian Naudet, post do X (antigo Twitter), 27 ago. 2020. Disponível em: <https://twitter.com/NaudetFlorian/status/1299068090882428928?s=20>.

124. Miguel Lago, "Procura-se um presidente". *piauí*, n. 152, maio 2019. Disponível em: <https://piaui.folha.uol.com.br/materia/procura-se-um-presidente/>.

125. Ver Ben Goldacre, *Bad Pharma: How Drug Companies Mislead Doctors and Harm Patients* (Nova York: Farrar, Straus and Giroux, 2012), ou a obra mais radical de Peter C. Gøtzsche, *Medicamentos mortais e crime organizado: Como a indústria farmacêutica corrompeu a assistência médica* (trad. de Daniel Augusto e Ananyr Fajardo. Porto Alegre: Bookman, 2016), para diferentes críticas nesse sentido.

126. Filipe Rafaeli, "Hidroxicloroquina: O mundo perdeu a noção de risco e benefício". *Pandemia*, 10 nov. 2021. Disponível em: <https://filiperafaeli.substack.com/p/hidroxicloroquina-o-mundo-perdeu>.

127. Andrea Carta e Claudio Conversano, "Cost Utility Analysis of Remdesivir and Dexamethasone Treatment for Hospitalised Covid-19 Patients: A Hypothetical Study". *BMC Health Services Research*, v. 21, n. 986, 2021.

128. O video foi retirado do Youtube em 2023 por violar as diretrizes da comunidade.

129. Filipe Rafaeli, "Hydroxychloroquine: L'Histoire que ça ne fonctionne pas est le plus grand canular de l'histoire humaine recente". *France-Soir*, 5 ago. 2020. Disponível em: <https://www.francesoir.fr/opinions-tribunes/hydroxychloroquine-lhistoire-que-ca-ne-fonctionne-pas-est-le-plus-grand-canular-de>.

130. Ver <https://archive.li/KhCT4#selection-847.21-854.0>.

131. Filipe Rafaeli, "Hidroxicloroquina: O mundo perdeu a noção de risco e benefício". *Pandemia*, 10 nov. 2021. Disponível em: <https://filiperafaeli.substack.com/p/hidroxicloroquina-o-mundo-perdeu>.

132. Tomas Pueyo, "Coronavirus: Why You Must Act Now". *Medium*, 10 mar. 2020. Disponível em: <https://tomaspueyo.medium.com/coronavirus-act-today-or-people-will-die-f4d3d9cd99ca>.

133. Warren Pearce, "What Does Covid-19 Mean for Expetise? The Case of Tomas Pueyo". *iHuman*, [s.d.]. Disponível em: <https://www.sheffield.ac.uk/ihuman/covid-19-blog/what-does-covid-19-mean-expertise-case-tomas-pueyo>.

134. Tomas Pueyo, "Coronavirus: The Hammer and the Dance". *Medium*, 19 mar. 2020. Disponível em: <https://tomaspueyo.medium.com/coronavirus-the-hammer-and-the-dance-be9337092b56>.

135. Roberto Carvalho Dias, "Quando acaba? Projeção término fase aguda covid-19. Principais países afetados incluindo Brasil. Técnica: somatória de duas curvas de Gauss sobrepostas". 13 abr. 2020. Disponível em: <http://ampid.org.br/docs/covid-19_quandoacaba.pdf>.

136. O site seria retirado do ar pela universidade ainda em 2020, mas algumas de suas previsões podem ser encontradas em notícias da época. Ver Sumita Thiagarajan, "SUTD Researcher Predicts When Covid-19

Could End in S'pore & Other Countries". Mothership, 3 maio 2020. Disponível em: <https://mothership.sg/2020/05/covid-19-projection-end/>.

137. Letícia Mori, "CPI da Covid: As previsões erradas de Osmar Terra sobre a pandemia". BBC News, 21 jun. 2021. Disponível em: <https://www.bbc.com/portuguese/brasil-57535494>.

138. Ver <https://www.worldometers.info/>.

139. Ver <https://ourworldindata.org/>.

140. FT Visual & Data Journalism Team, "Coronavirus Tracked: See How Your Country Compares". *Financial Times*, 23 dez. 2022. Disponível em: <https://ig.ft.com/coronavirus-chart/>.

141. Leonardo Monasterio, post do X (antigo Twitter), 22 set. 2020. Disponível em: <https://twitter.com/lmonasterio/status/1308481023232147458?s=20>.

142. Ver <https://twitter.com/jjchamie/>.

143. Juan Chamie-Quintero, Jennifer Hibberd e David Scheim, "Sharp Reductions in Covid-19 Case Fatalities and Excess Deaths in Peru in Close Time Conjunction, State-by-State, with Ivermectin Treatments" (preprint). OSF Preprints, 2022. Disponível em: <https://osf.io/preprints/osf/h7zbg>.

144. Id., "Ivermectin for Covid-19 in Peru: 14-Fold Reduction in Nationwide Excess Deaths, p<0.002 for Effect by State, Then 13-Fold Increase After Ivermectin Use Restricted" (preprint). OSF Preprints, 2021. Disponível em: <https://osf.io/preprints/osf/9egh4>.

145. Juan J. Chamie, "Covid-19 in Tokyo Japan". *Tableau Public*, 29 ago. 2021. Disponível em: <https://public.tableau.com/app/profile/jchamie/viz/covid-19inJapan/Severeanddeaths2>.

146. Id., "Ivermectin in Uttar Pradesh". *Juan's Analyses*, 12 nov. 2021. Disponível em: <https://juan-chamie.substack.com/p/ivermectin-in-uttar-pradesh>.

147. FLCCC Alliance, "Epidemiologic Analyses on Ivermectin in Covid-19", 4 dez. 2020. Disponível em: <https://covid19criticalcare.com/ivermectin-in-covid-19/epidemiologic-analyses-on-covid19-and-ivermectin/>.

148. Shalabh e Abhijay Jha, "Ivermectin to Be Used for Covid Treatment in UP, to Replace Hydroxychloroquine". *The Times of India*, 8 ago. 2020. Disponível em: <https://timesofindia.indiatimes.com/city/noida/ivermectin-to-be-used-for-covid-treatment-in-up-to-replace-hcq/articleshow/77423417.cms>.

149. Gideon Meyerowitz-Katz, "Ivermectin Didn't Save Uttar Pradesh from Covid-19". *Medium*, 28 dez. 2021. Disponível em: <https://gidmk.medium.com/ivermectin-didnt-save-uttar-pradesh-from-covid-19-17684f49d8b3>.

150. Covid-19 Excess Mortality Collaborators, "Estimating Excess Mortality Due to the Covid-19 Pandemic: A Systematic Analysis of a Covid-19-Related Mortality, 2020-21". *The Lancet*, v. 399, n. 10 334, pp. 1513-36, 2022.

151. Verificat, "Japan Does Not Officially Recommend the Consumption of Ivermectin to Treat Covid-19", 14 set. 2021. Disponível em: <https://www.verificat.cat/vaccines/entry/japan-does-not-officially-recommend-the-consumption-of-ivermectin-to-treat-covid-19>.

152. Tal fenômeno tem sido chamado por alguns de "maximalismo de evidência" (Charlie Warzel, "'Evidence Maximalism' Is How the Internet Argues Now". *The Atlantic*, 8 fev. 2024. Disponível em: <https://www.theatlantic.com/technology/archive/2024/02/evidence-maximalism-conspiracy-theories-taylor-swift/677390/>).

153. Leon Caly et al., "The FDA-Approved Drug Ivermectin Inhibits the Replication of Sars-CoV-2 in Vitro". *Antiviral Research*, v. 178, 2020.

154. Ricardo Peña-Silva et al., "Pharmacokinetic Considerations of the Repurposing of Ivermectin for Treatment of Covid-19". *British Journal of Clinical Pharmacology*, v. 87, n. 3, pp. 1589-90, 2021.

155. Amit Patel e Sapan Desai, "Ivermectin in Covid-19 Related Critical Illness". *SSRN*, 2020. O estudo seria retirado da plataforma de preprints, mas segue disponível em alguns lugares da web. Ver <https://www.isglobal.org/documents/10179/6022921/Patel+et+al.+2020+version+1.pdf/fab19388-dc3e-4593-a075-db96f4536e9d>.

156. Projeto Comprova, "Não há prova de que ivermectina cure covid-19, ao contrário do que diz médica". *Estadão*, 16 jun. 2020. Disponível em: <https://politica.estadao.com.br/blogs/estadao-verifica/nao-ha-prova-de-que-ivermectina-cure-covid-19-ao-contrario-do-que-diz-medica/>.

157. O Tempo (canal), "Ivermectina funciona no combate ao covid-19? Médica Lucy Kerr fala sobre o tratamento" (vídeo). YouTube, 22min28, 6 jul. 2020. Disponível em: <https://www.youtube.com/watch?v=jVWCTbp1HeA>.

158. Juliana Cepelowicz Rajter et al., "ICON (Ivermectin in Covid Nineteen) Study: Use of Ivermectin Is Associated with Lower Mortality in Hospitalized Patients with Covid-19". *medRxiv*, 2020; id., "Use of Ivermectin Is Associated with Lower Mortality in Hospitalized Patients with Coronavirus Disease 2019". *CHEST Journal*, v. 159, n. 1, pp. 85-92, 2021.

159. Reaz Mahmud et al., "Ivermectin in Combination with Doxycycline for Treating Covid-19 Symptoms: A Randomized Trial". *Journal of International Medical Research*, v. 49, n. 5, 2021.

160. O artigo seria retirado da página da revista científica na qual foi publicado, mas ainda pode ser encontrado em alguns sites. Ver <https://www.marinomed.com/fileadmin/01_Marinomed/05_News/02_Scientific_Publications/01_Tabs/04_Virology_Related/hector-2020.pdf>.

161. Hashim A. Hashim et al., "Controlled Randomized Clinical Trial on Using Ivermectin with Doxycycline for Treating covid-19 Patients in Baghdad, Iraq". *medRxiv*, 2020.

162. Ahmed Elgazzar et al., "WITHDRAWN: Efficacy and Safety of Ivermectin for Treatment and Prophylaxis of Covid-19 Pandemic". *Research Square*, 2020.

163. Morteza Shakhsi et al., "Ivermectin as an Adjunct Treatment for Hospitalized Adult Covid-19 Patients: A Randomized Multi-Center Clinical Trial". *Asian Pacific Journal of Tropical Medicine*, v. 14, n. 6, pp. 266-73, jun. 2021.

164. O grupo seria rebatizado em 2025 como Independent Medical Alliance (ver: <https://covid19criticalcare.com/>).

165. Linda Qiu, "A Senate Hearing Promoted Unproven Drugs and Dubious Claims about the Coronavirus". *The New York Times*, 8 dez. 2020. Disponível em: <https://www.nytimes.com/2020/12/08/technology/a-senate-hearing-promoted-unproven-drugs-and-dubious-claims-about-the-coronavirus.html>.

166. PBS NewsHour (canal), "Watch: Homeland Security Hearing on Early Outpatient Treatment for Covid-19" (vídeo). YouTube, 2h40min24, 8 dez. 2020. Disponível em: <https://www.youtube.com/watch?v=jxEDU3BoRm8>.

167. Andrew Hill et al., "Meta-Analysis of Randomized Trials of Ivermectin to Treat Sars-CoV-2 Infection". *Research Square*, 2021.

168. Ver <https://bird-group.org/>.

169. Andrew Bryant et al., "Ivermectin for Prevention and Treatment of Covid-19 Infection: A Systematic Review, Meta-Analysis, and Trial Sequential Analysis to Inform Clinical Guidelines". *The American Journal of Therapeutics*, v. 28, n. 4, pp. e434-60, 2021.

170. Maria Popp et al., "Ivermectin for Preventing and Treating Covid-19". *Cochrane Database of Systematic Reviews*, 2021.

171. Ver <https://www.accessdata.fda.gov/drugsatfda_docs/nda/96/050742ap.pdf>.

172. Periódicos predatórios são um efeito colateral bem descrito da transição da literatura científica para um modelo de acesso aberto, em que os autores pagam pelos custos da publicação. Ver <https://publicationethics.org/predatory-publishing-discussion-document>.

173. Filipe Rafaeli, "Sim, a hidroxicloroquina é comprovada cientificamente contra a covid-19, parte II". *Pandemia*, 14 dez. 2020. Disponível em: <https://filiperafaeli.substack.com/p/sim-a-hidroxicloroquina-comprovada-a88>.

174. Ver <https://en.wikipedia.org/wiki/Simone_Gold>.

175. Will Sommer, "Trump's New Favorite Covid Doctor Believes in Alien DNA, Demon Sperm, and Hydroxychloroquine". *Daily Beast*, 28 jul. 2020. Disponível em: <https://www.thedailybeast.com/stella-immanuel-trumps-new-covid-doctor-believes-in-alien-dna-demon-sperm-and-hydroxychloroquine>.

176. Ben Collins e Brandy Zadrozny, "Clamoring for Ivermectin, Some Turn to a Pro-Trump Telemedicine Website". *NBC News*, 26 ago. 2021. Disponível em: <https://www.nbcnews.com/tech/tech-news/ivermectin-demand-drives-trump-telemedicine-website-rcna1791>.

177. Michael Capuzzo, "How Dr. Paul Marik Saved a Gradmother & the World (Part 2)". *Rescue with Michael Capuzzo*, 19 nov. 2021. Disponível em: <https://rescue.substack.com/p/how-dr-paul-marik-saved-a-grandmother-7e9>.

178. Ver <https://web.archive.org/web/20210106192224/https://twitter.com/covid19critical/status/1288511135709364226>.

179. Ver <https://archive.cdc.gov/#/details?url=https://emergency.cdc.gov/han/2021/han00449.asp>.

180. Ben Collins e Brandy Zadrozny, op. cit.

181. Caleb Ecarma, "Joe Rogan and CNN Are Butting Heads Over 'Horse Dewormer' Covid Cure". *Vanity Fair*, 22 out. 2021. Disponível em: <https://www.vanityfair.com/news/2021/10/joe-rogan-cnn-horse-dewormer-covid>.

182. U.S. FDA, post do X (antigo Twitter), 21 ago. 2021. Disponível em: <https://web.archive.org/web/20210821120341/https://twitter.com/us_fda/status/1429050070243192839>.

183. David Isaacs e Dominic Fitzgerald, "Seven Alternatives to Evidence Based Medicine". *The BMJ*, v. 319, 1999.

184. Daniel Alves (página), "Flutamida, nova medicação excepcionalmente eficaz, inclusive com pacientes graves com covid-19!" (vídeo). Facebook, 6min45, 11 abr. 2021. Disponível em: <https://www.facebook.com/watch/?v=3861274293953749>.

185. "Júnior Maicá: O Bairrista completa 10 anos". *Matinal Jornalismo*, 23 jul. 2020.

186. "Médico é afastado das atividades por comportamento agressivo em São Gabriel, diz Cremers". G1, 14 jul. 2021. Disponível em: <https://g1.globo.com/rs/rio-grande-do-sul/noticia/2021/07/14/medico-e-afastado-das-atividades-por-comportamento-agressivo-em-sao-gabriel-diz-cremers.ghtml>.

187. Update semanal do FLCCC de 25 de agosto de 2021; <https://covid19criticalcare.com/drs-kory-marik-and-new-advisor-dr-flavio-cadegiani-tell-why-they-changed-our-i-mask-protocol-aug-25-2021/>.

188. Por exemplo, o *Conservative Review with Daniel Horowitz* (<https://www.audacy.com/podcast/conservative-review-with-daniel-horowitz-a37af>).

189. Ver <https://worldivermectinday.org/>.

190. Filipe Rafaeli, "Hidroxicloroquina: O mundo perdeu a noção de risco e benefício". *Pandemia*, 10 nov. 2021. Disponível em: <https://filiperafaeli.substack.com/p/hidroxicloroquina-o-mundo-perdeu>.

191. Leonid Schneider, "Why Not Chemical Castration (to Escape Covid-19)?". *For Better Science*, 16 mar. 2021. Disponível em: <https://forbetterscience.com/2021/03/16/why-not-chemical-castration-to-escape-covid-19/>.

192. O número subiria para 691 em dezembro de 2023.

193. Ver <https://bmcendocrdisord.biomedcentral.com/about/editorial-board>.

194. Ver <http://lattes.cnpq.br/1780670748106294>.

195. Lucas Nanini, "Cansado de bullying, 'ex-gordinho' do DF vira médico para tratar obesidade". G1, 12 nov. 2016. Disponível em: <https://g1.globo.com/distrito-federal/noticia/2016/11/cansado-de-bullying-ex-gordinho-do-df-vira-medico-para-tratar-obesidade.html>.

196. Carlos Gustavo Wambier et al., "Androgenetic Alopecia Present in the Majority of Patients Hospitalized with Covid-19: The 'Gabrin Sign'". *Journal of the American Academy of Dermatology*, v. 83, n. 2, pp. 680-2, 2020.

197. Ver <https://web.archive.org/web/20210907235040/https://appliedbiology.com/pressreleases/Brazil-Press-Release-18Dec20.pdf>.

198. Flavio A. Cadegiani et al., "Early Covid-19 Therapy with Azithromycin Plus Nitazoxanide, Ivermectin or Hydroxychloroquine in Outpatient Settings Significantly Reduced Symptoms Compared to Known Outcomes in Untreated Patients". *medRxiv*, 2020. O estudo seria publicado definitivamente em setembro de 2021 (id., "Early Covid-19 Therapy with Azithromycin Plus Nitazoxanide, Ivermectin or Hydroxychloroquine in Outpatient Settings Significantly Improved Covid-19 Outcomes Compared to Known Outcomes in Untreated Patients". *New Microbes and New Infections*, v. 43, 2021).

199. Nayara Felizardo, "Coronavírus: 'Milagre da cloroquina' importado de Madri e promovido por médica do Piauí não funciona nem na Espanha". *Intercept Brasil*, 28 maio 2020. Disponível em: <https://theintercept.com/2020/05/28/coronavirus-milagre-cloroquina-madri-nao-funciona/>.

200. Ver <https://www.instagram.com/dramarinabucar/>.

201. Edimilson Migowski, "Covid-19: A pandemia do medo, do erro e das mortes evitáveis" (podcast). *Fique Bem, Saúde & Bem-Estar*, 7min16, 2022. Disponível em: <https://podcasts.apple.com/id/podcast/covid-19-a-pandemia-do-medo-do-erro-e-das-mortes-evit%C3%A1veis/id1484402086?i=1000476017149&l=id>.

202. Felipe Grinberg, Gabriel Sabóia e Rodrigo de Souza, "UFRJ diz 'não compactuar' com crenças de professor defensor de 'tratamento precoce' que preside comitê criado por Castro no Rio". *Extra*, 14 abr. 2021. Disponível em: <https://extra.globo.com/noticias/rio/ufrj-diz-nao-compactuar-com-crencas-de-professor-defensor-de-tratamento-precoce-que-preside-comite-criado-por-castro-no-rio-rv1-1-24970004.html>.

203. O vídeo seria removido do perfil público de Migowski, mas uma descrição segue disponível em <https://web.archive.org/web/20210415023442/https://www.youtube.com/watch?v=XMtLKhZKD5s>.

204. Fernanda Graell, "Cláudio Castro cria comitê científico para enfrentamento da Covid". G1, 13 abr. 2021. Disponível em: <https://g1.globo.com/rj/rio-de-janeiro/noticia/2021/04/13/claudio-castro-cria-comite-cientifico-para-enfrentamento-da-covid.ghtml>.

205. O número de inscritos havia subido para 475 mil durante a edição deste livro. Ver <https://www.youtube.com/@dredimilsonmigowski>.

206. Lucy Kerr, "Ministério da Saúde: Abolir a mamografia, pois é ineficaz e causa malefícios". AVAAZ. Org, 5 ago. 2015. Disponível em: <https://secure.avaaz.org/community_petitions/po/Ministerio_da_Saude_Abolir_a_mamografia_pois_e_ineficaz_e_causa_maleficios/?ncnRFjb>.

207. Fábio Zanini, Guilherme Seto e Danielle Brant, "Defesa enfática de médico ao uso da cloroquina choca colegas do Emílio Ribas". *Folha de S.Paulo*, 21 maio 2020. Disponível em: <https://www1.folha.uol.com.br/colunas/painel/2020/05/defesa-enfatica-de-medico-ao-uso-da-cloroquina-choca-colegas-do-emilio-ribas.shtml>.

208. O perfil seria restabelecido posteriormente, mas acabaria apagado em 2024, aparentemente pelo próprio autor.

209. O número de seguidores de Cardoso subiria para 145 mil em 2024. Ver <https://www.instagram.com/dr.francisco_cardoso/>.

210. Associação Paulista de Medicina (APM), "Autor de fake news e injúrias, Francisco Cardoso é condenado à prisão", 6 out. 2022. Disponível em: <https://www.apm.org.br/noticias-em-destaque/autor-de-fake-news-e-injurias-francisco-cardoso-e-condenado-a-prisao/>. Apesar das polêmicas, ou por causa delas, Francisco Cardoso se elegeria para o Conselho Federal de Medicina pelo estado de São Paulo em 2024 (Kleber Tomaz; Renata Bilar, "Médico que defendeu uso da cloroquina no tratamento contra Covid representará SP como conselheiro CFM". G1, 8 ago. 2024. Disponível em: <https://g1.globo.com/sp/sao-paulo/noticia/2024/08/08/medico-que-defendeu-uso-da-cloroquina-no-tratamento-contra-covid-representara-sp-na-diretoria-do-cfm.ghtml>).

211. O perfil foi restabelecido em 2023: <https://twitter.com/DRobertaLacerda>.

212. Ver <https://web.archive.org/web/20220122060519/https://covidflix.com/>. O site também sairia do ar e acabaria migrando para o Gettr: <https://gettr.com/user/covidflix>.

213. Ver <https://web.archive.org/web/20220813031704/https://teste.covidflix.com/index.php/2021/12/04/mais-um-caso-isolado-empresario-tem-mal-subito-dentro-de-veiculo-e-morre-em-rondonopolis/>.

214. Jovem Pan News (canal), "O Brasil pode viver uma segunda onda do coronavírus? Dr. Anthony Wong responde" (vídeo). YouTube, 7min19, 2 nov. 2020. Disponível em: <https://www.youtube.com/watch?v=UWnuZeBbuJ0>.

215. O efeito tem sido criticado por alguns como uma inevitabilidade estatística, já que a possibilidade de superestimação aumenta naturalmente quanto menos se sabe sobre algo (Jane R. Magnus e Anatoly A. Peresetsky, "A Statistical Explanation of the Dunning-Kruger Effect". *Frontiers in Psychology*, v. 13, 2022).

216. Guilherme Casarões e David Magalhães, "The Hydroxychloroquine Alliance: How Far-Right Leaders and Alt-Science Preachers Came Together to Promote a Miracle Drug". *Brazilian Journal of Public Administration*, v. 55, n. 1, pp. 197-214, 2021.

217. Ver <https://linktr.ee/drfranciscocardoso>.

218. Victor Silva, "Negacionismo: Médicos influenciadores cobram R$ 500 por atestado antivacina". *Intercept Brasil*, 23 fev. 2022. Disponível em: <https://theintercept.com/2022/02/23/medicos-influenciadores-cobram-r-500-por-atestado-antivacina/>.

219. Flavio A. Cadegiani, posts do Instagram, 10 jun. 2021 e 5 abr. 2022. Disponíveis em: <https://www.instagram.com/p/CP75Ea8LHhF/?utm_source=ig_web_copy_link> e <https://www.instagram.com/p/Cb_gGG2Fc0E/>.

220. Samel (canal), "Apresentação dos resultados finais da pesquisa com a Proxalutamida" (vídeo). YouTube, 1h20min8, 10 mar. 2021. Disponível em: <https://www.youtube.com/watch?v=Do7Ps_23zwY>.

221. Eduardo Bolsonaro, post do X (antigo Twitter), 11 mar. 2021. Disponível em: <https://twitter.com/bolsonarosp/status/1370080306749915144?lang=en>.

222. Rodrigo Menegat, "Autópsia do TrateCov", jan. 2021. Disponível em: <https://github.com/RodrigoMenegat/autopsia-do-tratecov/>.

223. Johanns Eller, "Estudo da 'nova cloroquina' de Bolsonaro tem indícios de fraude e falhas graves". *O Globo*, Blog da Malu Gaspar, 9 abr. 2021. Disponível em: <https://oglobo.globo.com/blogs/malu-gaspar/post/2021/04/estudo-da-nova-cloroquina-de-bolsonaro-tem-indicios-de-fraude-e-falhas-graves.ghtml>.

224. Flavio A. Cadegiani et al., "The AndroCoV Clinical Scoring for Covid-19 Diagnosis: A Prompt, Feasible, Costless, and Highly Sensitive Diagnostic Tool for Covid-19 Based on a 1757-Patient Cohort". *Cureus*, v. 13, n. 1, 2021.

225. Leandro Demori, "TrateCov: Criador da metodologia diz que soube pela imprensa que Ministério da Saúde havia criado app para receitar cloroquina". *Intercept Brasil*, 23 jan. 2021. Disponível em: <https://theintercept.com/2021/01/23/tratecov-criador-da-metodologia-diz-que-soube-pela-imprensa-que-ministerio-da-saude-havia-criado-app-para-receitar-cloroquina/>.

226. Sangay Gupta, "Science by Press Release: When the Story Gets Ahead of the Science". CNN, 27 jun. 2020. Disponível em: <https://edition.cnn.com/2020/06/27/health/science-by-press-release-gupta/index.html>.

227. Robert F. Service "'Too Good to Be True': Doubts Swirl Around Trial That Saw 77% Reduction in Covid-19 Mortality". *Science*, 7 jul. 2021. Disponível em: <https://www.science.org/content/article/too-good-be-true-doubts-swirl-around-trial-saw-77-reduction-covid-19-mortality>.

228. Cadegiani reproduziria prints da troca de e-mails num post do X (antigo Twitter) de 1 maio 2022. (Disponível em: <https://twitter.com/FlavioCadegiani/status/1520740132156059648>).

229. Flavio A. Cadegiani et al., "Early Antiandrogen Therapy with Dutasteride Reduces Viral Shedding, Inflammatory Responses, and Time-to-Remission in Males with Covid-19: A Randomized, Double-Blind, Placebo-Controlled Interventional Trial (EAT-DUTA AndroCoV Trial — Biochemical)". *Cureus*, v. 13, p. 13 047 2022.

230. John McCoy et al., "Proxalutamide Reduces the Rate of Hospitalization for Covid-19 Male Outpatients: A Randomized Double-Blinded Placebo-Controlled Trial". *Frontiers in Medicine*, v. 8, 2021. Conforme relatado na próxima seção, o estudo seria retratado em 2022.

231. Infelizmente, a negativa em obter dados teoricamente disponíveis é uma constante no mundo acadêmico em geral (Leho Tedersoo et al., "Data Sharing Practices and Data Availability Upon Request Differ Across Scientific Disciplines". *Scientific Data*, v. 8, n. 192, 2021).

232. Flavio A. Cadegiani, post do X (antigo Twitter), 25 jul. 2021. Disponível em: <https://twitter.com/FlavioCadegiani/status/1419462383026720768>.

233. Ver <https://www.youtube.com/watch?v=yS3zSb2u-BU>.

234. Kintor Pharmaceuticals, "Kintor Pharmaceutical Receives Emergency Use Authorization for Proxalutamide for the Treatment of Covid-19 in Paraguay". *PR Newswire*, 16 jul. 2021. Disponível em: <https://www.prnewswire.com/news-releases/kintor-pharmaceutical-receives-emergency-use-authorization-for-proxalutamide-for-the-treatment-of-covid-19-in-paraguay-301335427.html>.

235. "Uso emergencial da proxalutamida para tratar a covid-19 não foi autorizado no Paraguai". *Estado de Minas*, 29 jul. 2021. Disponível em: <https://www.em.com.br/app/noticia/internacional/factcheck/2021/07/29/interna_internacional,1291578/uso-emergencial-da-proxalutamida-para-tratar-a-covid-19-nao-foi-autorizado.shtml>. Da minha parte, não consegui encontrar nenhum registro formal da aprovação, para além do artigo da própria Kintor.

236. Ricardo Zimerman, post do X (antigo Twitter), 31 jul. 2021. Disponível em: <https://twitter.com/ZimermanRicardo/status/1421641748330201090?s=20&t=OKZmtsoCgLaSNZioBNShwA>.

237. Id. post do X (antigo Twitter), 1 ago. 2021. Disponível em: <https://twitter.com/ZimermanRicardo/status/1421902598769156102?s=20&t=OKZmtsoCgLaSNZioBNShwA>.

238. Id., post do X (antigo Twitter), 1 ago. 2021. Disponível em: <https://twitter.com/ZimermanRicardo/status/1421951858843783173>.

239. Ana Carolina Peçanha, post do X (antigo Twitter), 1 ago. 2021. Disponível em: <https://twitter.com/AnaCarolPecanha/status/1421984137053880323?s=20&t=g1wcUMTzLK_LS4oKmV75WA>.

240. Flavio A. Cadegiani et al., "Final Results of a Randomized, Placebo-Controlled, Two-Arm, Parallel Clinical Trial of Proxalutamide for Hospitalized Covid-19 Patients: A Multiregional, Joint Analysis of the Proxa-Rescue AndroCoV Trial". *Cureus*, v. 13, p. 20691, 2022.

241. Flavio A. Cadegiani et al., "Efficacy of Proxalutamide in Hospitalized Covid-19 Patients: A Randomized, Double-Blind, Placebo-Controlled, Parallel-Design Clinical Trial". *medRxiv*, 2021.

242. Para uma discussão mais extensa do autor sobre o tema, ver Olavo Amaral, "Heurísticas selvagens e mercados de apostas" (*Nexo*, 8 ago. 2023. Disponível em: <https://www.nexojornal.com.br/colunistas/2023/Heur%C3%ADsticas-selvagens-e-mercados-de-apostas>).

243. Ricardo Zimerman, post do X (antigo Twitter), 16 jul. 2021. Disponível em: <https://twitter.com/ZimermanRicardo/status/1416059252519604232?s=20&t=HJJ9yvCgw1MH4lYPglVAYQ>.

244. Fabio Malini, post do X (antigo Twitter), 15 jan. 2021. Disponível em: <https://twitter.com/fabiomalini/status/1350079250955689984?s=20&t=MBBWtMZa19LoncTpuvZ_lw>.

245. Id., post do X (antigo Twitter), 21 jan. 2021. Disponível em: <https://twitter.com/fabiomalini/status/1352111237497311232?s=20&t=5Q9sVMRuo2hq7dxajHF3BA>.

246. CNN Brasil (canal), "Senador Otto Alencar diz que Nise Yamaguchi 'não sabe nada de infectologia'" (vídeo). YouTube, 5min33, 1 jun. 2021. Disponível em: <https://www.youtube.com/watch?v=F8hjmdhZe-o>.

247. Lucas Rocha, "Lula defende ataques do senador Otto Alencar a médica na CPI da pandemia". CNN Brasil, 2 abr. 2022. Disponível em: <https://www.cnnbrasil.com.br/politica/lula-defende-ataques-do-senador-otto-alencar-a-medica-na-cpi-da-pandemia/>.

248. Conselho Federal de Medicina (CFM), "CFM publica moção de repúdio em defesa do médico, ao respeito e à civilidade na CPI da pandemia", 2 jun. 2021. Disponível em: <https://portal.cfm.org.br/noticias/cfm-publica-mocao-de-repudio-em-defesa-do-medico-ao-respeito-e-a-civilidade-na-cpi-da-pandemia/?lang=en>.

249. Id., "O CFM e os 530 mil médicos repudiam os excessos e abusos ocorridos na Comissão Parlamentar de Inquérito (CPI) da pandemia em relação aos depoentes e convidados, em especial médicos e médicas" (vídeo). Facebook, 6min14, 2 jun. 2021. Disponível em: <https://web.facebook.com/watch/?v=240436461218905>.

250. Marina Oliveira, "Nise Yamaguchi processa Omar Aziz e Otto por misoginia e humilhação". *Congresso em Foco*, 19 jun. 2021. Disponível em: <https://congressoemfoco.uol.com.br/area/justica/nise-yamaguchi-processa-omar-aziz-e-otto-por-misoginia-e-humilhacao/>.

251. UOL (canal), "CPI da Covid ouve médicos Ricardo Zimerman e Francisco Alves, defensores do tratamento precoce" (vídeo). YouTube, 8h7min30, 18 jun. 2021. Disponível em: <https://www.youtube.com/watch?v=3U6OOIGiSpk>.

252. Sanjay Ramakrishnan et al., "Inhaled Budesonide in the Treatment of Early Covid-19 (STOIC): A Phase 2, Open-Label, Randomised Controlled Trial". *The Lancet Respiratory Medicine*, v. 9, n. 7, pp. 763-72, 2021.

253. Jean-François Rossignol et al., "A Randomized Double-Blind Placebo-Controlled Clinical Trial of Nitazoxanide for Treatment of Mild or Moderate Covid-19". *eClinical Medicine*, v. 45, 2022.

254. Ly-Mee Yu et al., "Inhaled Budesonide for Covid-19 in People at High Risk of Complications in the Community in the UK (PRINCIPLE): A Randomised, Controlled, Open-Label, Adaptive Platform Trial". *The Lancet*, v. 398, n. 10303, pp. 843-55, 2021.

255. Patricia R. M. Rocco et al., "Early Use of Nitazoxanide in Mild Covid-19 Disease: Randomised, Placebo-Controlled Trial". *European Respiratory Journal*, v. 63, n. 3, 2020.

256. Gustavo Maia, "Grupo de senadores planeja esvaziar depoimentos de médicos pró-cloroquina". *Veja*, 18 jun. 2021. Disponível em: <https://veja.abril.com.br/coluna/radar/grupo-de-senadores-planeja-esvaziar-depoimentos-de-medicos-pro-cloroquina/>.

257. Vinícius Lemos, "'Placar da vida' do governo estimula negacionismo por omitir realidade trágica da covid-19, dizem cientistas". BBC News, 26 maio 2020. Disponível em: <https://www.bbc.com/portuguese/geral-52765075>.

258. Ver <https://en.wikipedia.org/wiki/No_Platform>.

259. Mark Hoofnagle e Chris Hay Hoofnagle, "What Is Denialism?". SSRN, 2007.

260. Naomi Oreskes, "The Scientific Consensus on Climate Change". *Science*, v. 306, n. 5702, 3 dez. 2004.

261. Elize Massard da Fonesca et al., "Political Discourse, Denialism and Leadership Failure in Brazil's Response to Covid-19". *Global Public Health*, v. 16, n. 8/9, pp. 1251-66, 2021.

262. Murillo Ferrari et al., "Em sessão marcada por abandonos, médicos mantêm defesa do 'tratamento precoce'". CNN Brasil, 18 jun. 2021. Disponível em: <https://www.cnnbrasil.com.br/politica/cpi-vota-requerimentos-e-ouve-medicos-favoraveis-a-tratamento-precoce/>.

263. Miguel Lago, "CPI da Covid corre risco de ser trincheira anticiência". *O Globo*, 12 jun. 2021. Disponível em: <https://blogs.oglobo.globo.com/a-hora-da-ciencia/post/cpi-da-covid-corre-risco-de-ser-trincheira-anticiencia.html>.

264. "CPI da Covid teve bate-boca, prisão, negacionismo e casos de corrupção; relembre". *Folha de S.Paulo*, 31 dez. 2021. Disponível em: <https://www1.folha.uol.com.br/poder/2021/12/cpi-da-covid-teve-bate-boca-prisao-negacionismo-e-casos-de-corrupcao-relembre.shtml>.

265. Pedro Nakamura, "Hospital da polícia militar do RS testou proxalutamida sem autorização da Anvisa em pacientes com covid-19". *Matinal*, 24 ago. 2021. Disponível em: <https://www.matinaljornalismo.com.br/matinal/reportagem-matinal/proxalutamida-hospital-militar-covid-porto-alegre/>.

266. Johanns Eller, "Comissão de Ética prepara denúncia ao MP sobre estudo da 'nova cloroquina' de Bolsonaro". *O Globo*, Blog da Malu Gaspar, 8 jun. 2021. Disponível em: <https://blogs.oglobo.globo.com/malu-gaspar/post/comissao-de-etica-prepara-denuncia-ao-mp-sobre-estudo-da-nova-cloroquina-de-bolsonaro.html>.

267. Id., "MPF abre investigação sobre ensaio com proxalutamida em hospital militar do Sul". *O Globo*, Blog da Malu Gaspar, 24 ago. 2021. Disponível em: <https://blogs.oglobo.globo.com/malu-gaspar/post/mp-abre-investigacao-sobre-ensaio-clandestino-com-proxalutamida-em-hospital-militar-do-sul.html>.

268. Guilherme Mendes, "Conec vai à justiça por estudo com proxalutamida sem autorização". Congresso em Foco, 9 set. 2021. Disponível em: <https://congressoemfoco.uol.com.br/area/justica/conep-vai-a-justica-por-estudo-com-proxalutamida-sem-autorizacao/>.

269. Flavio A. Cadegiani, post do X (antigo Twitter), 24 ago. 2021. Disponível em: <https://twitter.com/FlavioCadegiani/status/1430309790673158144?s=20>.

270. Id., post do X (antigo Twitter), 25 ago. 2021. Disponível em: <https://twitter.com/FlavioCadegiani/status/1430664504547942404?s=20&t=0O65B-kGIMzzrTBsnhMp2w>.

271. Id., post do X (antigo Twitter), 24 ago. 2021. Disponível em: <https://twitter.com/FlavioCadegiani/status/1430309790673158144?s=20>.

272. Ricardo Zimerman, post do X (antigo Twitter), 18 ago. 2021. Disponível em: <https://twitter.com/ZimermanRicardo/status/1428076827420110854?s=20&t=yqMZtBAtJBRyLsWYLU2Q_Q>.

273. Flavio A. Cadegiani, post do X (antigo) Twitter, 20 set. 2021. Disponível em: <https://twitter.com/FlavioCadegiani/status/1440072239743856640?s=20>.

274. Id., post do X (antigo Twitter), 20 set. 2021. Disponível em: <https://twitter.com/FlavioCadegiani/status/1440072385483345920?s=20&t=NQUx8tLeAHN_MxYHiHd0wA>.

275. Id., post do X (antigo Twitter), 21 set. 2021. Disponível em: <https://twitter.com/FlavioCadegiani/status/1440462150514839562?s=20&t=NQUx8tLeAHN_MxYHiHd0wA>.

276. Id., post do X (antigo Twitter), 19 set. 2021. Disponível em: <https://twitter.com/FlavioCadegiani/status/1439608380662894595?s=20&t=NQUx8tLeAHN_MxYHiHd0wA>.

277. Brasil, "Resolução nº 346, de 13 de janeiro de 2005". Ministério da Saúde, Conselho Nacional de Saúde, Brasília, 2005. Disponível em: <https://bvsms.saude.gov.br/bvs/saudelegis/cns/2005/res0346_13_01_2005.html>.

278. Karla Mendes, "Conep solicita investigação de 200 mortes durante pesquisa com proxalutamida no AM". G1, 20 set. 2021. Disponível em: <https://g1.globo.com/am/amazonas/noticia/2021/09/20/conep-solicita-investigacao-de-200-mortes-durante-pesquisa-com-proxalutamida-no-am.ghtml>.

279. Diogo Magri, "Acusado de crime contra a humanidade na CPI receitou dose inédita de proxalutamida a paciente com covid-19". *El País Brasil*, 20 out. 2021. Disponível em: <https://brasil.elpais.com/brasil/2021-10-20/acusado-de-crime-contra-a-humanidade-na-cpi-receitou-dose-inedita-de-proxalutamida-a-paciente-com-covid-19.html>.

280. Conselho Nacional de Saúde, "Nota pública: CNS elucida à sociedade brasileira fatos sobre estudo irregular com proxalutamida", 15 out. 2021. Disponível em: <https://conselho.saude.gov.br/ultimas-noticias-cns/2095-nota-publica-cns-elucida-a-sociedade-brasileira-fatos-sobre-estudo-irregular-com-proxalutamida>.

281. Atila Iamarino, post do X (antigo Twitter), 15 out. 2021. Disponível em: <https://twitter.com/oatila/status/1449164949536886788>.

282. Leandro R. Tessler, post do X (antigo Twitter), 11 out. 2021. Disponível em: <https://twitter.com/leandrotessler/status/1447540501964632066?s=20&t=yaIRYPbguFmXyCU7Zde4Kw>.

283. Ver <https://www.instagram.com/p/CSu6eVVrkij/>.

284. Helena Mader, "'É caso de mistanásia'". *Crusoé*, 15 out. 2021. Disponível em: <https://crusoe.uol.com.br/edicoes/181/e-caso-de-mistanasia/>.

285. Diogo Magri, "Cobayas humanas en Brasil: Las autoridades investigan 200 muertes en el estudio de un medicamento experimental contra la covid-19". *El País*, 14 out. 2021.

286. Constança Rezende e Renato Machado, "Prevent Senior omitiu 7 mortes em estudo sobre hidroxicloroquina, diz dossiê". *Folha de S.Paulo*, 17 set. 2021. Disponível em: <https://www1.folha.uol.com.br/equilibrioesaude/2021/09/prevent-senior-omitiu-7-mortes-em-estudo-sobre-hidroxicloroquina-diz-dossie.shtml>.

287. Guilherme Balza, "Exclusivo: Prevent Senior ocultou mortes em estudo sobre cloroquina, indicam documentos e áudios". G1, 16 set. 2021. Disponível em: <https://g1.globo.com/sp/sao-paulo/noticia/2021/09/16/investigada-na-cpi-da-covid-prevent-senior-ocultou-mortes-em-estudo-sobre-cloroquina-apoiado-por-bolsonaro.ghtml>.

288. Guilherme Balza, "'Desde a 2ª Guerra a gente nunca observou tantas aberrações éticas', diz infectologista sobre hospitais usarem remédios para Covid sem comprovação". G1, 12 abr. 2021. Disponível em: <https://g1.globo.com/sp/sao-paulo/noticia/2021/04/12/desde-a-2a-guerra-a-gente-nunca-observou-tantas-aberracoes-eticas-diz-infectologista-sobre-hospitais-usarem-remedios-para-covid-sem-comprovacao.ghtml>.

289. Hanrrikson de Andrade, Luciana Amaral e Thaís Augusto, "CPI: Prevent nega ocultar mortes, cita fraude, mas admite mudança em fichas". UOL, 22 set. 2021. Disponível em: <https://noticias.uol.com.br/politica/ultimas-noticias/2021/09/22/diretor-da-prevent-senior-presta-depoimento-sob-pressao-apos-faltar-a-cpi.htm>.

290. "Veja a lista dos indiciados da CPI da Pandemia, segundo o relatório de Renan Calheiros". Agência Senado, 26 out. 2021. Disponível em: <https://www12.senado.leg.br/noticias/materias/2021/10/26/veja-a-lista-dos-indiciados-da-cpi-no-relatorio-de-renan-calheiros>.

291. Guilherme Balza, "Ex-médicos da Prevent Senior afirmam que operadora obrigava a trabalharem com covid-19 e a receitar medicamento capaz de provocar hepatite fulminante". G1, 11 abr. 2021. Disponível em: <https://g1.globo.com/sp/sao-paulo/noticia/2021/04/11/ex-medicos-da-prevent-senior-afirmam-que-operadora-obrigava-a-trabalharem-com-covid-19-e-a-receitar-medicamento-capaz-de-provocar-hepatite-fulminante.ghtml>.

292. Id., "MP vai investigar distribuição de 'kit Covid' a pacientes da Prevent Senior em SP". G1, 24 mar. 2021. Disponível em: <https://g1.globo.com/sp/sao-paulo/noticia/2021/03/24/mp-vai-investigar-distribuicao-de-kits-de-tratamento-precoce-a-pacientes-da-prevent-senior-em-sp.ghtml>.

293. Isabela Leite e Guilherme Balza, "Cremesp abre 25 sindicâncias para investigar denúncias contra Prevent Senior". G1, 1 nov. 2021. Disponível em: <https://g1.globo.com/sp/sao-paulo/noticia/2021/11/01/cremesp-abre-25-sindicancias-para-investigar-denuncias-contra-prevent-senior.ghtml>.

294. Ministério Público do Estado de São Paulo (MPSP), "Compromisso de ajustamento de conduta entre Ministério Público do Estado de São Paulo, Prevent Senior Private Operadora de Saúde Ltda., com anuentes", 14 out. 2021. Disponível em: <https://politica.estadao.com.br/blogs/fausto-macedo/wp-content/uploads/sites/41/2021/10/termodeajustamentopreventsenior_151020215204.pdf>.

295. Ver <https://drive.google.com/file/d/1ZFKX_lPK7neEq0e0Sxe8iG5jkqrU7L1l/view>.

296. Nick Brown, "Some Problems in the Dataset of a Large Study of Ivermectin for the Treatment of Covid-19". Nick Brown's Blog, 15 jul. 2021. Disponível em: <https://steamtraen.blogspot.com/2021/07/Some-problems-with-the-data-from-a-Covid-study.html>.

297. Ver <http://steamtraen.blogspot.com/>.

298. Adam Marcus e Ivan Oransky, "Meet the 'Data Thugs' Out to Expose Shoddy and Questionable Research". *Science*, 14 fev. 2018. Disponível em: <https://www.science.org/content/article/meet-data-thugs-out-expose-shoddy-and-questionable-research>.

299. Ver <https://www.linkedin.com/in/james-heathers-phd-63a70240>.

300. Ver <https://twitter.com/GidMK>.

301. Melissa Davey, "Huge Study Supporting Ivermectin as Covid Treatment Withdrawn Over Ethical Concerns". *The Guardian*, 15 jul. 2021. Disponível em: <https://www.theguardian.com/science/2021/jul/16/huge-study-supporting-ivermectin-as-covid-treatment-withdrawn-over-ethical-concerns>. Sara Reardon, "Flawed Invermectin Preprint Highlights Challenges of Covid Drug Studies". *Nature*, 2021.

302. Stephanie M. Lee e Ken Bensinger, "A Prominent Study Said Ivermectin Prevents Covid, but the Data Is Suspect". BuzzFeed News, 27 set. 2021. Disponível em: <https://www.buzzfeednews.com/article/stephaniemlee/ivermectin-covid-study-suspect-data>.

303. Ver <https://web.archive.org/web/20230407141015/https://kylesheldrick.blogspot.com/2021/10/data-from-niaee-et-al-is-not-consistent.html>.

304. OSF, "AndroCoV Trial: Observational (pre-RCT) st...", 29 set. 2020. Disponível em: <https://osf.io/3bu5a/>.

305. Ver <https://web.archive.org/web/20211031075346/https://kylesheldrick.blogspot.com/2021/08/data-from-cadegiani-et-al-contains.html> (acesso restrito a convidados).

306. Jack M. Lawrence et al., "The Lesson of Ivermectin: Meta-Analyses Based on Summary Data Alone Are Inherently Unreiliable". *Nature Medicine*, v. 27, pp. 1853-4, 2021.

307. Alexandros Marinos, post do X (antigo Twitter), 7 out. 2021. Disponível em: <https://twitter.com/alexandrosm/status/1446271495454429215>.

308. Rachel Schraer e Jack Goodman, "Ivermectin: How False Science Create a Covid 'Miracle' Drug". BBC, 6 out. 2021. Disponível em: <https://www.bbc.com/news/health-58170809>.

309. Andrew Hill et al., "Retracted: Meta-Analysis of Randomized Trials of Ivermectin to Treat Sars-CoV-2 Infection". *Open Forum Infectious Diseases*, v. 8, n. 11, 2021.

310. Ver <https://ifunny.co/picture/dr-andrew-hill-dr-ancrew-more-evidence-still-needed-from-CEwjs7Go8>.

311. "Scientists Must Be Protected from Anti-Vaxxer Abuse". *The Guardian*, Letters, 2 set. 2021. Disponível em: <https://www.theguardian.com/science/2021/sep/08/scientists-must-be-protected-from-anti-vaxxer-abuse>.

312. Tess Lawrie, "Watch. Dr. Tess Lawrie Sends a Video Letter to Dr Andrew Hill One Year on from His U-Turn on Invermectin" (vídeo). Bird Group, 18min53, 7 mar. 2022. Disponível em: <https://bird-group.org/watch-dr-tess-lawrie-sends-a-video-letter-to-dr-andrew-hill-one-year-on-from-his-u-turn-on-ivermectin/>.

313. Ver <https://covid19criticalcare.com/drs-kory-marik-and-new-advisor-dr-flavio-cadegiani-tell-why-they-changed-our-i-mask-protocol-aug-25-2021/>.

314. Kyle Sheldrick, post do X (antigo Twitter), 30 set. 2021 (visualização restrita). Disponível em: <https://twitter.com/k_sheldrick/status/1443460017688956933?lang=en>.

315. Flavio A. Cadegiani, post do X (antigo Twitter), 5 maio 2022. Disponível em: <https://twitter.com/FlavioCadegiani/status/1522376431065513984?s=20&t=hBngadFhEQaUrvHA7iIa_Q>.

316. Ver seção de comentários em Flavio A. Cadegiani et al., "Final Results of a Randomized, Placebo-Controlled, Two-Arm, Parallel Clinical Trial of Proxalutamide for Hospitalized Covid-19 Patients: A Multiregional, Joint Analysis of the Proxa-Rescue AndroCoV Trial". *Cureus*, 25 dez. 2021. Disponível em: <http://doi.org/10.7759/cureus.20691>.

317. J. B. Carlisle, "False Individual Patient Data and Zombie Randomised Controlled Trials Submitted to *Anaesthesia*". *Anaesthesia*, v. 76, n. 4, pp. 472-9, 2021.

318. Richard Smith, "Time to Assume That Health Research Is Fraudulent until Proven Otherwise?". *The BMJ*, 5 jul. 2021.

319. Stephanie M. Lee, "A Data Sleuth Challenged A Powerful Covid Scientist. Then He Came After Her". BuzzFeed News, 18 out. 2021. Disponível em: <https://www.buzzfeednews.com/article/stephaniemlee/elisabeth-bik-didier-raoult-hydroxychloroquine-study>. A lista de retratações acabaria incluindo o artigo original de 2020 sugerindo a eficácia da hidroxicloroquina, ainda que somente em 2025 (ver: <https://doi.org/10.1016/j.ijantimicag.2024.107416>).

320. Cathleen O'Grady, "Scientists Rally Around Misconduct Consultant Facing Legal Threat After Challenging Covid-19 Drug Researcher". *Science*, 27 maio 2021.

321. A justiça francesa descartaria as acusações como motivo para investigação em 2024. Ver Dalmeet Singh Chawla, "Integrity Specialist Has No Case to Answer over Blackmail, Extortion Allegations, French Officials Find". *Chemistry World*, 16 maio 2024. Disponível em: <https://www.chemistryworld.com/news/integrity-specialist-has-no-case-to-answer-over-blackmail-extortion-allegations-french-officials-Find/4019469.article>.

322. Lonni Besançon et al., "Open Letter: Scientists Stand Up to Protect Academic Whistleblowers and Post-Publication Peer Review". *OSF Preprints*, 2021.

323. Ver <https://www.patreon.com/elisabethbik>.

324. Samuel Pancher e Lourenço Flores, "Exclusivo: Vídeos mostram 'ministério paralelo' orientando Bolsonaro contra vacinas". *Metrópoles*, 4 jun. 2021. Disponível em: <https://www.metropoles.com/brasil/exclusivo-videos-mostram-ministerio-paralelo-orientando-bolsonaro-contra-vacinas>.

325. Paolo Zanotto, post do Facebook, 10 jun. 2021. Disponível em: <https://web.facebook.com/paolo.zanotto.39/posts/10223160218265613?_rdc=1&_rdr>.

326. Cesar Gaglioni, "Quem são os 14 investigados pela CPI da Covid". *Nexo*, 18 jun. 2021. Disponível em: <https://www.nexojornal.com.br/expresso/2021/06/18/quem-sao-os-14-investigados-pela-cpi-da-covid>.

327. Fábio Zanini, "Referência, virologista choca colegas com adesão a teses bolsonaristas sobre Covid". *Folha de S.Paulo*, 12 jun. 2021. Disponível em: <https://www1.folha.uol.com.br/equilibrioesaude/2021/06/referencia-virologista-choca-colegas-com-adesao-a-teses-bolsonaristas-sobre-covid.shtml>.

328. Instituto de Ciências Biomédicas da Universidade de São Paulo (ICB-USP), "Nota de repúdio ao docente Paolo Marinho de Andrade Zanotto e à postura do Conselho Técnico Administrativo (CTA)", 21 jun. 2021. Disponível em: <https://www.adusp.org.br/files/conjuntura/nota_zanotto.pdf>.

329. Associação dos Pós-Graduandos do Instituto de Ciências Biomédicas (APGICB), "Carta aberta à comunidade ICB", 24 jun. 2021. Disponível em: <https://drive.google.com/file/d/1UjOKgCHjfzaefOWtbrg_yDvPzoTEQ38C/view>.

330. Instituto de Ciências Biomédicas da Universidade de São Paulo (ICB-USP), "Comunicado", [s.d.]. Disponível em: <https://ww3.icb.usp.br/comunicado/>.

331. Paolo Zanotto, post do X (antigo Twitter), 17 jul. 2021. Disponível em: <https://twitter.com/epimeme/status/1416428652674359303?s=20&t=BTvpyoftKhu3wpI9Ww_ELA>.

332. AduspsSind (canal), "Paolo Zanotto chama a reunião (Congregação extraordinária) de 'monkey trial'" (vídeo). YouTube, 1min1, 21 jul. 2021. Disponível em: <https://www.youtube.com/watch?v=CJn3dMObLGg>.

333. Isabela Palhares, "Instituto da USP lava roupa suja e mantém licença remunerada a defensor do 'gabinete das sombras'". *Folha de S.Paulo*, 14 jul. 2021. Disponível em: <https://www1.folha.uol.com.br/educacao/2021/07/instituto-da-usp-lava-roupa-suja-e-mantem-licenca-remunerada-a-defensor-do-gabinete-das-sombras.shtml>.

334. Filipe Rafaeli, "Em defesa da liberdade acadêmica e do professor Paolo Zanotto". Change.org, 2021.

335. Ver <https://www.change.org/policies/community>.

336. Para mais informações sobre o trabalho anterior de Ioannidis, ver o capítulo 3, "n = 1".

337. John P. A. Ioannidis, "A Fiasco in the Making? As the Coronavirus Pandemic Takes Hold, We Are Making Decisions without Reliable Data". *STAT*, 17 mar. 2020. Disponível em: <https://www.statnews.com/2020/03/17/a-fiasco-in-the-making-as-the-coronavirus-pandemic-takes-hold-we-are-making-decisions-without-reliable-data/>.

338. Megan Molteni, "The 60-Year-Old Scientific Screwup That Helped Covid Kill". *Wired*, 13 maio 2021. Disponível em: <https://www.wired.com/story/the-teeny-tiny-scientific-screwup-that-helped-covid-kill/>.

339. Vinay Prasad, "Facebook: A Worthy Judge of Medical Info?". *Medpage Today*, 8 mar. 2021. Disponível em: <https://www.medpagetoday.com/opinion/vinay-prasad/91526>.

340. Carol Macário, "#Verificamos: É falso que Yale publicou estudo que conclui que o uso da hidroxicloroquina é eficaz contra covid-19". Lupa, 14 out. 2020.

341. Luiz Fernando Menezes, "Estudo de Yale não deu 'nível de evidência 1' para tratamento de covid-19 com hidroxicloroquina". Aos Fatos, 16 out. 2020. Disponível em: <https://www.aosfatos.org/noticias/estudo-de-yale-nao-deu-nivel-de-evidencia-1-para-tratamento-de-covid-19-com-hidroxicloroquina/>.

342. Filipe Rafaeli, "Checagem de fatos: no *Jornal Nacional*, professor se engana ao dizer que nenhum organismo internacional recomenda cloroquina". Republicado por Médicos pela Vida, 24 jan. 2021. Disponível

em: ‹https://medicospelavidacovid19.com.br/noticias/checagem-de-fatos-no-jornal-nacional-professor-se-engana-ao-dizer-que-nenhum-organismo-internacional-recomenda-cloroquina/›.

343. Daniel Williams, "The Focus on Misinformation Leads to a Profound Misunderstanding of Why People Believe and Act on Bad Information". LSE Impact Blog, 5 set. 2022. Disponível em: ‹https://blogs.lse.ac.uk/impactofsocialsciences/2022/09/05/the-focus-on-misinformation-leads-to-a-profound-misunderstanding-of-why-people-believe-and-act-on-bad-information/›.

344. Ana Bottallo, "Os remédios que funcionam contra a Covid, os que não funcionam e os que estão em teste". *Folha de S.Paulo*, 10 out. 2021. Disponível em: ‹https://www1.folha.uol.com.br/equilibrioesaude/2021/10/os-remedios-que-funcionam-contra-a-covid-os-que-nao-funcionam-e-os-que-estao-em-teste.shtml›.

345. EPPI Centre, "History of Systematic Reviews", [s.d.]. Disponível em: ‹https://eppi.ioe.ac.uk/cms/Resources/EvidenceInformedPolicyandPractice/HistoryofSystematicReviews/tabid/68/Default.aspx›.

346. Cameron English, "Covid Misinformation Blunder: Instagram Censors Widely Respected Cochrane Collaboration". American Council on Science and Health, 14 nov. 2021. Disponível em: ‹https://www.acsh.org/news/2021/11/14/covid-misinformation-blunder-instagram-censors-widely-respected-cochrane-collaboration-15937›.

347. Cochrane, post do X (antigo Twitter), 10 nov. 2021. Disponível em: ‹https://twitter.com/cochranecollab/status/1458439812357185536?s=20&t=jY1bSKK2MnswXQ60U_99VQ›.

348. Maria Popp et al., op. cit., nota 170.

349. Tom Jefferson et al., "Physical Interventions to Interrupt or Reduce the Spread of Respiratory Viruses". *Cochrane Database of Systematic Reviews*, 2020.

350. Cochrane, "White Guarding against Misinformation on Social Media, Mechanisms Are Not Protecting Trusted Information", 7 fev. 2022. Disponível em: ‹https://www.cochrane.org/news/while-guarding-against-misinhumation-social-media-mechanisms-are-not-protecting-trusted›.

351. Fiona Godlee e Kamran Abbasi, "Rapid Response: Open Letter from *The BMJ* to Mark Zuckerberg". *The BMJ*, 17 dez. 2021.

352. Flavio A. Cadegiani, post do Facebook, 2 jul. 2021. Disponível em: ‹https://web.facebook.com/flavio.a.cadegiani/posts/10159274643569694›.

353. Ricardo Zimerman, post do X (antigo Twitter), 27 dez. 2021. Disponível em: ‹https://x.com/ZimermanRicardo/status/1475550161422196741›.

354. Frontline Covid19 Critical Care Alliance (página), post do Facebook, 1 jul. 2021. Disponível em: ‹https://mobile.facebook.com/FrontlineCovid19CriticalCare/photos/a.153862236316877/337117857991313/›.

355. Gracian Li Pereira, post do X (antigo Twitter), 22 jun. 2021. Disponível em: ‹https://twitter.com/gracliper/status/1407315163427086339?s=20›.

356. Ver ‹https://support.google.com/youtube/answer/9891785?hl=en›.

357. Centers for Disease Control and Prevention (CDC), "Selected Adverse Events Reported After Covid-19 Vaccination", 12 set. 2023. Disponível em: ‹https://www.cdc.gov/coronavirus/2019-ncov/vaccines/safety/adverse-events.html›.

358. Rebel Wisdom, post do X (antigo Twitter), 4 ago. 2021. Disponível em: ‹https://twitter.com/wisdomrebel/status/1422772994116571139›.

359. Ver Ron Johnson, "YouTube Cancels the U.S. Senate". *The Wall Street Journal*, 2 fev. 2021. Disponível em: ‹https://www.wsj.com/articles/youtube-cancels-the-u-s-senate-11612288061›.

360. Omura de fato manifestara algum entusiasmo com a possibilidade do uso da droga em artigos científicos (ver Morimasa Yagisawa et al., "Global Trends in Novel Coronavirus Infection [Covid-19] and its Treatment: Analyses of the Background of Ivermectin Clinical Trials", *The Japanese Journal of Antibiotics*, v. 76, n. 2, pp. 56-108. Disponível em: <https://doi.org/10.11553/antibiotics.76.2_56>), mas a acusação de censura se baseia na tradução pouco compreensível de uma postagem no X (antigo Twitter). Ver CensorTrack, "Satoshi Omura", 1 jul. 2021. Disponível em: <https://censortrack.org/case/satoshi-omura>.

361. Talita de Souza, "Após defender tratamento precoce, Alexandre Garcia é demitido da CNN". *Correio Braziliense*, 24 set. 2021. Disponível em: <https://www.correiobraziliense.com.br/politica/2021/09/4951561-apos-defender-tratamento-precoce-alexandre-garcia-e-demitido-da-cnn.html>.

362. Ver <https://www.uol.com.br/splash/amp-stories/as-declaracoes-negacionistas-de-alexandre-garcia-antes-de-cair-na-cnn/>.

363. "Alexandre Garcia culpa sol pelo aquecimento global e vira piada". Catraca Livre, 2 jun. 2017. Disponível em: <https://catracalivre.com.br/cidadania/alexandre-garcia-culpa-sol-pelo-aquecimento-global-e-vira-piada/>.

364. Asiya Kamber Zaidi e Puya Dehgani-Mobaraki, "Ivermectin against Sars-CoV-2: A Evidence-Based Clinical Review Article". *The Journal of Antibiotics*, v. 75, 2022.

365. Catherine Offord, "Frontiers Removes Controversial Ivermectin Paper Pre-Publication". *TheScientist*, 2 mar. 2021.

366. A nota de retratação não oferece muitos esclarecimentos sobre os problemas encontrados e seria contestada por Cadegiani e Carlos Wambier nas redes sociais (ver <https://doi.org/10.3389/fmed.2021.668698> e <https://retractionwatch.com/2022/06/10/researcher-attacks-journal-for-retracting-his-paper-on-covid-19-drug/>).

367. Ferric C. Fang, R. Grant Steen e Arturo Casadevall, "Misconduct Accounts for the Majority of Retracted Scientific Publications". *PNAS*, v. 109, n. 42, 2012.

368. Ricardo Zimerman, post do X (antigo Twitter), 19 dez. 2021. Disponível em: <https://twitter.com/zimermanricardo/status/1472747327265902601?lang=en>.

369. Bret Weinstein, Steve Kirsch e Robert Malone, "Transcript: How to Save the World, in Three Easy Steps". *DarkHorse Podcast*, 14 jul. 2021. Disponível em: <https://www.betterskeptics.com/transcript-how-to-save-the-world-in-three-easy-steps/>.

370. Steve Kirsch, "Are the Covid-19 Vaccines 'Safe and Effective'?". *TS News*, 16 jun. 2021.

371. Vaccine Adverse Event Reporting System (VAERS), "Guide to Interpreting VAERS Data", [s.d.]. Disponível em: <https://vaers.hhs.gov/data/dataguide.html>.

372. Jeffrey Morris, "Do Pfizer Vaccines 'Kill' 2 People for Every 1 Saved? Evaluating Steve Kirsch Claims". Covid-19 Data Science, 28 set. 2021.

373. Steve Kirsch, "The 'Safe and Effective' Narrative Is Falling Apart". Steve Kirsch's Newsletter, 7 jul. 2022. Disponível em: <https://stevekirsch.substack.com/p/the-safe-and-effective-narrative>.

374. Id., "Our Latest Polls Show Twice as Many People Died from the Vaccine as from Covid". Steve Kirsch's Newsletter, 4 jul. 2022. Disponível em: <https://stevekirsch.substack.com/p/our-latest-polls-show-twice-as-many>. Os dados não seriam replicados por pesquisas semelhantes (ver <https://www.astralcodexten.com/p/failure-to-replicate-anti-vaccine>).

375. Id., "How the Authorities Can Instantly Stop the Spread of 'Covid Misinformation'". Steve Kirsch's Newsletter, 22 abr. 2022. Disponível em: <https://stevekirsch.substack.com/p/is-there-any-doctor-who-is-willing>.

376. Brucha Weisberger, "Unprecedented Orders of Child Sized Coffins. 'Experts' Do Not Equal Truth. Why Humanity Fell for This, and What We Need to Do Return to 'Normal'". In G-d's Army There's Only Truth, 15 jul. 2022. Disponível em: <https://truth613.substack.com/p/unprecedented-orders-of-child-sized>.

377. Eric J. Lenze et al., "Fluvoxamine vs Placebo and Clinical Deterioration in Outpatients with Symptomatic Covid-19". *JAMA*, v. 324, n. 22, pp. 2292-300, 2020.

378. Ver <https://web.archive.org/web/20230106165601/https://www.treatearly.org/>.

379. Aaron Kwittken, "A Serial Entrepreneur's Quest to Save Lives After Saving His Own". *Forbes*, 2 jul. 2020. Disponível em: <https://www.forbes.com/sites/aaronkwittken/2020/07/02/a-serial-entrepreneurs-quest-to-save-lives-after-saving-his-own/?sh=2bd90c3b2bfc>.

380. Ver <https://hbsanc.org/events/41542>.

381. David Seftel e David R. Boulware, "Prospective Cohort of Fluvoxamine for Early Treatment of Coronavirus Disease 19". *Open Forum Infectious Diseases*, v. 8, n. 2, 2021.

382. Sharyn Alfonsi, "Finding a Possible Early Treatment for Covid-19 in a 40-Year-Old Antidepressant". CBS News, 7 mar. 2021. Disponível em: <https://www.cbsnews.com/news/fluvoxamine-antidepressant-drug-covid-treatment-60-minutes-2021-03-07/>.

383. Steve Kirsch, "The Fast, Easy, Safe, Simple, Low Cost Treatment for Covid That Has Worked 100% of the Time to Prevent Hospitalization That Nobody Wants to Talk about". Skirsch.io, 10 dez. 2020. Disponível em: <https://www.skirsch.io/flv-works/>.

384. Cat Ferguson, "This Tech Millionaire Went from Covid Trial Funder to Misinformation Superspreader". *MIT Technology Review*, 5 out. 2021. Disponível em: <https://www.technologyreview.com/2021/10/05/1036408/silicon-valley-millionaire-steve-kirsch-covid-vaccine-misinformation/>.

385. Gilmar Reis et al., "Effect of Early Treatment with Fluvoxamine on Risk of Emergency Care and Hospitalisation among Patients with Covid-19: The TOGETHER Randomised, Platform Clinical Trial". *The Lancet Global Health*, v. 10, n. 1, pp. e42-51, 2022.

386. David R. Boulware e Mahsa Abassi, "Fluvoxamine for the Treatment of Covid-19". *The Lancet Global Health*, v. 10, n. 3, 2022.

387. David Boulware, post do X (antigo Twitter), 11 dez. 2021. Disponível em: <https://twitter.com/boulware_dr/status/1469799433596555267>.

388. Todd C. Lee et al., "Fluvoxamine for Outpatient Covid-19 to Prevent Hospitalization: A Systematic Review and Meta-Analysis". *medRxiv*, 2021. O artigo seria formalmente publicado em 2022 como "Fluvoxamine for Outpatient Management of covid-19 to Prevent Hospitalization: A Systematic Review and Meta-Analysis" (*JAMA Network Open*, v. 5, n. 4, 2022).

389. National Institutes of Health (NIH), "Fluvoxamine", 20 dez. 2023. Disponível em: <https://www.covid19treatmentguidelines.nih.gov/therapies/immunomodulators/fluvoxamine/>.

390. Scott Alexander, "The FDA Has Punted Decisions about Luvox Prescription to the Deepest Recesses of the Human Soul". *Astral Codex Ten*. 22 dez. 2021. Disponível em: <https://astralcodexten.substack.com/p/the-fda-has-punted-decisions-about>.

391. Kelsey Piper, "How a Cheap Antidepressant Emerged as a Promising Covid-19 Treatment". *Vox*, 26 ago. 2021. Disponível em: <https://www.vox.com/future-perfect/22619137/fluvoxamine-covid-ivermectin-together-study-mcmaster>.

392. Flavio Abdenur, post do X (antigo Twitter), 27 out. 2021. Disponível em: <https://twitter.com/AbdenurFlavio/status/1453532487066476546>.

393. Gilmar Reis et al., "Effect of Early Treatment with Ivermectin among Patients with Covid-19". *The New England Journal of Medicine*, v. 386, n. 18, 30 mar. 2022. Disponível em: <https://www.nejm.

org/doi/full/10.1056/NEJMoa2115869>. Apesar do estudo só ter sido publicado em 2022, resultados preliminares já haviam sido anunciados em agosto de 2021: <https://rethinkingclinicaltrials.org/news/august-6-2021-early-treatment-of-covid-19-with-repurposed-therapies-the-together-adaptive-platform-trial-edward-mills-phd-frcp/>.

394. Kelsey Piper, "Omicron Is Here. What Are Your Treatment Options If You Get Covid-19?". *Vox*, 22 dez. 2021. Disponível em: <https://www.vox.com/future-perfect/22841852/covid-drugs-antibodies-fluvoxamine-molnupiravir-paxlovid>.

395. FDA, "Memorandum Explaining Basis for Declining Request for Emergency Use Authorization of Fluvoxamine Maleate", 2022. Disponível em: <https://www.accessdata.fda.gov/drugsatfda_docs/nda/2020/EUA%20110%20Fluvoxamine%20Decisional%20Memo_Redacted.pdf>.

396. Angela M. Reiersen et al., "The STOP COVID 2 Study: Fluvoxamine vs Placebo for Outpatients With Symptomatic COVID-19, a Fully Remote Randomized Controlled Trial". *Open Forum Infectious Diseases*, v. 10, n. 8, ago. 2023. Disponível em: <https://doi.org/10.1093/ofid/ofad419>.

397. Carolyn T. Bramante et al., "Randomized Trial of Metformin, Ivermectin, and Fluvoxamine for Covid-19". *The New England Journal of Medicine*, v. 387, pp. 599-610, 2022.

398. A falta de benefício seria corroborada no ano seguinte pelo estudo ACTIV-6 (Thomas G. Stewart et al., "Higher-Dose Fluvoxamine and Time to Sustained Recovery in Outpatients with Covid-19". *JAMA*, v. 330, n. 24, pp. 2354-63, 2023). Ainda assim, a discussão sobre a eficácia da fluvoxamina persiste na literatura em 2023, com metanálises chegando a conclusões contraditórias (Jiawen Deng et al., "Efficacy and Safety of Selective Serotonin Reuptake Inhibitors in Covid-19 Management: A Systematic Review and Meta-Analysis". *Clinical Microbiology and Infection*, v. 29, n. 5, pp. 578-86, 2023; Akhil Deepak Vatvani, Andree Kurniawan e Timotius Ivan Hariyanto, "Efficacy and Safety of Fluvoxamine as Outpatient Treatment for Patients with Covid-19: A Systematic Review and Meta-Analysis of Clinical Trials". *Annals of Pharmacotherapy*, v. 57, n. 12, 2023).

399. Todd C. Lee et al., "Fluvoxamine for Outpatient Management of Covid-19 to Prevent Hospitalization: A Systematic Review and Meta-Analysis". *JAMA Network Open*, v. 5, n. 4, 2022.

400. Zachary Brennan, "Unpersuaded by the Data, FDA Rejects Cheap, Generic SSRI as a Covid-19 Drug". *Endpoints News*, 16 maio 2022.

401. Angela Reiersen, post do X (antigo Twitter), 19 fev. 2022. Disponível em: <https://twitter.com/AngelaReiersen/status/1495057571379654659>.

402. Cat Ferguson, op. cit., nota 384.

403. Ibid.

404. Steven Kirsch, "If You Can Prove That the NIH and WHO Got Their Treatment Guidelines Right, You Could Win $2M". *TS News*, 24 maio 2021.

405. Cat Ferguson, op. cit.

406. Skirsch.com, "$1M Vaccine Safety Bet Term Sheet", 20 fev. 2022. Disponível em: <https://www.skirsch.com/covid/Bet.pdf>.

407. Steve Kirsch, "President Obama: I Challenge You to a $1M Debate on covid-19 Misinformation". Steve Kirsch's Newsletter, 22 abr. 2022. Disponível em: <https://stevekirsch.substack.com/p/president-obama-i-bet-you-1m-that>.

408. William Bredderman, "Steve Kirsch Invented the Optical Mouse. Now He's Pioneering Something a Whole Lot More Dangerous". *The Daily Beast*, 1 out. 2021. Disponível em: <https://www.thedailybeast.com/tech-tycoon-steve-kirsch-dangled-a-covid-cure-and-then-went-full-anti-vaxxer>.

409. Fernando P. Polack et al., "Safety and Efficacy of the BNT162b2 mRNA Covid-19 Vaccine". *The New England Journal of Medicine*, v. 383, pp. 2603-15, 2020; Lindsey R. Baden et al., "Efficacy and Safety of the mRNA-1273 Sars-CoV-2 Vaccine". *The New England Journal of Medicine*, v. 384, pp. 403-16, 2021.

410. Caifang Zheng et al., "Real-World Effectiveness of Covid-19 Vaccines: A Literature Review and Meta-Analysis". *International Journal of Infectious Diseases*, v. 114, pp. 252-60, 2022.

411. European Medicines Agency, "AstraZeneca's Covid-19 Vaccine: EMA Finds Possible Link to Very Rare Cases of Unusual Blood Clots with Low Blood Platelets", 7 abr. 2021. Disponível em: <https://www.ema.europa.eu/en/news/astrazenecas-covid-19-vaccine-ema-finds-possible-link-very-rare-cases-unusual-blood-clots-low-blood>.

412. Anders Husby, "Covid-19 mRNA Vaccination and Myocarditis or Pericarditis". *The Lancet*, v. 399, n. 10 342, pp. 2168-9, 2022; Centers for Disease Control and Prevention (CDC), "Myocarditis and Pericarditis After mRNA Covid-19 Vaccination", 3 nov. 2023.

413. Winton Centre for Risk and Evidence Communication, "Communicating the Potential Benefits and Harms of the AstraZeneca Covid-19 Vaccine", 7 abr. 2021. Disponível em: <https://wintoncentre.maths.cam.ac.uk/news/communicating-potential-benefits-and-harms-astra-zeneca-covid-19-vaccine/>.

414. Leda Nagle (canal), "Dr. Flavio Cadegiani: A favor da vacina, pensando na revacinação e na volta à vida" (vídeo). YouTube, 1h5min9, 21 ago. 2021. Disponível em: <https://www.youtube.com/watch?v=n3lD_Js4Rtg>.

415. FLCCC Alliance, "Expanding Our Strategy to End the Pandemic", 7 abr. 2021. Disponível em: <https://covid19criticalcare.com/guide-for-this-website/expanding-our-strategy-to-end-the-pandemic/>.

416. Nick Robins-Early, "Ivermectin Frenzy: The Advocates, Anti-Vaxxers and Telehealth Companies Driving Demand". *The Guardian*, 13 set. 2021. Disponível em: <https://www.theguardian.com/world/2021/sep/13/ivermectin-treatment-covid-19-anti-vaxxers-advocates>.

417. Ellen Guimarães, post do X (antigo Twitter), 31 ago. 2021. Disponível em: <https://twitter.com/ellengyn/status/1432642783043588101?lang=da>.

418. "Ministério da Saúde recebe grupo contrário à vacinação infantil". *O Globo*, 22 dez. 2021. Disponível em: <https://oglobo.globo.com/saude/ministerio-da-saude-recebe-grupo-contrario-vacinacao-infantil-25329672>.

419. Renato Cassol Médico Infectologista (canal), "Contra a obrigatoriedade das vacinas" (vídeo). YouTube, 9min12, 2 out. 2021. Disponível em: <https://www.youtube.com/watch?v=dKv1Lp8R098>.

420. Ricardo Zimerman, post do Instagram, 4 out. 2021. Disponível em: <https://www.instagram.com/p/CUnIpuDt9v0/?utm_medium=copy_link>.

421. Médicos pela Vida, "Vacinas covid-19: Verdades; efeitos; contradições; o que ninguém quer falar" (vídeo). 2h49min55, 1 out. 2021. Disponível em: <https://medicospelavidacovid19.com.br/videos/vacinas-covid-19-verdades-efeitos-contradicoes-o-que-ninguem-quer-falar/>.

422. Paulo Motoryn, "Mãe culpa vacina por morte do filho e ganha status de 'líder' entre bolsonaristas". *Brasil de Fato*, 8 out. 2021. Disponível em: <https://www.brasildefato.com.br/2021/10/08/mae-falseia-razao-da-morte-do-filho-culpa-vacina-e-ganha-status-de-lider-entre-bolsonaristas>.

423. Cristyan Costa, "Twitter derruba conta da mãe de Bruno Graf, jovem que morreu depois de tomar a vacina da AstraZeneca". *Revista Oeste*, 7 jan. 2022. Disponível em: <https://revistaoeste.com/brasil/twitter-derruba-conta-da-mae-de-bruno-graf-jovem-que-morreu-depois-de-tomar-a-vacina-da-astrazeneca/>.

424. Paulo Motoryn, op. cit.

425. Molly Boigon, "Hasidic Doctor Spouts Conspiracy Theories, Anti-Vaccine Sentiment in Video". *Forward*, 11 jan. 2021. Disponível em: <https://forward.com/fast-forward/461865/zelenko-spouts-conspiracy-theories-anti-vaxx-sentiment-in-viral-video/>.

426. Ver <https://twitter.com/DRobertaLacerda>.

427. Victor Silva, "Negacionismo: Médicos influenciadores cobram R$ 500 por atestado antivacina". *Intercept Brasil*, 23 fev. 2022. Disponível em: <https://theintercept.com/2022/02/23/medicos-influenciadores-cobram-r-500-por-atestado-antivacina/>.

428. Médicos pela Vida, "Live: O tratamento dos efeitos adversos causados pelas vacinas experimentais" (vídeo). 2h40min9, 6 maio 2022. Disponível em: <https://medicospelavidacovid19.com.br/videos/live-o-tratamento-dos-efeitos-adversos-causados-pelas-vacinas-experimentais/>.

429. Jennifer Pillay et al., "Incidence, Risk Factors, Natural History, and Hypothesised Mechanisms of Myocarditis and Pericarditis Following Covid-19 Vaccination: Living Evidence Syntheses and Review". *The BMJ*, v. 378, 2022.

430. "Médica questiona obrigatoriedade da vacina contra HPV e sugere medidas preventivas". *A Gazeta do Acre*, 24 out. 2019. Disponível em: <https://agazetadoacre.com/2019/10/flash/medica-questiona-obrigatoriedade-da-vacina-contra-hpv-e-sugere-medidas-preventivas/>.

431. Chloé Pinheiro et al., "Raízes do movimento antivacina no Brasil". *Questão de Ciência*, 18 ago. 2022. Disponível em: <https://www.revistaquestaodeciencia.com.br/dossie-questao/2022/08/18/o-ovo-da-serpente-raizes-do-movimento-antivacina-no-brasil>.

432. Paula Ferreira, "Médica diz que Bolsonaro irá 'analisar' documentos críticos a vacinas contra covid-19". *O Globo*, 4 ago. 2021. Disponível em: <https://oglobo.globo.com/saude/medica-diz-que-bolsonaro-ira-analisar-documentos-criticos-vacinas-contra-covid-19-25131533>.

433. Filipe Rafaeli, "O dia que eu entendi o 'bom alemão'". *Pandemia*, 24 fev. 2022. Disponível em: <https://filiperafaeli.substack.com/p/o-dia-que-eu-entendi-o-bom-alemao>.

434. Edimilson Migowski, "Professor Edimilson Migowski propõe reflexão sobre vacinação Covid em crianças e adolescentes". *Pandemia*, 16 dez. 2021. Disponível em: <https://filiperafaeli.substack.com/p/professor-edmilson-migowski-propoe>.

435. Filipe Rafaeli, post do X (antigo Twitter), 16 set. 2022. Disponível em: <https://twitter.com/filipe_rafaeli/status/1570654783505338368?s=20&t=pZYj9aPRfNg7S-H7RfqC6w>. De lá para cá, Rafaeli faz oposição sistemática e constante às vacinas nas redes sociais.

436. A opinião de Alexander sobre a droga é coberta em detalhes em um par de posts enciclopédicos de revisão de evidência (Scott Alexander, "Ivermectin: Much More Than You Wanted to Know". *Astral Codex Ten*. 17 nov. 2021. Disponível em: <https://www.astralcodexten.com/p/ivermectin-much-more-than-you-wanted>; id., "Response to Alexandros Contra Me on Ivermectin", 1 fev. 2023. Disponível em: <https://www.astralcodexten.com/p/response-to-alexandros-contra-me>).

437. Covid-19 Excess Mortality Collaborators, "Estimating Excess Mortality Due to the Covid-19 Pandemic: A Systematic Analysis of Covid-19-Related Mortality, 2020-21". *The Lancet*, v. 399, n. 10 334, pp. 1513-36, 2022; Charlie Giattino et al., "Excess Mortality During the Coronavirus Pandemic (Covid-19)". *Our World in Data*, 2020.

438. Michael Bang Petersen, "The End of the Pandemic May Tear Us Apart". *The New York Times*, 4 fev. 2022. Disponível em: <https://www.nytimes.com/2022/02/04/opinion/covid-denmark-end-of-pandemic.html>.

439. Id., post do X (antigo Twitter), 1 fev. 2022. Disponível em: <https://twitter.com/m_b_petersen/status/1488392005281628160>.

440. Id., "Covid Lesson: Trust the Public with Hard Truths". *Nature*, 12 out. 2021.

441. Michael Bang Petersen et al., "Transparent Communication about Negative Features of Covid-19 Vaccines Decreases Acceptance but Increases Trust". *PNAS*, v. 118, n. 29, 2021.

442. Canal Butantan, "Natalia Pasternak: 'Vacina boa é vacina no braço'" (vídeo). YouTube, 1min1, 28 jun. 2021. Disponível em: <https://www.youtube.com/watch?v=cseykTQKgz8>.

443. Thiago Cerqueira Silva et al., "Influence of Age on the Effectiveness and Duration of Protection of Vaxzevria and CoronaVac Vaccines: A Population-Based Study". *The Lancet Regional Health*, v. 6, 2022.

444. Natalia Pasternak, "Conhecer diferenças entre vacinas auxilia a imunização coletiva". *O Globo*, A Hora da Ciência, 27 set. 2021. Disponível em: <https://blogs.oglobo.globo.com/a-hora-da-ciencia/post/conhecer-diferencas-entre-vacinas-auxilia-imunizacao-coletiva.html>.

445. Id., "My Vaccine Is Better Than Yours!". Medscape Blogs, 16 ago. 2021. Disponível em: <https://www.medscape.com/viewarticle/956510?src=WNL_mdpls_210817_mscpedit_publ&uac=412593MT&spon=42&impID=3574690&faf=1>.

446. Petra Zimmermann et al., "Should Children Be Vaccinated against Covid-19?". *Archives of Disease in Childhood*, v. 107, n. 3, 2022.

447. Chris Stokel-Walker, "What Do We Know about Covid Vaccines and Preventing Transmission?". *The BMJ*, v. 376, 2022.

448. Silvia Lisboa, "Farsa da proxalutamida: MPF entra com ações contra União, Estado e médicos". *Matinal*, 24 ago. 2022; Eduardo Matos, "PF e MPF cumprem mandados em investigação sobre estudo irregular com medicamento contra a covid-19". *Zero Hora*, 25 ago. 2022. Disponível em: <https://gauchazh.clicrbs.com.br/saude/noticia/2022/08/pf-e-mpf-cumprem-mandados-em-investigacao-sobre-estudo-irregular-com-medicamento-contra-a-covid-19-cl79adjsy000001jpdrnbk7q4.html>.

449. Leandro R. Tessler, post do X (antigo Twitter), 2 set. 2021. Disponível em: <https://twitter.com/leandrotessler/status/1433622312864079873?s=20&t=HJJ9yvCgw1MH4lYPglVAYQ>.

450. Bruno Robalinho, post do X (antigo Twitter), 29 ago. 2021. Disponível em: <https://twitter.com/BrunoRobalinho/status/1431821731501641732?s=20&t=O8Zf4Ea6jffUwapDC613Xg>.

451. André Biernath, "'Kit covid é kit ilusão': Os dados que apontam riscos e falta de eficácia de tratamento precoce". UOL, 27 jan. 2021. Disponível em: <https://www.uol.com.br/vivabem/noticias/bbc/2021/01/27/kit-covid-e-kit-ilusao-os-dados-que-apontam-riscos-e-falta-de-eficacia-de-tratamento-precoce.htm>.

452. Tainá Falcão, "Prevent Senior assina acordo proposto pelo Ministério Público de SP". CNN Brasil, 22 out. 2021. Disponível em: <https://www.cnnbrasil.com.br/nacional/prevent-senior-assina-acordo-proposto-pelo-ministerio-publico-de-sp/>.

453. Catarina Chagas, "Não existe tratamento precoce contra covid-19", COVID19 Divulgação Científica, 21 jan. 2021. Disponível em: <http://coronavirusdc.com.br/2021/01/21/nao-existe-tratamento-precoce-contra-covid-19/>. Marcelo Hartmann, post do X (antigo Twitter), 22 ago. 2022. Disponível em: <https://twitter.com/marcel_hartmann/status/1561870706748579842?ref_src=twsrc%5Etfw>.

454. Médicos pela Vida, "2º Congresso Mundial World Council for Health Médicos pela Vida — Covid-19: Quadro Atual", 2022. Disponível em: <https://medicospelavidacovid19.com.br/congresso/>.

455. Ver <https://www.voiceforscienceandsolidarity.org/>.

456. Ver <https://www.intechopen.com/profiles/215741>.

457. iToldYou (canal), "Mac Address to Vaccinated Individuals: La Quinta Columna" (vídeo). Bit Chute, 2min10, 23 mar. 2022. Disponível em: <https://www.bitchute.com/video/cChwceqIJoqy/>. Gareth Icke, "Tragedy as Girl, 18, Dies of Blood Clot Two Weeks After Covid Vaccine". David Icke, 13 maio 2022. Disponível em: <https://t.me/s/laquintacolumna?before=22509>.

458. Ver <https://www.instagram.com/drnelsonmodesto/>.

459. Algumas observações posteriores de grupos com crenças semelhantes contestam a tese de Festinger e seus colegas, como Jane Allyn Hardyck e Marcia Braden, "Prophecy Fails Again: A Report of a Failure to Replicate". *The Journal of Abnormal and Social Psychology*, v. 65, n. 2, pp. 136-41. Disponível em: <https://psycnet.apa.org/doi/10.1037/h0048636>.

460. Eduardo López-Medina et al., "Effect of Ivermectin on Time to Resolution of Symptoms among Adults with Mild Covid-19: A Randomized Clinical Trial". *JAMA*, v. 325, n. 14, pp. 1426-35, 2021.

461. Steven Chee Loon Lim et al., "Efficacy of Ivermectin Treatment on Disease Progression among Adults with Mild to Moderate Covid-19 and Comorbidities: The I-TECH Randomized Clinical Trial". *JAMA Internal Medicine*, v. 182, n. 4, pp. 426-35, 2022.

462. Gilmar Reis et al., "Effect of Early Treatment with Ivermectin among Patients with Covid-19". *The New England Journal of Medicine*, v. 386, pp. 1721-31, 2022.

463. Ibid.

464. Carolyn T. Bramante, op. cit., nota 397.

465. Carl Zimmer, "Ivermectin Does Not Reduce Risk of Covid Hospitalization, Large Study Finds". *The New York Times*, 30 mar. 2022. Disponível em: <https://www.nytimes.com/2022/03/30/health/covid-ivermectin-hospitalization.html>.

466. Susanna Naggie et al., "Effect of Ivermectin vs Placebo on Time to Sustained Recovery in Outpatients with Mild to Moderate Covid-19: A Randomized Clinical Trial". *JAMA*, v. 328, n. 16, pp. 1595-603, 2022. Uma publicação posterior advinda do mesmo estudo também não encontraria efeitos com uma dose mais alta e um curso mais longo de tratamento (id., "Effect of Higher-Dose Ivermectin for 6 Days vs Placebo on Time to Sustained Recovery in Outpatients with Covid-19: A Randomized Clinical Trial". *JAMA*, v. 329, n. 11, pp. 888-97, 2023).

467. Em 2024, o PRINCIPLE, de longe o maior ensaio clínico realizado com a ivermectina, ainda que de forma não cega, encontraria achados semelhantes aos do ACTIV-6: uma redução na duração dos sintomas em dois dias, sem impacto em hospitalizações ou mortes (Gail Hayward et al., "Ivermectin for covid-19 in Adults in the Community (PRINCIPLE): An Open, Randomised, Controlled, Adaptive Platform Trial of Short- and Longer-Term Outcome". *Journal of Infection*, v. 88, n. 4. Disponível em: <https://doi.org/10.1016/j.jinf.2024.106130>). Ainda que a diferença entre os grupos nesse caso possa ser atribuída ao efeito placebo, a possibilidade de alguma eficácia do medicamento continuava sendo plausível durante a edição deste livro. Para uma opinião mais atual do autor sobre o tema, ver Olavo Amaral, "A ivermectina é comprovadamente inefica… ops". *Nexo*, 16. abr. 2024. Disponível em: <https://www.nexojornal.com.br/ivermectina-estudo-eficacia-covid>.

468. Pierre Kory, "Fraudulent Trial on Ivermectin Published by the World's Top Medical Journal. Big Pharma Reigns, Part 2". *Pierre Kory's Medical Musings*, 16 maio 2022. Disponível em: <https://pierrekory.substack.com/p/fraudulent-trial-on-ivermectin-published-859>.

469. Gilmar Reis et al., "Effect of Early Treatment with Ivermectin among Patients with Covid-19". *The New England Journal of Medicine*, v. 386, pp. 1721-31, 2022.

470. Flavio A. Cadegiani, "Double-Blind, Randomized Clinical Trials (DB-RCTs) Have Miserably Failed in Covid-19 — and Became No Longer the Gold Standard Type of Clinical Study". *TrialSiteNews*, 3 ago. 2022. Disponível em: <https://www.trialsitenews.com/a/double-blind-randomized-clinical-trials-db-rcts-have-miserably-failed-in-covid-19-and-became-no-longer-the-gold-standard-type-of-clinical-study-551bb258>.

471. Médicos pela Vida, "Live: O tratamento dos efeitos adversos causados pelas vacinas experimentais" (vídeo). 2h40min9, 6 maio 2022. Disponível em: <https://medicospelavidacovid19.com.br/videos/live-o-tratamento-dos-efeitos-adversos-causados-pelas-vacinas-experimentais/>.

472. Lucy Kerr et al., "Ivermectin Prophylaxis Used for Covid-19: A Citywide, Prospective, Observational Study of 223,128 Subjects Using Propensity Score Matching". *Cureus*, v. 4, p. 21272, 2022.

473. Flavio A. Cadegiani, post do X (antigo Twitter), 15 jan. 2022. Disponível em: <https://twitter.com/flaviocadegiani/status/1482478506986594308?lang=en>.

474. Prefeitura de Itajaí, "Nota de esclarecimento: Tratamentos profiláticos", 21 jan. 2021. Disponível em: <https://itajai.sc.gov.br/noticia/26084/nota-de-esclarecimento--tratamentos-profilaticos#.YwZ7Z_HML9F>.

475. Lucy Kerr et al., "Correction: Ivermectin Prophylaxis Used for Covid-19: A Citywide, Prospective, Observational Study of 223,128 Subjects Using Propensity Score Matching". *Cureus*, v. 14, n. 3, 2022.

476. Id., "Regular Use of Ivermectin as Prophylaxis for Covid-19 Led Up to a 92% Reduction in Covid-19 Mortality Rate in a Dose-Response Manner: Results of a Prospective Observational Study of a Strictly Controlled Population of 88,012 Subjects". *Cureus*, v. 14, p. 28624, 2022.

477. Kyle Sheldrick, post do X (Twitter), 7 fev. 2022 (visualização restrita). Disponível em: <https://twitter.com/K_Sheldrick/status/1490610714360238083>. Em 2023, um *preprint* demonstraria por simulações que os resultados de ambos os estudos poderiam ser explicados pelo fenômeno chamado na literatura médica de "viés de período imortal" (Robin Mills, Ana Carolina Peçanha Antonio e Greg Tucker-Kellogg, "Published Benefits of Ivermectin Use in Itajaí, Brazil for Covid-19 Infection, Hospitalisation, and Mortality Are Entirely Explained by Statistical Artefacts". *medRxiv*, 2023). Por conta de erros numéricos em sua versão inicial, a crítica seria amplamente desacreditada dentro da comunidade do tratamento precoce como uma fraude (Médicos pela Vida, "Greg Tucker-Kellogg Publishes Fraudulent Study to Attack Ivermectin", 17 ago. 2023. Disponível em: <https://medicospelavidacovid19.com.br/editoriais/greg-tucker-kellogg-publishes-fraudulent-study-to-attack-ivermectin>) ainda que a correção dos erros na versão subsequente não tenha mudado os resultados.

478. Um pequeno estudo na Tailândia, porém, não encontraria nenhum efeito em uma população vacinada em 2021 (Nasikarn Angkasekwinai et al., "Safety and Efficacy of Ivermectin for the Prevention and Treatment of Covid-19: A Double-Blinded Randomized Placebo-Controlled Study". *Antibiotics*, v. 11, n. 6, 2022). Já uma metanálise de 2023 concluiria que os efeitos da profilaxia pré-exposição, embora estatisticamente significativos (Gong-Yi Hu et al., "Ivermectin's Role in the Prevention of Covid-19: A Systematic Review and Meta-Analysis". *The Journal of Clinical Pharmacology*, v. 63, n. 3, pp. 288-97, 2023), não eram confiáveis dada a qualidade da evidência.

479. Xabier García-Albéniz et al., "Systematic Review and Meta-Analysis of Randomized Trials of Hydroxychloroquine for the Prevention of Covid-19". *European Journal of Epidemiology*, v. 37, pp. 789-96, 2022. As conclusões do trabalho seriam corroboradas pelo COPCOV, um grande ensaio clínico de profilaxia publicado em 2024, mas com um efeito menor, o que traria a estimativa de redução de infecções para 20% em uma metanálise atualizada (ver <https://doi.org/10.1371/journal.pmed.1004428>).

480. Médicos pela Vida, "Estudo de Harvard comprova eficácia da hidroxicloroquina para profilaxia da covid-19", 10 ago. 2022. Disponível em: <https://medicospelavidacovid19.com.br/noticias/estudo-de-harvard-comprova-eficacia-da-hidroxicloroquina-para-profilaxia-da-covid-19/>.

481. Eli Vieira, "Hidroxicloroquina provavelmente ajudou na pandemia, conclui reanálise dos melhores dados". *Gazeta do Povo*, 17 ago. 2022. Disponível em: <https://www.gazetadopovo.com.br/ideias/cloroquina-provavelmente-ajudou-na-pandemia-conclui-reanalise-dos-melhores-dados/>.

482. Cristyan Costa, "Uso preventivo de hidroxicloroquina reduz risco de agravamento da covid-19, reconhece estudo". *Revista Oeste*, 12 ago. 2022. Disponível em: <https://revistaoeste.com/brasil/uso-preventivo-de-hidroxicloroquina-reduz-risco-de-agravamento-da-covid-19-reconhece-estudo/>.

483. Vinicius Sales, "Estudo de Harvard comprova a eficácia da hidroxicloroquina para tratamento precoce contra covid-19". *Brasil Sem Medo*, 11 ago. 2022. Disponível em: <https://brasilsemmedo.com/estudo-de-harvard-comprova-a-eficacia-da-hidroxicloroquina-para-tratamento-precoce-contra-covid-19/>.

484. "Hidroxicloroquina para prevenir Covid é incerto, diz estudo". *Poder360*, 12 ago. 2022. Disponível em: <https://www.poder360.com.br/coronavirus/hidroxicloroquina-para-prevenir-covid-e-incerto-diz-estudo/>.

485. O número havia subido para 309 mil em 2024. Ver <https://www.instagram.com/leo_costa_pbe/>.

486. Ver <https://www.youtube.com/watch?v=zqRfSkjtN2U>.

487. Bhagteshwar Singh et al., "Chloroquine or Hydroxychloroquine for Prevention and Treatment of Covid-19". *Cochrane Database of Systematic Reviews*, 2021.

488. "É enganoso que estudo de Harvard comprovou eficácia da hidroxicloroquina na prevenção da covid-19". *Folha de S.Paulo*, 24 ago. 2022. Disponível em: <https://www1.folha.uol.com.br/equilibrioesaude/2022/08/e-enganoso-que-estudo-de-harvard-comprovou-eficacia-da-hidroxicloroquina-na-prevencao-da-covid-19.shtml>.

489. Marcos Faustino, "É falso que estudo de Harvard comprovou que hidroxicloroquina é eficaz contra covid-19". Aos Fatos, 18 ago. 2022. Disponível em: <https://www.aosfatos.org/noticias/e-falso-que-estudo-de-harvard-comprovou-que-hidroxicloroquina-e-eficaz-contra-covid-19/>.

490. "Estudo não prova eficácia da hidroxicloroquina para prevenir covid-19, nem foi feito por Harvard". *Reuters*, 17 ago. 2022. Disponível em: <https://www.reuters.com/article/fact-check-covid-hidroxicloroquina-idUSL1N2ZR1L6>.

491. Para uma análise mais aprofundada das checagens de fatos do estudo pelo autor, ver Olavo Amaral, "Checagem de fatos científicos: Crônica de um fracasso anunciado" (*Nexo*, 27 set. 2022. Disponível em: <https://www.nexojornal.com.br/colunistas/2022/Checagem-de-fatos-cient%C3%ADficos-cr%C3%B4nica-de-um-fracasso-anunciado>.

492. Médicos pela Vida, "Confira os erros e sofismas na checagem de fatos da Reuters sobre estudo da HCQ de Harvard", 18 ago. 2022. Disponível em: <https://medicospelavidacovid19.com.br/editoriais/confira-os-erros-e-sofismas-na-checagem-de-fatos-da-reuters-sobre-estudo-da-hcq-de-harvard/>.

493. Álvaro Avezum et al., op. cit., nota 88.

494. Filipe Rafaeli, post do X (antigo Twitter), 2 abr. 2022. Disponível em: <https://twitter.com/filipe_rafaeli/status/1510447355727945729?s=20&t=kXI6cBKy3kTJ287hld11rw>.

495. Daniel Tausk, "Um conto de ficção sobre um medicamento". Médicos pela Vida, 20 ago. 2022. Disponível em: <https://medicospelavidacovid19.com.br/opiniao/um-conto-de-ficcao-sobre-um-medicamento/>.

496. Ver <https://web.archive.org/web/20220206165835/https://infecto2021.com.br/>.

497. Olá, Ciência! (canal), "O perigo das bactérias resistentes a antibióticos" (vídeo). YouTube, 8min36, 1 jun. 2021. Disponível em: <https://www.youtube.com/watch?v=HwFU9RNvKNs>. O número de inscritos no canal subiria para 2,1 milhões em 2024.

498. Id., "Vacina Covid Pfizer: Tudo o que você precisa saber #2" (vídeo). YouTube, 10min4, 22 jun. 2021. Disponível em: <https://www.youtube.com/watch?v=i58ZIFyuWac>.

499. Tarik Fernandes et al. "Vacinas e o sistema imunológico". SciCast (podcast), ep. 519, 1h11min33, 9 jan. 2023. Disponível em: <https://www.deviante.com.br/podcasts/scicast-519/>.

500. Pfizer Brasil, post do Instagram, 17 jan. 2023. Disponível em: <https://www.instagram.com/p/Cnhl38vDb-D/>.

501. Nancy Lapid, "Repeat Covid Is Riskier Than First Infection, Study Finds". *Reuters*, 10 nov. 2022. Disponível em: <https://www.reuters.com/business/healthcare-pharmaceuticals/repeat-covid-is-riskier-than-first-infection-study-finds-2022-11-10/>.

502. Benjamin Bowe, Yan Xie e Ziyad Al-Aly, "Acute and Postacute Sequelae Associated with Sars-CoV-2 Reinfection". *Nature Medicine*, v. 28, pp. 2398-405, 2022.

503. Ver <https://web.archive.org/web/20230310191210/https://www.cdc.gov/coronavirus/2019-ncov/science/science-briefs/vaccine-induced-immunity.html#anchor_1635540449320>.

504. Olavo Amaral, post do X (antigo Twitter), 10 nov. 2022. Disponível em: <https://x.com/olavoamaral/status/1590850443114344449?s=20>.

505. Id., "Quando a ciência vira anúncio". *Nexo*, 21 mar. 2023. Disponível em: <https://www.nexojornal.com.br/colunistas/2023/Quando-a-ci%C3%AAncia-vira-an%C3%BAncio>.

506. Paulo Pessôa de Neto Andrade, *Fact-checking na pandemia: Uma análise das fontes na checagem da agência de notícias Aos Fatos*. Campinas: Centro Universitário Internacional Uninter, 2021. Trabalho de conclusão de curso (Bacharelado em Jornalismo).

507. Para um exemplo particularmente notável de impermeabilidade a evidências, ver o thread de comentários que antecede este post: <https://x.com/leandrotessler/status/1617876996595527681>.

508. Bruno Vinicius, "Confira a repercussão entre cientistas sobre o filme *Não olhe para cima*". *JC-PE*, 27 dez. 2021. Disponível em: <https://jc.ne10.uol.com.br/cultura/2021/12/14926311-confira-a-repercussao-entre-cientistas-sobre-o-filme-nao-olhe-para-cima.html>.

509. Gabriel Prates, "*Não olhe para cima* vira meme e personalidades brasileiras são comparadas com protagonista". E-Pipoca, 27 dez. 2021. Disponível em: <https://epipoca.com.br/nao-olhe-para-cima-vira-meme-e-personalidades-brasileiras-sao-comparadas-com-protagonista/>.

510. Natalia Pasternak, post do X (antigo Twitter), 26 dez. 2021. Disponível em: <https://web.archive.org/web/20211227043346/https://twitter.com/TaschnerNatalia/status/1475323133229948931>.

511. Filipe Rafaeli, "O dia que me senti na assustadora cena final de *Não olhe para cima*". *Pandemia*, 5 jan. 2022. Disponível em: <https://filiperafaeli.substack.com/p/o-dia-que-me-senti-na-assustadora>.

512. Scott Alexander, "Movie Review: *Don't Look Up*". *Astral Codex Ten*. 4 jan. 2022. Disponível em: <https://astralcodexten.substack.com/p/movie-review-dont-look-up>.

513. Para uma opinião mais extensa do autor sobre o tema, ver Olavo Amaral, "Galileus da pandemia" (*Folha de S.Paulo*, 11 jan. 2022. Disponível em: <https://www1.folha.uol.com.br/blogs/ciencia-fundamental/2022/01/galileus-da-pandemia.shtml>).

514. Megan Molteni, "The 60-Year-Old Scientific Screwup That Helped Covid Kill". *Wired*, 13 maio 2021. Disponível em: <https://www.wired.com/story/the-teeny-tiny-scientific-screwup-that-helped-covid-kill/>.

515. Charles Piller e Jia You, "Hidden Conflicts? Pharma Payments to FDA Advisers After Drug Approvals Spark Ethical Concerns". *Science*, 5 jul. 2018. Disponível em: <http://doi.org/10.1126/science.aau6842>.

516. Richard Horton, "The Dawn of McScience". *The New York Review*, 11 mar. 2005. Disponível em: <https://www.nybooks.com/articles/2004/03/11/the-dawn-of-mcscience/>.

517. Ver Marcia Angell, *The Truth about the Drug Companies: How They Deceive Us and What to Do about It* (Nova York: Random House, 2005) e Richard Smith, "Medical Journals Are an Extension of the Marketing Arm of Pharmaceutical Companies" (*PLoS Medicine*, v. 2, n. 5, 2005).

518. Scott Alexander, "Bounded Distrust". *Astral Codex Ten*. 26 jan. 2022. Disponível em: <https://astralcodexten.substack.com/p/bounded-distrust>.

519. Dan M. Kahan, "'Ordinary Science Intelligence': A Science-Comprehension Measure for Study of Risk and Science Communication, with Notes on Evolution and Climate Change". *Journal of Risk Research*, v. 20, n. 8, pp. 995-1016, 2017.

520. Um padrão semelhante é observado em um estudo subsequente de Caitlin Drummond e Baruch Fischhoff, "Individuals with Greater Science Literacy and Education Have More Polarized Beliefs on Controversial Science Topics" (*PNAS*, v. 114, n. 36, pp. 9587-92, 2017).

521. Dan M. Kahan, "Why Smart People Are Vulnerable to Putting Tribe Before Truth". *Scientific American*, 3 dez. 2018. Disponível em: <https://blogs.scientificamerican.com/observations/why-smart-people-are-vulnerable-to-putting-tribe-before-truth/>.

522. Solomon E. Asch. "Effects of Group Pressure on the Modification and Distortion of Judgments". In: Harold Guetzkow (Ed.). *Groups, Leadership and Men: Research in Human Relations*. Pitsburgo: Carnegie Press, 1951, pp. 177-90. Para uma replicação recente, ver Axel Franzen e Sebastian Mader, "The Power of Social Influence: A Replication and Extension of the Asch Experiment" (*PLoS ONE*, v. 18, n. 11, 2023).

523. Ricardo Zimerman, "Com o avanço da covid-19, o Brasil deve adotar já medidas drásticas de confinamento? NÃO". *Folha de S.Paulo*, 21 mar. 2020. Disponível em: <https://www1.folha.uol.com.br/opiniao/2020/03/com-o-avanco-da-covid-19-o-brasil-deve-adotar-ja-medidas-drasticas-de-confinamento-nao.shtml>.

524. João Praetzel, "Vídeo de médico gaúcho usa dados distorcidos para falar de isolamento social nas cidades". *Zero Hora*, 27 mar. 2020. Disponível em: <https://gauchazh.clicrbs.com.br/coronavirus-servico/noticia/2020/03/video-de-medico-gaucho-usa-dados-distorcidos-para-falar-de-isolamento-social-nas-cidades-ck8asp6sl08ol01pqfi234crz.html>.

525. Amanda Prestigiacomo, "Epidemiologist Behind Highly-Cited Coronavirus Model Drastically Downgrades Projection". *The Daily Wire*, 26 mar. 2020. Disponível em: <https://www.dailywire.com/news/epidemiologist-behind-highly-cited-coronavirus-model-admits-he-was-wrong-drastically-revises-model>.

526. Postada no YouTube, a live de Zimerman com Luciano Hang e Osmar Terra foi eventualmente excluída por "violar as diretrizes da comunidade". Outra conversa com Terra, publicada no Facebook, continua disponível: Osmar Terra (página), "Live: Covid-19: O que diz a ciência" (vídeo). Facebook, 1h36min30, 20 jul. 2020. Disponível em: <https://web.facebook.com/watch/live/?extid=SEO----&v=1194241790926829&ref=watch_permalink>.

527. Ricardo Zimerman, post do X (antigo Twitter), 22 jul. 2022. Disponível em: <https://twitter.com/ZimermanRicardo/status/1550510337056702466?s=20&t=qp-4FrFTsgm_biG-tObogA>.

528. Id., post do X (antigo Twitter), 3 mar. 2022. Disponível em: <https://x.com/ZimermanRicardo/status/1499515504066768897>.

529. Leandro R. Tessler, post do X (antigo Twitter), 4 mar. 2022. Disponível em: <https://twitter.com/leandrotessler/status/1499689437948792835?s=20&t=Lstz2H0_E54A2ka00S02_Q>.

530. Ana Carolina Peçanha, post do X (antigo Twitter), 4 mar. 2022. Disponível em: <https://twitter.com/AnaCarolPecanha/status/1499740831447764995?s=20&t=Lstz2H0_E54A2ka00S02_Q>.

531. Brasil Sem Medo, post do X (antigo Twitter), 7 set. 2022. Disponível em: <https://twitter.com/JornalBSM/status/1567571916415815680>.

532. "New Beginnings for Latin America?" (editorial). *The Lancet*, v. 400, n. 10 354, p. 707, 2022. A *Nature*, talvez a revista científica mais prestigiosa do mundo, também apoiaria Lula no segundo turno ("There's Only One Choice in Brazil's Election: For the Country and the World", 25 out. 2022).

533. "Datafolha, votos válidos: Lula 50%; Bolsonaro 36%". G1, 1 out. 2022. Disponível em: <https://g1.globo.com/politica/eleicoes/2022/pesquisa-eleitoral/noticia/2022/10/01/datafolha-votos-validos-lula-50percent-bolsonaro-36percent.ghtml>.

534. "Ipec, votos válidos: Lula, 51%; Bolsonaro, 37%". G1, 1 out. 2022. Disponível em: <https://g1.globo.com/politica/eleicoes/2022/pesquisa-eleitoral/noticia/2022/10/01/ipec-votos-validos-lula-51percent-bolsonaro->.

535. Instituto Verita, post do Instagram, 30 set. 2022. Disponível em: <https://www.instagram.com/p/CjJ7gG_tkXc/>.

536. "Pesquisa Brasmarket: Bolsonaro está com 45,4%; Lula tem 30,9%". *Correio Braziliense*, 30 set. 2022. Disponível em: <https://www.correiobraziliense.com.br/politica/2022/09/5040710-pesquisa-brasmarket-bolsonaro-esta-com-454-lula-tem-309.html>.

537. O post seria posteriormente excluído por Cadegiani.

538. Ricardo Zimerman, post do X (antigo Twitter), 1 out. 2022. Disponível em: <https://twitter.com/ZimermanRicardo/status/1576197830833643520>.

539. Leandro R. Tessler, post do X (antigo Twitter), 1 out. 2022. Disponível em: <https://twitter.com/leandrotessler/status/1576280878522593281>.

540. Id., post do X (antigo Twitter), 2 out. 2022. Disponível em: <https://twitter.com/leandrotessler/status/1576623420431036418?s=20&t=zINlcvbxwy51txo3Qdjicw>.

541. Para uma análise mais extensa do autor, ver Olavo Amaral, "De funeral em funeral, pesquisas aprendem a errar menos" (*Nexo*, 2 nov. 2022. Disponível em: <https://www.nexojornal.com.br/colunistas/2022/De-funeral-em-funeral-pesquisas-aprendem-a-errar-menos>).

542. Ver American Association for Public Opinion Research, "Task Force on 2020 Pre-Election Polling: An Evaluation of the 2020 General Election Polls". Disponível em: <https://aapor.org/wp-content/uploads/2022/11/AAPOR-Task-Force-on-2020-Pre-Election-Polling_Report-FNL.pdf>; Dylan Matthews, "One Pollster's Explanation for Why the Polls Got It Wrong". *Vox*, 10 nov. 2020. Disponível em: <https://www.vox.com/policy-and-politics/2020/11/10/21551766/election-polls-results-wrong-david-shor>.

543. "Bolsonaro recebeu voto útil na última hora, diz Datafolha". *Folha de S.Paulo*, 3 out. 2022. Disponível em: <https://www1.folha.uol.com.br/poder/2022/10/bolsonaro-recebeu-voto-util-na-ultima-hora-diz-datafolha.shtml>.

544. Felipe Nunes, "Por que o placar não explica o jogo?". *O Globo*, Blog Pulso, 4 out. 2022. Disponível em: <https://oglobo.globo.com/blogs/pulso/post/2022/10/felipe-nunes-por-que-o-placar-nao-explica-o-jogo.ghtml>.

545. Josikwylkson (canal), "Mederi (Discurso de colação de grau)" (vídeo). YouTube, 14min34, 18 set. 2021. Disponível em: <https://www.youtube.com/watch?v=wH0lUsjgj2I>.

546. Ele é hoje residente na Faculdade de Medicina do ABC, em Santo André.

547. Ver <https://en.wikipedia.org/wiki/Vilnius%E2%80%93Lublin_Portal>.

ESTA OBRA FOI COMPOSTA PELA ABREU'S SYSTEM EM INES LIGHT
E IMPRESSA EM OFSETE PELA GRÁFICA SANTA MARTA SOBRE PAPEL PÓLEN NATURAL
DA SUZANO S.A. PARA A EDITORA SCHWARCZ EM ABRIL DE 2025

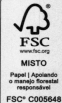

A marca FSC® é a garantia de que a madeira utilizada na fabricação do papel deste livro provém de florestas que foram gerenciadas de maneira ambientalmente correta, socialmente justa e economicamente viável, além de outras fontes de origem controlada.